人工全膝关节置换术
Total Knee Arthroplasty

主　编：（日）胜吕　彻

　　　　（日）田中　荣

主　译：陈统一

北方联合出版传媒（集团）股份有限公司

辽宁科学技术出版社

沈阳

JINKO HIZAKANSETSU ZENCHIKANJUTSU "TKA" NO SUBETE
©TORU SUGURO / SAKAE TANAKA 2017

Originally published in Japan in 2017 and all rights reserved by MEDICAL VIEW CO., LTD.

Chinese (Simplified Character only) translation rights arranged through
TOHAN CORPORATION, TOKYO.

©2022 辽宁科学技术出版社
著作权合同登记号：第 06-2018-391 号。

图书在版编目（CIP）数据

人工全膝关节置换术 /（日）胜吕 彻，（日）田中荣主编；陈统一主译 . — 沈阳：辽宁科学技术出版社，2022.3
ISBN 978-7-5591-2164-6

Ⅰ . ①人… Ⅱ . ①胜… ②田… ③陈… Ⅲ . ①人工关节—膝关节—移植术（医学）Ⅳ . ① R687.4

中国版本图书馆 CIP 数据核字（2021）第 162750 号

出版发行：辽宁科学技术出版社
　　　　　（地址：沈阳市和平区十一纬路 25 号　邮编：110003）
印 刷 者：辽宁新华印务有限公司
经 销 者：各地新华书店
幅面尺寸：210mm×285mm
印　　张：26.5
插　　页：4
字　　数：500 千字
出版时间：2022 年 3 月第 1 版
印刷时间：2022 年 3 月第 1 次印刷
责任编辑：凌　敏
封面设计：魔杰设计
版式设计：袁　舒
责任校对：黄跃成

书　　号：ISBN 978-7-5591-2164-6
定　　价：298.00 元

联系电话：024—23284363
邮购热线：024—23284502
E-mail:lingmin19@163.com

◆◆ 序言 ◆◆

　　作为膝关节功能重建的方法，人工全膝关节置换术（TKA）已被确立为日本重要的、最基本的手术方法。日本每年约有 80 000 例全膝关节置换术病例，预计今后会进一步增加。虽然有报道认为手术的长期临床效果良好，但关于患者的满意度方面，仍然存在一些问题；从目前来分析，不得不说的是，TKA 患者对其满意度仍低于人工全髋关节置换术（THA）的患者对 THA 的满意度。TKA 患者满意度低的主要原因是患者手术后出现不适感和关节活动度受限等问题。特别因为膝关节是一个负重关节，由于在日常生活中需做伸展、屈曲及旋转等剧烈活动，维持这种膝关节极其复杂的运动模式，需要矫正畸形和保证稳定性。除了获得了假体关节的平滑运动，学术界也总是寻求更接近自然状态的关节活动模式，追求更高水平的结果。

　　人工全膝关节置换术的医师常常对这种手术的结果抱着很高的要求，希翼置换术后的膝关节功能与正常的膝关节相同。但是手术的适应证和每位患者膝关节实际病变程度是有差别的。因此，需要分别选择最佳的手术技术以及进行个体化的治疗。

　　最重要的是，对于前辈医师的经验、手术技术的特长，需要充分理解并且不断改良完善，需要充分熟悉各家前辈的手术经验。获得良好的临床疗效，必须要掌握人工全膝关节置换术（TKA）的基本操作，除此之外，还需要术者个人的经验积累；不存在其他特殊的手术诀窍，坚持一步一步、脚踏实地去对待自己的工作，这样才能实现得到良好结果的愿望。

　　手术技术主要有以下 3 个方面：

　　（1）"正确的截骨技术"：正确地进行术前测量以及理解如何达到间隙平衡，必须理解和不能违反这个目的是很重要的。

　　（2）"正确安装假体"：了解所用类型（CR 型、PS 型、CS 型）假体的特性，然后选择最适配假体也是非常重要的。

　　（3）"获得正常膝关节对线"：通过调整膝部软组织而获得平衡；如果在手术过程中试验膝关节假体关节不能达到充分屈曲，那么术后膝关节是不可能进行深度屈曲的。

　　膝关节退变畸形程度不同，因此手术技术也不完全相同。需要充分了解不同患者的病变特征，选择适用于患者状况的手术。

　　因此，这本《人工全膝关节置换术》中，将重点放在解说更安全、更可靠的手术技巧方面，通过丰富的插图，使读者更容易理解。如果本书有助于进行人工全膝关节置换术（TKA）的骨科医师了解手术所需的基础知识和基本技术，从而提高患者的术后满意度，那将是作者幸甚至哉之事。

胜吕 彻、田中 荣

2017 年 2 月

序言

今天，随着人口老龄化，以及在日常生活中人们追求保持良好的生活质量，在日本，这个长寿国家，人们如果将近人生的终点还可以独立地行走，那就是想象中的良好的生活质量和可以得到的难得满足感。日本已经步入人口老龄化社会，在日常生活中，维持更高的生活质量（QOL）是现代高龄者普遍的心愿。在作为长寿国家的日本，人们"要求"能够"自立步行至人生的终点"，享受更好的生活和得到更多的满足。

虽然在研究膝关节的关节运动与日常生活动作方面，前辈们有着许多优秀成果；但随着社会结构的变化，所需的手段和结果也正在发生变化。为了满足这些要求，医师们已经在临床上开展了人工全膝关节置换术（TKA）。人工全膝关节置换术的技术进步非常明显，术后膝关节功能恢复及其假体耐用性也得到好评。因此，TKA成为一种很普通的手术。有手术出现各种各样的问题的报道，日本这方面的相关专业书籍几乎没有。也可以说，松野诚夫教授的《人工全膝关节置换术：基础与临床》是一本优异的参考书。本书，对基础到临床都作了详细介绍，说是日本的人工全膝关节置换术的教科书并不过分。

日本的人工全膝关节置换术的发展历史与西方国家相似。例如，冈山大学已故的儿玉教授和山本先生开发的冈山Mrak Ⅰ型与Ⅱ型人工膝关节，对于类风湿性关节炎的膝关节功能重建有着非常大的贡献。此后，医师们连续开发并已在临床上使用了多种类型的人工膝关节假体。最初大多数假体是表面置换类型，从手术中软组织平衡的重要性来看，人工全膝关节置换术必须由技术熟练的骨科医师完成。然而，随着手术操作改良简易化的PS型人工膝关节假体在临床上被广泛应用，其结果是日本每年进行大约40 000例人工全膝关节置换术，而且获得了基本令人满意的效果。提高这种临床疗效的最大贡献，源自前辈的学术团体、研究会的报道和人工膝关节假体的改良以及临床经验重复积累，这些保证了医师手术技术的提高。

本书中，在介绍人工全膝关节置换术的同时，我们最大限度地采用一些插图，对教科书中没有提出的各种问题点以及对应的处理操作方法进行解说，以使读者更容易理解和掌握。特别是对于今后要进行人工全膝关节置换术的年轻骨科医师来说，本书是一个很好的借鉴。

在编辑本书时，我们得到了多位老师的大力协助，借此向各位表示由衷感谢！另外，也在此对编辑部的三泽雄比古、松原薰两位老师的尽心协助深表感谢！

胜吕 彻、井上 一
2007 年 2 月

◆◆◆ 编者名单 ◆◆◆

■ **主编**　胜吕　彻　东邦大学名誉教授
　　　　　　田中　荣　东京大学大学院医学系研究科骨科教授

■ **编者**
（按编写顺序排序）

胜吕　彻　东邦大学名誉教授
井口普敬　名古屋市立大学大学院医学研究科关节重建医学教授
富田直秀　京都大学大学院工学研究科机械理工学专业医疗工学教授
武富修治　东京大学大学院医学系研究科骨科讲师
乾　　洋　东京大学大学院医学系研究科骨科特任讲师
田中　荣　东京大学大学院医学系研究科骨科教授
小林章郎　医疗法人社团松下会白庭医院院长、关节中心主任
富田哲也　大阪大学大学院医学系研究科运动器生物材料学副教授
松田秀一　京都大学大学院医学研究科感觉运动系外科学讲座骨科教授
津村　弘　大分大学医学部骨科教授
中村卓司　东邦大学医学部骨科副教授
宫崎芳安　东邦大学医学部骨科讲师
宍户孝明　东京医科大学骨科副教授
山本谦吾　东京医科大学骨科主任教授
长岭隆二　福冈德洲会医院人工关节与风湿病外科中心主任
金山龙泽　船桥骨科医院人工关节中心人工膝关节部部长
赤木将男　近畿大学医学部骨科学主任教授
真岛任史　国际医疗福祉大学医院教授、骨科主任
中村顺一　千叶大学大学院医学研究院骨科
清水　耕　千叶劳灾医院骨科主任
中岛　新　东邦大学医疗中心佐仓医院骨科副教授
中岛干雄　医疗法人大植会葛城医院院长、人工关节中心主任
铃木昌彦　千叶大学边缘医学中心教授
门野夕峰　埼玉医科大学医学部骨科教授
西野仁树　东京大学医学部附属医院骨科、脊椎外科
小俣康德　东京大学大学院医学系研究科骨科
伊泽直广　东京大学大学院医学系研究科骨科
关东裕美　东邦大学医疗中心大森医院皮肤科教授
饭泽典茂　日本医科大学大学院骨科讲师
高井信朗　日本医科大学大学院骨科学主任教授
斋藤知行　横滨市立大学大学院医学研究科运动器病态学（骨科）教授
熊谷　研　横滨市立大学大学院医学研究科运动器病态学（骨科）讲师
山本庆太郎　东邦大学医学部骨科学客座讲师

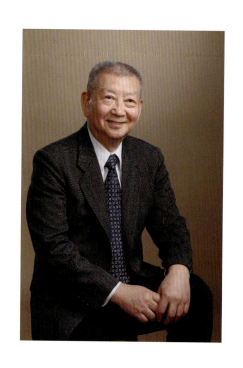

◆◆◆ 主译简介 ◆◆◆

　　陈统一　复旦大学附属中山医院二级教授，博士研究生导师。上海市医学会资深委员。1969 年毕业于上海第二医学院医疗系，毕业后曾在四川医学院附属医院进修，后在四川省吉祥煤矿附属医院任外科医师、副院长。1980 年调入上海市第六人民医院骨科，1988 年留学日本大阪市立大学附属医院学习"诱发电位测定在手术中的应用"并获准参加临床工作。1992 年底回国即在复旦大学附属中山医院骨科工作，在创伤和修复重建、关节外科、脊柱和周围神经损伤等疾患的诊治方面积累了一定经验。

　　曾获国家科技进步二等奖，上海市科技进步二等奖，新疆维吾尔自治区科技进步二等奖，上海市科技进步三等奖等。主编、合作主编及副主编专著 8 本，参编专著 13 本，主译专著 5 本，于核心期刊发表论文 100 余篇。《辞海》第六版主要编写者之一。2006年成功治疗 1 例多肢畸形患者，接受国内多家电视台及美国 Discovery 频道采访报道。

◆◆◆ 译者名单 ◆◆◆

■ **主　译**　　陈统一

■ **副主译**　　夏　庆

■ **译　者**　　邵云潮
　　　　　　　　王晓峰
　　　　　　　　陈维嘉
　　　　　　　　张　亮

译者前言

　　膝关节成形手术的历史可以追溯至 1863 年，Verneuil 和 Ferguson 等医师通过切除病损的膝关节面，用自体筋膜或关节囊瓣等作为外科衬垫来缓解炎症性膝关节疼痛，但均以无效告终。直至 20 世纪 50 年代，经过近 100 年探索，出现了以金属对聚丙烯树脂材料制成的真正意义上的 Shiers 铰链式人工膝关节假体。早期的假体对膝关节的运动存在高度的限制性，这与膝关节运动的力学性之间存在明显矛盾，中长期随访说明其临床效果是令人不满意的。最近 50 年来，学者们对全身负重最大、运动力学极为复杂的膝关节加以深入地研究。得益于对假体设计理念的重新认识和对关节韧带平衡的认知，截骨方法的发展，假体形成度与膝关节活动性之间协调的新型聚乙烯材料的使用，手术操作技术的优化和提高，现在人工全膝关节置换术（TKA）换已成为老年膝关节炎终末期治疗的一种有效手段，明显改善了老年人的生活质量。

　　本书介绍了 TKA 手术入路的选择、规避切口皮缘和髌骨缺血坏死的方法、术中对线测量的经验、多种截骨方法、各种假体设计的理念和个体化选择的要点等相关内容，特别介绍了作者们在 TKA 手术中遇到的困难及其解决的经验与体会。本书对于有志于选择关节亚专科的青年医师和从事关节专业多年的资深医师来说，都是一本可读性极高的专著。最后，衷心感谢辽宁科学技术出版社选择翻译本书，以及编辑凌敏老师在我翻译过程中给予真诚的帮助和支持。

陈统一　复旦大学附属中山医院

2020 年 10 月

目 录

第 8 章　并发症（症状、诊断）
………287

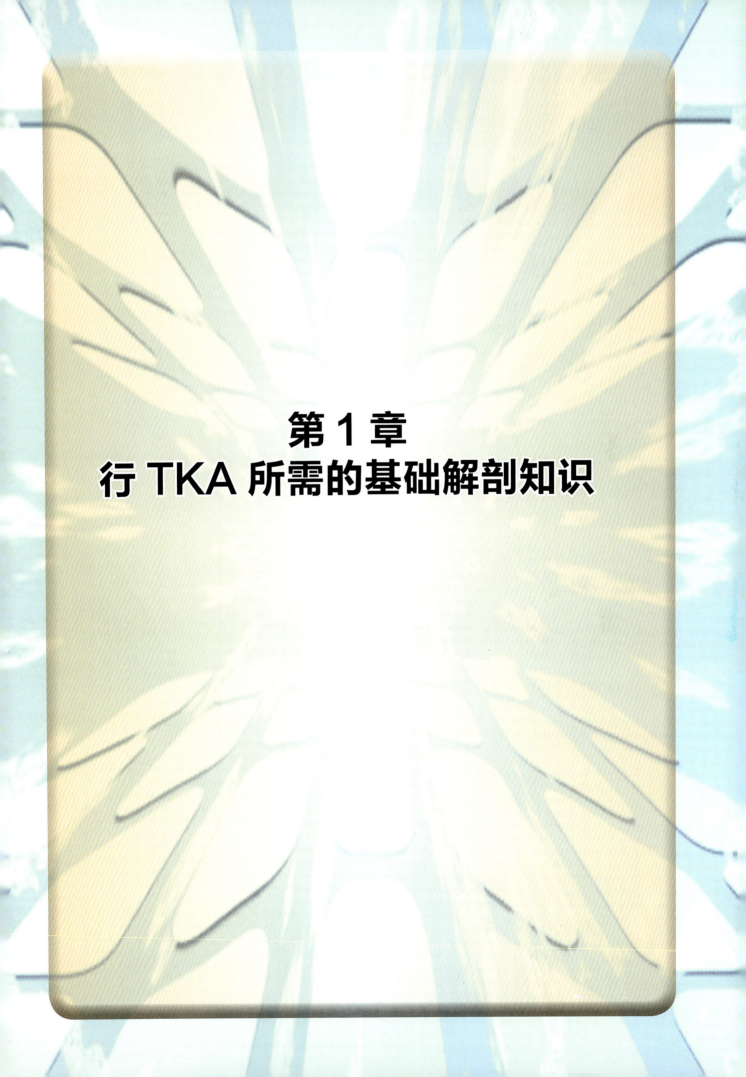

第 1 章
行 TKA 所需的基础解剖知识

第1节 膝关节的结构

胜吕 彻

人工全膝关节置换术（TKA）
Total knee arthroplasty

　　膝关节是人体中负重最大的关节，其组成结构都是非常发达的组织。进行人工全膝关节置换术（TKA），首先需要熟悉膝关节的基础解剖知识。膝关节由内侧、外侧、后方、前方各要素构成，需要事先理解其综合在一起时所能实施的功能。为了提高 TKA 的临床疗效和预防并发症，必须充分熟悉了解基础解剖知识。

图 1-1-1　做皮肤切口所需了解的解剖知识

膝关节前面的血液循环，髌骨周围的血管网络。

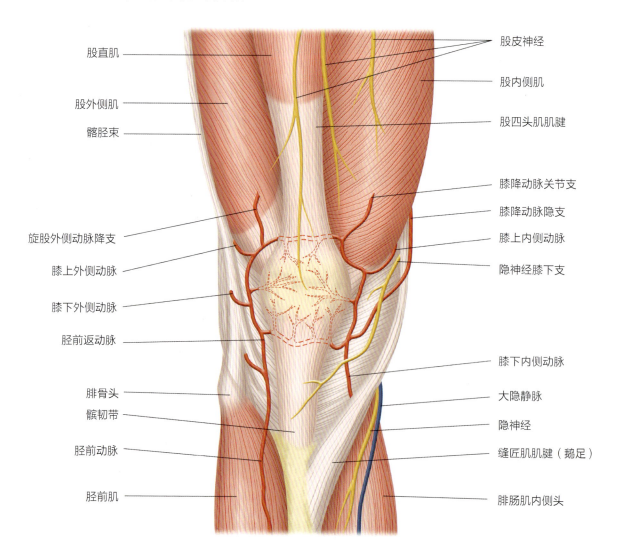

股直肌

股外侧肌

髂胫束

旋股外侧动脉降支

膝上外侧动脉

膝下外侧动脉

胫前返动脉

腓骨头

髌韧带

胫前动脉

胫前肌

股皮神经

股内侧肌

股四头肌肌腱

膝降动脉关节支

膝降动脉隐支

膝上内侧动脉

隐神经膝下支

膝下内侧动脉

大隐静脉

隐神经

缝匠肌肌腱（鹅足）

腓肠肌内侧头

图 1-1-2　浅筋膜层（Superficial fascial layer）

浅筋膜层是大腿深筋膜（Deep fascia）的一部分，与前面的脂肪组织分界。

图 1-1-3　膝关节周围的神经支配

股内侧皮神经、股中间皮神经、隐神经髌下支为主要神经，但存在解剖变异。

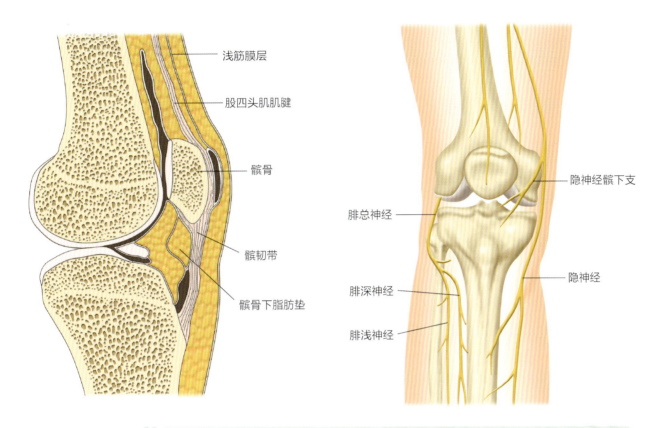

（左图标注）
- 浅筋膜层
- 股四头肌肌腱
- 髌骨
- 髌韧带
- 髌骨下脂肪垫

（右图标注）
- 隐神经髌下支
- 腓总神经
- 隐神经
- 腓深神经
- 腓浅神经

做皮肤切口所需了解的解剖知识（图 1-1-1）

膝关节部的皮肤，由来自膝降动脉发出的膝降动脉隐支穿过深筋膜至膝前方提供营养。在进行 TKA 时，为了保留皮肤的血供，将手术刀直接插入深筋膜下，将皮下组织的分离停留在最小限度。重要的一点就是做好在浅筋膜层的游离（图 1-1-2）。

膝关节周围的神经支配

膝关节受股神经的皮支，即股内侧皮神经、股中间皮神经以及隐神经髌下支支配（图 1-1-3）。术后，临床上患者的主诉症状为由于隐神经髌下支产生的刺激症状，或者是感觉迟钝的表现。

膝关节的运动（图 1-1-4）

关节的运动包括关节面相对的形态和控制关节运动的韧带、肌肉群等来限制其活动的自由度。膝关节有屈伸运动、旋转运动、内外翻运动、向前后方向滑动、向内外侧偏移等多个自由度运动。内外翻运动和前后、内外、上下各个方

图 1-1-4　膝关节的运动

股骨和胫骨关节面从伸直到屈曲的接触表面。滑行运动和滚动运动在股骨内外髁和胫骨半台内外产生（a）。也就是说，膝关节屈曲时可以观察到内轴运动（Medial pivot motion）（b）。

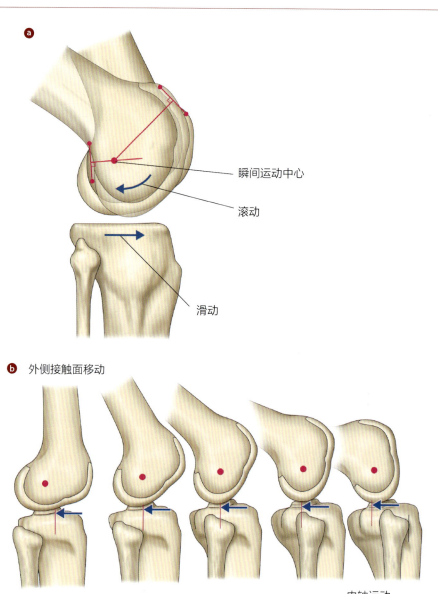

ⓐ

瞬间运动中心

滚动

滑动

ⓑ 外侧接触面移动

内轴运动

向的并行运动距离极小，被称为"关节微动"。膝关节主要为屈伸运动的轴，这并不是单轴的铰链关节（Hinge joint）运动，而是随着关节屈曲角度的变化而变化的多中心（Polycentric）运动。股骨髁的形状由股骨侧及胫骨侧的前、后交叉韧带附着部间的 4 个点的距离因素决定，即所谓的四杆链机制（Four bar chain mechanism）。

　　膝关节（股胫关节）运动中，胫骨关节面上的负重面（股骨和胫骨移动接触的点）从深度屈曲位到 60° 范围极小地从后方向前方移动，股关节面上的负重面随着膝关节的伸展逐渐向前方移动，显示关节面间的滑行运动。股骨关节面的移动量比胫骨关节面的移动量大，包含着滑行运动和滚动运动。也就是说，股骨关节表面和胫骨关节表面的移动距离在内侧相等，并且显示出了滚动运动，而在股骨关节表面比外侧的胫骨关节表面更早地到达关节前表面。股骨外侧髁在最终伸展时，继滚动运动之后产生滑动运动，至不动结合位（锁定位）（图 1-1-4）。

图 1-1-5 膝关节的伸膝结构

膝关节的伸展肌群是股四头肌组成的粗厚肌腱，包括髌骨在内，附着在胫骨粗隆上，成为传递强大伸展肌力的结构。

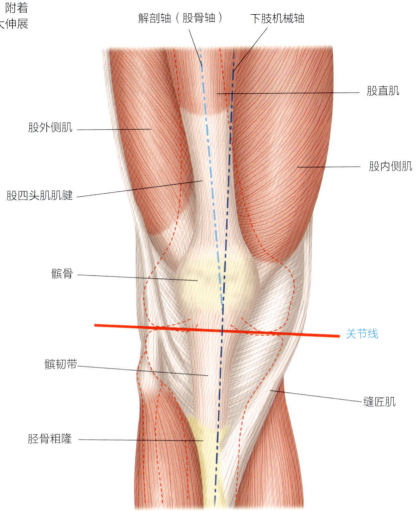

解剖轴（股骨轴）　下肢机械轴

股直肌

股外侧肌

股内侧肌

股四头肌肌腱

髌骨

关节线

髌韧带

缝匠肌

胫骨粗隆

膝关节的伸膝结构（图 1-1-5）

股四头肌是人体中最大的肌肉，不仅具有膝关节的伸展功能，在关节的稳定性中也发挥着不可缺失的作用。膝关节伸膝结构由股四头肌、髌骨、髌韧带 3 个部分构成。股四头肌作为总腱附着在髌骨上缘，髌骨集合 4 个矢量的力，通过髌韧带向小腿传递伸展力。经过髌股关节力的传导，确保了顺畅的轨道运动，通过髌骨自身厚度起着的杠杆作用也提高了伸展力的效率。

膝关节的内侧支持结构

内侧副韧带（MCL）
Medial collateral ligament

膝关节的内侧支持结构由内侧副韧带（MCL），内侧关节囊和鹅足（Pes anserinus；缝匠肌肌腱、股薄肌肌腱、半腱肌肌腱），以及半膜肌肌腱和腓肠肌内侧头构成（图1-1-6a、b）。

MCL 的浅层是从股骨内上髁通过鹅足下方，在距关节间隙 4~5cm 的远端附着在胫骨内侧的一种强韧组织。MCL 前方部分较厚呈带状，称为前纵行纤维。

图 1-1-6　膝关节的内侧支持结构

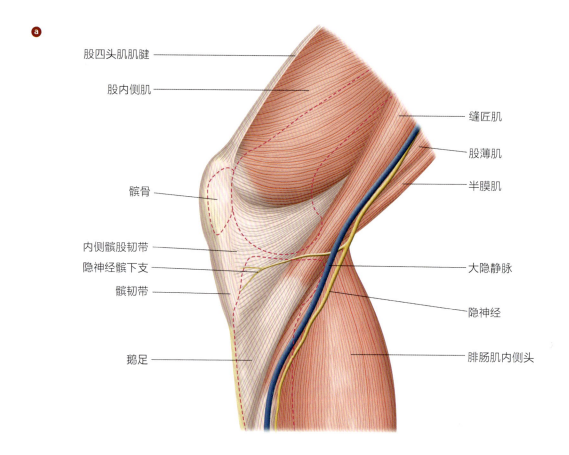

ⓐ

- 股四头肌肌腱
- 股内侧肌
- 髌骨
- 内侧髌股韧带
- 隐神经髌下支
- 髌韧带
- 鹅足
- 缝匠肌
- 股薄肌
- 半膜肌
- 大隐静脉
- 隐神经
- 腓肠肌内侧头

ⓑ **膝关节的内侧支持结构中重要的 MCL 分为浅层和深层**

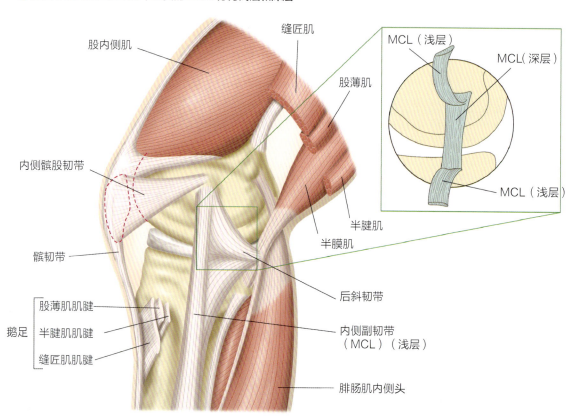

- 股内侧肌
- 内侧髌股韧带
- 髌韧带
- 鹅足
  - 股薄肌肌腱
  - 半腱肌肌腱
  - 缝匠肌肌腱
- 缝匠肌
- 股薄肌
- 半腱肌
- 半膜肌
- 后斜韧带
- 内侧副韧带（MCL）（浅层）
- 腓肠肌内侧头
- MCL（浅层）
- MCL（深层）
- MCL（浅层）

图 1-1-6（续）

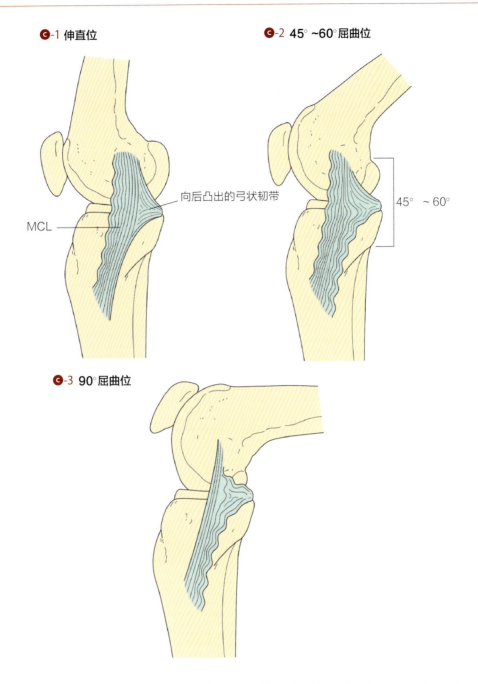

ⓒ-1 伸直位

ⓒ-2 45°~60°屈曲位

向后凸出的弓状韧带

MCL

45°~60°

ⓒ-3 90°屈曲位

后部由后上斜纤维和后下斜纤维组成，并与后部深层的关节囊纤维紧密交织接触。前纵行纤维在伸直位呈现向后凸的弓状，屈曲 45°~60° 时呈直线状。前纵行纤维在弯曲的同时，股骨内上髁附着部旋转，保持张力紧张的状态（图 1-1-6c）。

内侧关节囊也被称为内侧关节囊韧带（Medial capsular ligament），分为前方部、中央部、后方部，位于构成 MCL 浅层的一部分前纵行纤维的正下方。中央部特别肥厚，也被称为 MCL 深层。内侧关节囊韧带深面与内侧半月板相附着固定于胫骨上的冠状韧带（Coronary ligament）。

MCL 浅层前纵行纤维与内侧关节囊韧带（深层）存在功能上的差异，外翻的控制方面是 MCL 浅层（前纵行纤维）起作用，小腿外旋的控制方面是内侧关节囊韧带（深层）起作用。

图 1-1-7　膝关节的外侧支持结构

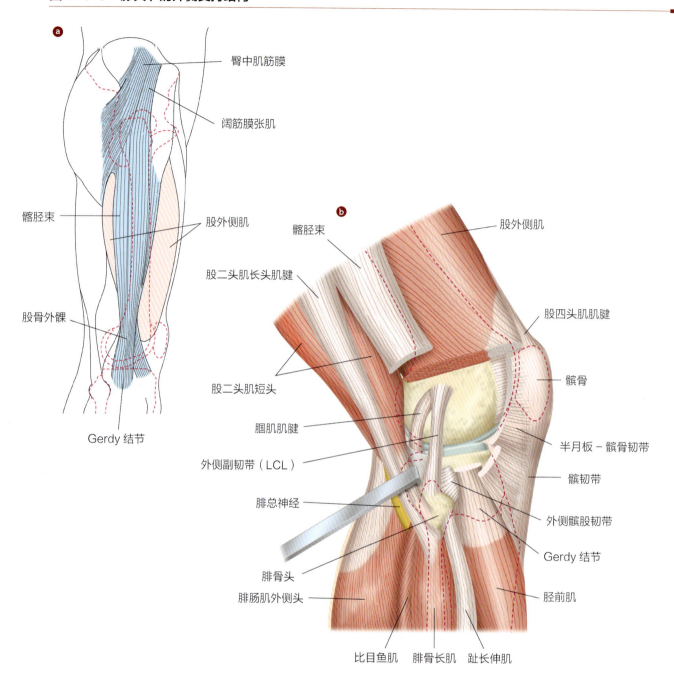

膝关节的外侧支持结构（图 1-1-7）

外侧副韧带（LCL）
Lateral collateral ligament

　　膝关节外侧支持结构由外侧副韧带（LCL）、腘弓状韧带、关节囊韧带、股二头肌、腘肌、腓肠肌外侧头及髂胫束构成。外侧软组织与内侧相比移动性大。特别是髂胫束，其近端与股部阔筋膜张肌、臀中肌筋膜的一部分连续，后方部分与股外侧肌间隔连续，另外，通过 Kaplan 纤维附着在股骨外侧粗线上，在远端附着在股骨外髁部，构成膝关节的静力支持结构。在更远端，附着于胫骨平台外侧和 Gerdy 结节（图 1-1-7a、b）。

　　LCL 在膝关节伸直位时紧张，屈曲的同时立即松弛。在伸直位上紧张，到屈

图 1-1-7 （续）

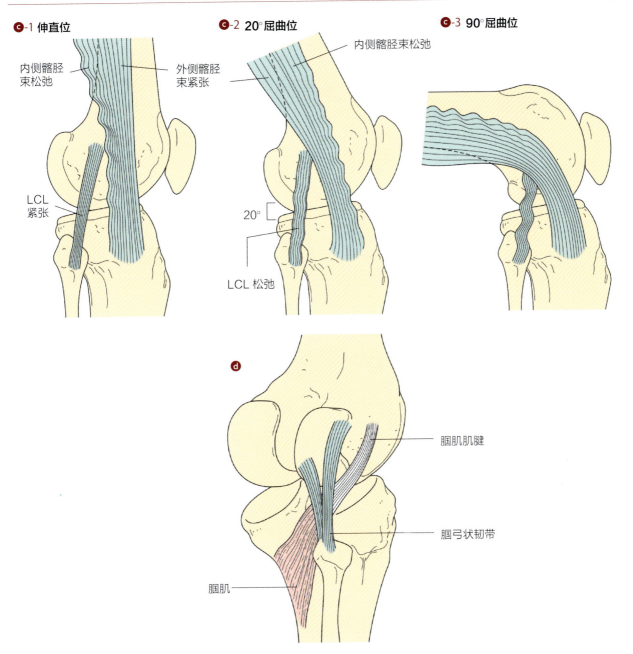

c-1 伸直位

内侧髂胫束松弛

外侧髂胫束紧张

LCL 紧张

c-2 20° 屈曲位

内侧髂胫束松弛

20°

LCL 松弛

c-3 90° 屈曲位

d

腘肌肌腱

腘弓状韧带

腘肌

曲约 20° 时松弛的 LCL 和从屈曲 20° 紧张到伸直位松弛的髂胫束相互补充性地起保护作用（图 1-1-7c）。腘弓状韧带加强了后外侧的关节囊，在膝关节伸直位紧绷，有助于关节向外侧旋转的稳定性（图 1-1-7d）。

股二头肌是最大的、唯一的小腿外旋肌，起始于坐骨结节及股骨粗线，远端分为 3 层。浅层的一部分附着在小腿筋膜上，大部分附着在腓骨头上，包裹 LCL。深层的除了部分中止于腓骨头上，另一部分是从腓骨头向前与浅层融合，并附着在胫骨外侧，到达 Gerdy 结节。

腘肌肌腱起自股骨外侧髁（后内侧）压迹，通过外侧半月板与关节囊之间的腘肌肌腱沟进入关节内，从 PCL 股骨附着部向胫骨后下方附着（图 1-1-7d），具有使膝关节从伸直位开始屈曲和小腿内旋的作用。

图 1-1-8　膝关节的后方支持结构

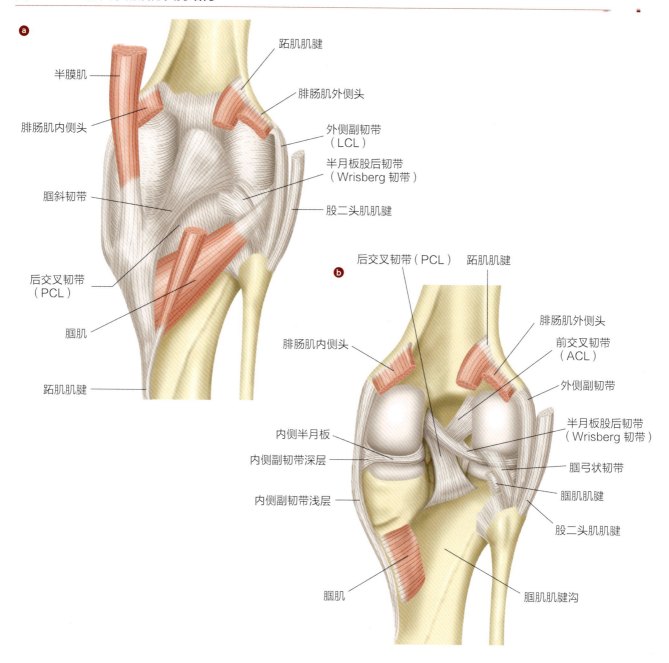

ⓐ

半膜肌
腓肠肌内侧头
腘斜韧带
后交叉韧带（PCL）
腘肌
跖肌肌腱

跖肌肌腱
腓肠肌外侧头
外侧副韧带（LCL）
半月板股后韧带（Wrisberg 韧带）
股二头肌肌腱

ⓑ

后交叉韧带（PCL）　跖肌肌腱

腓肠肌内侧头
内侧半月板
内侧副韧带深层
内侧副韧带浅层
腘肌

腓肠肌外侧头
前交叉韧带（ACL）
外侧副韧带
半月板股后韧带（Wrisberg 韧带）
腘弓状韧带
腘肌肌腱
股二头肌肌腱
腘肌肌腱沟

膝关节内的支持结构

前交叉韧带（ACL）
Anterior cruciate ligament

后交叉韧带（PCL）
Posterior cruciate ligament

　　膝关节内的支持结构有内、外侧半月板和前、后交叉韧带（ACL、PCL）。在外侧半月板的后方，存在腘肌通过的腘肌肌腱沟，但该部与关节囊并没有互相连续性（图 1-1-8）。ACL 和 PCL 由许多细纤维束构成，控制着胫骨股骨关节的前后方向及旋转。在 TKA 中，PCL 很重要。PCL 的胫骨附着部的后外侧纤维束附着在股骨内髁壁的前上部，后内侧部的纤维束附着在后方，前方部分的纤维束附着在前下方部分，具有特征性的功能（图 1-1-9）。在膝关节屈曲位，前方纤维起作用；在伸直位，则是后方纤维紧张。

图 1-1-9 PCL 附着部及功能

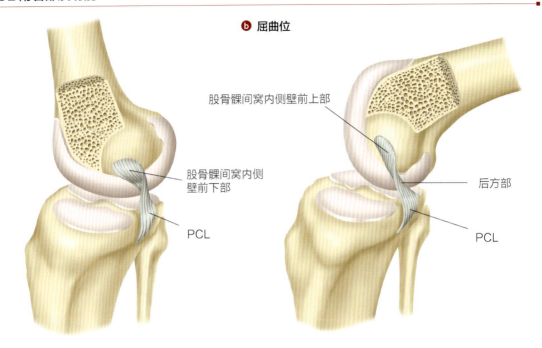

ⓐ 伸直位 ⓑ 屈曲位

股骨髁间窝内侧壁前上部

股骨髁间窝内侧壁前下部

PCL

后方部

PCL

图 1-1-10 PCL 在胫骨平台的附着部

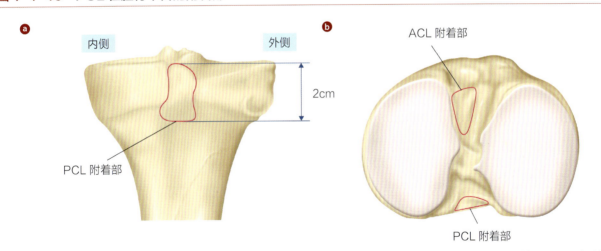

ⓐ 内侧 外侧

2cm

PCL 附着部

ⓑ ACL 附着部

PCL 附着部

众所周知，PCL 的功能不仅是对膝关节起着重要的后方支持作用，还起着旋转运动的中心作用。PCL 在人体中也属一种坚韧的、起支持作用的组织，形成一种在后方的抵挡结构，有助于运动和稳定。PCL 远端的胫骨，位于胫骨平台关节面后缘约 2cm 胫骨髁间后窝后部（图 1-1-10）。

到目前为止，要掌握所述的膝关节所具有的基本结构，包括前方、后方、内侧、外侧及关节内的骨的形状，以及充分理解软组织的结构和功能，这对于做好从切口开始到切口缝合的所有手术操作来说是必要的。

参考文献

[1] Brantigan OC, Voshell AF : The mechanics of the ligaments and menisci of the knee joint. J Bone Joint Surg, 23: 44-66, 1941.

[2] Grant JCB, Basmajian JV: Grant's Method of Anatomy, 7th ed. Ivimams & Ivilkins, Baltimore, 1965.

[3] Kaplan EB: Iliotibial tract. J Bone Joint Surg, 43-A: 817-832, 1958.

[4] Kaplan EB: Some aspects of functional anatomy of the human knee joint. Clin Orthop, 23: 18-29, 1962.

[5] Last RJ: Some anatomical details of the knee joint. J Bone

Joint Surg, 30-B: 683-688, 1948.

[6] Last RJ: The popliteal muscle and the lateral meniscus. J Bone Joint Surg, 32-B: 93-99, 1950.

[7] Marshall JL, et al: The bicepsfemoris tendon and its functional significance. J Bone Joint Surg, 54-A: 1444-1450, 1972.

[8] Seefacher JR, et al: The structure of the posterolateral aspect of the knee. J Bone Joint Surg, 64- A: 536-541, 1982.

[9] 戸松泰介：膝内節における負荷面の移動相に関する研究. 日整会誌, 52: 551-568, 1978.

第 2 节　膝关节的轴线——解剖学上的定位

井口普敬

人工全膝关节置换术（TKA）
Total knee arthroplasty

膝关节是人体最大的滑膜关节，是一种以极高自由度和非常复杂的运动学为特征的关节。其运动学的特征，目前还有一部分尚未达成统一的一个说法。因此，现在的人工膝关节假体并不能涵盖膝关节运动学上的所有功能，仅仅是一定程度上再现了简单化的运动学功能。另外，由于从假体的类型来看，采用在不同的考虑角度作为研发的基础模型，所以目前存在着许多类型的人工膝关节假体。此外，对于人工全膝关节置换术（TKA），膝关节是下肢活动的一部分而不能单纯地看作膝关节，包括各式各样髋关节、膝关节、踝关节的 3 个关节协调共同活动，必须从具有可以实现步行的轴线的观点来理解。

下肢关节的大小是按照膝关节＞髋关节＞踝关节的顺序排序的。因此，静态负重时产生的应力大小依次为踝关节＞髋关节＞膝关节。然而，膝关节骨性关节炎（膝关节 OA）的发生率远高于踝关节骨性关节炎的发生率，这被认为是由于膝关节的复杂运动学和由此导致的稳定性所造成的。

但是，另一方面，TKA 术后的满意度和效果比其他关节手术置换术高也是事实。膝关节面积大和稳定性低反而提高了手术宽容性，与髋关节不同的是，可以通过平面截骨组合进行假体设置，因此与假体之间达到稳定的结合。在此基础上，最终开发出一种人工膝关节假体并制作出能够反映行走步行相的各个方面的模型，并为未来的研究和发展留下足够的空间。

正常下肢、病态下肢的轴线与人工膝关节的定位

如前所述，必须理解正常下肢的轴线、膝关节 OA 的轴线和尝试用人工膝关节重建的机械轴线这 3 个方面（图 1-2-1），因此要从冠状面、横断面、矢状面来分别认识这 3 个方面。

在站立位上正常的膝关节，股骨头中心 - 膝关节中心 - 踝关节中心能够 3 点形成一条直线，直立位时垂直负重时可以不需要身体侧向摆动来支撑平衡。但是此时，膝关节中心并非位于踝关节中心的正上方，而是稍稍偏向外侧，与此相伴，胫骨近端在冠状面内与胫骨轴并不垂直（V 字形和 Y 字形的中间）。胫骨的近端在冠状面上基本与地面平行。

膝关节 OA 多为关节内侧病，膝内翻，从连接股骨头中心和踝关节中心的直线向外侧偏位，不排列成一条直线（图 1-2-1b）（V 字形或 O 字形）。

图 1-2-1　3 条轴线

a：正常下肢的轴线。
b：膝关节 OA 的轴线。
c：尝试用人工膝关节重建的机械轴线。

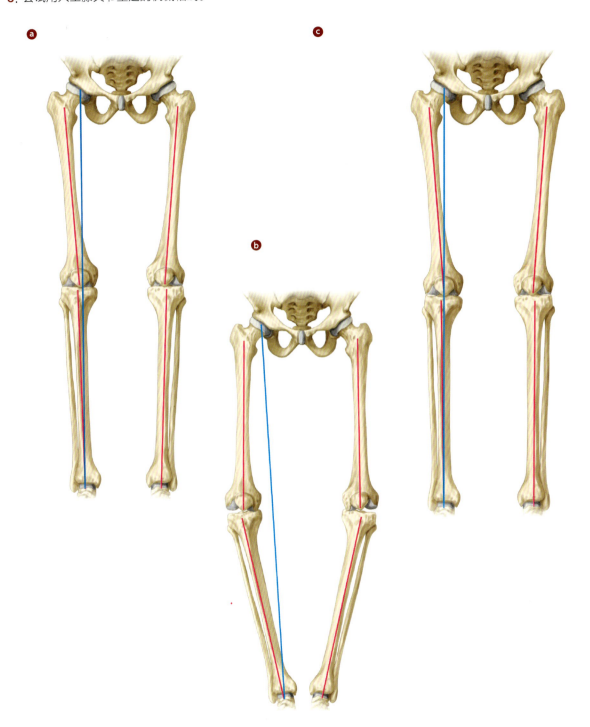

　　人工膝关节的目标是将这 3 个点再次直线化。但是，在大部分的人工全膝关节置换术中，与正常膝关节不同的是，胫骨部假体设置在胫骨近端的冠状面相对垂直的位置（图 1-2-1c）（Y 字形）。

图1-2-2 负重轴

a：正常膝关节的负重轴。稍微向外侧倾斜，通过膝关节中心。

b：膝关节畸形的负重轴。不通过膝关节中心。

c：人工全膝关节置换术中所设想的负重轴。与胫骨近端面相垂直的胫骨轴，并且负重轴通过膝关节中心。

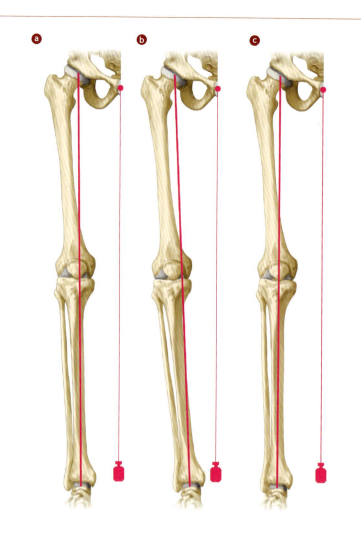

从正位观察的下肢轴线

正位图中的轴线指标有以下几点：

负重轴：从股骨头中心向胫距关节中心下降的直线

在正常的膝关节上，该轴通过膝关节的中心，在胫骨平台内、外关节面上均等地负重（图 1–2–2a）。日本人较多地出现内侧关节病变，此类患者该轴从关节中心偏移内侧，成为关节内侧面的偏负重状态（图 1–2–2b）。

如果轴线进一步恶化，这个轴就会超过内侧关节的范围。这种情况下，单单考虑骨和外侧副韧带的话，外侧副韧带（LCL）会持续受到牵拉力的作用，可能进一步出现拉伸和断裂。实际上，由于髂胫束（ITT）以及关节周围肌群的肌肉紧张，增加了股膝外侧的稳定性，施加在股骨外侧皮质骨上的应力也不是张引力，而是转换了压应力，行走时避免了外侧关节面漂浮起来。

在人工全膝关节置换术中，由于胫骨近端截骨面是垂直于胫骨轴配置的，因此胫骨被垂直化，与此同时，小腿部的负重轴也成了通过膝关节中心的垂直线（图1–2–2c）。

图 1-2-3　股骨轴

a：股骨轴和负重轴。

b：Koch 的模型。由于没有设想到髂胫束（ITT）的肌力，因此股骨中上 2/3 的外侧皮质的应力被假设为张引力。但是，因为膝关节外侧并不张开，所以股骨髁部开始不知为何转变成了压应力。

c：由于 ITT 的紧张，股骨内、外侧皮质和膝关节内、外侧都出现压应力。

d：插入股骨的髓内定位杆是决定股骨轴和远端截骨面相交的角度的指标，但如果插入远端髓腔的髓内定位杆与真正的股骨轴出现交角，则会出现偏向膝关节的内侧移位。因此，使用髓内定位杆时，需要拍摄下肢整体的 X 线片，掌握定位杆与轴线的关系。

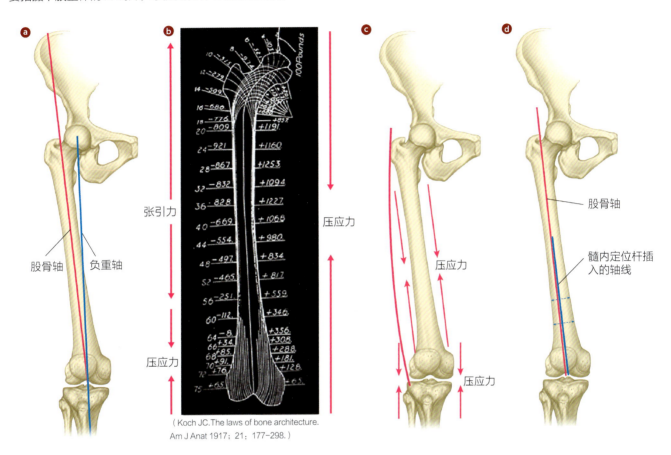

（ Koch JC. The laws of bone architecture. Am J Anat 1917；21：177-298. ）

股骨轴：解剖轴，指从大转子上端开始直到股骨髁间中心的轴，髓内定位杆通过的轴

　　股骨为了有效地配置髋关节内收、外展肌群，近端干颈角的存在使股骨干近端偏离机械轴线（图 1-2-3a）。因此，Koch 介绍了股骨内侧的皮质出现压应力，外侧皮质存在张引力作用，此应力分布图至今仍是很多解剖书的参考文献（图 1-2-3b）。但实际上，如上所述，由于髂胫束的紧张使外侧皮质也转换为压应力，但这并不会对股骨施加过大的破坏应力。另外，关节外侧也出现压应力（图 1-2-3c）。

　　此外，以与股骨轴相似的角度插入股骨髓内定位杆（图 1-2-3d）。这个定位杆不是通过整个股骨髓腔，而是仅仅插在远端的髓内，所以这个定位杆的轴线近端延伸位于股骨转子窝的稍内侧。因此，不能只看膝关节周边来制订术前计划，应有必要事先对下肢整体进行拍摄，预先评估定位杆与下肢轴线的关系。另一方面，在计算机导航手术中，如果单单为了将股骨头中心与股骨髁间凹中心的连线（即机械轴）相垂直进行截骨，手术时膝关节的外形和截骨导板的安装会出现较大的差异。此时，为了避免出现迷惑或做出错误的判断，当然是需要充分理解下肢整体的轴线。

图1-2-4　Q角和股胫角（FTA）

a：Q角。

Q 角：从髂前上棘 [股直肌（Rectus femoris）的起点] 到髌骨中心的直线与从髌骨中心到胫骨粗隆延长线构成的夹角。这个夹角越大，髌骨就越被偏移向外侧。因为胫骨粗隆面并不是指膝关节前方的要点，因此，归根结底 Q 角可作为分析作用在髌骨上的力的指标。

b：股胫角（FTA）。

股胫角：股骨轴与胫骨轴构成的夹角。由于受股骨颈前倾角偏移、胫骨近端的角度等的影响，虽然不确定负重轴（机械轴）是以多少角度通过膝关节中心的，但对于只利用膝关节的 X 线片看到随时间的变化而发生的改变是有效的。

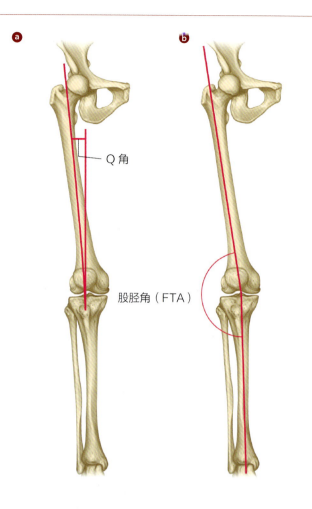

Q 角

股胫角（FTA）

Q 角：从髂前上棘到髌骨中心的直线与从髌骨中心到胫骨粗隆延长线构成的夹角（图 1-2-4a）

　　"Q"是 Quadriceps（股四头肌）中的"Q"。髂前上棘是代表股四头肌作用力的方向的股直肌的起始部。该角度越大，传递至髌韧带上的张应力越大，使髌骨越被牵引向外侧。可以看到胫骨粗隆并非表示膝关节前方的指标。因此，Q 角并不单纯意味着股四头肌对膝关节的屈伸方向所具有的携带角度，而是始终存在使髌骨向外侧脱位的力的作用。

股胫角（FTA）：股骨轴与胫骨轴构成的夹角（图 1-2-4b）

　　近端股骨向外侧的偏心距很大。因此，股骨轴和胫骨轴并不在一条直线上，两个轴形成一定的角度，这是股胫角（FTA），正常情况下是 175° 左右。于胫骨近端垂直于胫骨轴截骨时，股骨轴与股骨假体构成的角度为 180° − FTA 的角度。

　　但是，由于股骨髓内定位杆与股骨轴不一定一致，因此制订术前计划时需要考虑到这一点。FTA 受到股骨颈前倾角和偏心距大小以及胫骨近端对胫骨股骨轴倾斜等因素的影响，不同病例中通过膝关节中心的负重轴多少角度则是不能确定的。为确定各病例的负重状态和人工关节的轴线，必须拍摄下肢负重状态下整体的 X 线片。如果能做到这一点，根据 FTA 的变化，也可以仅仅只通过膝关节附近的 X 线片推测膝关节 OA 等终时的变化。

图1-2-5 胫骨轴

a：与胫骨轴垂直的面与胫骨近端水平轴构成的夹角。正常膝关节的胫骨近端轴约为3°外翻，也就是近端水平轴相对于胫骨轴约为3°向外上抬高（日本人为6°~10°）。

b：在这个角度达到10°的病例中，为了在进行平台内侧截骨时可充分切除，在平台外侧必须达到9mm以上的截骨量。这种情况下，截骨面在腓骨头的下方。

c：股骨远端也不垂直于胫骨轴。特别是倾斜角度大的病例中，需要注意截骨量。

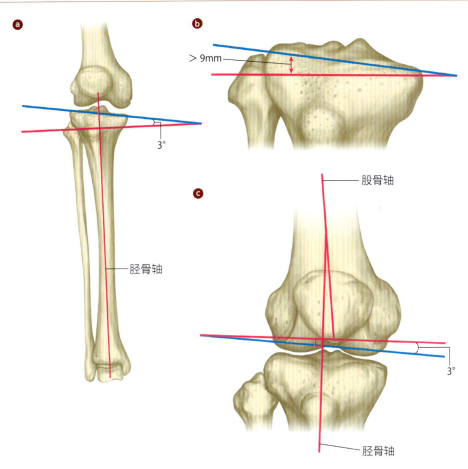

剪切力
在固体内加以动作的力，面对任意的界面，其两侧产生分离的动力。
与其反向对应的是压应力（在固体内的任意界面，其两侧互相挤压的作用力）。

胫骨轴及胫骨轴与胫骨近端水平轴构成的夹角

胫骨轴是从胫骨平台中心通过胫距关节中心的轴。胫骨负重时在冠状面内完全垂直，并且其近端水平轴与胫骨轴垂直的话，就不会产生剪切力。但是，正常下肢在站立位时胫骨并不垂直，膝关节相对于足部向外侧出现偏移，其平台水平面在外侧按照国际标准抬高了约3°（图 1-2-5a）。

但是，日本患者的临床表现并不明确，其平台水平面角度在关节疾病等没有骨缺损的状态下也可以达到6°，甚至达到10°（这也并不稀奇）。在这些病例中，截骨模板设置在胫骨外平台上面，在距离该平面9mm的下方，内侧可以在还没有到达关节面水平的病例中看到。在这种情况下，即使是在内侧没有骨缺损的病例中，也不得不使用最低点模板增加胫骨截骨量。此时，外侧的截骨厚度将超过9mm（图 1-2-5b），因此内、外侧的韧带很难平衡，截骨面超过腓骨头。此外，即使是最小限度的截骨，有时也不能使用最薄的骨刀插入，这一点请务必加以注意。

股骨髁部与机械轴构成的夹角

同样，如果FTA为175°，胫骨平台水平轴相对于胫骨轴有3°外侧抬高，则相对于股骨机械轴为82°（垂直8°）。在内髁发生骨缺损的情况下膝关节疾病内侧型中，这个角度还可以增大（从垂直位来看为减少）。在人工全膝关节置换术中，为了使胫骨近端关节截骨面与胫骨轴相垂直，截骨时通常增大约3°。如上所述，日本人的胫骨轴与胫骨上面构成的夹角大多大于3°，这种情况下，也需要考虑股骨侧的截骨角度（图 1-2-5c）。

图1-2-6　从下方仰视双下肢的3D图形

最左边的一列是抽出的关键截面图，为了看清楚各截骨面而上下重新配置的。

对患者下肢的轴线和步行状态、疾病状态综合加以理解。在这个病例中，左髋关节处于高位脱位，但膝关节没有异常。

双下肢均处于髌骨正位，双足伸直向前（A）。在此体位下跟骨轴呈现约15°外旋（B）。距骨轴与足部轴方向相同，所以，距骨轴与跟骨轴同样地外旋了15°（C）。

从下肢整体来看，负重轴（D）从股骨头中心到髁间窝中心-胫骨近端中心-胫骨轴中心一直延伸到距骨。胫骨粗隆的中心仍然存在于从胫骨中心外旋15°的方向（E）。

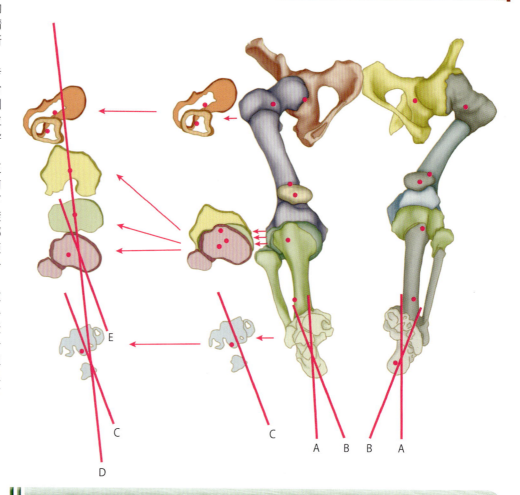

冠状面中的轴线

从下方仰视整个下肢，如图 1-2-6 所示，可以容易地理解下肢旋转定位的全貌。在可能的情况下进行下肢手术时，为每位患者制作这样的截面图，充分观察患者的下肢整体，以与轴线相关知识与所拍摄的 CT 影像和单纯 X 线片关系、理学所见和关节的活动度受限的方向等为基础，由此对影像学上显示的图像并不难理解。

图 1-2-6 所示的是两髌骨正位、两足部也朝向正前方的状态。众所周知，距骨本身的骨轴相对于足部全体的轴是一致地朝向相同方向，胫距关节的机械轴有150°左右外旋。跟骨轴相对于足部轴外旋约15°，并与胫距关节的机械轴相互垂直。胫骨粗隆并不是位于连接股骨头–髁间窝–胫骨平台中心–踝关节中心的下肢的负重轴的矢状位上，而是位于距离胫骨中心约15°外旋的位置。许多人工膝关节的指南手册中指出，"膝关节假体的正面在胫骨粗隆面的内侧 1/3"说明了上述这种状况。

胫骨粗隆、踝关节中央、跟骨的最后端始终处于从矢状方向负重轴外旋15°的面内。从行走时足跟触地（Heal strike）股四头肌的肌力收缩显示最大值，此时的地面反作用力朝向约 15°外侧这一点可以看出，股四头肌的肌力在足跟触地（Heal strike）时通过髌韧带向外侧约15°的方向产生巨大的牵制作用力，这显示了一种合理的合力传导。

图1-2-7　从膝关节内观察的旋转轴线

膝关节屈伸的旋转中心位于内、外侧副韧带的股骨远端。在解剖学上，它近似于围绕通过内侧和外侧上髁（内上髁和外上髁）的连线旋转。在解剖学上定义，上髁是骨髁部突起的尖端，连接内上髁和外上髁顶点的连线（**A**）是临床上髁轴（Clinical eplcondylar axis）。然而，因为内侧副韧带附着部分的功能中心位于内上髁顶点后面的凹陷中，将其与外上髁顶部连接的线（**B**）是功能性股骨髁，它被认为是外科上髁轴。为了区分这两者，**A** 称为临床（解剖学）上髁轴（CEA），**B** 称为外科上髁轴（SEA，Surgical eplcondylar axis）。

C：Whiteside线。它是髌面髁间窝最深的线，几乎垂直于CEA（**A**）。

D：后髁轴（PCA，Posterilor conlylar axis）是连接股骨内外髁后髁部顶点的线，用于对线标准以及测量截骨术前倾角。从CEA（**A**）稍微内旋（本病例为6°）。

E：膝正面（**E**）从胫骨髁间隆起通过胫骨粗隆的内侧1/3，在此延长线上有胫距关节中心，还有第2趾。

F：从负重轴来看，胫骨粗隆的顶部（**F**）位于外旋约15°的方向。在这个面内含有跟骨轴，有与之直行的胫距关节轴。

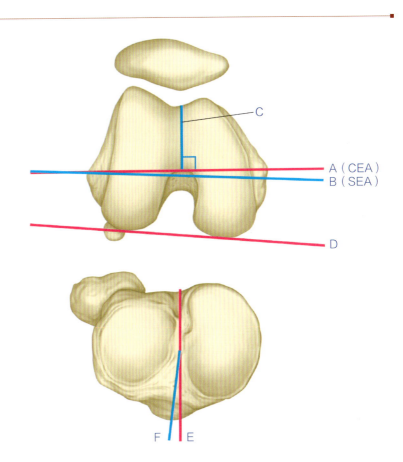

作为膝关节周边的对线（图1-2-7），在胫骨近端，胫骨粗隆如上所述，向外旋转15°，关节面与足部轴方向相同，朝向正面。

EP 线
内、外侧副韧带的起始部与内、外上髁连接的轴。

Whiteside 线
股骨远端髁间窝中点最凹陷部前后连线的轴。

PCA
股骨内、外髁后髁突出面的相接点间连线为后髁轴。

股骨远端冠状面上具代表性的 3 条轴线

第一条是连接内、外上髁的上髁轴。如图1-2-7所示，存在CEA（图1-2-7中A）和SEA（图1-2-7中B）2条轴线，但在用TKA的测量截骨术技术进行手术时，是不得不以SEA（图1-2-7中B）为基准的，确认人工关节假体的旋转中心设置在骨的功能性旋转中心。

第二条是 Whiteside 线（图 1-2-7 中 C）。这是连接股骨滑车沟的沟和股骨远端的髁间窝中点的轴，也称为前后轴（AP 轴）。此轴线实际上是包含了该曲线的面，是膝关节股骨侧与机械轴相垂直的中心面。如上所述，髌韧带不与 Whiteside 线的方向平行，而是从 Whiteside 线中央的髌骨，以一定角度（Q 角）连接到比 Whiteside 线的延长线更靠外侧的胫骨粗隆面。据研究认为，这与如上所述的主要在愈合期间的制动作用的髌腱相关。

第三条是后髁轴（PCA；PC 线，Posterior condylarline）（图 1-2-7D）。连接股骨内、外髁后侧最后部分的直线，与 SEA 内旋的方向成约 3°相交。这是因为在伸直位，胫骨近端的外侧平台相对于 EP 线抬高了约 3°，当胫骨在 EP 线周围弯曲时，外侧也抬高了 3°的量。因此，股骨外髁后面必须控制 3°的量（图 1-2-8）。

图1-2-8 SEA（①），PCA（②），AP轴（③）

a：正常的膝关节，胫骨近端外侧约3°（日本人为6°）抬高。因此，即使屈膝时也显示外侧平台外侧抬升，PC线相对于SEA来说处于内旋位。

b：由于人工全膝关节术是将胫骨近端水平轴与胫骨轴互相为垂直截骨，膝关节屈曲的话，内侧会变窄，外侧会变宽。因此，通过将这3°相对于PC线外旋3°与SEA平行设置股骨假体。

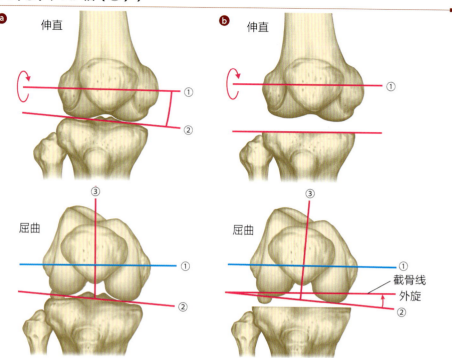

图1-2-9 伸直间隙和屈曲间隙

胫骨近端截骨后垂直于胫骨轴，在屈曲位时出现外旋修正截骨后股骨和胫骨之间的间隙，此间隙无论是在伸直位还是屈曲位，都必须是股骨假体的厚度+胫骨假体的厚度（通过聚乙烯平台衬垫的厚度进行调整），并且股胫两骨的截骨面必须是平行的。

如果不能得到等宽性和平行性，要调整软组织的松解；即使这样也不能得到矩形间隙的话，需对狭窄的部分进行追加截骨，相应地增加了胫骨假体的厚度。

不允许追加截骨的情况下，可进行骨移植，或者使用被称为增强块的填补用的人工膝关节的部件。

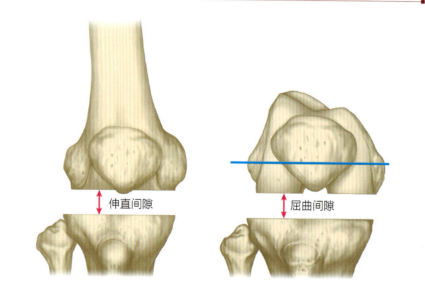

伸直间隙和屈曲间隙

在这3条轴线确认后，决定关节术后功能的重要因素是伸直间隙（Extension gap）和屈曲间隙（Flexion gap）（图1-2-9）。膝关节以股骨的EP线为中心，胫骨围绕其进行旋转运动，当膝关节逐渐屈曲时，股骨与胫骨的接触点瞬间运动中心逐渐转移到股骨髁的后侧，而胫骨侧逐渐向前方移动，但靠近单一平面的近端始终与股骨有接触。

截骨后，伸直位的股骨与胫骨之间的间隙称为伸直间隙，膝关节90°屈曲位的间隙称为屈曲间隙。两个间隙高度都是股骨假体的厚度和胫骨假体厚度的和，而且两个间隙必须等大。另外，无论哪一个方向，相邻的截骨面必须相互平行。

图1-2-10　矢状位中轴线

股骨头中心与膝关节中心、踝关节中心在侧位图中排成一条直线。

胫骨关节面向后倾斜10°，倾斜面在平台内侧大，在外侧很小。

图中内侧为12°（**A**），外侧为7°（**B**）。

胫骨近端在胫骨粗隆的水平面后扭转。负重轴通过**C**的位置，但膝关节X线片上在狭窄视野中容易产生像通过**D**一样的错觉。髓内定位杆容易向**D**方向插入，胫骨髓外导向杆的安置也必须对整个小腿加以调整。在术后进行X线片的评估时，必须理解到这一点。

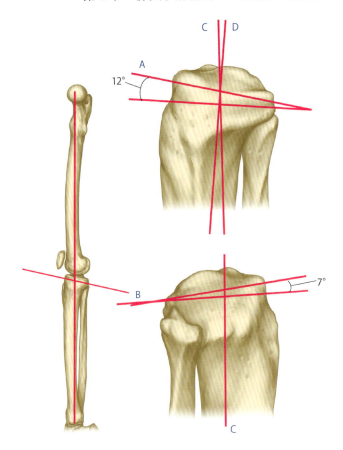

不平行的情况，一是由于其中一方或双方的截骨轴线不一致，二是由于内、外侧的软组织挛缩张力有所不同，对此必须充分确认后进行适当处理。

膝关节 OA 的情况下，由于长时间处于轴线歪斜的位置，所以软组织存在挛缩是最常见的原因。在胫骨内侧方松解内侧副韧带（MCL），在外侧，于股骨侧松解 LCL，即使这样处理后仍然不够的情况下，可以通过延长髂胫束等进行平衡。伸直间隙与屈曲间隙不相等的情况下，可再次对股骨远端进行截骨来矫正。两者截骨量都不足的情况下，胫骨补充截骨常可以增加两者的间隙。相反，如果过于宽松，需要加厚胫骨假体衬垫的厚度，从结果来说，术后关节较紧张为好。

截骨时的注意事项

如果因轴线判断错误而反复截骨增加截骨量，将不能选择最合适的股骨假体，而改用越来越小的假体，胫骨假体会增加衬垫厚度，这样会导致稳定性下降和屈曲时产生股骨后上方的撞击综合征。在充分理解膝关节轴线的基础上，股骨远端必须以能够完全重建解剖学对线为目标，进行正确的截骨，通过最小限度的修正来获得良好的间隙。

矢状位中的轴线

双下肢静止站立位的矢状位观察，通过股骨头中心与膝关节中心、踝关节中心排列成一条直线，可以稳定地保持低能量站立位（图 1-2-10）。并且，在完全伸直位后，只需稍微过伸，就可以使用 MCL-LCL 锁定膝关节，使伸直位的保持能量最小化。在解除这种交锁时，腘肌起着重要的作用。股骨轻度前弓突向前方，大转子位于膝关节正上方的后方，由于股骨颈的前倾，骨头位于前方，位于膝关节正上方。根据经验，日本人股骨的前突角度较大，但是由于股骨颈的前倾角也很大，所以在完全伸直位，股骨头中心位于膝关节的正上方。

胫骨平台存在向后方倾斜的情况。倾斜角外侧比较小，内侧角度比较大。据研究称，屈膝关节可以显示出内轴运动，但股骨内侧的内髁嵌入该倾斜的平台底部而交错稳定，外侧平台因抬高而继续滚动也是一个主要原因 [此外，前交叉韧带（ACL）的纤维扭转和与后交叉韧带（PCL）的交叉、腘肌等共同作用]。

在这里，进行 TKA 手术时，有几点需要注意的事项。

（1）在目前使用的 TKA 中有好几种胫骨平台的垫片，垫片带有不同的倾斜角度，另外，必须认识到带有后倾截骨的情况时屈曲间隙意味着膝关节不能完全处于伸直位。

（2）胫骨相对于整个机械轴近端呈向后稍弯曲的形状，因此即使在 X 线片中看起来胫骨近端截骨面好像是水平的，但从胫骨轴来看，可能是向后倾斜的。

（3）胫骨向后倾斜截骨，并且股骨假体也向后倾斜插入的情况下，在膝关节锁定位置上，人工关节将处于过伸直位，有时会超过设计上允许的过伸位。

关节的对线的顺序和机械轴定位、分析机械轴的定位、运动学的对线

人工膝关节不能达到完全重建生理膝关节运动学和生理运动时的轴线完全正常。在利用人工膝关节进行关节重建术中，自然就导致一部分生理上的运动和对线异常。然而即使如此，除非它因创伤而即时被损坏，否则这些生理状况的不足不会在没有特殊的情况下走向错误的方向，而是可以通过反复进行细微的破坏与修复以及相应的行走和运动类型的修正，从而到达一种"非生理的但却是有秩序的状态"。一般认为，随着轴线的破坏，作为反复进行的力学修正的结果而形成的骨赘，仅仅依靠修整不能得到充分治疗效果，这与定位的重要性也有关系。

与此相对，在通过手术等介入的情况中，尽可能尊重现在的规则，不与之对立，而强调解决现存的问题点，如果能获得更好的功能，就是理想的治疗战略。采用单室或 CR 型假体置换处理的话，也可以说是顺着这个思路延长线上思考。但是，既然人工膝关节不能完全重建的话，如果超越一定程度，就不得不与现在的某种规则对立。在这种情况下，不得不清除现存执行的规则，构筑新的秩序，进行大的剥离和韧带的切除等，对形成明确的新结构的 PS 型假体和铰链型做个分类。

那么，正常的胫骨平台的平面与胫骨轴平台约成 3°（日本人往往还超过 3°）向内侧倾斜，即平台外侧高（图 1-2-11a），TKA 手术中相对于胫骨轴平台成直角截骨。在膝关节伸直位时，如果将股骨假体插入时仅仅胫骨上缘存在这个角度，因为屈曲位的外侧约 3°的高度不足，股骨假体需要外旋 3°插入。现在几乎都是用这个方法插入的。这被称为机械学对线（图 1-2-11b）。很久以前，在这个冠状面上保持 3°的同时外侧高位，进行与胫骨上缘平行的截骨的 TKA 中（解剖定位，图 1-2-11c）也曾有过，但之后几乎没有这种操作了。

图1-2-11　胫骨轴

a：正常的下肢。
b：机械轴定位。胫骨平台上缘垂直于胫骨轴截骨。与正常的胫骨上缘的角度不同。
c：解剖学定位。维持原来的胫骨上缘的角度。一般认为站立位时与地面接近平行，但并非以此为目标。
d：运动学定位。不是模仿原来的胫骨上缘的角度，而是决定站立位的胫骨上缘与地面平行的定位。

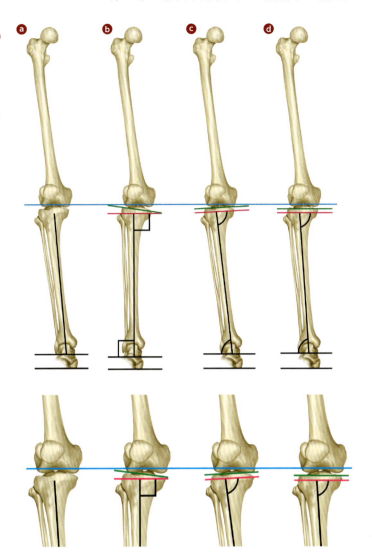

　　股骨假体的设置方面，如果对应这个角度外翻植入，在膝关节屈曲位时，就会产生相应于这个 3° 的高度不足，于是需要把股骨假体外旋 3° 后植入。目前，临床上都是利用这个方法操作的。这被称为机械学对线（图 1-2-11d）。一些 TKA，是在冠状面维持 3° 的外侧高度（内翻）进行与胫骨上缘平行的截骨（解剖学对线），之后基本上已经改变了，但是最近又再次出现根据解剖学对线施行 TKA 的报道。这种对线的目标是还原解剖学的原来状态，并非使关节面在步行状态时与地面平行。

　　另外，对于正常膝关节，站立时胫骨轴并非垂直地面，而是有轻度外侧倾斜。倾斜的胫骨上缘与地面基本平行，最近这种情况已经引起了人们的重视，以站立位时与胫骨上缘的平行作为目标的定位（运动结构学对线）（图 1-2-11d）进行手术。这个方法被认为尊重了膝关节本身的规律而予以评估。但是，对于已经存在畸形而且呈内翻的膝关节，是否能够找到正确的运动结构，单纯考虑在站立位时膝关节面的方向是否是最合适的方法，此外在步行等动作时，时刻变化的关节运动中，是否存在对于运动结构学的理解，期待今后有进一步的研究和研究结果的报道。

今后是不需要重复对轴线以及运动结构学有更准确的、更深入的理解的。充分把握患者的现状，熟悉各种假体类型的特点，充分进行三维和动态分析，进行精密的术前设计是施行手术所要求的。

第 3 节　人工膝关节的运动学分析

富田直秀

在人工全膝关节置换术（TKA）中运动学是很重要的，这是因为膝关节的复杂运动直接影响到人工膝关节的使用耐久性和临床效果。例如，伴随膝关节的屈曲，股骨以内侧髁为中心旋转运动（Medial pivot motion），并且伴随着深度屈曲，股骨相对于胫骨向后方移动（滚动，Rollback motion）。也有很多研究表明，这种正常膝关节的动作再现与人工膝关节的长期效果有关，被实际应用于人工膝关节假体设计和手术方法中。研究表明，人工膝关节的长期效果与正常膝关节运动研究有关。正如后面叙述的那样，生物体的膝关节尽管受到源自韧带、关节面、周围组织、皮肤等结构对运动的限制，但仍实现着较大的活动度和比较小范围的摇摆性；在 TKA 中，首要的是为了与这个生物体的结构更接近一点，模仿与上述正常膝关节一样的运动学。

除了传统的尸体标本膝关节运动学研究，Banks 等和古贺等利用 X 线片将生物体内设置的 TKA 运动再现于 2D-3D 配准之后，不仅在行走时而且在诸如爬楼梯等运动的各种动作期间，都可以在计算机内再现人工膝关节假体的移动。另外，最近在人工膝关节的手术中，通过测量应力和间隙间隔的方法，虽然是非负重的，但也可以得到关节内应力变化的直接测量结果。

为了在临床上有效利用这些数据，确认检查数据是在怎样的力学环境下被测量的这一点很重要。行走等负重运动时与膝关节内翻、外翻、伸直、屈曲、旋转等各种姿势时的运动力学有很大不同，另外，根据测定时的负重速度的不同，导致的结果也有很大差异。

此外，生物总是通过改变自身来适应环境，发生障碍的发病机制大多包括为适应这种暴露出的破绽至"恶性循环"。所谓"异常"的定义，不仅仅是偏离了平均值，而且包括在恢复至"正常"多样性时受到阻碍，陷入伴随着痛苦的恶性循环的状态。为了发现这种"恶性循环"，不仅需要对解剖结构进行测量，还需要对知觉、反射、修复等多个要素进行综合考察。也许下一代的研究不仅包括"构造及其运动"的研究，而且包含知觉、反射、修复等信息流动的运动学也将成为主流。

在此，首先将膝关节作为生物体从刚性、强度、摇摆性、黏弹性等角度来解说膝关节的生物学特征，再从自我组织性及"正常和异常"的观点来解说膝关节运动的性质，在实现精准且复杂的力学控制结构的生物体的膝关节中，作为理解人工膝关节是怎样运动的一个基础的概念。

图1-3-1　从负重位移曲线看一般物体和生物组织的物理性差异

a：一般物体。
b：生物组织。
图表所示的倾斜度越大越硬，刚性越高。一般来说，生物组织在生理上的负重范围内是柔软的，但具有能承受较高负重的性质。

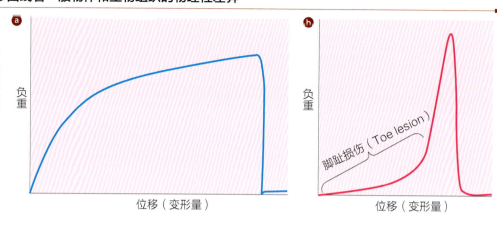

图1-3-2　生物组织的脚趾损伤

如果刚性低的组织中包含刚性高的组织（例如骨胶原纤维），就会显示出脚趾损伤（Toe lesion）。由于生物组织内部摩擦性低，因此永久性变形也少见。

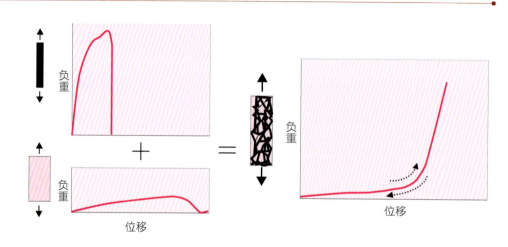

膝关节的物理性质（刚性、强度、摇摆性、黏弹性）

在考虑膝关节运动学的运动分析和人工膝关节设计的基础上，人工材料和生物组织的机械性质的差异是非常重要的因素。

图 1-3-1 所示的是一般物体和生物组织的负重位移曲线（纵轴为负重，横轴为位移即变形量）。图表中的倾斜线表示刚性。一般来说，生物组织在生理负重范围内的刚性较低，在高负重时刚性上升，具有承受较高负重的强度。这是因为如图 1-3-2 所示，在生物组织中，刚性低的柔软组织中包含着交织存在的刚性高的高强度组织（例如骨胶原纤维）。人工材料也可以制作与此类似的复合结构，但由于在结构中产生摩擦（内部摩擦），所以制作成像生物一样保持柔软弹性的材料非常困难。也就是说，生物体具有即使变形也能恢复到原来形状的特性。如后所述，这是关节在受到多个力学运动限制的同时，也能够体现广泛的活动度和缓慢的、柔软的摇摆性的一个原因。

6 自由度

沿着 3 个方向的轴的运动，加上各个轴旋转的 6 个独立的运动。

所谓摇摆性，一般是指在施加生理负重时可发生的位移。膝关节的摇摆性，由于包含了胫骨与股骨之间的相对的动作全部（6 自由度），所以要标记非常复杂。在此，只能简单地对作为使股骨、胫骨部两者接近的力而发挥作用的"韧带和肌腱的张力"和使两者产生分离力的"关节面的反作用力"进行研究。

图1-3-3　规定摇摆性的力的例子

胫骨面与股骨面分开的话，韧带的张力就会产生作用，靠近的话，关节面之间产生的反作用力起作用。在这两个约束力之间存在摇摆性。

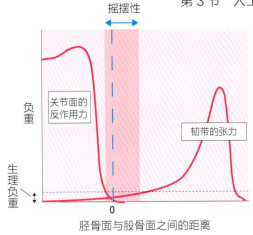

图1-3-4　生物组织的黏弹性

生物组织在快速变形时变硬，在慢速变形时和持续负重时显示出柔软的性质。

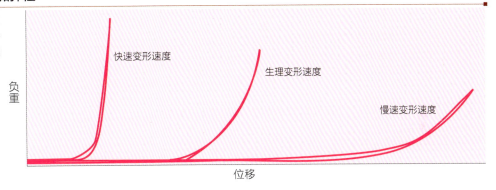

如图 1-3-3 所示，胫骨面和股骨面分开的话，就会产生韧带的张力作用，靠近的话，"关节面的反作用力"起作用，但其中间产生摇摆性范围。如上所述，由于生物即使变形，恢复到原来的形状的特性也很出色，所以关节总是保持在有一个比较弱的力量维持关节处于一定的位置（图 1-3-3 中的"0"的位置）。

如图 1-3-4 所示，生物组织具有像黏土一样改变形状的性质（黏性），同时还具有恢复到原来形状的性质（弹性），在快速变形时变硬，在慢速变形时和持续负重时显示出柔软的性质。例如，像运动等使关节快速运动时，摇摆性小。另外，缓慢运动时，由于是比较柔软的关节，所以在进行运动学测量时，必须根据其目的选择负重速度。

启用四连杆机制（四边形机制）的可能条件

将前交叉韧带（ACL）和后交叉韧带（PCL）简化成两根杆来说明膝关节运动轨迹的四连杆机制（Four-bar link），大概是骨科医师皆知的膝关节的运动机制。如图 1-3-5 所示，将连接 ACL、PCL 和各个附着部的胫骨内、股骨内的线考虑为 4 根杆。如果不改变这 4 根杆的长度，固定股骨进行移动，胫骨的移动轨迹会描绘为股骨关节面的冠状面形状。如在这种四连杆机制中所解释的，冠状横截面上的关节运动受到 ACL 和 PCL 这两条刚性相对大的韧带的强烈约束。令人惊讶的是，在将股骨和胫骨分离的方向上施加力（即在韧带上施加张力）的同时使膝关节屈曲，或者在关节面施加压力的同时膝关节屈伸，股骨和胫骨的相对运动的变化（摇摆性）是非常小的。图 1-3-3 所示的正常膝关节的摇摆性范围，尽管如此小，生物体膝关节却具有从 0°~100° 及 100° 以上的宽广的活动度，这令人震惊。

27

图1-3-5　四连杆机制（Four-bar link）

在正常膝关节中，是由 ACL-PCL 韧带平衡（四连杆机制）预测膝关节运动的。

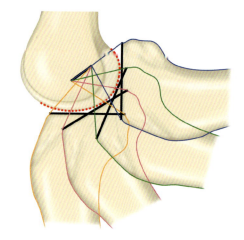

图1-3-6　摇摆性的说明①

对于正常膝关节，由于韧带对拉伸方向的限制和关节面对加压方向的限制呈现出绝妙的一致。因此，保证了惊人的摇摆性少和关节较大的活动度（a 的状态）。韧带的移动即使只有一点点变化，关节面变形，其平衡被破坏（b 的状态），活动度受到限制。

a：正常膝关节。
b：限制膝关节。

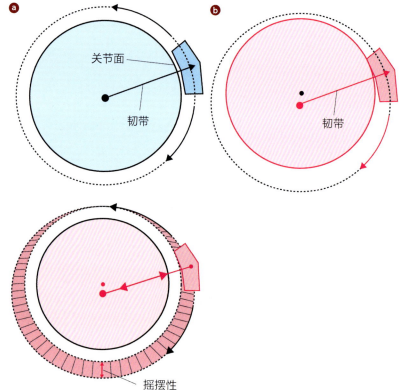

图1-3-7　摇摆性的说明②

韧带的运动限制和关节面的限制的平衡被破坏时，释放韧带的话，活动度会恢复，同时摇摆性也会增加。

　　例如，韧带和关节面等多个独立运动的限制，基于互相不干涉而绝妙地取得平衡的情况下，只要韧带的移动和关节面的形状发生了变化，自然地，膝关节立即无法正常运动。

　　图 1-3-6 为上述内容的示意图。正常膝关节对韧带的牵引方向的限制和关节面对压迫方向的限制显示出绝妙的一致，这一点，尝试通过物体接触圆周旋转的同时被由圆中心伸出的线限制的状态来表现（图 1-3-6a）。比如说作为关节面的圆周稍微变形，如图 1-3-6b 所示，如果像韧带一样的绳索的中心从圆周的中心稍微偏离，关节的动作就会受到很强的限制。具有这种不稳定结构的膝关节之所以能够保持广泛的活动度，是因为除了前面所述的作为生物体的性质（刚性、强度、摇摆性、黏弹性）之外，生物体膝关节还具有作为物体的适应性。但是，人工材料制成的人工膝关节没有这种适应性。因此，如图 1-3-7 所示，在关节面位移产生的运动限制如果用韧带松解来改善的病例中，则产生生物体膝关节没有的巨大的摇摆性。

图1-3-8　活体的形态和功能

在各种各样的变化中，活体的形态适应周围环境发挥着功能。TKA 后的关节，由于该形态的多样性受到限制，其功能也与生物关节不同。做 TKA 后的运动指导和摇摆性的评价时需要特别注意。

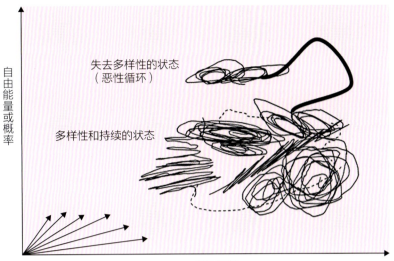

膝关节作为活体（生理）的性质（正常与异常）

与物体不同，活体能够自我有组织地改变形态和功能。例如，作为一种生物体的膝关节，通过不断变化来改变形态，从而改变因关节面产生的斥力与韧带等产生的张力之间不发生碰撞。从原理上表现这一点的话，那么，活体如图 1-3-8 所示的那样，在某个稳定状态（形态和功能）开始紊乱后，则通过别的稳定状态信息（混乱后的经历）来适应环境的变化。与在计算机内再现的混沌（Chaos）不同，实际的活体经过无数次淘汰和学习的过程，确实持续有精巧且合理的多样性。所谓"异常"，不仅仅是偏离平均值，而是无法回归"正常"的多样性恢复的恶性循环。

例如，创伤或外科切开等急性的变化，会产生暂时性的异常状态，随着时间的推移，各种各样的稳定状态依次出现，最终归结为接近"正常"的多样性。与此相对，在类风湿性关节炎和退行性膝关节病等慢性的变化中，伴随着痛苦陷入其他的稳定状态（恶性循环），TKA 是对于不能期待自然治愈的异常状态的治疗选择之一。虽然 TKA 后的关节也能够减轻患者的痛苦，但这个稳定的"异常"状态再也无法改变。接受了人工膝关节的生物体，包含着这个不能排斥的巨大异物，始终处于相对痛苦少的过渡性的稳定状态之中。

人工膝关节的设置位置和形状不要偏离解剖学的位置和运动，从直觉上认为尽可能保持这种过渡的稳定状态的安定性是正确的。但是，如下所述，在 TKA 后的运动指导和摇摆性的评估中，需要有一个有别于生物体膝关节的认识。

TKA 设计与置换后的运动指导

如前所述，人工膝关节的设计应该尽可能地与生物体膝关节的形状相似，根据解剖学的设计方法和膝部的运动学和工学的知识，符合伦理的功能设计思路。仔细研究的话，这些结论中还是有很多接近的地方。深入研究生物体的形状，模仿其解剖学形状制作人工膝关节的方向性，即使从功能设计的角度来看，还是存在着高度的合理性的地方。例如，从功能设计的角度来看，关于人工膝关节的设计，具体来说，以现有的人工膝关节假体为基础，从目标的规格（活动度、耐久性等）出发来设计最适合的形状。其次，从临床医师们的临床经验和模拟手术经验综合来考虑，通过多次设计改善试验中发现的问题，反复地修改错误，形成更接近实用的人工膝关节假体，其形状变得酷似生物体内的关节形状。

人工膝关节是越来越接近自身组织的形状与功能的人工"异物"。如下所述，由于人工膝关节的设置位置和韧带的平衡，在膝关节正常活动度内看不到运动学上所指的发生大的不稳定性。但是伴随行走等出现的某一个过度动作，也可能出现大的不稳定性。考虑到今后的人工膝关节假体不仅要能够有助于行走，还要能利于参加体育活动和具有其他日常活动的多样性，需要特别考虑对患者的运动指导。

超高分子量聚乙烯（UHMWPE）
Ultra-high molecular weight polyethylene

例如，在后稳定（Posterior sacrificed，PS）型人工膝关节假体中，用胫骨假体的中央柱支撑 ACL 和 PCL 切断后所致的不稳定，不仅在行走时，还必须考虑各种体位的脱位的可能性和凸柱的强度等。并且，滑动部分使用的超高分子量聚乙烯（UHMWPE）的磨屑被体内的巨噬细胞和异物巨细胞吞噬，释放出的细胞因子促进破骨细胞的分化、活性增加，产生骨溶解（Osteolysis）后会导致假体松动。在人工膝关节中，由于屈曲运动会使关节液进入屈曲界面，蛋白质等会吸附在假体表面。例如，与慢跑那样常见的动作相比，反复进行负重静止和启动的动作可能会比较容易造成磨损。做好 TKA 术后的运动指导，必须对材料学、生物生态学、生物学等多领域进行综合考量。

TKA 术后的稳定性评估

膝关节稳定性的保证不仅仅是关节面的几何形状，还有关节内高强度的 ACL 和 PCL 限制了膝部过度运动。以皮肤、内侧副韧带（MCL）、外侧副韧带（LCL）为首，关节囊的张力、关节周围各肌腱的活动度等也具有限制在膝关节活动度内运动的适应性。TKA 术中切除 ACL、PCL 后，四连杆机制所表示的轨道的主要限制消失后，从解剖学考虑设计的人工膝关节之所以能有效地发挥作用，是因为皮肤和 MCL、LCL 等多个复杂力学要素适应了假体解剖学的形状。

在大多数情况下，人工膝关节术前存在关节畸形，手术矫正并不能再现正常膝关节所具有的绝妙平衡。在关于与人工膝关节手术相关的韧带的作用的讨论中，第一重要的是，TKA 术后失败的病例伴随关节运动时的韧带等引起的拉伸方向的限制和关节面引起的挤压方向的力之间的限制平衡。如图 1-3-6b 中象征性所示，关节周围的韧带组织的紧张不能平衡，这就失去了正常关节所需要的稳定性。TKA 后伴随行走等出现的关节活动的动作中，在那个大的不稳定性的范围中观察某一个动作的运动学，除了行走外，还需要考虑各种生活活动中关节的运动学。

图1-3-9　正常关节与人工膝关节的稳定性差异

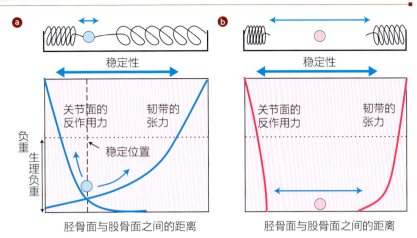

a：正常关节的稳定性。
b：人工膝关节的稳定性。
正常关节显示出比较柔软且平稳的稳定性，但是人工膝关节，在不负重时的假体相对位置不稳定，容易发生所谓的"松动"。

另外，人工膝关节假体设置位置不正确，即使企图用韧带平衡来进行调整，也仅仅是扩大了不自然的稳定性，不能期待有良好的长期效果。

如上所述，这里与以往的膝关节运动学方法稍有不同，以稳定性为主要着眼点进行了考察。如图 1-3-9 所示，生物组织由于其特殊的力学性质（缺损 + 低内部摩擦）显示出比较稳定且柔软的稳定性，但是在人工膝关节方面则容易产生所谓的"松动"。TKA 后的膝关节，在这个"松动"中，选择最合适的位置实现屈曲。通过体重的增加到关节面的挤压，膝关节的运动乍一看是稳定的运动，其实仅仅是在摇摆中的一种特殊运动。特别是在进行使膝关节深屈曲成为可能的手术的情况下，稳定性的范围有可能进一步扩大，不仅仅是行走或膝关节深屈曲动作，盘腿、斜坐、起立等动作时的解析也很重要。

另一方面，目前的运动生理学研究还没有发展到能够预测手术后产生的不稳定性随着周围组织的适应而如何变化的程度。有经验的骨科医师，能够在一定程度上预测不稳定性在术后如何变化，进而在考虑患者的活动程度基础上决定韧带间的平衡。不局限于运动生理学，据临床提供的各种各样的数据，可以使不受主观影响的客观的诊断和治疗成为可能。另一方面，这种具有"鉴赏力"的情况可能正在减少。生理活体在作为一个物体的同时，也凝聚了日常生活中自我组织产生的信息块。预测对患者来说什么是好、什么是坏的临床的能力是最重要的，人体运动生理学研究不过是对其加以辅助的工具。

参考文献

[1] Banks SA, Harman MK, Bellemans J, et al. Making sense of knee arthroplasty kinematics：news you can use. J Bone Joint Surg Am 2003；85 Suppl 4：64-72.
[2] 古賀良生，大森　豪，鈴木禎宏，ほか．変形性膝関節症の運動解析．関節外科 1997；16：327-333.
[3] 富田直秀．人工関節の "ANSHIN" デザイン‐イキモノを対象としたものつくり‐．トライボロジスト 2015；60：721-728.
[4] 松野誠夫，龍順之助，勝呂　徹，ほか編．人工膝関節置換術 −基礎と臨床−．東京：文光堂；2005.
[5] 馬淵清資，笹田　直，塚本行男．解剖学的形状人工膝関節の高い接触圧力による塑性流動の予測．生命体材料 1991；8：462-471.
[6] 富田直秀．人工膝関節の工学デザインの限界と可動性．関節外科 2004；23：865-870.
[7] Howie MH, Manthey B, Hay S, et al. The synovial response to intraarticular injection in rats of polyethylene wear particles. Clin Orthop Relat Res 1993；292：352-357.
[8] Kurosawa H, Walker PS, Abe S, et al. Geometry and motion of the knee for implant and orthotic design. J Biomech 1985；18：487-499.

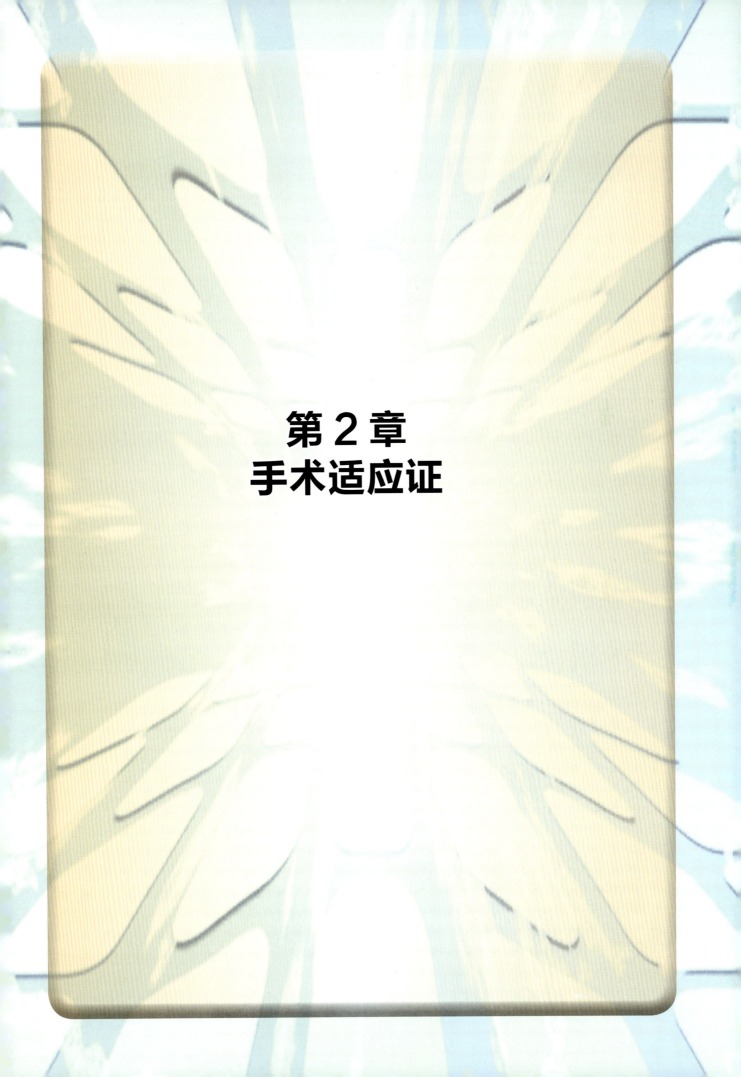

第 2 章
手术适应证

手术适应证

武富修治、乾 洋、田中 荣

人工全膝关节置换术（TKA）是以去除对保守治疗法有抵抗性的膝关节疼痛、畸形等膝关节功能障碍的疼痛并重建功能为目的的手术。由于人工膝关节的设计和手术技术的改良、进步，TKA术后可以获得稳定性良好的临床疗效和长期耐久性。

TKA的适应证，不仅仅是根据疼痛和影像上的畸形决定的，还应该根据患者本人的疼痛和功能障碍程度、生理学所见、影像学所见、社会背景、全身状态、手术风险等因素进行综合判断。骨科医师根据上述内容，判断患者的状态是否适合进行手术，在向患者提供必要信息的基础上，最终应该由患者自己选择手术方式。

在此，对进行TKA时应该考虑的问题进行说明。在考虑适应证的基础上，对患者进行充分地知情同意告知时，希望对术前计划有所帮助。

适应证

TKA最普遍的适应证是伴随膝关节的疼痛和畸形的步行障碍，主要病变为畸形性膝关节病（膝关节OA，图2-1a），开始时包括以股骨内髁骨坏死为主的膝关节周围组织破坏、类风湿性关节炎（RA，图2-1b）。关节内外的骨、软组织病变切除后的骨软组织缺损状态也是很好的适应证。如后所述，也适用于血友病性膝关节病、夏科特（Charcot）关节、透析性膝关节病（表2-1）。

具有膝关节疼痛和影像上畸形的患者并非全部都适合采用TKA手术。对于膝关节OA和骨坏死，首先应该进行保守治疗。减肥、以股四头肌训练为首的运动疗法、支具疗法、药物疗法、关节内注射透明质酸等，尝试了几个月后没有明显的治疗效果，患者疼痛和行走困难、生理学所见及影像学所见都符合初次手术指征。并且应在患者对手术和术后的生活以及可能发生的并发症理解及知情同意后方可施行。在保守治疗时，患者和医师之间建立良好的信任关系是很重要的。

生活方式

术前，充分了解患者社会背景和对手术的期望是很重要的。TKA的手术，不仅不能完全恢复正常的功能，还存在假体耐久性的问题。医师对术后的影像学检查和患者的期待并不一定一致。手术前的活动是以能骑自行车为基础，也有可能手术后骑自行车变得困难。长期膝关节挛缩的患者无法期待术后活动度得到充分的改善，日式坐在地板上等的生活方式会很困难。关于运动活动，行走、登山、打高尔夫球和双打网球的程度是可能实现的，但是不推荐进行慢跑及身体接触撞击运动等，也

图2-1 典型的TKA适应证患者的正位X线片

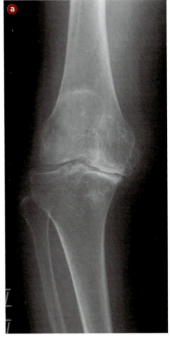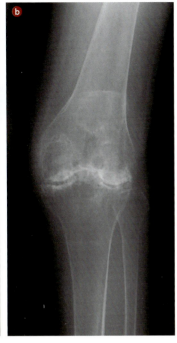

a：右膝关节 OA（Kellgren-Lawrence 分类Ⅳ）。
b：左膝关节 RA（Larsen 分类Ⅳ）。

表2-1 TKA的适应证

① 畸形性膝关节病（膝关节 OA）	⑥ 膝关节周围外伤后畸形
② 膝关节周围骨坏死	⑦ 血友病性膝关节病
③ 类风湿性关节炎（RA）	⑧ 夏科特关节
④ 其他胶原疾患引起的膝关节破坏	⑨ 透析性膝关节病
⑤ 膝关节周围骨软组织肿瘤切除后	

有必要对年轻的患者或运动量大的患者进行说明。

无论如何，都要把握患者的社会背景，充分说明，让患者理解术后有必要根据膝关节功能而需要去改变生活方式。

与腰椎疾病、髋关节疾病的鉴别

在日常诊疗中笔者经常会遇到腰椎疾病和髋关节疾病患者主诉膝关节周围疼痛的情况，特别是非典型膝关节 OA 患者的膝关节周围疼痛。即使膝关节在影像学上出现畸形，也应该进行充分的鉴别。

在膝关节疼痛但没有明确压痛的情况下，进行腰椎和髋关节的影像学检查。在膝关节以外的其他结构也有可能导致膝关节疼痛的情况下，可以通过向膝关节内注入局部麻醉药观察疼痛能否获得暂时性解除，或者通过神经根阻滞确认疼痛是否能得到解除也是有效的。

双侧还是单侧？

对于双侧的畸形，是双侧同时进行手术还是分别进行单侧手术，这是有争议的。双侧同时进行手术的优点，可以一次性完成手术和麻醉，缩短治疗时间。也有报告显示，与二次性分别行单侧手术的结果相比，效果是一样的。

另外，对于双侧畸形很严重的病例，如果只在一侧进行手术，手术后，患者经常会出现难以行走的再次疼痛和腰痛。相反，在畸形更严重的一侧进行手术，会给手术侧活动时增加负重，疼痛可得到改善，也有另一侧膝关节不需要手术的情况。

另一方面，在约 8 500 例病例的数据库报告中，双侧同时手术与单侧手术相比，肺栓塞等严重并发症的发生风险较高，对于高龄者和高危病例的双侧手术应该特别谨慎。

与高位胫骨截骨术（HTO）、单髁单侧膝关节置换术（单间室膝关节置换术）（UKA）分开进行

高位胫骨截骨术（HTO）比较适合年轻的膝内翻 OA 或股骨内髁骨坏死患者和膝关节外侧的软骨轻度变性的情况。可以保留自身膝关节，一旦得到骨愈合，就不用担心会发生人工膝关节术后松动等并发症，因此适用于运动量大的患者。因为，在截骨术中骨愈合需要时间，在手术后通常需要限制负重，并且术后护理比 TKA 困难和耗时。

单髁单侧膝关节置换术（单间室膝关节置换术）（UKA）适用于单髁膝关节 OA 和骨坏死。畸形很轻，需要进行一定程度的矫正，并且保持前、后交叉韧带（ACL、PCL）的功能。最好的适应证是前内侧型膝关节 OA 或股骨内髁骨坏死，与 TKA 相比，手术侵袭小。

虽然 HTO、UKA 和 TKA 的适应证彼此并不相同，但是三者重叠的适应证很多。骨科医师需熟悉每种手术，考虑患者的疼痛、生理学检查、影像学检查、社会背景和患者对手术的期望等并选择最适合患者的手术方式。

选择适应证中应注意的事项

年龄

TKA 对高龄膝关节 OA 患者的效果良好，60 岁以上的患者是 TKA 最适宜的对象。近年的趋势，对未满 60 岁年龄段的患者也开始积极地使用 TKA。由于年轻人的活动量大于老年人，因此存在比通常的人工膝关节耐用年数短的期间内松动和磨损的风险。所以对年龄低的患者 TKA 应该在考虑这些并发症后慎重地选择，需要向患者充分说明存在着多次手术的可能性。

有报告显示，对 70 岁以上的患者，TKA 假体 10 年生存率为 98%，与此相对，未满 55 岁时，其生存率下降到 92%。RA 患者的活动性有时很低，TKA 对年轻人的效果良好。

年龄较大并不意味着不能选择 TKA。与其说是年龄，不如说应该根据患者的全身状态来判断适应证。即使是 85 岁以上，只要心脏功能和肾功能足够好也可以选择施行手术；对应地，即使是 60 岁，由于患有内科基础疾病，如果全身状态不良，也有可能无法适用 TKA。

肥胖

很多接受 TKA 的患者都很胖。如上所述，减轻体重是治疗中的重要一环，但由于膝关节疼痛导致的日常生活动作减少，因此减肥通常难以实现。虽然肥胖患者，使用 TKA 也可获得良好的效果，肥胖并没有"偏离"适应证，但必须注意并发症。

据荟萃（Meta）分析报告显示，体重指数（BMI）为 30 以上的肥胖患者与

图2-2 有下肢畸形与外伤、手术的既往病史的病例（双下肢全长站立位正位X线片）

a: 左小腿骨折后畸形和存在下肢长度差异病例的两膝外翻 OA。

b: 右髋关节高位脱位导致存在下肢长度差异的病例左膝内翻 OA。

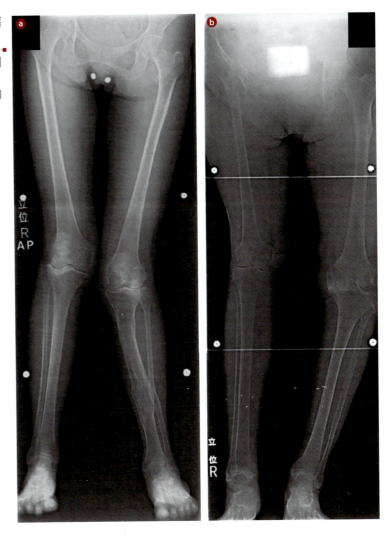

BMI 小于 30 的非肥胖患者进行汇总比较，肥胖患者的感染风险为非肥胖患者的 1.9 倍，再置换术的风险为 1.3 倍。肥胖患者的全身并发症较多，除了需要注意这些基础疾病的管理外，在肥胖患者手术操作上还需要考虑因肥胖而导致的操作困难的情况。

胶原病

由 RA 引起的膝关节破坏是 TKA 的适应证，也有报道称，RA 术后有良好的长期效果。但是，以 RA 为代表的胶原性疾病，骨的脆弱性、韧带功能不全、皮肤问题、易感染性等都是难以解决的问题。年龄因素方面与膝关节 OA 不同，即使是 30 岁、40 岁，根据关节破坏的程度不同，也有可能适合施行 TKA。在 RA 的情况下，由于手术疗法的延迟，关节破坏的进行不仅使手术操作难度增加，还有影响到术后效果的情况。需要注意的是，要定期随访，不要错过手术的最佳时机。

下肢畸形、外伤、手术的既往病史

对于邻近关节有明显畸形的情况，外伤引起下肢的轴线异常，还有双下肢长度差异的情况，术前计划时都是需要注意的（图 2-2）。

在大腿和小腿存在畸形时，仅仅关注膝关节的轴线而施行 TKA 的话，将会出现下肢轴线畸形的结果。包括对侧在内，在有髋关节畸形件疾病和髋关节高位脱位等情况下，必须考虑到大腿或小腿的长度以及下肢全长的对线的术后变化，也有先进行髋关节手术加以矫正的情况。

足部踝关节代偿性地适应的情况比较多，但是也需要注意足部的轴线。

下肢存在高度畸形时，也有并用截骨术的必要。外伤后膝关节 OA 的情况下，要注意韧带功能不全和软组织损伤以及感染的既往病史。HTO 后，根据胫骨外形的变化有必要准备特殊的假体，所以需要制订周密的术前计划。

糖尿病

近年来，接受 TKA 手术时，有糖尿病并发症的患者并不少见。糖尿病患者具有易感染性，在创伤愈合过程中存在着其他并发症，如深部感染、围术期的尿路感染、呼吸系统感染的风险。荟萃分析报告显示，糖尿病患者的感染风险是非糖尿病患者的 3.7 倍。对糖尿病患者进行充分的控制后再进行手术，围术期也需要严密地控制血糖。

口腔感染

TKA 后延迟感染的发生率约为 1%，致病菌是手术过程中进入的细菌，有的是在手术后从其他部位血行性感染的。

据相关报告显示，人工膝关节术后 1 年以上感染的原因有皮肤和软组织的感染（46%）、牙周病等口腔内感染症（15%）、尿路感染症（13%），口腔内感染症占比较多。另外，也有报道称，TKA 前的患者 39% 的概率存在口腔内感染症。

对于术后 2 年以内的菌血症，由于 TKA 术后感染的风险很高，所以在术后 2 年以内进行拔牙等牙科治疗时推荐使用抗菌药。最好在 TKA 术前与牙科医师合作，控制口腔内感染症。

鼻腔筛检

在 TKA 中，耐甲氧西林金黄色葡萄球菌（MRSA）引起的手术创口感染是难治性的，经常成为治疗上的难题。鼻腔中存在 MRSA，在术后发生感染的风险很高，对于术前的筛选和带菌者推荐进行除菌。

对特殊疾病、病态的 TKA 治疗

人工透析

随着对慢性肾功能不全患者人工透析的普及，伴随长期透析导致膝关节病引起日常步行障碍成为困扰患者的问题。长期透析中的骨关节病，由于淀粉样蛋白沉积在骨关节上，产生滑膜增殖和肥厚、骨糜烂、破坏性关节病。对于长期透析患者的 TKA 的效果并不令人满意，有报道称，此类患者人工膝关节术后早期松动发生率高、感染率高、死亡率高。

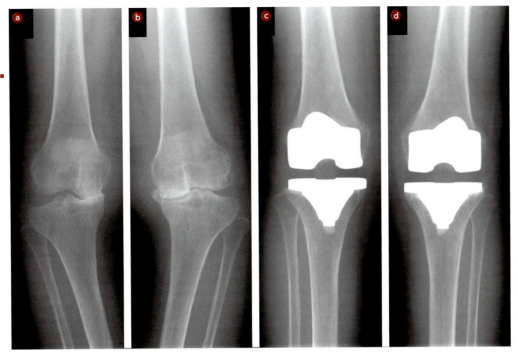

图 2-3 透析性关节病的 TKA 的两膝单纯正位 X 线片（68 岁，女性）

患者进行人工透析 30 年。3 年前进行了分期双侧 TKA，效果良好。
a：右膝术前。
b：左膝术前。
c：右膝术后 3 年。
d：左膝术后 3 年。

透析患者的全身状态处于高危状态，但由于强烈的膝关节痛和 ADL 障碍不得不选择施行手术的情况也很多。在我们治疗的病例中，也有手术后膝关节功能恢复，获得满意结果的病例（图 2-3）。现状是：在充分说明了高风险和比通常的 TKA 效果差的可能性的基础上，不得不慎重地进行手术。

夏科特关节

夏科特关节是以糖尿病、脊髓肿瘤、脊髓空洞症、多发性硬化症、先天性无痛感觉症等为病因的神经障碍性关节病。由于缺乏痛觉和本体位置感觉，关节支撑结构松弛，关节内结构反复损伤，关节破坏加剧。由于关节的高度不稳定性，人工膝关节假体有松动的危险，因此，过去治疗以关节固定术为主。

近年来也有假体的改良，如果能得到适当的轴线和韧带平衡，此类患者 TKA 术后也能得到比较好的效果（图 2-4）。但是脊髓病变所致痉挛引起的夏科特关节的 TKA 术后效果是不佳的。

血友病性膝关节病

血友病性关节病是反复出血引起的关节滑膜炎，导致软骨破坏，以膝关节最为多见。对于晚期血友病性膝关节病，在解除疼痛及保留膝关节功能的意义上，TKA 治疗有良好指征。但是，不仅仅是出血的风险高，对于血友病性膝关节病的 TKA，由于关节高度畸形、关节纤维症、骨缺损等原因都会使手术效果变差。

另外，作为并发症，有报道称，静脉血栓栓塞症（VTE）、感染、血液制剂输血的风险高于通常的 TKA 手术，需要注意。

麻痹

瘫痪侧的 TKA 中，股四头肌肌力下降和膝关节膝反射是个问题。有报道称，

图 2-4　夏科特关节的 TKA 右膝单纯正位 X 线片（77 岁，男性）

患病 35 年来的糖尿病性周围神经障碍引起的右膝夏科特关节患者，3 年前进行了右侧 TKA，效果良好。使用带长柄假体，在胫骨内侧的骨缺损部合并使用自体骨移植。

a：右膝术前。
b：右膝术后 3 年。

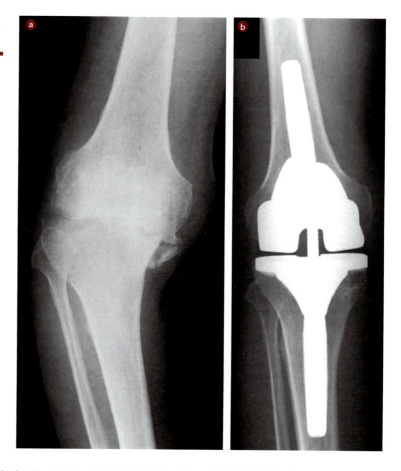

小儿麻痹症等引起麻痹时，最好施行高限制性的人工膝关节假体手术。对于麻痹患者的 TKA，特别是在股四头肌的肌力下降时，有可能发生骨折、松动或不稳定性的复发、髌韧带断裂等并发症。

禁忌证

绝对的禁忌证和相对的禁忌证如表 2-2 所示。

表 2-2　TKA 的禁忌证

绝对的禁忌证
① 活动性的化脓性膝关节感染 　　对于膝关节有感染的患者来讲，TKA 是禁忌的
② 严重的膝关节伸膝结构不全 　　术后，引起不稳定的可能性很高，对没有膝关节伸展肌力的下肢，TKA 是不适合的

相对的禁忌证
① 化脓性膝关节病和膝关节周围骨髓炎的既往病史 　　进行适当的治疗，经过 3~6 个月，能够通过穿刺等多次确认细菌培养阴性的话，手术是可以施行的，但是有必要充分说明和了解感染的风险仍然很高
② 下肢血流障碍 　　严重的下肢血供不全患者在手术后会高比例地发生创伤或下肢并发症，手术后也有可能导致下肢截肢和死亡。在 TKA 前考虑重建血供
③ 膝关节以外部位的反复感染症（尿路感染等）
④ 对于认知症状、智力障碍、手术难以理解的情况
⑤ 由于全身的活动能力下降，即使做手术也不能期待行走的情况

参 考 文 献

[1] Ritter MA, Harty LD, Davis KE, et al. Simultaneous bilateral, staged bilateral, and unilateral total knee arthroplasty. A survival analysis. J Bone Joint Surg Am 2003；85：1532-1537.

[2] Hart A, Antoniou J, Brin YS, et al. Simultaneous Bilateral Versus Unilateral Total Knee Arthroplasty：A Comparison of 30-Day Readmission Rates and Major Complications. J Arthroplasty 2016；31：31-35.

[3] McCalden RW, Robert CE, Howard JL, et al. Comparison of outcomes and survivorship between patients of different age groups following TKA. J Arthroplasty 2013；28（8 Suppl）：83-86.

[4] Kerkhoffs GM, Servien E, Dunn W, et al. The influence of obesity on the complication rate and outcome of total knee arthroplasty：a meta-analysis and systematic literature review. J Bone Joint Surg Am 2012；94：1839-1844.

[5] Himanen AK, Belt E, Nevalainen J, et al. Survival of the AGC total knee arthroplasty is similar for arthrosis and rheumatoid arthritis. Finnish Arthroplasty Register report on 8,467 operations carried out between 1985 and 1999. Acta Orthop 2005；76：85-88.

[6] Meding JB, Keating EM, Ritter MA, et al. Long-term followup of posterior-cruciate-retaining TKR in patients with rheumatoid arthritis. Clin Orthop Relat Res 2004；428：146-152.

[7] Chen JH, Kuo FC, Wang JW. Total knee arthroplasty in patients with dialysis：early complications and mortality. Biomed J 2014；37：84-89.

[8] Maderazo EG, Judson S, Pasternak H. Late infections of total joint prostheses. A review and recommendations for prevention. Clin Orthop Relat Res 1988；229：131-142.

[9] 津田晃佑，萩尾佳介，中川　滋，ほか . 人工股関節全置換術における術前口腔検診 . 中部整災誌 2005；48：943-944.

[10] American Dental Association；American Academy of Orthopaedic Surgeons. Antibiotic prophylaxis for dental patients with total joint replacements. J Kans Dent Assoc 1997；82：16-17.

[11] Hacek DM, Robb WJ, Paule SM, et al. Staphylococcus aureus nasal decolonization in joint replacement surgery reduces infection. Clin Orthop Relat Res 2008；466：1349-1355.

[12] 今村史明，福西成男，岩田康男，ほか . 膝関節におけるアミロイド関節症の診断と治療 . 関節外科 2011；30：1150-1157.

[13] Sunday JM, Guille JT, Torg JS. Complications of joint arthroplasty in patients with end-stage renal disease on hemodialysis. Clin Orthop Relat Res 2002；397：350-355.

[14] Parvizi J, Marrs J, Morrey BF. Total knee arthroplasty for neuropathic（Charcot）joints. Clin Orthop Relat Res 2003；416：145-150.

[15] Soudry M, Binazzi R, Johanson NA, et al. Total knee arthroplasty in Charcot and Charcot-like joints. Clin Orthop Relat Res 1986；208：199-204.

[16] Rodriguez-Merchan EC. Total joint arthroplasty：the final solution for knee and hip when synovitis could not be controlled. Haemophilia 2007；13 Suppl 3：49-58.

[17] Cancienne JM, Werner BC, Browne JA. Complications After TKA in Patients With Hemophilia or Von Willebrand's Disease. J Arthroplasty 2015；30：2285-2289.

[18] Jordan L, Kligman M, Sculco TP. Total knee arthroplasty in patients with poliomyelitis. J Arthroplasty 2007；22：543-548.

[19] Giori NJ, Lewallen DG. Total knee arthroplasty in limbs affected by poliomyelitis. J Bone Joint Surg Am 2002；84：1157-1161.

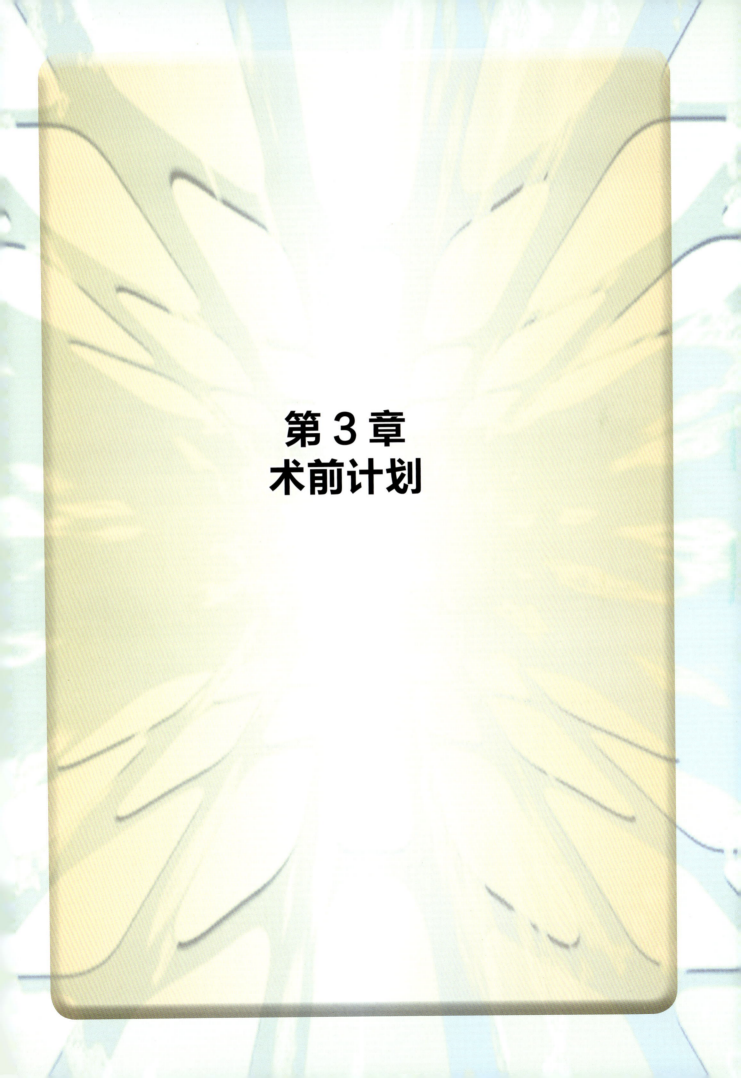

第 3 章
术前计划

第1节 术前计划所需的影像学诊断

小林章郎

人工全膝关节置换术（TKA）
Total knee arthroplasty

在人工全膝关节置换术（TKA）中，确保对线重建和适当的韧带平衡是重要的手术目标。关于最适合的轴线，从长期使用的耐久性和功能性结果的观点进行了讨论，现在，在冠状面上与机械轴垂直地进行截骨，负重轴通过膝关节的中央比较好。

轴线重建中正确的截骨和假体设置是很重要的，因此，需要仔细地进行术前计划。在此，对术前计划所需的影像学诊断、2D术前计划、3D术前计划进行叙述。

单纯 X 线片

作为术前计划所需的影像学检查，包括单纯X线片检查、CT检查。

 对于单纯的X线片检查，大多情况下，据膝关节的正位X线片和侧位X线片进行计划，但为了鉴别机械轴，原则上是对包含股骨头及踝关节中心的下肢全长摄片。

因此，需要有站立位下肢全长正位X线片，但如果有屈曲挛缩和膝关节处的旋转畸形，胫骨、股骨两者都不能显示为标准的正位像（图3-1-1）。在这种情况下，分别拍摄股骨和胫骨的全长正位X线片。小腿正位的一个指标是腓骨头被胫骨遮挡一半（图3-1-2a）。股骨的正位X线片通常是以髌骨为正面进行拍摄的，但即使出现股骨的不同旋转角度，在制图上也会产生相当大的截骨量的差异（图3-1-2b、c）。畸形很严重，在仰卧位不能很好地拍摄正位像的情况下，可以在俯卧位进行拍摄，使膝关节屈曲，在小腿的正方标准拍摄（图3-1-2d）。侧位像，也按照拍摄整个小腿的X线片的手法，但由于不是简便地拍摄，所以大多只集中利用膝关节的影像进行术前计划。

作为评价股骨旋转位置和膝关节屈曲间隙的单纯X线片检查，有上髁轴摄影方法（上髁轴照片）。这是让患者坐在木制的椅子上让X线透过椅子，小腿为自然的下垂位，从后方向上倾斜10°来拍摄X线片，可以得到CT的股骨远端横断面那样的视图（图3-1-3）。从该X线片中，可以确定以下解剖学上的标志，以便帮助确定股骨组件旋转位置。

内侧副韧带（MCL）
Medial collateral ligament

①临床上髁轴（CEA）：连接内侧和外侧上髁骨性凸起的线。
②外科上髁轴（SEA）：连接内侧副韧带（MCL）附着部的沟（Sulcus）与外上髁骨突的线。
③后髁轴（PCA）：连接内、外侧髁后侧的线。
④ Whiteside 线。

图 3-1-1　内侧型膝关节 OA 患者的下肢站立位全长正位 X 线片

如果有屈曲挛缩和膝关节部的旋转畸形，胫骨和股骨都不能显示为标准的正位像。

图3-1-2　股骨及胫骨的全长正位X线片

a：小腿正位像。作为正位的一个指标，确认腓骨头和胫骨重叠一半（箭头）。

b：股骨正位像（无膝关节OA）。

c：以与b相同的股骨10°外旋拍摄。只要外旋10°，截骨量就会出现变化（箭头）。

d：在俯卧位摄片。有屈曲挛缩等情况时，在俯卧位下膝关节垂直屈曲的位置控制旋转（箭头），标准化正位像。

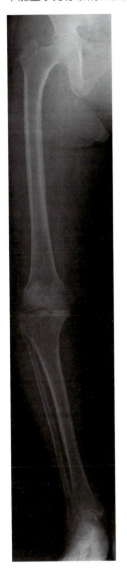

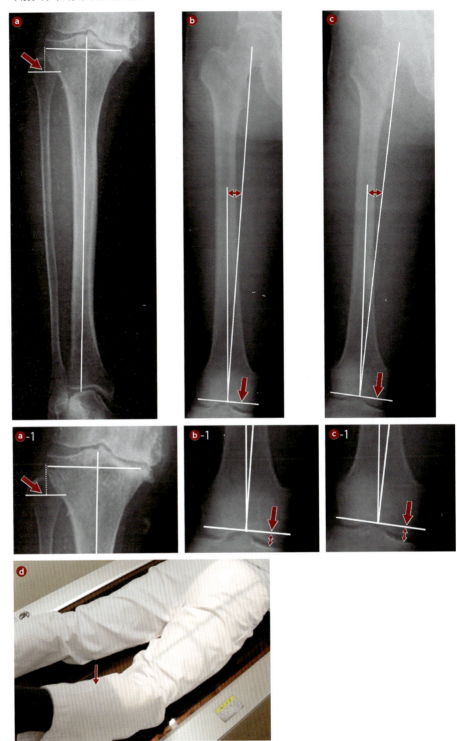

CEA 和 PCA 形成的角度称为髁扭转角，这是使用测量截骨术时股骨假体设置旋转的指标（图 3-1-3b）。并且，为了在下垂位进行摄片（也就是使用重锤的方法），可以评估屈曲位的关节松弛度（图 3-1-3b 箭头）。

图3-1-3　上髁轴摄片

a：摄片时患者的姿势。

b：临床上髁轴（CEA），外科上髁轴（SEA），后髁轴（PCA），屈曲位时外侧松弛（箭头）。

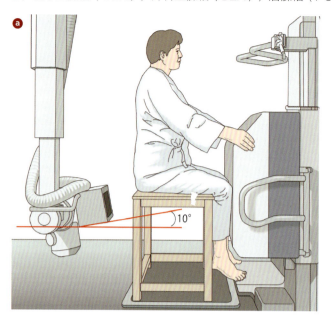

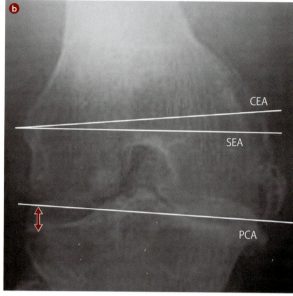

（引自文献 2）

图3-1-4　基于CT影像的骨形态评价

a：股骨髁部的CT影像。

b：胫骨近端的CT影像。连接赤城线（赤城线，即PCL附着部：可以后方的骨硬化影来确认）和髌韧带（可由软组织阴影来确认）内侧缘的连线。

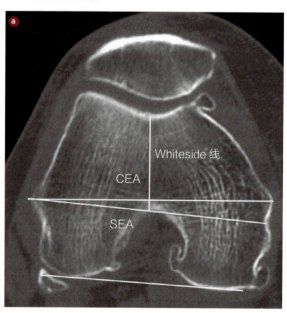

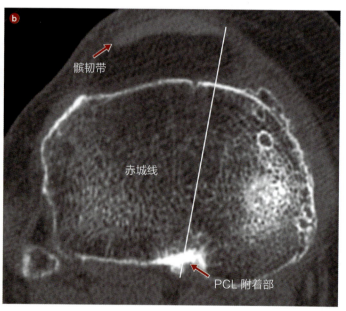

CT

　　CT 也是对骨形态评估正确有用的检查，特别是股骨、胫骨的旋转指标。上述的 CEA、SEA、PCA 也可以容易地鉴别出来（图 3-1-4a），但并不一定在 1 张断层片上同时描绘出各自的骨性指标，也有人认为上髁轴拍摄影像更加准确。使用 CT 可以更准确地评估，通过拍摄一定坐标系的 3D 进行测量（后述）。于胫骨侧也能很容易地观察到旋转指标赤城线（图 3-1-4b）。

图3-1-5   冠状面上的2D模板

绘制切除部分，在内、外侧分别测量截骨厚度。

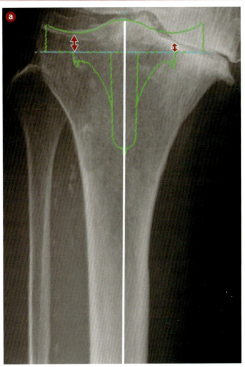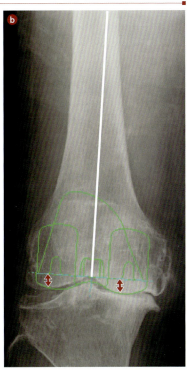

另外，CT 有助于把握骨缺损的状态和骨内囊性变。在进行 CT 检查时，应该经常把容易被射线辐射的事情放在心上。使用最新的多层螺旋 CT 和摄影程序可以减轻射线的辐射，CT 摄影的实效射线量一般有数毫希，这相当于接受自然放射线量的数年的量。可以通过将每次暴露记录的剂量——长度乘积（DLP）乘以每个位点的转换因子来估计有效剂量。换算系数因身高、性别、年龄、部位、使用装置等不同而异。作为 TKA 前检查的下肢 CT，以放射线感受性较低的皮肤、骨等为中心的脏器为对象，年龄方面也比较偏高龄，所以与例如小儿的腹部 CT 等相比，可能影响较少，但摄影时应该充分把握各个设施的防辐射状态。

2D 术前计划

医学的数字成像和通信（DICOM）

Digital imaging and communications in medicine

2D 术前计划首先是拍摄单纯 X 线片。要求股骨、胫骨都能有正确的全长位正位像。以前，在 X 线片上得到的影像应用以适当的放大率（110% 左右）制作的透明模板，但是在电子病历普及的现在，也可以利用取入 DICOM 图像进行的2D 模板软件。在视图中加入比例尺等，可修正为正常放大倍数。

在冠状面的成像模板中：

（1）确定胫骨、股骨的机械轴。在股骨使用髓内定位杆导向器时，画出髓内定位杆的插入预定线，测定与机械轴构成的夹角（股骨假体外翻角），反映到术中（图 3-1-2 a、b）。

（2）配合事先确定的机械轴，使用各假体的模板，确定预定截骨线。截骨量通常是胫骨从外侧 8~9mm 厚，股骨从内侧髁约 9mm。重要的是需要正确控制内、外侧的截骨量的差异，并在术中加以确认，确认内、外翻畸形时是否能正确截骨。所以"绘制切除部分"的术前计划是很重要的（图 3-1-5）。

图3-1-6　手术中截骨量的确认

a：用锐匙等除去胫骨外侧平台的软骨，用探针（红箭头）接触。
b：股骨在术前计划中，如果切除骨的厚度为外侧7mm，内侧8mm，外侧的残留软骨为2mm左右，内侧就会浮起1mm左右（红色箭头）。

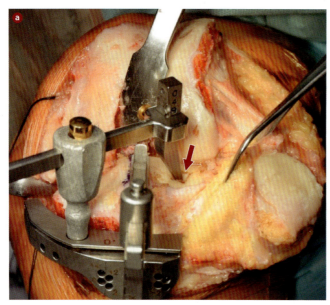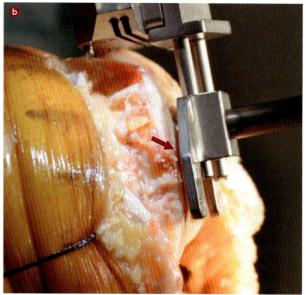

（3）确认内、外侧的截骨量，确定适当的假体尺寸（图3-1-5）。

（4）为了确认术中的截骨量，必须考虑软骨的厚度。通常，在内侧型的畸形性膝关节病（膝关节 OA）中，外侧的软骨残存 2mm 左右。在胫骨上准确地从外侧切 8mm 长的骨的情况下，有必要除去外侧的软骨，用探针接触。即使是股骨，外侧也需要增加 2mm 左右厚度的软骨，观察内、外侧的差异（图 3-1-6）。这些术中确认在 3D 模板中也同样可以确定（后述）。

即使是矢状面的模板，也最好是包含全长股骨头、踝关节的长 X 线片（图 3-1-7a），通常只使用膝关节的影像。关于观察矢状面的最佳轴线，人们没有明确的意见，但是当使用后稳定（PS）型 TKA 假体时，股骨屈曲角度和胫骨后倾角的总和约为 10°（允许范围取决于模型）。如果不符合，凸轮前向撞击的风险会增加。

（1）在下肢全长侧位 X 线片中，比较股骨远端解剖轴和机械轴，前者稍微处于屈曲位（图 3-1-7a）。因此，设想使用髓内定位杆，以远端解剖轴为基准，在只有髌骨的图像的情况下，设置位置有从机械轴变屈曲位的倾向（图 3-1-7b）。

（2）股骨侧的截骨量与冠状面相同，距离远端 8~9mm。注意截骨前后位置，不要切除到前方的骨皮质（不要形成缺口切迹）。然后检查后髁偏心距是否合适（图 3-1-7b）。

（3）胫骨侧侧面近端解剖轴与机械轴不一定一致（图 3-1-7a），只是髌骨的图像以近端解剖轴为基准。胫骨假体一般是相对于近端解剖轴以轻度后倾位（3°左右）设置的。截骨量也和大股骨设定相同，前后径也应选择适当的尺寸（图 3-1-7c）。

3D 术前计划（3D 模板化）

在 2D 术前计划中，如上所述，由于受摄片时解剖位置旋转的影响，关于截

图3-1-7　矢状面上的2D模板

a：下肢全长侧位X线片。股骨侧面远端解剖轴（白箭头），股骨侧面机械轴（黑箭头），胫骨侧面近端解剖轴（蓝箭头），胫骨侧面机械轴（红箭头）。

b：股骨假体的模板。远端解剖轴（黑色箭头），注意形成缺口（白色箭头），后髁偏心距（蓝色箭头）。

c：胫骨假体的模板。近端解剖轴（白箭头）。

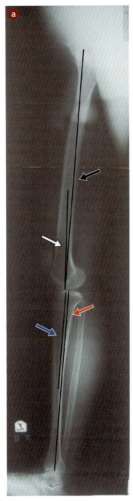
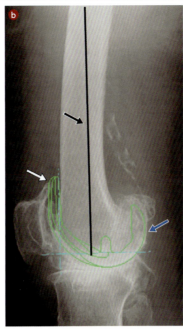
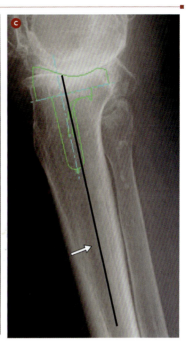

骨量的测定也仅仅是看"影子"，所以在正确性上还存在问题。并且，由于旋转设置的计划是不可能的，并且存在的骨赘和骨囊性变的立体干扰也使显示很困难，近年来，研究者开发了基于CT数据的3D成像模板软件。这是根据CT数据在计算机上构筑骨的立体模型，根据几个解剖学标志来定义三维（3D）的机械轴、坐标系，以此为基准设置假体，测量截骨量和设置角度，也内置假体的CAD模型，使假体大小的确定及细微的设置位置的调整成为可能。目前，市场上已有的软件包括ZedKnee（莱西公司）、ATHENA KNEE（软立方公司）和3D模板（京瓷医疗公司）等。

3D 模板化的流程

3D模板的实际操作流程如下所示，在此介绍使用ZedKnee的操作。

（1）CT摄影。

（2）图像（片）数据的下载。

（3）3D形状模型制作。

（4）骨骼模型的参照点、参照轴、坐标系设定，分割作业（Segmentation）。

（5）植入模型的选择与设置。

（6）尺寸、设置角度及设置位置的调整。

图3-1-8 骨模型参照点的数字化①

a：股骨头数字化。
b：几何中心轴的数字化。
c：内、外侧髁部的最远端点及最后方点的数字化。

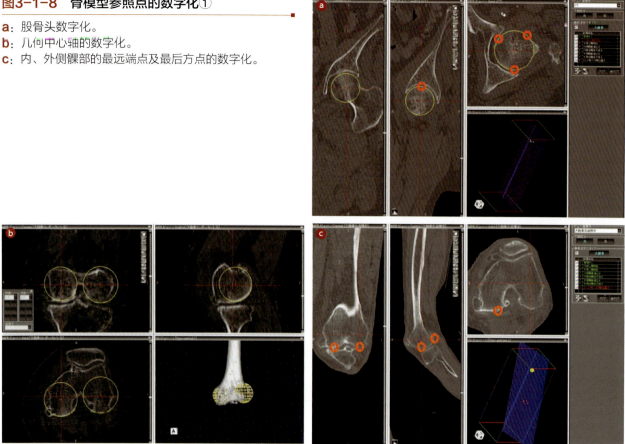

对于（1）~（3），根据软件的设定依次进行。（2）、（3）的过程通常在几分钟内完成，速度取决于计算机的性能。

骨模型参照点的数字化

接着，确定数字化骨模型的参照点。各参照点可以改变切面，用最容易识别的图像进行确定。这是 3D 模板的优势所在。

作为股骨机械轴的近端股骨头中心，通过在水平面上取 3 点，在矢状面上取 1 点来确定（图 3-1-8a）。机械轴远端一般取 CEA 或 SEA 的中点（图 3-1-4a），也有研究者认为股骨内侧及外侧髁近似于球状，连接其中心的线（几何中心轴，Geometic center axis）的中点是再现性最好的指标（图 3-1-8b）。并且，作为截骨量的参照点，将内、外侧髁部的最远端点及最后点做数字化处理（图 3-1-8c）。

胫骨机械轴的近端，一般取内、外侧髁间隆起的中点（图 3-1-9a）。接着取踝关节中心（图 3-1-9b），以决定机械轴。作为旋转的指标，在 3D 模板中也多使用赤城线，后交叉韧带（PCL）的附着部和髌韧带内侧缘一边改变切面一边进行确定（图 3-1-4）。作为截骨量的参照点，将内、外侧的 2 点做数字化处理（图 3-1-9c）。然后，继续进行识别股骨和胫骨的分割任务，并自动完成。

后交叉韧带（PCL）
Posterior cruciate ligament

假体模型的选择

接着，选择使用的假体试模模型。自动显示在默认的设置位置，显示从数字化的各参照点计算出的截骨量（图 3-1-10）。如图 3-1-10a 所示，如果预想到后

图3-1-9　骨模型参照点的数字化②

a：内、外侧髁间隆起的数字化。
b：踝关节的数字化。
c：胫骨内、外侧关节面的数字化。

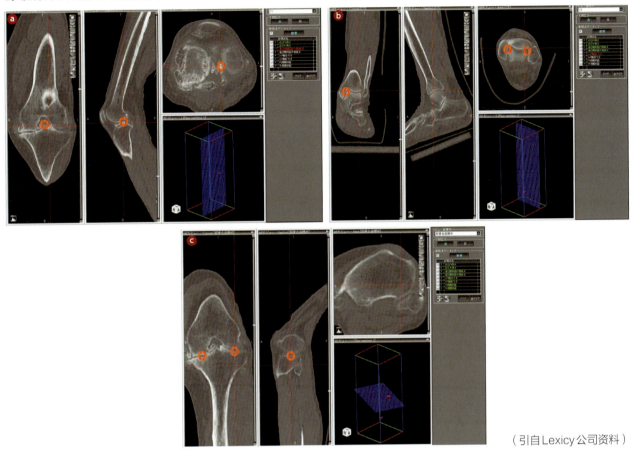

（引自Lexicy公司资料）

图3-1-10　植入模型的选择

a：股骨假体的微调。
b：胫骨假体的微调。

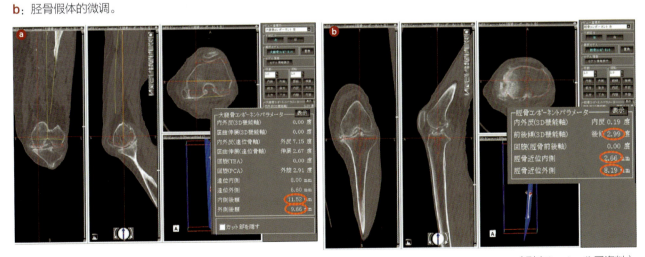

（引自Lexicy公司资料）

图3-1-11　胫骨旋转设置

a：CT摄影中不使用金属的踝关节支架。
b：使用数字重建（DRR，Digitally recons-tructed）X线片，确认胫骨旋转位置。

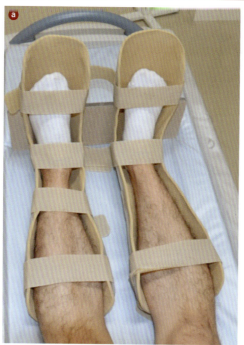
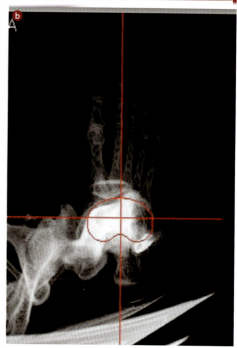

髁的截骨量比假体的厚度稍大，则可以自由调整设置位置，或者选择较小的假体尺寸等。胫骨也同样可以调节，另外，也可以详细观察假体的覆盖程度（图3-1-10b）。如果确定了截骨量，考虑软骨的厚度作为术中确认的指标（图3-1-6）。

在股骨使用髓内定位导向器时，可以正确测定其外翻角。另外，关于胫骨的旋转设置，在CT摄影时安装不使用金属的踝关节支架，再现接近站立位的状态，前足部的方向（第2跖骨）也设定为指标（图3-1-11a）。在软件上，可以使用数字重建（DRR）X线片，可以确认胫骨假体与第2跖骨之间的关系（图3-1-11b）。

TKA的术前计划是骨科医师在没有压力的情况下所做的准备工作，为取得手术最佳效果，必须珍视这个重要的过程。近年来，随着IT技术的进步，虽然能够利用3D模板等精巧的系统，但也存在着诸如CT的辐射影响等尚未能解决的问题。也有研究者考虑利用MRI的系统，但与CT相比，MRI对相关骨表面的检测精度降低，今后还有改良的余地。

参考文献

[1] Minoda Y，Kobayashi A，Iwaki H，et al. Sagittal alignment of the lower extremity while standing in Japanese male. Arch Orthop Trauma Surg 2008；128：435-442.

[2] Kanekasu K，Kondo M，Kadoya Y. Axial radiography of the distal femur to assess rotational alignment in total knee arthroplasty. Clin Orthop Relat Res 2005；434：193-197.

[3] Akagi M，Mori S，Nishimura S，et al. Variability of extraarticular tibial rotation references for total knee arthroplasty. Clin Orthop Relat Res 2005；436：172-176.

[4] 朝田滋貴，赤木將男，松下哲尚，ほか. アルトロCTによるTKA術前計画. 日人工関節会誌 2010；40：176-177.

第 2 节　假体的动态特性（运动学等）

富田哲也

人工全膝关节置换术
（TKA）
Total knee arthroplasty

目前，在日本可以选择的人工全膝关节置换术（TKA）假体的主要型号有：①非限制型假体后交叉韧带保留（CR）型 TKA 假体。②部分限制型假体后交叉韧带稳定（PS）型 TKA 假体。③后交叉韧带替代（CS）型假体。下面我们对各种假体在生物体内的动态特性进行概述。

后交叉韧带保留（CR）型 TKA 假体

后交叉韧带
（PCL）
Posterior cruciate ligament

各种生物力学研究成果表明，膝关节屈曲时股骨在胫骨上向后方滑动，并且伴有外旋动作，后交叉韧带（PCL）承担着其功能。这是一个"内轴移动"和"滚动"的概念。作为保留 PCL 的优点可以列举如下：①向后方稳定。②滚动引导。③中间屈曲时中位稳定。④保留了本体位置感觉功能。⑤应力分散，减轻骨与假体界面间的压力。⑥保留骨。⑦通过膝伸膝结构的杠杆臂伸展，延长提高肌力效率。⑧髌骨弹响综合征，以及不必考虑后续的破裂等。

在开发初期整合的超高分子量聚乙烯假体形状中，由于滚动没有被引导，并且膝关节屈曲时的胫骨假体向后方产生了过度的压力（运动冲击），之后，使关节滑动面的摩擦最小化。基本平坦的聚乙烯假体衬垫形状成为主流；不同的是，由于滑动面的点接触而产生聚乙烯磨损，从之后的聚乙烯的原材料、加工技术、运动学研究成果等来看，现在各种假体的特征最优化的、设计形状复杂的聚乙烯衬垫成为主流。CR 型 TKA 假体的深度屈曲运动学见图 3-2-1。与 PS 型 TKA 假体相比，动态和滚动的程度有偏差，PCL 功能的再现性多因病例不同而异，我们可以认为这是由于手术技巧和韧带的平衡所致。临床上与 PS 型 TKA 假体相比，活动度稍差的报道较多。

后交叉韧带稳定（PS）型 TKA 假体

前交叉韧带
（ACL）
Anterior cruciate ligament

有人认为 PS 型 TKA 假体的优点是：基本上 TKA 时的 PCL 发生了某些退行性变化，并且通过手术达到保留 PCL 的紧张度最佳化，并且在前交叉韧带（ACL）不全的状态下能很好地发挥作用。在历史上，假体设计已经结合了后凸轮结构组合，迫使其前后"滚动"。

Point

PS 型 TKA 假体的优点在于：①采用了凸轮 - 立柱结构，增加关节屈曲程度（图 3-2-2）。通过切除 PCL 后控制关节线的平面、软组织平衡的调节等手术操作，比 CR 型 TKA 假体有更大的相容性。②切断 PCL 后可以对高度畸形的膝关节加以矫正。

图3-2-1　CR型TKA假体的深度屈曲运动学

由于保留的PCL的张力，滚动被引导（绿色为保留的PCL）。

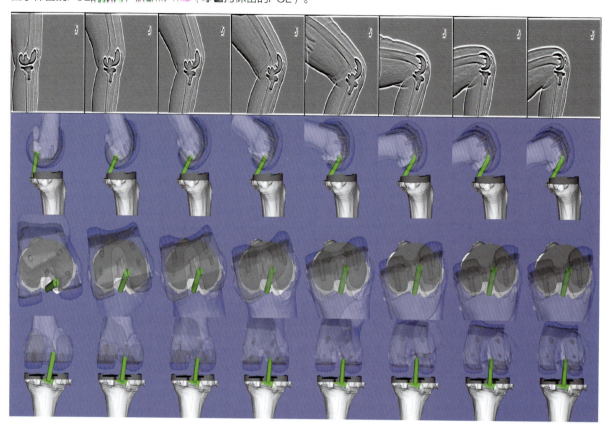

图3-2-2　PS型TKA假体的深度屈曲运动学

凸轮-立柱结构的啮合引起后滚功能和滑动（红色区域表示接触区域）。

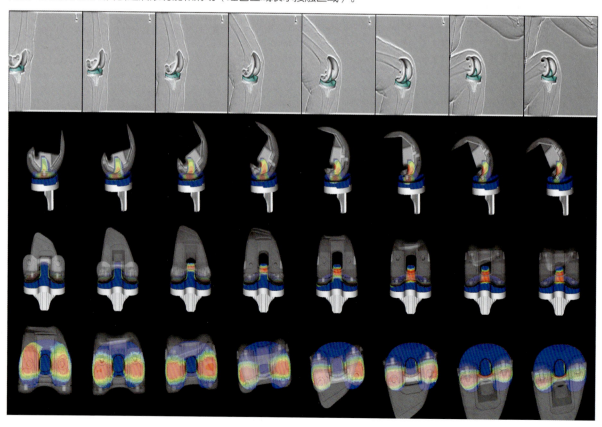

图3-2-3　CS型TKA假体的深度屈曲运动学

股骨假体内侧最近接点从屈曲初期到中期向前方移动，在深度屈曲区域未发现滚动。

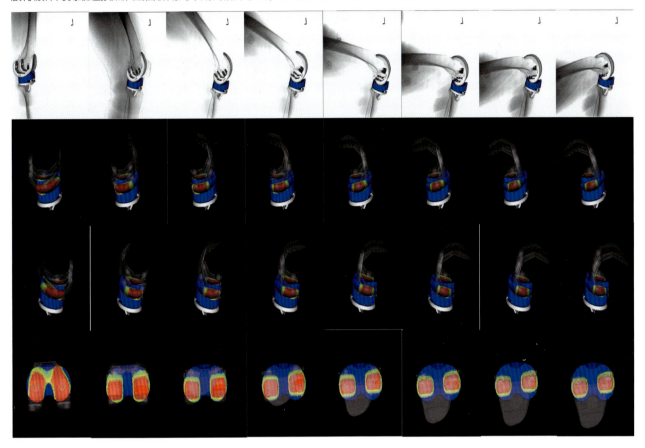

另一方面，PS 型 TKA 假体术后的并发症包括脱位、髌骨撞击综合征（Patellar clunk syndtome）和后期磨损等。从运动学的角度来看，已经明确了在伸直位置对立柱的前部发生撞击。并且，股骨组假体的屈曲位置和胫骨组件的过度向后倾斜安装处于膝关节伸直位置，引起股骨假体对立柱的撞击，这是上述立柱磨损和断裂的原因之一。

后交叉韧带替代（CS）型 TKA 假体

作为一种结合了 CR 型假体骨保留和 PS 型假体稳定性的 CS 型假体设计，切除了 ACL 和 PCL，凸轮并不能代替 PCL 的功能，但增高了聚乙烯衬垫的前唇，提高了假体间的整合度，获得前后方向的稳定性的 CS 型假体设计是最近的 CS 型 TKA 假体的特点。为了避免发生 PS 型 TKA 假体的特征性并发症，CS 型假体的设计得到了一定程度的研究支持。从运动学的角度来看，即使聚乙烯衬垫的前唇增高，也会发生股骨假体瞬间运动中心的向前移动，因为失去 PCL 功能很明显没有观察到后滚（图 3-2-3）。

图3-2-4　双交叉韧带替代（BCS，Bi-cruciate substituting）型TKA假体的运动学

在伸直位置，浅度屈曲区域，前凸轮从前方接触，并且在中间-深度屈曲区域，后凸轮啮合并引起深度屈曲。

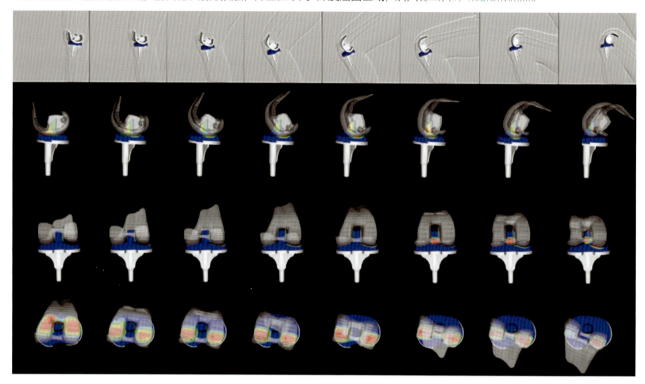

双交叉韧带替代（BCS，Bi- cruciate substituting knee）型TKA假体

使 TKA 的人工膝关节更接近生理状态的关键之一是 ACL 功能的再现。BCS 型 TKA 假体可以通过在屈曲的早期阶段从前面接触股骨的前凸轮来重现 ACL 功能（图 3-2-4）。可以说它是最终的"假体主导的膝关节"。早期的第一代产品有初期不良的报道，在日本也获得了医药品医疗器械综合机构（PMDA）的认可，但实际上并没有得到使用。现在可以使用的是第二代的 BCS 型 TKA 假体。

活动平台型 TKA 假体

活动平台型 TKA，强调股骨假体与平台聚乙烯衬垫之间的一致性，保持广范围两者的接触面积，以减少磨损，允许聚乙烯衬垫底面与胫骨假体之间前后方向的运动和旋转运动。内、外侧聚乙烯衬垫均可以独立移动，类似以往的低接触力（LCS，Low contact slres）半月板平台类型，现在改良为平台衬垫类型，特别是旋转平台型，其中聚乙烯衬垫作为一个移动的平台类型，旋转平台型 TKA 假体也被看作主流。关于活动平台型 TKA 假体是否在体内实践中与设计理念之间一直存在争议，但从生物内的动态分析结果来看，在旋转平台型 TKA 假体中，仅在股骨假体与聚乙烯平台衬垫之间发生滑动，聚乙烯衬垫与胫骨假体之间产生了旋转（图 3-2-5）。根据后凸轮设计的不同，即使使用相同的旋转平台型 TKA 假体，动作行为也会有所不同。虽然临床上认为有效控制股骨与胫骨假体之间的轴向定位是有效的，但研究者已经指出了移动假体有脱位的风险。还有报道称，磨损量实际上大于固定轴承型 TKA 假体的磨损量，因为有两个关节滑动界面。

医药品医疗器械综合机构（PMDA）
Pharmaceutical and Medical Devices Agency

图 3-2-5　有代表性的旋转平台型 TKA 假体的运动学

a：在深度屈曲动作中股骨、胫骨假体之间的旋转。
b：在深度屈曲动作中股骨假体内、外侧的最近接点的前后方向的移动。
c：在深度屈曲动作中股骨与聚乙烯衬垫之间的旋转。

ⓐ　PFC sigma RP-F　　　　　　　　　　Vanguard RP HF

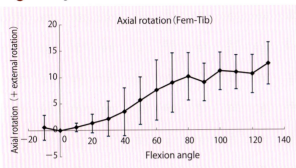
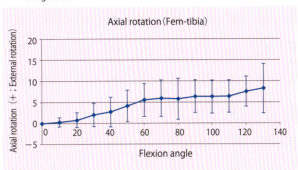

ⓑ　PFC sigma RPF　　　　　　　　　　Vanguard RP HF

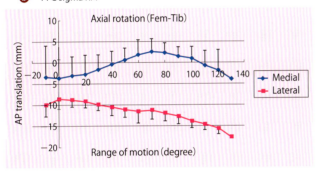
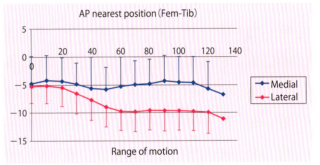

ⓒ　Fem-Ins

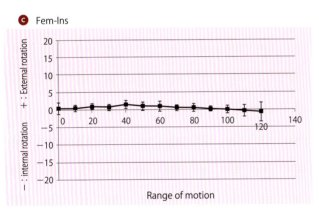

参考文献

[1]　Futai K，Tomita T，Yamazaki T，et al. In vivo kinematics of mobile-bearing total knee arthroplasty during deep knee bending under weight-bearing conditions. Knee Surg Sports Traumatol Arthrosc 2011；19：914-920.

[2]　Kurita M，Tomita T，Yamazaki T，et al. In vivo kinematics of high-flex mobile-bearing total knee arthroplasty，with a new post-cam design，in deep knee bending motion. Int Orthop 2012；36：2465-2471.

第3节 植入假体的选择：是 CR 型还是 PS 型（CS 型）？

松田秀一

植入假体的特征

**后交叉韧带保留
（CR）**
Cruciate retaining

后交叉韧带保留（CR）型 TKA 假体

20 世纪 70 年代的膝关节假体置换术的期望是术后有长期效果，但是股骨髁部假体的瞬间运动中心接触位置有在膝关节屈曲期间没有被引导向后滚动的情况发生，所以术后活动度受限。另外，髌股（PF）关节的问题也比较常见。因此，保留后交叉韧带（PCL）以产生股骨后滚的努力始于 20 世纪 80 年代早期。最初，为防止 PCL 的张力过度而将胫骨假体的关节面设计为扁平的，但是由于接触应力偏高导致发生磨损问题，以后将胫骨假体关节面增加了凹度。PCL 的张力高时的松解技术已经得到普遍使用（图 3-3-1）。但是，也有研究指出，松解减压技术是难以被恰当地控制的，并且在许多情况下即使保留 PCL 也不会发生后滚。

置换手术操作基本上按照测量截骨术的原则，假体的总的厚度作为股骨和胫骨截骨量，并且使胫骨后倾角度与术前一致。PCL 紧张度高的情况下，一般都可做松解处理。不过，也有无须追加截骨就可改变胫骨假体关节面的后倾角度和股骨的前后径的系统的情况，这对于调整 PCL 的张力是有用的。

图3-3-1 CR型TKA假体

在使用凹曲面的情况下，在PCL的张力高时，在附着部等处进行松解。

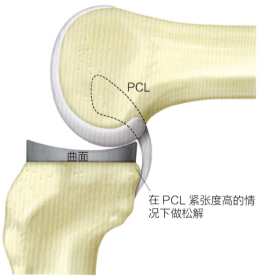

PCL

曲面

在 PCL 紧张度高的情况下做松解

图3-3-2 PS型TKA假体

通过后凸轮-立柱结构获得后稳定性，引导股骨的向后滚动。

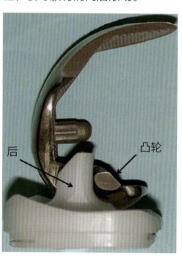

后 凸轮

图3-3-3　PCL切断的影响

与保留PCL时（a）相比，如果切断PCL，屈曲间隙将扩大2~4mm（b）。此时，也可以调整股骨假体大小来适应这种情况（c）。

图3-3-4　CS型TKA

将胫骨假体做成碟形，以得到前后方向的稳定性。

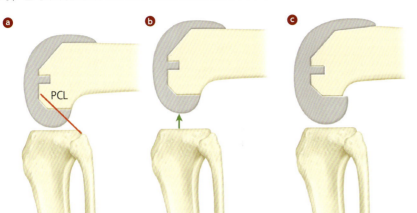

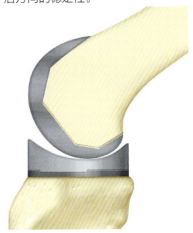

后交叉韧带稳定（PS）
Posterior stabilized

后交叉韧带稳定（PS）型 TKA 假体

使人工膝关节假体的后凸轮结构具有令股骨向后滚动的功能的是 PS 型 TKA 假体（图 3-3-2），这是在 20 世纪 70 年代后期开发的。

为了切除 PCL，屈曲位时关节间隙变得比通常大（图 3-3-3），为了切除 PCL，屈曲关节之间的间隙比通常大（图 3-3-3），采用改良的间隙平衡技术被用于手术。也就是说，这是行股骨远端和胫骨近端截骨，在切断 PCL 后，观察屈曲位的间隙大小，确定股骨假体的尺寸及判断截骨量的方法。作为减小屈曲位的间隙（相对地）的方法，可以增大股骨假体的尺寸，由于增加股骨远端的切除量，可减小胫骨假体的后倾等。

由于 CR 型 TKA 和 PS 型 TKA 与截骨术的概念不同，因此应在手术前将其作为不同的手术方式进行计划和操作。

后交叉韧带替代（CS）
Cruciate substituting

后交叉韧带替代（CS）型 TKA 假体

在切断 PCL 的基础上不使用后凸轮结构而以胫骨假体深盘式关节面形状获得关节稳定性的假体为狭义的 CS 型 TKA 假体（图 3-3-4）。

在日本使用的 CS 型植入假体类型，除了京瓷的双表面膝关节之外，基本上没有引导股骨后滚的设计。在 CS 型假体中设计嵌入式衬垫唇而获得稳定性，因此手术没有获得适当的间隙大小就有可能产生后方不稳定的风险。

在对 PS 型假体和 CS 型假体进行比较的临床研究中，两者在得分点上没有差别，但是在站立负重 X 线片评估中，CS 型假体存在后方不稳定的可能性较大，并且在使用 X 线片动态检查的研究中，确认了股骨瞬间运动中心接触位置向前方移动。

植入假体的优点和缺点

运动学

PS 型假体可以更可靠地获得股骨后滚。CR 型假体中的后滚是由于 PCL 的紧张力造成的，所以在 CR 型假体中并非所有病例都能出现后滚。在 CS 型假体中不能期望获得后滚。

关于内、外翻的稳定性，PS 型假体、CS 型假体如果不使用间隙平衡技术等慎重地控制截骨量，屈曲位的内翻、外翻的稳定性有增加的危险性。在 CR 型假体中，保留 PCL 功能能否长期维持是令人担忧的，但是在随访中，有很多报道指出，后方稳定性不会恶化。

活动度

相比较，还是 PS 型假体可以获得更可靠的后滚运动，并且屈曲间隙不太可能非常小。另外，股骨后方的骨赘等的清除也容易，因此期待 PS 型假体能得到良好的活动度。然而，根据最近的荟萃分析报告：PS 型假体活动度仅仅有稍好的活动度，差异大约为 2°。

髌股（PF）关节紊乱

与 PS 型假体相比，CR 型假体和 CS 型假体可以将股骨假体的髁间凹髌骨沟延长到后方（图 3-3-5），在深度屈曲时也可以维持髌股关节的接触面积。在膝关节过伸时，缩短髌骨沟以避免凸轮撞击。

但在 PS 型假体中，股骨假体髁间的空隙形状，由于髌骨周围出现的骨赘和增生的软组织可能发生临床弹响状况（髌骨撞击综合征）。另外，为了维持屈曲间隙，如果使用前后径比术前设计大的股骨假体，髌股关节的接触压力也会上升。

耐久性

CR 型假体，利用后交叉韧带（PCL）向后传导关节滚动产生的应力负重，因此期待假体减少松动，但与 PS 型假体两者几乎没有差别。包括聚乙烯磨损导致的失效率在临床上两者也没有差异，但偶尔有报道称，PS 型假体的胫骨部聚乙烯衬垫的后方有明显的磨损和断裂。

截骨量

由于 PS 型假体植入中需要在股骨髁部进行较多的骨切除，因此对于骨质疏松症严重的患者和骨骼小的患者施行手术时，需要慎重操作。

CS 型假体及 CR 型假体股骨髁的截骨量相等。

本体感觉

在 CR 型假体中，保留了 PCL，期待维持本体感觉，但至少在临床上没有发现与 PS 型假体、CS 型假体有明显的差异。

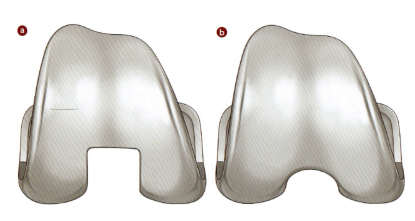

图3-3-5 髁间髌骨沟与PS型假体相比，髁间髌骨沟延伸至CR型假体远端

a：PS 型假体。
b：CR 型假体。

假体类型的选择

初次 TKA 的情况下，只要没有很大的畸形和不稳定性，通常的 CR 型假体和 PS 型假体都可以适用。也有报道称，几乎所有病例都可以使用 CR 型假体，但根据病例的不同，也有 PCL 功能不全、难以保留的病例。

在此，我们从 "PS 型假体取得良好效果的可能性较高的病例是什么样的" 这一观点作为选择假体类型的考量。

高度畸形膝

以前，也有报道两者在 15° 以上的内翻或外翻畸形中，CR 型假体的效果比 PS 型假体差，但最近的报道认为，即使在有 15° 以上的内翻或外翻畸形中，在长期效果方面两者并没有差别。畸形严重的情况下，必须首先考虑的是 PCL 的附着部是否可以保留。有报道认为，在后倾 3° 平台外侧以 9mm 的厚度进行胫骨截骨的情况下，PCL 附着部有 68.8% 被切除。在关节表面存在骨缺损时，有必要增加截骨水平，尽量减少骨移植和填充物的使用。

也要注意胫骨的后倾。CR 型假体基本上可维持手术前的后倾程度更容易保持 PCL 的功能，手术后如果出现超过 10° 的后倾，胫骨假体的后方部分的磨损会增加。胫骨的后倾方面，即使是正常膝关节也有 0° ~15° 的较大变异，因此在术前对于后倾超过 10° 的病例中，维持这个程度较为困难。不同的是，在使用 PS 型假体时，将切除 PCL 作为增大屈曲间隙的方法，由于多数情况下是采用减少后倾的胫骨部分截骨的方法，所以手术前后倾角度大的情况下，选择 PS 型假体更好。

不稳定膝

虽然没有明确的标准，但是病变膝关节为外伤后或者是晚期的类风湿性关节炎（RA）、后方不稳定性明显的病例，不能适应 CR 型假体。

但是在膝内翻畸形伴有外侧软组织松弛、关节线没有大的变化的病例中，可以使用 CR 型假体。

如果在外翻畸形发展而内侧支持结构中确认到松弛，则 PCL 也可能松弛，并且在膝外翻中，即使通过诸如最小化内侧截骨量等措施也存在关节线出现大的变化的情况，影响到 PCL 的功能无法完全实现。因此，在膝外翻畸形伴有内侧支持结构松弛的关节置换术中选择使用 PS 型假体。

膝挛缩

据研究报道，当膝关节屈曲挛缩超过 20° 时，60% 的病例可选择 CR 型假体。如果屈曲挛缩很严重，可以增加股骨远端的截骨量以得到充分的伸直间隙。

Bellemans 认为，屈曲挛缩在 30° 以上时，大约半数的病例需要追加股骨远端截骨量（4mm）。过度的远端截骨可能会造成关节线发生变化，从而导致在屈曲位上 PCL 的张力出现改变（图 3-3-6）。如果术前屈曲挛缩很严重并需要追加股骨远端截骨量，则首选使用 PS 型假体。

图3-3-6　股骨远端需要追加截骨的情况

如果需要额外的股骨远端截骨，则存在不能维持PCL 功能的风险。

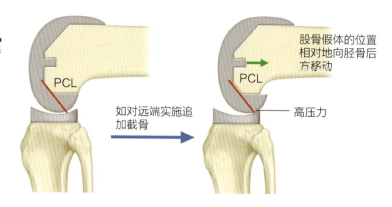

类风湿性关节炎

　　在类风湿性关节炎（RA）患者采用CR 型假体的情况下，术后报道患者中3.3% ~9.9% 出现膝部残留不稳定，但基本上这些患者与自觉症状无关。RA 患者采用CR 型假体的长期效果显示并没有下降。也有报道称，随着时间的推移，对关节稳定性进行随访观察评估，还没有出现稳定性严重恶化的情况。RA 引起的关节结构破坏不断加剧，PCL 张力功能消失的病例是CR 型假体不适合选择的病例，但是手术时如果PCL 的外观与张力良好，手术后失去其功能的可能性很低。

高位胫骨截骨术后

　　也有报道显示，即使在高位胫骨截骨术（HTO）后，CR 型假体的效果也良好。但是，CR 型假体和PS 型假体的两者比较中，HTO 后的CR 型假体术后出现的前后方向的稳定性逐渐恶化，临床评分方面也是CR 型假体比PS 型假体差。其他方面，还有同样的报道。确切的理由还不清楚，不过，可能是随着术后时间的延长，PCL 的变性和截骨本身引起的后倾角度的变化，以及矫正过度引起的内侧支持结构松弛等的结果造成。

　　HTO 后并非都是CR 型假体的适应证，但应该充分评估后方和内侧的稳定性、骨形状来决定是否适用。

CS 型假体的适应证

　　CS 型假体方面，由于并不能期望股骨髁假体能后滚，因此担心关节的活动度可能减小并且PF 关节上的负重应力可能增加，所以不应过于积极地选择CS 型假体。在上述PS 型假体比较理想的病例中，术前的活动度受限明显，并且，由于骨质量的差异和解剖上小的骨骼等因素，对于不希望进行髁部的正常截骨的病例，CS 型假体是适合的。

　　也有作为CR 型假体备份的使用方法，但CS 型假体在屈曲位的屈曲间隙适当时，内外翻稳定性差而且前后位不稳定明显，需要在手术过程中改变假体植入计划，因此还是PS 型假体更容易获得后方稳定性。

参考文献

[1] Kim TW, Lee SM, Seong SC, et al. Different intraoperative kinematics with comparable clinical outcomes of ultracongruent and posterior stabilized mobile-bearing total knee arthroplasty. Knee Surg Sports Traumatol Arthrosc 2015；[Epub ahead of print].

[2] Bercik MJ, Joshi A, Parvizi J. Posterior cruciate-retaining versus posterior-stabilized total knee arthroplasty：a metaanalysis. J Arthroplasty 2013；28：439-444.

[3] Feyen H, Van Opstal N, Bellemans J. Partial resection of the PCL insertion site during tibial preparation in cruciate-retaining TKA. Knee Surg Sports Traumatol Arthrosc 2013；21：2674-2679.

[4] Berend KR, Lombardi AV Jr, Adams JB. Total knee arthroplasty in patients with greater than 20 degrees flexion contracture. Clin Orthop Relat Res 2006；452：83-87.

[5] Bellemans J, Vandenneucker H, Victor J, et al. Flexion contracture in total knee arthroplasty. Clin Orthop Relat Res 2006；452：78-82.

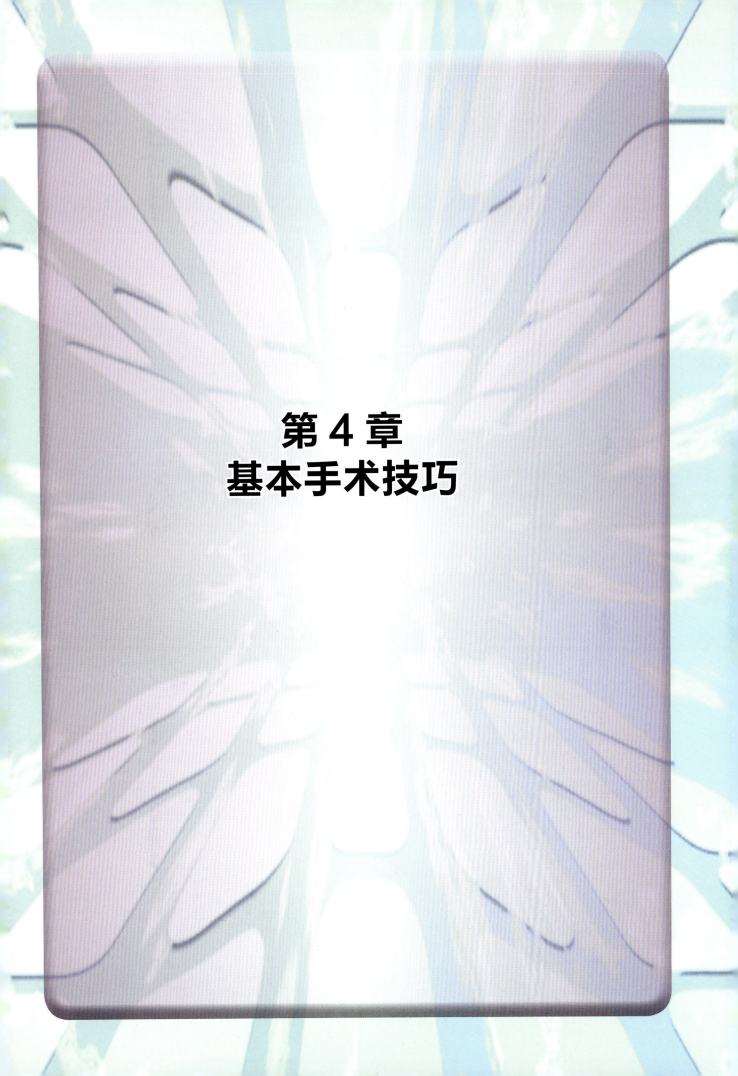

第 4 章
基本手术技巧

第1节 获得膝关节对线的考虑方法

津村 弘

提高人工全膝关节置换术（TKA）长期效果的主要因素是关节正确的对线和关节的稳定性。几乎所有适合 TKA 的膝关节都存在着轴线与稳定性紊乱的问题。因此，通过手术恰当矫正这种紊乱是 TKA 的基本目的。另外，对线和稳定性密切相关，是相互制约的关系。

在此，在叙述了应该求得对线的概要之后，考察对线与稳定性之间的关系，阐述在各种病态下获得正确对线的思路（关于正常膝关节的轴线，请参照第 1 章中相关内容）。

TKA 时需要理解的股骨、胫骨的轴线

进行 TKA 就需要理解的股骨和胫骨的对线，这与正常膝关节一样，下肢机械轴即是通过膝关节中心的轴线 [股胫角（FTA）为 174°左右]。

人工全膝关节置换术（TKA）
Total knee arthroplasty

股胫角（FTA）
Femorotibal angle

内侧副韧带（MCL）
Medial collateral ligament

外侧副韧带（LCL）
Lateral collateral ligament

膝关节的关节面存在 3°左右内翻，但在 TKA 手术中，从运动学的观点来看，胫骨部假体最好设置成相对于胫骨轴 90°。人类为了适应双足行走，所以骨盆变得横长，另外，为了提高臀中肌的效率，股骨近端呈现较大的前倾角。因此，从正面观察人自然向前站立位时，股骨的机械轴与骨干纵轴之间会产生偏移的夹角。这个偏移的夹角就是股骨外翻角。在矢状面上，虽然股骨颈向前扭转，但由于股骨稍微前屈，从股骨头开始的重力垂线于股骨髁部和胫骨近端关节面的接触点附近通过。胫骨轴无论是冠状面还是矢状面都与地面大致垂直。大体上可以这样理解股骨和胫骨的对线。股骨外翻角为 6°时，股胫角（FTA）约为 174°（图 4-1-1）。

接下来，对于股骨和胫骨的对线，考虑膝关节的关节面处于怎样的位置关系。

为什么要这样分两个阶段来考虑，一个是因为进行 TKA 时这两部分可以独立变更。例如，如果使胫骨假体内翻 3°，使股骨假体外翻 3°，FTA 就不会发生变化，但是关节面的倾斜度维持在 3°内翻。实际上，正常膝关节的胫骨近端关节面相对于胫骨纵轴平均内翻 3°。

作为与股骨和胫骨的轴线独立变化的另一个因素是股骨远端部和胫骨近端部的旋转。如何测量这个旋转角度，也就是如何设定基准轴，本来就没有单一性可言。这是因为股骨和胫骨两骨的上、下端都各自有关节，无法来决定远端部位是

图 4-1-1　正常膝关节对线（伸直位）

股骨与胫骨轴之间的角度股胫角（FTA）约为 174°。平台关节面相对于胫骨轴有 3° 左右内翻。

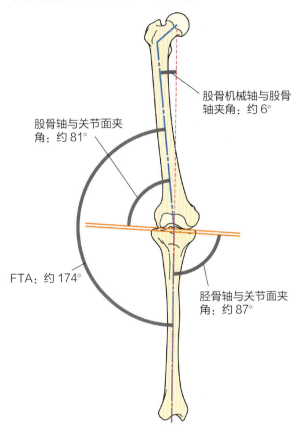

股骨机械轴与股骨轴夹角：约 6°

股骨轴与关节面夹角：约 81°

FTA：约 174°

胫骨轴与关节面夹角：约 87°

图 4-1-2　正常膝关节对线（屈曲位）

膝关节的旋转评估是以 SEA 为基准进行的。连接股骨内、外的后髁连线通常较该轴内旋。

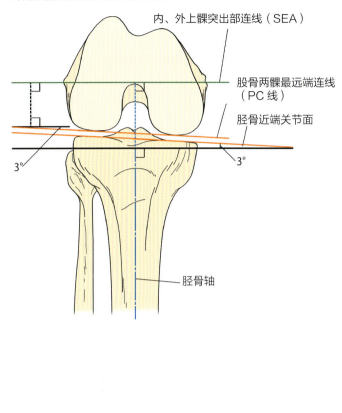

内、外上髁突出部连线（SEA）

股骨两髁最远端连线（PC 线）

胫骨近端关节面

胫骨轴

外科上髁轴（SEA）

Surgical epicondylar axis

髋－膝－踝角（HKA）

Hip-knee-ankle angle

旋转的还是近端部位是旋转的。例如，髋关节外科医师在考虑股骨颈近端的前倾角时，多测量股骨后髁连线。另一方面，膝关节外科医师在讨论 TKA 假体的旋转时，大多情况下，以股骨内外侧髁上的轴线外科上髁轴（SEA）为基准，用参照股骨假体的后髁轴来评估旋转（图 4-1-2）。

如果股骨干存在旋转畸形等，虽说这个角度会有很大的偏差，但对于股骨整体是否成了错误的旋转设置，实际上是不清楚的。但是，由于 SEA 是连接内侧副韧带（MCL）和外侧副韧带（LCL）附着部的轴线，因此膝关节的屈曲不会与该轴发生大的偏离。因此，在考虑膝关节的局部时，这个轴作为旋转的基准轴应该没有大的异议。关于胫骨轴的赤城线的想法，以股骨的 SEA 投影到胫骨上的线为基准。

从图 4-1-1 中可以看出，在 TKA 中确定的股骨与胫骨之间的轴线在冠状面上的 FTA 约为 174°，髋－膝－踝角（HKA）为 180°，其中下肢机械轴通过膝关节的中心，在侧位下肢机械轴穿过股骨和胫骨的接触点。关于股骨的旋转，不允许与 SEA 有很大的偏差，但是根据手术操作方面也可以说有一定的允许偏移范围。但是，在冠状面上出现很大的内翻或外翻的情况，其结果将影响术后的长期效果，由于最近膝关节假体制作工艺不断改良，植入的定位的宽容范围扩大了。

轴线和韧带平衡

即便调整了骨的轴线，如果膝关节周围的软组织存在不平衡，关节功能也不得不受到影响。掌握软组织平衡的调整方法是获得 TKA 良好效果的要素。

　　目标轴线的获得决定了股骨和胫骨的截骨角度，进行截骨时，实际操作时是否有假体能够植入的间隙，或者是否得到关节的稳定性，这是由截骨的量和角度以及软组织的松解程度来决定的。这与人工全髋关节置换术（THA）有很大不同。

　　术前的测量与作为目标的实际定位大致相同的话，如果只切除假体的厚度部分的骨，则对线获得和稳定性结果是不言而喻的。但是，在不同的需要行 TKA 的病变关节中，膝内翻、膝外翻的畸形程度也因人而异。这种情况下按照大致正常的定位来操作，基本上只进行植入部分的骨切除的话，内、外侧的软组织平衡是不一致的。如后所述，在例如因胫骨近端的骨缺损等而出现内翻的病例中，在与胫骨轴垂直地进行截骨时，与外侧的截骨量相比，内侧的截骨量明显要少（图4-1-3）。

　　胫骨截骨以后，与外侧相同厚度的胫骨假体植入时，内侧的软组织会变得很紧张。为了解决这个问题，必须从以下任意一项中进行选择：①内侧软组织的松解。②调整截骨平面，改变轴线。③以上两者同时进行。为了应对各种畸形关节，需要根据各个畸形选择手术方案。

伸直间隙、屈曲间隙（图4-1-4）

　　如上所述，TKA 术中，必须形成与假体厚度相应的间隙。此时，需要分开考虑伸直时的间隙（伸直间隙）和屈曲 90° 时的间隙（屈曲间隙），另外，在内、

图4-1-3　内翻畸形的膝关节矫正时

a：与胫骨轴垂直地进行截骨。
b：切除骨片。显示外侧厚、内侧薄。

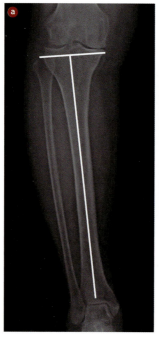
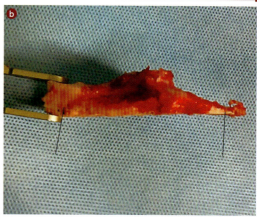

图4-1-4　伸直间隙和屈曲间隙

胫骨近端的截骨量对伸直间隙和屈曲间隙都有影响，但是股骨远端的截骨量只对伸直间隙有影响，股骨后方的截骨量只对屈曲间隙有影响。

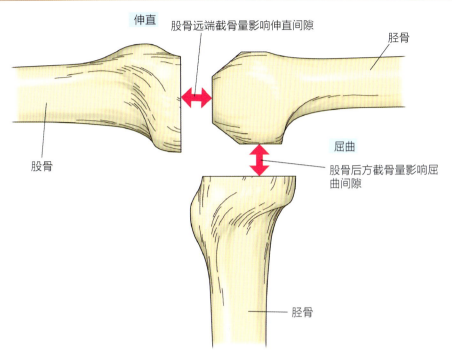

伸直
股骨远端截骨量影响伸直间隙
胫骨
屈曲
股骨后方截骨量影响屈曲间隙
股骨
胫骨

表4-1-1　伸直间隙和屈曲间隙的调整法（九定律）

与伸直间隙相比，屈曲间隙状态分为松弛、恰当、紧张。如果间隙大小恰当，测量后将它与手术前计划假体的厚度进行比较。

		屈曲		
		松弛	恰当	紧张
伸直	松弛	· 厚的聚乙烯衬垫	· 股骨远端增强块 · 小的股骨假体 + 厚的聚乙烯衬垫	· 胫骨追加截骨 + 股骨远端增强块 + 厚的聚乙烯衬垫 · 小的股骨假体
	恰当	· 股骨远端追加截骨 + 厚的聚乙烯衬垫	· 良好	· PCL 松解 · 增加胫骨截骨的后倾 · 小的股骨假体
	紧张	· 股骨远端截骨 + 厚的聚乙烯衬垫	· 股骨远端截骨 · 关节囊松解	· 胫骨追加截骨 · 薄的聚乙烯衬垫

外侧的软组织平衡中，分别考虑内侧的间隙（内侧间隙）和外侧的间隙（外侧间隙），处理方法容易理解。

出现伸直间隙和屈曲间隙之间不相等时的处理方法如表4–1–1所示。这就是众所周知的"九定律"。松弛、恰当、紧张的评估是对术前预想的假体厚度的评估，该厚度以根据软组织平衡而变化为前提，采取相应处理。例如，如果伸直间隙恰当，屈曲间隙为松弛，则需要在股骨远端处添加截骨和选择厚一些的聚乙烯衬垫，这表明即使术前计划恰当的伸直间隙，也有必要重新评估并扩大伸直间隙。

处理内翻畸形的轴线方法

必须针对内翻畸形的原因加以处理。当内侧软组织松解时，首先进行 MCL 深层松解和平台内侧骨赘切除，并且在评估松解程度之后，按需要进一步处理 MCL 浅层。松解太多时，注意不能过度松解，因为它不能挽回。

内翻畸形是 TKA 手术病例中最多见的畸形。看起来处理很简单，但对于软组织平衡的调整来说，经常会遇到意想不到的困难。有必要探讨术前发生的内翻畸形是基于什么样的原因。

（1）内侧胫骨平台软骨磨损使关节面出现内翻。

（2）股骨髁坏死、塌陷造成膝内翻。

（3）胫骨 Blount 病所致内侧骨软骨畸形的内翻。

（4）基于胫骨近端内翻畸形的内翻。

（1）的情况下，如果没有髋股关节和韧带异常，选择单髁型 TKA 置换即可，大多数患者中是不需要附加软组织松解的，股骨和胫骨的轴线可以恢复到损伤前的正常状态，假体置换操作良好。

即使是像（2）和（3）那样因骨缺损而出现膝内翻的病例，只要将假体的高度调整到假设的畸形前的高度，就不需要大幅度地进行软组织松解。但是，由于类风湿性关节炎（RA）或者 Blount 病引起的内侧平台的严重骨破坏，强烈的内翻畸形长期持续，伴随外侧软组织松弛的情况下，需要包含广泛的 MCL 的松解，因此，需要准备后交叉韧带稳定（PS）型假体或半限制型假体等。

（4）在日本出现得最多，与此相对的手术操作可以说是 TKA 的基本手术技巧。但是，也是最值得警惕的病例。

如何决定内侧的软组织松弛程度是极为重要的事。一旦松解了 MCL 浅层，就不可能再复原，所以松解操作需分阶段性地进行，以免过度松弛。

手术技巧

手术途径可以是髌骨内侧旁、股内侧肌间或股内侧肌下途径的任何一种，从内侧关节囊进入。关节囊切口纵向延长，在胫骨粗隆面的内侧，距离膝关节面的远端 2~3cm，切开关节囊直到胫骨的表面。

胫骨骨膜下纵向切口从其上方向内后方将关节囊（MCL 的深层纤维）松解（图 4-1-5a）。大多数情况下，内侧胫骨平台的边缘都存在骨赘。继续将剥离子向内侧后方进行关节囊松解。直到可以轻松地插入骨膜剥离子（图 4-1-5b）。

用咬骨钳尽可能地切除股骨内侧髁和胫骨平台内侧边缘的骨赘（图 4-1-5c）。

操作到这个阶段，MCL 在某种程度上可以充分松解，但在不能得到充分的膝内侧间隙时，选择以下的操作，或者组合进行。

◆ 关节囊的松解（直到内侧后方）

如图 4-1-5b 所示，一边缓慢地掀起关节囊插入骨膜剥离子，一边用手术刀或电刀松解后方关节囊的附着部位。将膝关节屈曲，把胫骨外旋的话，进行操作会容易点儿。

图 4-1-5　内侧软组织的松解步骤

a：在胫骨平台关节面的远端，在骨膜下松解关节囊和 MCL 浅层。
b：将骨膜剥离子插到内后方，显露关节内侧、内后侧。
c：用咬骨钳切除露出的骨赘。

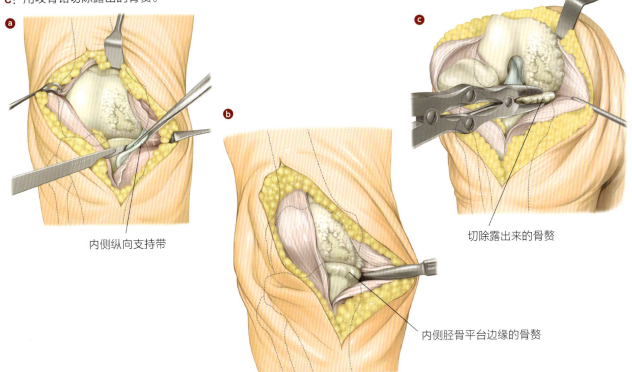

内侧纵向支持带

切除露出来的骨赘

内侧胫骨平台边缘的骨赘

◆ 根据需要松解半膜肌肌腱附着部

关节囊的松解进入内后侧，显露半膜肌肌腱的附着部。伸膝困难时可在骨膜下追加松解。

◆ 胫骨内侧平台假体范围外多余骨的切除（缩小截骨术）（图 4-1-6）

胫骨内侧平台，骨赘一般多向内侧突出。将假体的设置与胫骨轴对齐的话，大多数情况下在胫骨内侧会看到多余骨。通过切除多余的骨骼，MCL 向内移位，可增加内侧软组织松弛度。

◆ MCL 浅层松解

MCL 浅层附着部通常在距胫骨关节面以远 6~7cm 附近，内侧关节囊从骨膜下松解。在屈曲间隙狭窄的情况下，选择性地部分松解 MCL 的前方附着部，如果存在伸直间隙狭窄的情况，有选择性地松解 MCL 的后方附着部（图 4-1-7）。

◆ 鹅足的松解

鹅足对膝关节的运动学有着重要的作用，因此应该保留下来。如果进行松解，膝关节内侧的稳定性就会丧失。

◆ 打洞法减压

基本上，这并非是一个建议推荐的方法，因为它损伤 MCL 纤维，但是作为知识储备是很重要的。

如烤点心时，在与烤盘（派盘）接触的原料上用叉子扎很多孔，这是为了不让原料面团从烤盘上浮起。同样原理，将尖刀的尖端相对于纤维垂直刺入 MCL

图 4-1-6　缩小截骨术

内侧间隙狭窄，放入胫骨假体，内侧髁也有多余突出的情况下，可以扩大切除该部位。

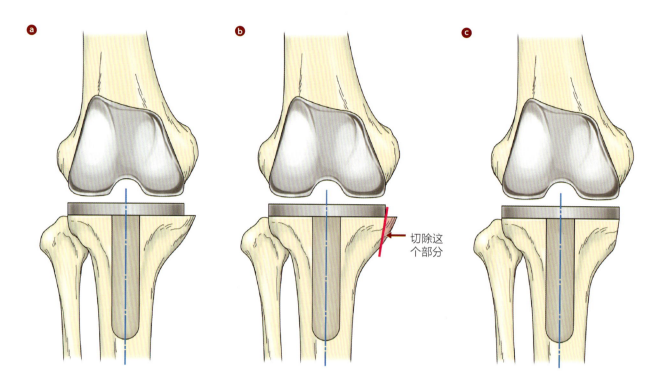

切除这个部分

图 4-1-7　根据 Whiteside 选择的内侧松解法

a：屈曲时紧张的情况下，松解 MCL 浅层的前方。
b：伸直时紧张的情况下，松解 MCL 浅层的后方。

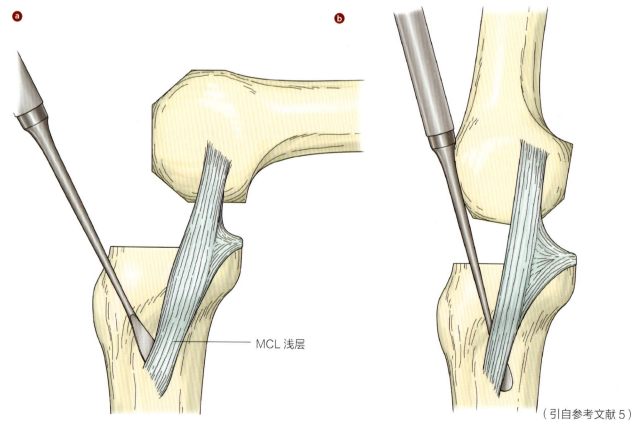

MCL 浅层

（引自参考文献 5）

（图4-1-8a）。这是一种通过反复操作来实现软组织松弛的技法。也有使用19号注射针进行操作的情况（图4-1-8b）。如果穿刺做得太密，MCL的强度会降低，所以要谨慎。

获得外翻畸形对线的思路

外翻畸形的病例很少。如果外翻角度是轻微的并且内侧软组织没有松弛，一般来说手术操作没有问题。然而，具有内侧软组织松弛的外翻角度大的病例手术是 TKA 典型有难度的手术。为矫正外翻的骨性定位而考虑截骨，则会增加内侧的截骨量。由于软组织的松弛加上骨性间隙变大，内侧间隙会变得很大。通常从内侧显露关节的途径中，通过以上的处理，就将进一步使内侧的软组织松弛。为了避免出现这种情况，应该采用从外侧显露关节的途径。由于胫骨粗隆稍微位于膝关节的外侧，术中髌骨很难翻转。从胫骨上广泛剥离关节囊，在 Gerdy 结节松解髂韧带的 1/3~2/3 处。在关节显露的同时，外侧的软组织得以松解，从而使内、外侧软组织平衡。LCL 松解的必要性很少，不过，如果要实施，就在股骨外侧髁上骨膜下松解。另外，如果从儿童时期就存在外翻畸形，就必须充分考虑并发腓总神经麻痹的可能。

图 4-1-8　拉花技术刀尖打洞减压

通过用锋利的尖刀片（**a**）或 19 号穿刺针（**b**）多次刺穿软组织来缓解张力。

a

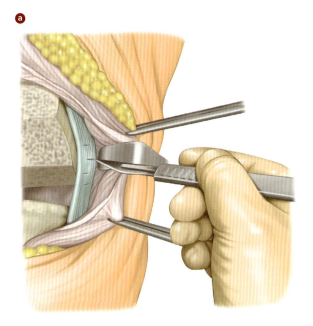

b

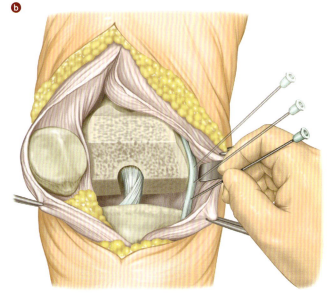

（引自参考文献 6、7）

获得屈曲挛缩对线的方法

在 TKA 的适应证中，我们经常看到有轻度的屈曲挛缩。为 20° ~30° 的话，通过后方的关节囊等止点的松解，可以毫无问题地得到松弛。对于超过 40° 的屈曲挛缩，需要考虑行半膜肌肌腱的松解（可从关节内进行）、股二头肌肌腱的 Z 形延长等。术前下肢进行持续牵引的话，也有可能得到一些改善。避免使股骨远端、胫骨近端的截骨量过大，所以必须注意，切哪一侧都会引起关节线的高度改变、伸直间隙和屈曲间隙的变化，这一点不得不让术者注意。另外，手术中特别需要注意的是：由于行走障碍的情况很多，骨萎缩严重。也要注意腓总神经麻痹和肢体血循环障碍。

获得伸直挛缩对线的方法

从基本显露的状态开始，屈曲受到明显限制时，关节强直或者关节固定术后的 TKA 等属于极端的情况。但如果活动度在 60° 以下的范围内，有必要进行追加改善屈曲的处理。股四头肌失去了伸缩性，髌骨的骨萎缩也很严重。手术时，由于无法进行屈曲处理，关节难以展开显露。因此，可以在胫骨粗隆进行截骨并翻转截骨块，或者采用经股直肌肌腱近端斜切入路（Insall 入路），或者使用 V-Y 延长股四头肌肌腱的方法。

术后肌肉训练是必不可少的，因为不仅要做在屈曲活动度内的训练，而且术后伸直不全也是由于股四头肌力量的减少引起的。

参考文献

[1] Akagi M, Oh M, Nonaka T, et al. An anteroposterior axis of the tibia for total knee arthroplasty. Clin Orthop Relat Res 2004；420：213-219.

[2] Howell SM, Howell SJ, Kuznik KT, et al. Does a kinematically aligned total knee arthroplasty restore function without failure regardless of alignment category? Clin Orthop Relat Res 2013；471：1000-1007.

[3] 近藤　誠, 格谷義徳. 人工膝関節全置換術における伸展・屈曲ギャップを一致させるための手術手順および骨切りガイド使用法. 別冊整形外 2003；44：208-211.

[4] Mullaji AB, Shetty GM. Correction of varus deformity during TKA with reduction osteotomy. Clin Orthop Relat Res 2014；472：126-132.

[5] Whiteside LA, Saeki K, Mihalko WM. Functional medical ligament balancing in total knee arthroplasty. Clin Orthop Relat Res 2000；380：45-57.

[6] Clarke HD, Schwartz JB, Math KR, et al. Anatomic risk of peroneal nerve injury with the "pie crust" technique for valgus release in total knee arthroplasty. J Arthroplasty 2004；19：40-44.

[7] Bellemans J, Vandenneucker H, Van Lauwe J, et al. A new surgical technique for medial collateral ligament balancing：multiple needle puncturing. J Arthroplasty 2010；25：1151-1156.

[8] 宮崎芳安, 中村卓司, 土谷一晃, ほか. 人工膝関節置換術成績向上の工夫 - 内反膝, 外反膝 -. 日関節病会誌 2009；28：43-51.

[9] Garvin KL, Scuderi G, Insall JN. Evolution of the quadriceps snip. Clin Orthop Relat Res 1995；321：131-137.

[10] Trousdale RT, Hanssen AD, Rand JA, et al. V-Y quadricepsplasty in total knee arthroplasty. Clin Orthop Relat Res 1993；286：48-55.

第2节　皮肤切口

中村卓司、宫崎芳安

皮肤切口的种类和应用的优点与缺点

用于人工全膝关节置换术（TKA）的基本皮肤切口有 5 个（图 4-2-1）。由于跪下坐位时皮肤切口部分地直接触地，因此，在日本一般采用髌骨前内侧弧形切口（图 4-2-1c）。

在进行 TKA 时，可以使用任何一种皮肤切口，但需要充分注意的是皮肤切口与进入关节内途经间的联系，在有陈旧性手术瘢痕的情况下如何防止发生皮肤血供障碍。应该理解每一种切口各自的特征，同时研究改良的程度和问题点，才能够进行选择。

膝前纵向直切口（Anterior straight longitudinal incision）（图 4-2-1a）

在欧洲和美国，有许多人建议在膝关节前方中央行这种纵向切口。该切口具有膝外侧的皮瓣小、很少阻碍血供的优点，但由于切口与皮纹线（Langer's line）（图 4-2-2）一致，因此术后容易产生瘢痕，瘢痕形成影响膝关节的屈曲活动，以及蹲跪时会出现疼痛的症状。但是显露良好，切口上下延长也容易，也可以应用于极度的肥胖病例。

该切口不仅适用于显露膝关节的内侧途径，也适用于外侧途径的进入。

膝前内侧弧形切口（Medial curved incision）（图 4-2-1b）

由于该切口向内弧形切开，与皮纹线（Langer's line）平行，因此可以避免发生膝关节前部的瘢痕和皮肤紧张。但是，在外侧形成大的皮瓣，膝关节前面的皮肤血供主要由内侧交通支提供，所以这对皮肤的血供是不利的（图 4-2-3）。

由于隐神经髌骨下支的损伤，有时会发生外侧皮瓣特别是髌骨周围的皮肤感觉异常。虽然没有运动功能上的问题，但是术前有必要对患者出现感觉异常进行充分的说明。

髌骨内侧旁弧形切口（Medial gentle curved incision）（图 4-2-1c）

尽管本入路切口与膝前内侧弧形切口具有类似的优点和缺点（图 4-2-1b），但是可以避开过大弯曲的切口，减少切口边缘发生问题。另外，外侧皮瓣稍微变小，也可以减少膝关节前面的皮肤的血供障碍。

图 4-2-1　皮肤切口的种类 ①②

a：膝前纵向直切口。
b：膝前内侧弧形切口。
c：髌骨内侧旁弧形切口。
d：膝前外侧弧形切口。
e：膝前外侧纵向直切口。

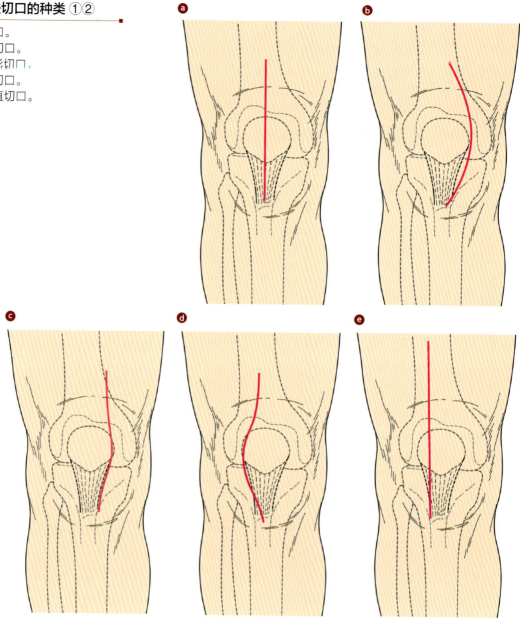

图 4-2-2　切口与皮纹线（Langer's line）之间的关系

当皮肤切口与皮纹线（Langer's line）一致时，膝关节屈曲时皮肤张力降低，这有利于切口愈合。

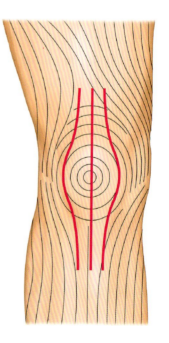

日本人在术后生活中习惯有跪下的动作，该切口可以避免手术瘢痕刺激。

膝前外侧弧形切口（Lateral curved incision）（图4-2-1d）

与膝前内侧弧形切口（图 4-2-1b）同样，它几乎于与皮纹线（Langer's line）平行，因此可以避免手术后瘢痕形成所致的皮肤张力。因为是外侧的切口，所以不必过于担心皮肤的血供障碍。但是，切口弯曲度不应很大，因为强弯可能会导致皮肤创缘出现问题，所以尽量避免。

一般来说，采用关节外侧手术入路时使用这种外侧弧形切口，在这种情况下也可选用膝前纵向直切口（图 4-2-1a）或膝前外侧纵向直切口（图 4-2-1e）。

膝前外侧纵向直切口（图4-2-1e）

它与膝前纵向直切口基本相同（图 4-2-1a），但与内侧切口一样，为了避免对手术瘢痕部的刺激，将该切口稍稍设置在髌骨外侧。在膝外翻的病态情况下施行外侧切口值得推荐。

最适合切口的思路

将皮肤切口与关节进入途径相关联进行设计，需要注意的是避免引起皮肤血供障碍（皮肤坏死）。

图4-2-3　内侧途径的皮肤切口

因为不需要松解，所以选择前内侧切口、正中切口（红实线）。采用外侧切口（红线）时，在深筋膜浅层部位松解。

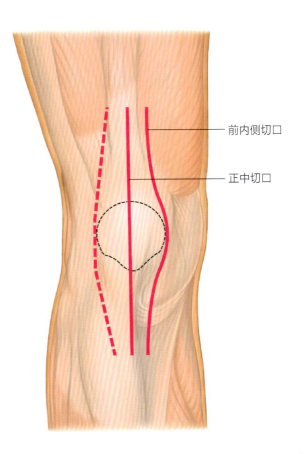

前内侧切口

正中切口

图 4-2-4　外侧途径的皮肤切口

外翻矫正后，考虑到外侧支持带的覆盖不充分，可选择关节显露和皮肤切口不同轴的方法。

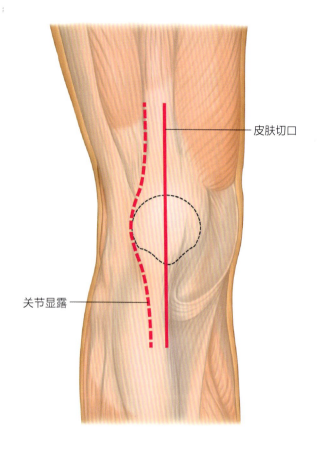

皮肤切口

关节显露

图 4-2-5　在陈旧性手术瘢痕处做切口

血供障碍所致皮肤坏死，尽量避免施行新的皮肤切口，可在原瘢痕部做手术切口。

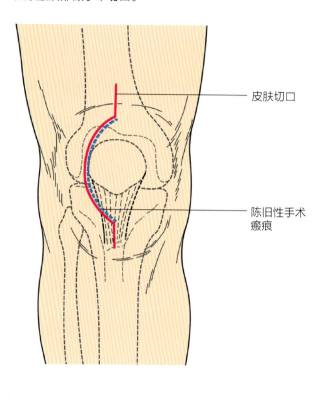

皮肤切口

陈旧性手术瘢痕

　　在一般的内侧手术途径中，为了将皮下组织的松解控制在最小限度内，往往选择内侧或正中的皮肤切口。为了避免因内侧入路容易产生的隐神经髌骨下支损伤而导致感觉麻痹，采用侧弧形切口时，应在浅筋膜层次进行剥离。

　　采用外侧入路的话，选择外侧或正中的皮肤切口，但通常不使用外侧切口。原因是：①外翻畸形被矫正后，外侧支持带的缝合有时会显得困难。②使用外侧切口时，切口可能恰在覆盖不充分的支持带的正上方，假体出现不能充分覆盖的情况时，选择正中的切口为好（图 4-2-4）。

　　需要注意的是：膝关节有陈旧性手术瘢痕时，由于血供障碍容易引起皮肤坏死，尽量避免在手术瘢痕附近设置与该瘢痕平行的新的切口（图 4-2-5）。基本上避免做新的皮肤切口，可利用过去的手术瘢痕部进入。

　　膝关节前面的皮肤血液主要由内侧支供给，如果已经存在 2 条瘢痕，就可在外侧的陈旧性手术瘢痕处做切口。在这种情况下，手术入路与内侧入路一样，皮下组织的游离是在深筋膜浅面进行松解的。

第 3 节　膝关节的显露

中村卓司、宫崎芳安

皮下的显露

切开皮肤和皮下组织，浅筋膜层就显露出来了（图 4-3-1a）。它是一层薄的深筋膜，存在于股四头肌前面与脂肪层之间，薄薄的一层覆盖在膝关节的前部。近端，股四头肌前方的脂肪组织层很容易与股内侧肌的筋膜区分，但在远端髌韧带的水平，与来自股内侧肌的纤维及较厚的关节囊纤维混合在一起很难区分。因此，当切开浅筋膜层时，且切口从近端大腿开始，可以清楚地加以区分。为了尽量不破坏皮肤的血供，要从表皮迅速切到这个浅筋膜层，并在浅筋膜层的深层进行关节囊切开。在远端，因为浅筋膜层的纤维和关节囊连接在一起，因此浅筋膜层和关节囊的纤维将同时被切开（图 4-3-1b、c）。

膝关节前面的血管如图 4-3-2 所示。血管贯通浅筋膜层，在深筋膜前吻合形

图 4-3-1　浅筋膜层

a：一旦切开膝关节前面的皮肤，就能看到浅筋膜层。近端接续于股四头肌前方与脂肪层之间的深筋膜，并且薄薄地覆盖膝关节的前部。它在近端连接部是容易区分的，但在远端髌韧带的水平与来自股内侧肌的纤维和厚的关节囊的纤维混为一体，要区分它是很困难的。

b：为了不阻碍对皮肤的血供，直接切开到达浅筋膜层，并进一步切开关节囊。

c：由于远端移行于胫骨骨膜，所以仅仅连同关节囊一并切开并向内后侧松解。

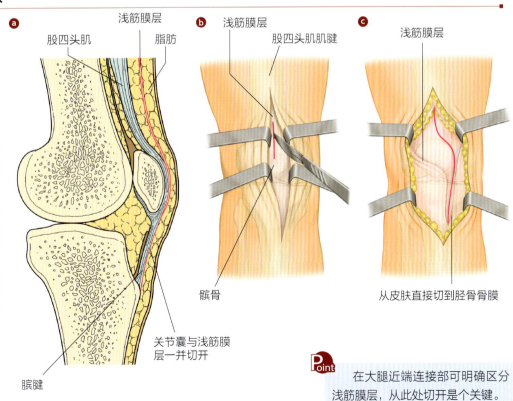

a　股四头肌　浅筋膜层　脂肪

关节囊与浅筋膜层一并切开

髌腱

b　浅筋膜层　股四头肌肌腱

髌骨

c　浅筋膜层

从皮肤直接切到胫骨骨膜

Point

在大腿近端连接部可明确区分浅筋膜层，从此处切开是个关键。

图 4-3-2　膝关节前方的血管

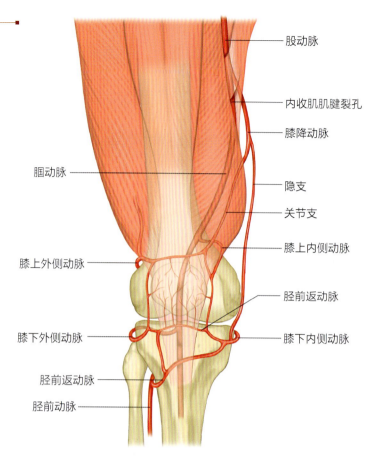

股动脉

内收肌肌腱裂孔

膝降动脉

隐支

关节支

膝上内侧动脉

胫前返动脉

膝下内侧动脉

腘动脉

膝上外侧动脉

膝下外侧动脉

胫前返动脉

胫前动脉

成血管网。之后，细小血管通过皮下脂肪到达皮肤层。在浅层中，血管之间几乎没有交通支。进入皮下脂肪层产生大的皮瓣，髌骨周围的血管环很可能会被严重损伤，也会损伤皮下脂肪层中支配皮肤的细小血管。这是导致皮肤愈合不良和皮肤坏死的主要原因，因此不能在皮下组织层内进行松解。

切口关闭时正确缝合这个浅筋膜层也是必要的。如果能将皮下脂肪组织紧紧地拉近，髌前的滑液囊将被重建，可以防止股四头肌和皮下组织的粘连。

Point

因为膝前部的皮肤血供自深部动脉穿过深筋膜，并通过分支血管进行营养，所以皮肤切开时就应一刀直接切到浅筋膜层，将皮下组织的分离控制在最小限度，以免切口坏死。

皮肤的血液主要是从膝内侧供给（图 4-3-3），所以不得不避免在切口外侧制作大的皮瓣。由于这样的血供构造，皮下没有主要的出血点，止血操作应当在关节囊表面层次进行。

膝关节的显露

恰当地显露是人工全膝关节置换术（TKA）成功的第一步。显露方法有几种，但是要理解它们各自的优点与缺点，选择适合患者的入路途径，理解正确的解剖知识是不可或缺的。在需要行 TKA 的病例中，如患有类风湿性关节炎（RA）、全身性红斑狼疮（SLE）、干癣性关节炎、糖尿病和有膝关节手术的既往史、活动度明显限制以及服用类固醇等病例，创后治愈问题也很多见。

皮肤的营养血供、膝关节周围的血管都利于防止皮肤创缘坏死和延迟愈合等问题的发生。

髌骨的血供也很重要，因为它可能会导致诸如术后髌骨缺血性坏死"冷"髌骨、髌骨骨折和骨坏死等问题。

> **Point**
>
> 膝关节周围皮肤的血供与髌骨的血供不同，两者之间几乎没有交通支，所以不要混淆。由于髌骨的前面有滑液囊，这里的穿通支几乎不存在。因此，需要将膝关节皮肤的血供与髌骨的血供分开理解。

皮肤的血供和感觉神经支配

由膝关节前面皮肤的感觉神经支配（图 4-3-4）和深部血管提供营养的大致皮肤区域如图 4-3-3 所示。

> **Point**
>
> 在内侧切口中，损伤隐神经髌骨下支的概率很高。在皮肤的血供中，皮肤切口前面的大部分血供是由来自内侧的营养动脉供给的。特别是膝降动脉的隐支很重要。切口越是偏向内侧，外侧的皮瓣越大，则创缘坏死的发生率也就越高。

髌骨的血供

虽然微创手术（MIS）可尽可能避免损伤血管和神经，但是即使在常规处理中也需要掌握解剖学知识，尽可能地避免发生这种情况。

股动脉在进入内收肌管（Hunter 管）的近端时发出膝降动脉。膝降动脉分为隐血管支和关节支，关节支进入股内侧肌后，从股内侧肌斜向纤维中穿出来与内侧膝上外侧动脉吻合。胫前返动脉从胫前动脉分支发出，分别与膝下内侧动脉和膝下外侧动脉吻合，这和膝降动脉的分支吻合。

图 4-3-3　从深部动脉到皮肤的血供支配区域

● 表示从深部动脉到皮肤的穿支血管的大致位置。膝关节前面主要是由来自内侧的血管分支来进行营养的，所以内侧的皮肤切口是造成切口创缘血供障碍的原因。

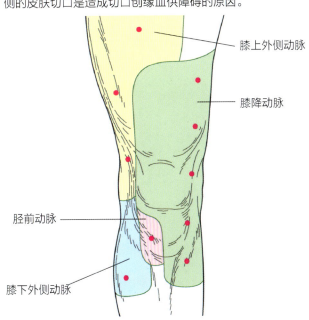

图 4-3-4　膝关节前面皮肤的感觉神经支配区域

外翻矫正后，考虑到外侧支持带的覆盖不充分，选择关节显露和皮肤切口不同轴的方法。

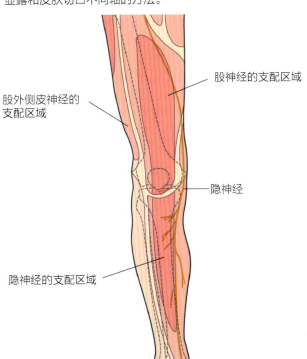

除此之外膝关节的主要血供都是由腘动脉供给的。股动脉从内肌裂孔出来后，即为腘动脉。腘动脉分支有膝上内侧动脉及膝上外侧动脉，继续发出分支膝下内侧动脉及膝下外侧动脉。这些分支在髌骨前面形成血管环。

Point　　形成血管环的主要动脉有膝降动脉、膝上内侧动脉、膝上外侧动脉、膝下内侧动脉、膝下外侧动脉、胫前返动脉 6 条（图 4-3-2）。髌骨内的血供主要从髌骨中央 1/3 高位的前面和髌韧带的后方髌骨下端进入（图 4-3-5、图 4-3-6）。

图 4-3-5　髌骨的血供

a：侧面图。髌骨内的血供主要从髌骨中央 1/3 高位的前面和髌韧带的后方髌骨下端进入。
b：从髌骨中央 1/3 高位进入的血管，向髌骨软骨下骨发出细小的分支。

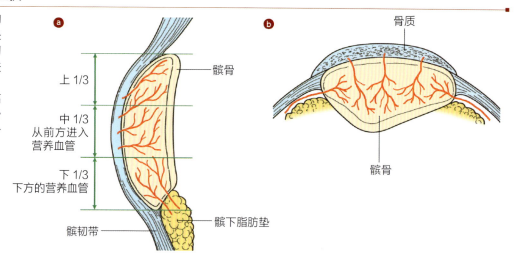

图 4-3-6　内侧髌旁入路和髌骨血供

在内侧髌旁入路中，可能损伤髌骨周围血管环的内侧 3 支血管。在此基础上如果追加了外侧松解，会损伤外侧的 1 支或 2 支血管，引起髌骨的血供障碍。

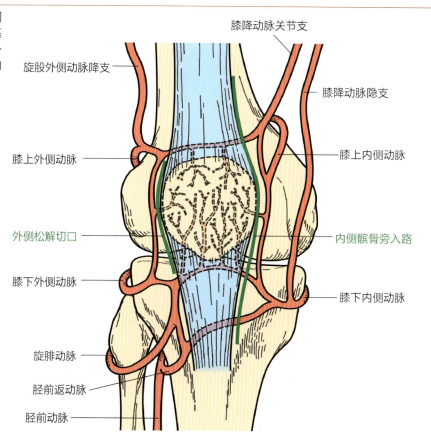

在髌骨的周围形成了环形血管网，髌骨被丰富的营养血管包围着。但一般认为，这么多良好侧支循环的血管结构有其相应的理由；推测膝关节前面部是容易受到撞击和损伤的部位，出现的伤口并不容易愈合。

> **Point**
>
> 在内侧髌旁入路中，髌骨周围的血管环内侧有 3 支血管——即膝降动脉、膝上内侧动脉、膝下内侧动脉损伤。如果同时合并外侧松解切口，会损伤膝下外侧动脉和胫前返动脉，膝上外侧动脉成为髌骨唯一残留的主要营养血管。如果将外侧松解切口进一步延长到近端，膝上外侧动脉也会受到损伤，使其更容易成为"冷"髌骨，如 Scuderis 所说，结果可能会引起术后髌骨的疲劳骨折和骨缺血坏死。
>
> 髌下脂肪垫的切除和胫骨前外侧关节囊附着部的广泛松解也存在使髌骨的血供发生障碍的危险性。其理由是因为髌骨下端，是由穿过髌下脂肪而进入的血管提供营养的。另外，膝下外侧动脉位于外侧半月板的边缘，有报道称，外侧半月板全切除时容易发生损伤，所以要小心操作。

外侧切口途径中，损伤膝上外侧动脉、膝下外侧动脉及胫前返动脉，但可保持内侧的血供。

参考文献

[1]　Björkström S, Goldie IF. A study of the arterial supply of the patella in the normal state, in chondromalacia patellae and in osteoarthrosis. Acta Orthop Scand 1980；51：63-70.

[2]　Scott RD, Turoff N, Ewald FC. Stress fracture of the patella following duopatellar total knee arthroplasty with patellar resurfacing. Clin Orthop Relat Res 1982；170：147-151.

[3]　Scuderi G, Scharf SC, Meltzer L, et al. Evaluation of patella viability after disruption of the arterial circulation. Am J Sports Med 1987；15：490-493.

[4]　Scuderi G, Scharf SC, Meltzer LP, et al. The relationship of lateral releases to patella viability in total knee arthroplasty. J Arthroplasty 1987；2：209-214.

[5]　Wetzner SM, Bezreh JS, Scott RD, et al. Bone scanning in the assessment of patellar viability following knee replacement. Clin Orthop Relat Res 1985；199：215-219.

[6]　Whiteside LA. Surgical exposure in revision total knee arthroplasty. Instr Course Lect 1997；46：221-225.

[7]　Younger AS, Duncan CP, Masri BA. Surgical exposures in revision total knee arthroplasty. J Am Acad Orthop Surg 1998；6：55-64.

第4节　膝关节入路

中村卓司、宫崎芳安

膝关节入路分为内侧途径（图4-4-1a ①~⑤）和外侧途径（图4-4-1b）两种。内侧途径的方法大致可分为以下5种：内侧髌旁入路（Medial parapatellar approach）（图4-4-1a ①）。正中入路（Midline approach）（图4-4-1a ②）。经股内侧肌入路（Midvastus approach）（图4-4-1a ③）。三矢状入路（Trivector. approach）（图4-4-1a ④）。经股内侧肌下入路（Subvastus approach）（图4-4-1a ⑤）。

内侧髌旁入路显露充分，是膝关节的标准入路。

正中入路是由Insall介绍的方法，但是原法是从股四头肌肌腱的内侧1/3切开开始，将髌骨内侧1/3骨膜下松解后，直接在远端髌韧带的内侧1/3纵向切开（图4-4-1a ②）。因此，这种入路虽然被认为是从前方进入的方法之一，但并不是TKA最适合的方法。

后来有不少改良的途径，只是将远端切口放置在胫骨粗隆不同内侧的方法。在髌韧带的内侧进行关节囊切开，因此被归入内侧途径的方法，与内侧髌旁入路同样可以作为人工膝关节的显露来利用。内侧髌旁的经典方法是在股四头肌腱内侧1/3切开（图4-4-1a ①右）。内侧改良法是在股四头肌肌腱内和股内侧肌之间切开的方法（图4-4-1a ①左）。

股内侧肌入路是一种经股内侧肌下入路与内侧髌旁入路之间的折中方法，它

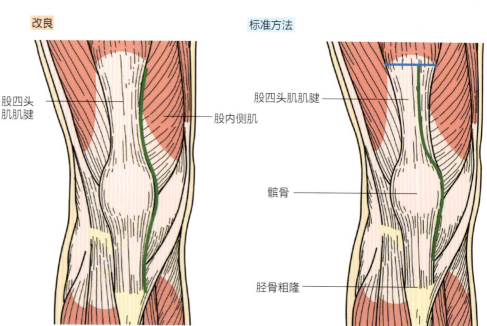

图4-4-1　膝关节入路

a：内侧途径。
① 内侧髌旁入路（Medial parapatellar approach）

改良　　　　　　　　　　　　　　标准方法

股四头肌肌腱　　　股内侧肌　　　股四头肌肌腱　　　髌骨　　　胫骨粗隆

图 4-4-1（续）

a：内侧途径。

② 正中入路
（Midline approach）

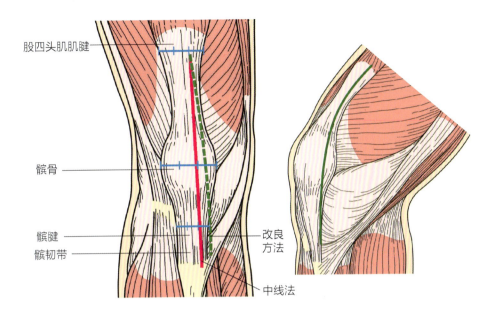

股四头肌肌腱

髌骨

髌腱

髌韧带

改良
方法

中线法

③ 经股内侧肌入路
（Midvastus approach）

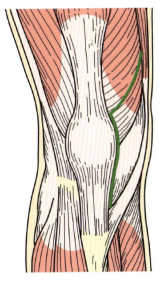
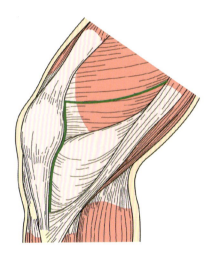

④ 三矢状入路
（Trivector approach）

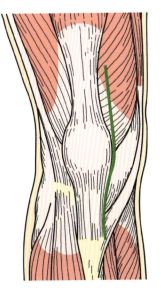
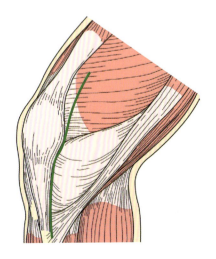

图 4-4-1 （续）

a：内侧途径。
⑤ 经股内侧肌下入路（Subvastus approach）

b：外侧途径。

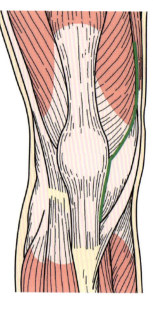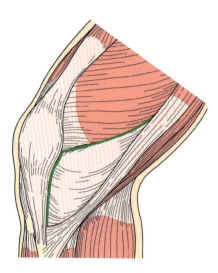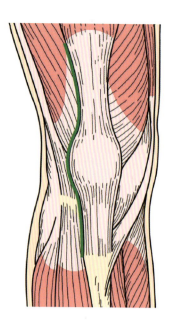

因术后髌骨的稳定性的优点而开始普及起来（图 4-4-1 ③）。

三矢状入路与正中入路相同，是减少对股四头肌损伤、术后早期恢复为目的的显露方法之一，具有术野比较容易保证、也不易产生髌股关节障碍的优点（图 4-4-1a ④）。

经股内侧肌下入路也即 Southren 途径，对股内侧肌的侵袭性最小（图 4-4-1a ⑤）。

在重度的膝外翻病例中，为了尽量不剥离胫骨内侧缘的组织，选择从外侧进入为好（图 4-4-1b）。

内侧途径

内侧髌旁入路（图 4-4-1a）

内侧髌旁入路有两种：在股四头肌肌腱内缘与股内侧肌之间移行部切开的方法和纵切股四头肌内侧 1/3 的经典方法。根据文献的不同，使用两个术语，"髌旁近内侧入路"和"正中线髌骨旁入路"容易引起混淆。"正中线"这个词是区别于将股内侧肌肌纤维劈裂进入的内侧髌旁入路与在正中间纵向切开股四头肌肌腱的入路。

内侧髌旁入路是最普遍采用的内侧途径，也是目前希望膝关节能大幅度显露时最有用的进入途径。这是 Von Langenbeek 最早介绍的，但这是对在股内侧肌肌腹切开原始方法的改良，后者现在已经不使用了。

Point

手术操作简单，膝关节的显露很好，内、外侧股骨胫骨和髌股关节都可以良好地显露，但是由于有可能损伤髌骨的血供，最近临床上介绍其他入路方法。

本入路即使在关节有挛缩、肥胖、再置换等显露有困难的病例中也能充分适用，切口上下延长也容易，手术途径与神经、血管有一定距离的间隔，但有报道显示，术后有髌骨脱位、髌骨半脱位、髌骨血供不良、骨折等 5%~30% 的髌股关节的并发症。

◆ **手术途径**

在标准的内侧髌旁入路中，纵向切开股四头肌肌腱的内侧 1/3，沿着髌骨内缘到达胫骨粗隆的内侧，连同切开胫骨近端前内侧的骨膜（图 4-4-1a ①）。对于这个标准的内侧髌旁入路，也可不接触股四头肌肌腱，而在其内缘、股内侧肌的肌腱移行部切开近端。为了不损伤皮肤的血供，手术显露出浅筋膜层，在关节囊的深面，即在浅筋膜层的深层实施游离。尽量避免对髌前囊（Prepatellar bursa）和髌韧带前面的腱旁组织（Paratenon）造成侵袭。主要的出血点在这一层，此时要进行充分止血操作。

◆ **关节内显露**

切口从股四头肌肌腱的内侧 1/3 处通过髌骨的内侧缘，到胫骨粗隆的内侧、胫骨近端前内侧的骨膜，显露关节内部结构。近端浅筋膜层的层次是明确的，但是，在远端，浅筋膜与关节囊的纤维交织在一起；在胫骨端向骨膜移行，不能分开，在远端，对骨膜与关节囊一并进行骨膜下剥离（图 4-4-2）。

> **Point**
>
> 最初在髌骨的内侧上缘进行切开，用有齿止血钳把持股四头肌的内侧髌骨附着部和膝内侧支持带，一边将切口延长向远端，一边用尖刀刃松解关节囊附着，用力沿肌纤维方向按压，股四头肌就会在纤维方向上被清晰地分开（图 4-4-2）。

在髌骨的内侧缘，在髌骨侧保留少许修复用的缝边，考虑到修复时的强度，在股内侧肌的腱状部切开，不需要在髌内侧缘残留过多的软组织。

之后将关节囊继续向远端切开，在距关节面 2~3cm 远端，到达胫骨粗隆的 1cm 左右的内侧的胫骨近端前内侧的骨膜（图 4-4-3）。把胫骨近端的关节囊和骨膜一并向内侧剥离。注意在胫骨关节面的正下方，关节囊附着紧密，也存有骨赘等，因此游离困难。但在距胫骨关节面 5~10mm 的骨赘远端，有比较稀疏的纤维附着，用骨膜剥离子等工具在此处较容易游离。之后胫骨的近端关节囊的操作变得容易些（图 4-4-4）。胫骨平台内侧的骨赘明显的情况下，需松解内侧副韧带（MCL）的深层。

图 4-4-2　标准的内侧髌旁入路

纵向切开股四头肌肌腱的内侧 1/3，再沿髌骨的内缘，一直切到胫骨粗隆的前内侧的骨膜。继续切开远端的胫骨粗隆的内侧与胫骨近端前内侧的骨膜。

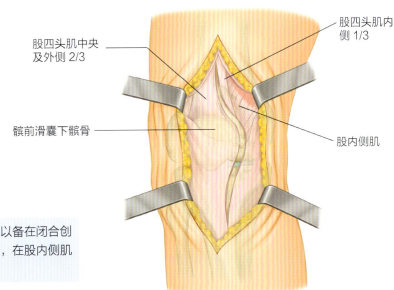

股四头肌中央及外侧 2/3

股四头肌内侧 1/3

髌前滑囊下髌骨

股内侧肌

> **Point**
>
> 在髌骨的内侧缘，应保留少许软组织以备在闭合创口时缝合，考虑到修复后的股四头肌强度，在股内侧肌的腱状附着处切开。

图 4-4-3　胫骨远端关节显露

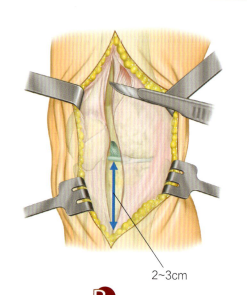

2~3cm

图 4-4-4　胫骨近端关节囊的松解

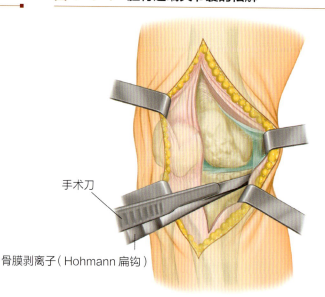

手术刀

骨膜剥离子（Hohmann 扁钩）

> **P**oint
>
> 在髌骨的内侧缘，需在髌骨内侧保留软组织以便手术结束时用作缝边，但考虑到修复后的强度，可切开股内侧肌的腱状部。

　　MCL 的深层有对外旋负重的制动作用，而对于外翻负重因为只能产生次级制动效果，单纯 MCL 深层的松解不会导致关节内部发生明显的不稳定。为了使手术容易进行，从胫骨前方潜行切实地松解 MCL 的深层是很重要的。

> **P**oint
>
> 在胫骨内侧进行解剖时，屈曲膝关节，以便容易观察膝的内侧和后部，并在向前牵拉胫骨的同时逐渐外旋胫骨。髌韧带的附着部不游离。
>
> 膝内翻的情况下，胫骨外侧的游离程度为能看到关节面的程度，外侧的关节囊可不游离。
>
> 尽量保留髌下脂肪垫比较好，但有时会妨碍对胫骨外侧关节面的观察。由于浅层存在为髌骨下端提供营养的血管，如果不得不切除一部分脂肪垫，只需切除髌下脂肪垫的深层（图 4-4-4）。

◆ 髌骨的翻转

　　首先在伸直位徒手检查髌骨的移动性，判断在髌骨翻转时如何做必要的处理。

　　存在于髌骨外侧沟中的滑膜皱襞（Synovial plicas），如阻碍髌骨的翻转，要全部除去（图 4-4-5）。必要时从关节内切断外侧髌股韧带（图 4-4-6）。通常不需要切断外侧支持带。

　　如果在将髌骨移位到外侧的状态下进行翻转，由于股骨外髁和髌骨相撞，不仅会妨碍髌骨的翻转，还会给髌韧带附着部位带来过度的张力。通常将髌骨向前内侧稍加牵引，同时从髌骨外侧缘挤压，在股骨髁间凹部进行翻转操作（图 4-4-5b、c）。

> **P**oint
>
> 即使如此，在髌骨仍难以翻转的情况下，膝内翻畸形时将内侧的关节囊从胫骨平台内侧向后方松解，使胫骨容易外旋。通过追加这种操作，胫骨外旋变得容易，通过使胫骨粗隆转向外侧，髌骨的翻转就会变得容易。
>
> 在其他部分手术参考书中，建议松解髌韧带附着部的内侧。髌韧带的后方也稍加松解，但髌韧带附着部不能全部松解。如果髌韧带附着部断裂，会导致严重的结果。

　　股骨、胫骨区域显露后，就可以除去所有的骨赘。恢复膝关节部骨的原来形态，这是接下来进行截骨和软组织平衡前重要的步骤。

图 4-4-5　髌骨外侧滑膜皱襞的切除

a：在膝关节伸直位将髌骨向前外侧拉，从关节内观察髌骨的外侧，外侧关节囊大多存在滑膜皱襞。这会妨碍髌骨的翻转，所以要切除。

b：髌骨翻转法。向前内侧牵引后，翻转。

c：髌骨翻转困难。卡在股骨外髁，难以翻转。

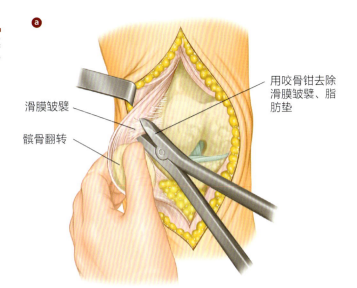

滑膜皱襞

髌骨翻转

用咬骨钳去除滑膜皱襞、脂肪垫

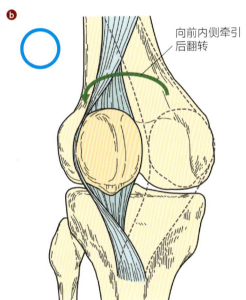

向前内侧牵引后翻转

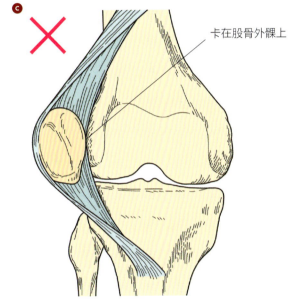

卡在股骨外髁上

图 4-4-6　外侧髌股韧带的切断

用电刀切开外侧髌股韧带。

Point

　　髌骨翻转后，从皮肤外侧用手指进一步将髌骨凸向前方，使髌骨外侧的髌股韧带紧张。从关节内用电刀将其切断，可以感觉到髌骨会突然由僵硬变成向前内侧松动。

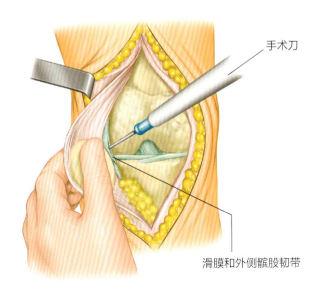

手术刀

滑膜和外侧髌股韧带

正中入路（图4-4-1a②）

　　Insall入路：在内侧1/3纵向切开股四头肌肌腱，从髌骨骨膜下松解内侧的股四头肌扩展部，直接纵切至髌韧带的显露法（图4-4-1a②）。切口按术者的习惯操作即可，原法上记载着为考虑皮肤的血供，也可从外侧髌旁切口进行。

　　切开后，如上所述，纵向切开浅筋膜。关节切开操作为从髌骨近端约8cm处开始纵向切开股四头肌肌腱的内侧1/3。切口直线状通过膝关节前方或稍偏内侧朝向远端切开髌韧带，到达胫骨粗隆。纵向切开是为了不损伤股四头肌扩张部纵向纤维，继而在髌骨的骨膜下松解。在髌骨的内缘切开关节囊滑膜，进入关节内。

　　Insall入路的优点：避免了损伤呈直线走行的膝伸膝结构纤维，切口缝合时伸膝结构不紧张。

　　作为改良方法，其中之一是近端手术切口至髌骨内侧游离不变，在远端不切开髌韧带而沿着髌韧带的内侧缘切开。该方法更接近内侧髌旁入路，比分开进入髌韧带的方法更容易操作。

经股内侧肌入路（图4-4-1a③）

　　经股内侧肌入路由Engh设计并于1997年报道，吸取了内侧髌旁入路和经股内侧肌下入路微创性这两者的优点。据Engh介绍，内侧髌旁入路有一个缺点，因为切口是在股内肌的肌腹部，容易出血，很难得到修复。本手术入路可作为一种改良方法。

　　在该手术入路中，股内侧肌与股四头肌肌腱的附着部几乎没有损伤。另外，由于能够保留膝降动脉和股内侧肌一部分的附着部分。与内侧髌旁入路相比，髌骨的血供得以保留和稳定化，股四头肌也可在早期得以训练，这有利于早期进行康复治疗。

Point

　　股内侧肌斜向纤维在股四头肌中，膝关节自动伸直时是防止髌骨向外侧脱位的唯一肌肉，经股内侧肌入路有时会损伤股内侧肌的斜向纤维，也可能出现损伤进入股内侧肌纤维的股神经分支从而引起失神经支配。但是，手术入路即使向内侧进行较大范围的延伸，通常也不会损伤到隐神经和股动脉。

　　膝上内侧动脉位于股内侧肌切口的远端，膝降动脉关节支与股内侧肌的肌纤维平行走行，在髌骨内上部与环状血管网吻合，通常位于该肌切开的近端。因此，膝上内侧动脉和膝降动脉关节支均可以保留。

◆ 手术途径

　　用什么样的皮肤切口进入都可以，但在原始方法中，采用前中线切口进入。如上所述，皮肤切开直接到达浅筋膜层，并在浅筋膜层的深面显露髌骨内侧、股内侧肌附着部。确认髌骨内上角的股内侧肌附着部，从这里开始，沿着肌纤维，包括表面薄的筋膜和腹侧的筋膜，将其全部锐性切开到近端3cm左右。为了在手术结束时方便缝合，髌骨内侧的软组织需保留一点儿。

　　在切口的远端沿着髌骨的内侧缘弧形切开股内侧肌附着部和内侧关节囊，并沿着髌韧带内侧缘1cm到达髌韧带的胫骨附着部的内侧。鹅足则不会受损。

　轻柔地翻转髌骨，同时屈膝，使股内侧肌的紧张部朝向近端，用双手拇指缓慢地沿纤维方向劈裂（图 4-4-7）股内侧肌的肌纤维。

髌骨的翻转与内侧髌旁入路相同。

在切口缝合中，首先缝合切开的肌纤维和切开的内侧关节囊的交叉部。为了给膝关节伸膝结构带来适度的紧张，在修复时不要过度地使内侧的软组织伸直，建议在膝关节屈曲 60° 下缝合。

　劈裂的股内侧肌纤维的肌间基本上不需要缝合，但是股内侧肌的腹侧及表面的筋膜缝合修复很重要。

◆ 向近端显露

在显露不充分的情况下，通过将股四头肌肌腱的内侧 1/3 向近端方向延长切开，可以扩大显露。但是，预计对于难以显露的病例，从一开始就选择从内侧髌旁入路进入。

三矢状入路（图 4-4-1a ④）

三矢状入路是 Bramlett 报道的方法。因作用于髌骨的 3 个牵拉向量，即股外侧肌、股中间肌以及股内侧肌的髌骨附着部全部予以保留而被命名。髌骨容易向外移动或翻转，本入路具有容易确保术野显露的优点。由于股内侧肌在股四头肌肌腱上的附着部不会受到损伤，因此，股四头肌在术后早期恢复和髌骨的稳定性方面表现非常良好。有报道称，与内侧髌旁入路相比，此入路手术后股四头肌肌腱恢复良好。234 例膝关节使用这种入路，髌股关节损伤的发生率小于 0.5%。

图 4-4-7　股内侧肌的劈裂

用双手大拇指将股内侧肌顺纤维间隙分离。

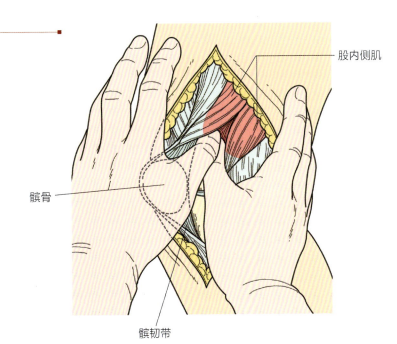

股内侧肌

髌骨

髌韧带

　用左手手掌压住髌骨，膝关节稍屈曲，钝性分离肌纤维。

◆ **手术入路**

皮肤切口使用哪种都可以，但要充分显露股四头肌肌腱的髌骨附着部。

膝关节屈曲 90°～110° 关节切开，从股直肌肌腱内侧 1.5～2cm 偏内直线切开股内侧肌，直接向远端绕过髌骨内侧，从髌韧带内缘内侧 1cm 延长到胫骨粗隆。

在髌骨外侧移动或翻转时，切开关节囊和髌上囊则可容易进行操作。

◆ **本入路的缺点**

与内侧髌旁入路的方法一样，髌骨内侧的血供受到阻碍是其最大的缺点。另外，由于直接切开股内侧肌，因此需要注意术后失血量增加。

在缝合时，由于肌纤维之间的缝合容易导致力学上的强度不足。因此，仔细缝合股内侧肌的腹侧、浅层筋膜是很重要的。

股内侧肌下入路（图 4-4-1a ⑤）

1929 年，Erkes 用德语报道了经股内侧肌下入路方法，有时也称为南方方法。1991 年，Hofman 再次肯定了经股内侧肌下入路在 TKA 手术中的意义，并开始将其普及开来。

本入路的优点是能够直接保留膝伸膝结构，也能够保留来自内侧的血供。

膝降动脉的关节支存在于股内侧肌肌腹内，与膝上内侧动脉在髌骨内上角前方吻合。由于股内侧肌可以保留，所以不会对伸膝结构造成损伤，也很难造成髌骨不稳定。保留膝降动脉关节支，即使在不得不并用外侧松解时，也可以维持对髌骨的血供。据 Chang CH、Faure BT 等的报道称，术后出现疼痛症状的情况较少，股四头肌肌力恢复较快，降低了术后股内侧肌斜向纤维的松弛和缝合不全的风险。如上所述，由于它是低侵袭性的微创方法，因此最近成为推荐的微创手术（MIS）方法。

但是，根据病例的不同，也有发生难以显露或髌骨翻转困难的情况，由于术野的扩大缺乏灵活性，因此应慎重选用本入路。一般不适合严重肥胖、活动度受限和屈曲挛缩严重、有膝关节手术的既往史、高位胫骨截骨术后和再置换病例等。

◆ **手术入路**

皮肤切口根据手术医师的习惯而定，但在原始方法中，切口开始于髌骨近端 8cm，膝关节前方内侧中央（中线纵行直切口）远端位于髌韧带附着部以远 2cm 胫骨粗隆内侧。

如在前文中所述的那样，髌前面的浅层组织被切开。使用手指从近端将浅筋膜层从股内侧肌的筋膜上松解一直到股内侧肌的附着部。触摸股内侧肌的下缘，用手指从内收肌结节到近端 10cm 左右，股内侧肌从骨膜、肌间隔中钝性地加以游离（图 4-4-8）。一边将股内侧肌向前外侧牵拉，一边确认股内侧肌向内侧的支持带转移的部位，在大致髌骨中央的高度横向切开内侧关节囊后，沿着髌骨内侧 L 形切开（图 4-4-9）。伸膝结构牵向前外侧，从髌上囊沿着髌骨内侧、髌韧带的内侧切开关节。

在伸直位翻转髌骨（图 4-4-10）。在慢慢屈曲膝关节的同时，使紧张的股内

图 4-4-8　用手松解股内侧肌

在斜向纤维的薄筋膜与浅筋膜层之间松解。

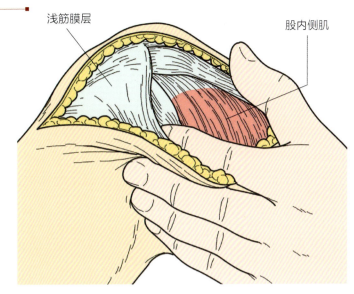

浅筋膜层

股内侧肌

图 4-4-9　在髌骨内侧的 L 形切开

股内侧肌向前外侧拉的同时，在髌骨中央的高度横向切开内侧关节囊，沿着髌骨内侧 L 形切开。

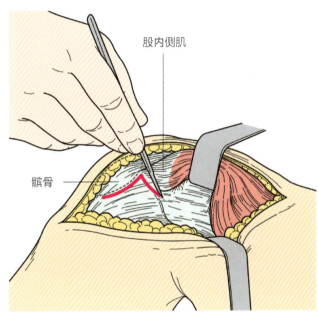

股内侧肌

髌骨

图 4-4-10　髌骨的翻转

在伸直位翻转髌骨。

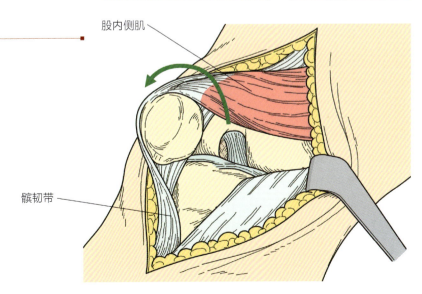

股内侧肌

髌韧带

侧肌肌纤维滑向近端，在肌间隔钝性地进行松解。此时，髌韧带附着部不会撕脱，注意不要施加过度的张力。

由于在髌上囊外侧、髌骨外侧关节囊的皱襞会阻挡髌骨的翻转，因此可用咬骨钳切除这些组织。另外，髌股韧带也会妨碍髌骨的翻转，可以被切断。并且，在髌骨难以翻转的内翻膝中，如果将胫骨内侧的关节囊从内侧向后方松解，胫骨的外旋会变得容易，髌骨的翻转成为可能。

外侧途径

外侧途径（图 4-4-1b）

外翻膝的显露，采用外侧切口入路是合适的。外侧入路通常推荐在重度外翻膝中使用，但也不一定只适用于重度外翻膝，也适用于轻度外翻膝。

Point

在外翻膝中，胫骨外旋、胫骨粗隆向外侧移动、髌骨向外侧半脱位的情况较多见。通常髌骨外侧的关节囊挛缩需要减压松解外侧，但本入路在进入的同时可以进行外侧结构松解。因为避免内侧松解浅筋膜层，所以髌前皮肤血供可以不受损害。同时，由于不切开内侧关节囊，也可以保留髌骨内侧的血供。

如前所述，从内侧进入膝关节的情况下，再较宽范围地松解膝关节囊外侧，髌骨的主要血供或许可能全部受损（图 4-3-6）。膝外翻时，存在着髌股韧带和外侧关节囊等外侧支持结构的挛缩，另一方面，膝关节内侧的支持结构大多是松弛的。如果选择内侧入路手术，内侧不稳定的危险性会逐渐升高，同时特别是后外侧结构难以观察到，外侧支持结构的松解操作困难。外侧入路具有能够直接到达外侧间室以在外翻膝关节中充分松解的优点。

◆ 手术入路

切口是正中稍外侧的膝关节前纵向直切口，沿着 Q 角在胫骨粗隆的稍外侧结束。尽管切口是直的切口，但是存在膝外翻畸形，术前根据股胫角，在皮肤切口区域标记。同从内侧进入的方法一样，为了不破坏皮肤的血供，切开皮肤后直接切到浅筋膜层，在这个层面游离是很重要的一环。

Point

关节囊的切开是从股四头肌肌腱的外缘股外侧肌连接部开始的，朝向远端，在髌股外侧缘稍保留一些软组织以便手术结束时缝合。软组织包括 Gerdy 结节的内缘、胫骨粗隆髌韧带附着部的外侧、胫前肌的筋膜至小腿深筋膜为止。

不切除髌下脂肪垫，从脂肪垫内侧游离，其外侧作为组织瓣的蒂向外侧翻转是很重要的。这是为了在关闭时利用脂肪垫瓣，填补皮下组织的缺损。

Keblish 介绍他的方法，使用髌下脂肪垫 – 关节囊 – 外侧半月板蒂部保留形成复合带蒂组织，但这是一种烦琐的方法。

Buechell 介绍了单纯由髌下脂肪垫形成的组织瓣的方法（图 4-4-11）。

手术结束关闭切口时软组织缺损不大的话，只需将保留的髌下脂肪垫牵拉移位到外侧皮下组织的缺损部就可以覆盖（图 4-4-12）。另外，也可以从髌下脂肪

图 4-4-11　髌下脂肪垫形成的组织瓣（Buechel）

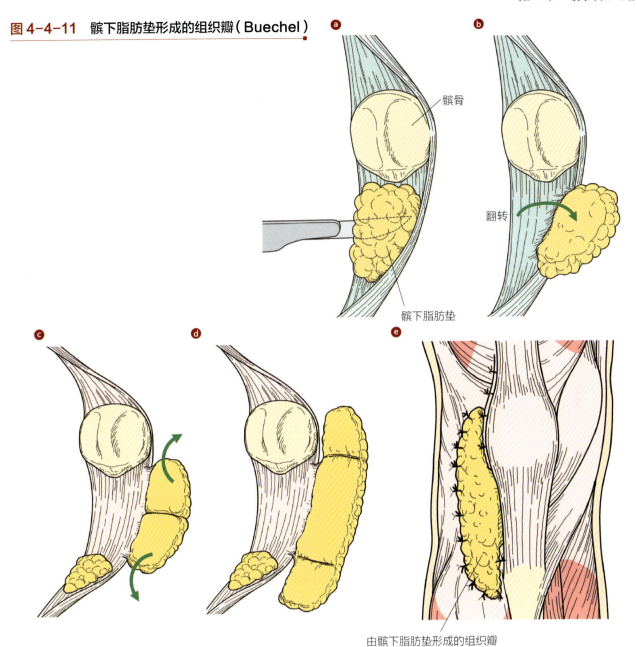

由髌下脂肪垫形成的组织瓣

垫的内侧游离、从髌韧带后侧的浅层游离并翻转组织瓣，向外侧移动（图 4-4-13）。特别在严重的膝外翻畸形中切口缝合困难，这是处理类风湿性关节炎（RA）等皮肤、皮下组织薄的病例的有效方法。在伸直位外翻位（外翻固定）膝关节中，从手术的最初阶段就松解 Gerdy 结节上的外侧髌股韧带附着部的一部分或全部。这样一来，外侧的显露就更容易了。

　　但是，在显露的初期阶段，要松解多少外侧髌股韧带，要根据软组织的平衡来确定。内侧关节囊中存在的滑膜皱襞会妨碍髌骨的翻转，因此将其摘除。从关节内侧将髌骨牵拉到外侧，在股骨的前面进行髌骨翻转（图 4-4-5）。胫骨外侧平台的松解，可以一边内旋胫骨一边进行松解，切除骨赘。与此相对，在处理胫骨内侧平台时，将胫骨外旋。

图 4-4-12　髌下脂肪垫形成的带蒂组织瓣 1

如果缺损不大，缝合时只需将髌下脂肪垫转移到外侧填补皮下组织的缺损部位就可以覆盖。

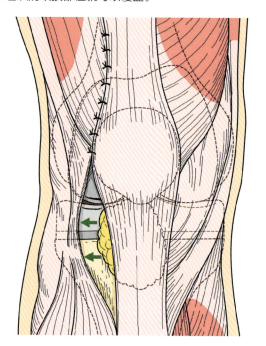

图 4-4-13　髌下脂肪垫形成的带蒂组织瓣 2

从髌下脂肪垫的内侧将髌韧带后面浅层游离并翻转到外侧加以覆盖。

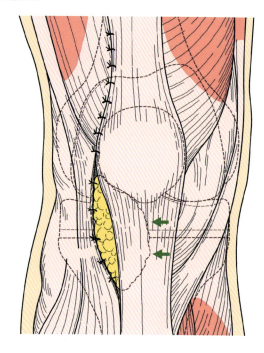

参考文献

[1] Robinson JR, Bull AM, Thomas RR, et al .The role of the medial collateral ligament and posteromedial capsule in controlling knee laxity. Am J Sports Med 2006：34；1815-1823.

[2] Griffith CJ, LaPrade RF, Johansen S, et al. Medial knee injury：Part 1, static function of the individual components of the main medial knee structures. Am J Sports Med 2009：37；1762-1770.

[3] Bramlett KW. Trivector retaining arthrotomy for total knee arthroplasty. Orthop Trans 1993；17：1174-1175.

[4] Fisher DA, Trimble SM, Breedlove K. The medial trivector approach in total knee arthroplasty. Orthopedics 1998；21：53-56.

[5] Bramlett KW, Haller WN, Krauss WD. The trivectorretaining arthrotomy. Surgical Techniques in Total Knee Arthroplasty. Scuderi GR et al. Springer；2002.p.131-136.

[6] Keblish PA. The lateral approach to the valgus knee. Surgical technique and analysis of 53 cases with over twoyear follow-up evaluation. Clin Orthop 1991；271：52-62.

[7] Buechel FF. A sequential three-step lateral release for correcting fixed valgus knee deformities during total knee arthroplasty. Clin Orthop Relat Res 1990；260：170-175.

第 5 节　截骨：股骨、胫骨、髌骨
获得正常的膝关节对线

宍户孝明、山本谦吾

屈曲与伸直间隙技术
Classic soft tissue conditioning technique

解剖测量截骨术
Anatomical measured resection mothed

股胫角
（FTA）
Femoral tibial angle

外科上髁轴
（SEA）
Surgical epicondylar axis

后髁轴
（PCA）
Posterior condylar axis

后交叉韧带
（PCL）
Posterior cruciate ligament

在人工全膝关节置换术（TKA）的手术技巧中理想的膝部对线和获得正确的韧带平衡是两个重要的要素。基本手术技巧大致分为两大类，其中一类基本手术技巧是 Freeman、Insall 等在 20 世纪 70 年代早期提出的。全髁关节置换术（Total condylar prosthesis）配合 PCL 替代型假体的间隙技术是将截骨和韧带平衡同时进行，为了使屈曲间隙和伸直间隙相等，应优先选择软组织平衡的方法（Dependent cut）。另一类基本手术技术是 20 世纪 70 年代后期由 Hungford、Krachow 等报道的手术方法，是以正常膝关节的解剖和功能的再现为目的的解剖测量截骨术（最初的解剖学的截骨术）。该外科手术是各自独立的对股骨和胫骨的截骨术。首先进行截骨术，股骨和胫骨恢复到解剖学正常对线，然后进行软组织平衡手术。

现在将间隙截骨技术和测量截骨术两者组合在一起，改良为标准间隙平衡技术（Modified gap balancing technique）。

正常膝关节的轴线

无论选择哪种手术操作，将正常的膝关节对线放在首位，来决定截骨面是很重要的。正常膝关节对线是膝关节伸直时冠状位股骨头中心与踝关节连线（Mikulice line）通过髌骨中央（下肢机械轴线）。另外，胫骨近端关节面相对于胫骨轴为约 3° 内翻位，股骨远端关节面相对于股骨轴为 9°~10° 的外翻。据此，股胫角（FTA）为 173°~174°（图 4-5-1）。膝关节屈曲位时，外科上髁轴（SEA）相对于后髁轴（PCA）外旋约 3°，但由于胫骨近端关节面为约 3° 内翻，因此内、外外科上髁轴（SEA）与胫骨轴大致垂直（图 4-5-2）。

基本手术操作

初始的解剖测量截骨术

许多种类的人工膝关节假体采用这种不受干扰的独立截骨术，但也有需要对软组织进行处理的病例，掌握处理方法很重要。

Point

这种截骨术是以解剖学上正常的原始骨形态为标志的，首先进行股骨、胫骨的截骨，对截骨后得到的骨形态再进行软组织平衡的手术操作，以保留后交叉韧带（PCL）为原则。

图 4-5-1　正常的膝关节轴线（冠状面）

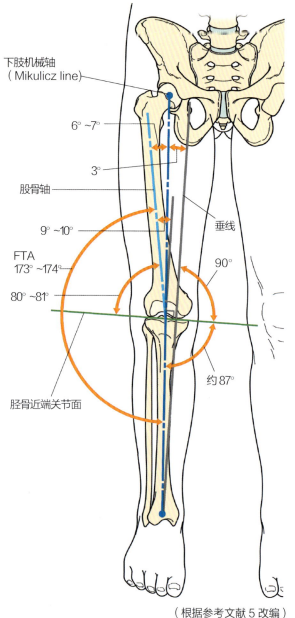

下肢机械轴
（Mikulicz line）

6°~7°

3°

股骨轴

垂线

9°~10°

FTA
173°~174°

90°

80°~81°

约87°

胫骨近端关节面

（根据参考文献 5 改编）

图 4-5-2　正常膝关节对线（膝关节屈曲位）

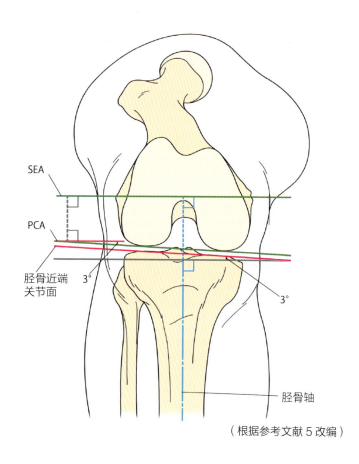

SEA

PCA

胫骨近端
关节面

3°

3°

胫骨轴

（根据参考文献 5 改编）

◆ **截骨**

在截骨时，股骨远端与后髁的截骨组织厚度应和假体内壁厚度相同（图 4-5-3），在胫骨侧从股骨关节面至胫骨假体的厚度相等处截骨，这是基本的要求。

在初始的解剖测量截骨术中，胫骨的冠状面截骨与前后视图中的正常膝关节相同，存在 3° 内翻位，与此同时，通过在股骨远端 9°~10° 侧倾位截骨，从整体上可得到 6°~7° 的外翻（图 4-5-4a）。另外，股骨的后髁部与 PCA 平行地进行截骨（图 4-5-4b）。

通过这种截骨术，关节线与术前水平保持相同的高度，而且呈现同样正常倾斜的关节线，关节线和侧副韧带在股骨髁部附着部的关系也得以维持在原位，因此在整个活动度范围可获得生理性的韧带平衡（图 4-5-5）。最近，这种关节面的轴线再建被称为运动学重建。

图 4-5-3　初始的解剖测量截骨术与对线相结合的股骨截骨术

使股骨远端和后髁的截骨术与股骨假体的厚度相同。

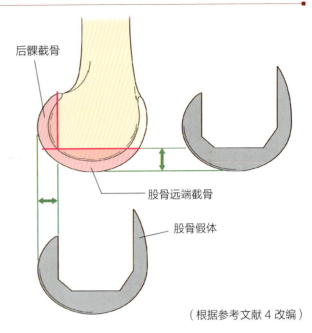

后髁截骨

股骨远端截骨

股骨假体

（根据参考文献 4 改编）

图 4-5-4　依照初始的解剖测量截骨术

a：胫骨的截骨面与前后像中的正常膝关节同样在 3° 内翻位进行截骨，与此同时，在股骨远端外倾 9° ~10° 位截骨。

b：股骨的后髁部与后髁轴（PCA）平行地进行截骨。

— 截骨线

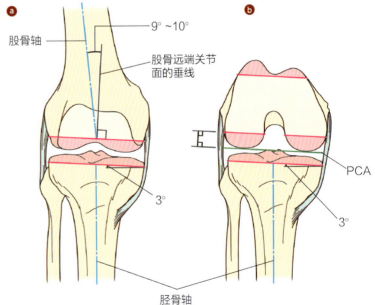

股骨轴

9° ~10°

股骨远端关节面的垂线

PCA

3°

3°

胫骨轴

Point

　　但是，在初始解剖测量截骨术中，由于胫骨假体设置在约 3° 内翻位，存在着担心出现假体下沉和松动的忧虑，另外，由于大部分的假体都是配合机械轴而设计的，最近胫骨近端截骨多采用胫骨轴上垂直 90° 位进行。

图 4-5-5　关节线与侧副韧带股骨髁部附着部的关系

a：TKA 前。
b：TKA 后。

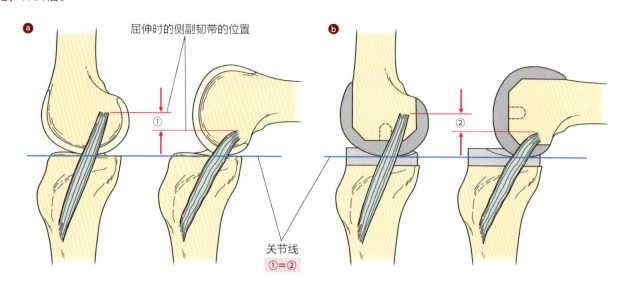

最近使用的解剖学上的截骨术（测量截骨术，Measured resection technique）

> 胫骨近端截骨面与胫骨轴成 90°。为了股骨侧在解剖学上再现正常的轴线，需要将股骨远端的外倾度设定为 6°~7°（图 4-5-6a），股骨的前后表面在膝屈曲 90° 时，需要将股骨的截骨面设定成与 PCA 相交且有 3° 外旋（图 4-5-6b）。在这种情况下，必须注意股骨内侧髁部位的截骨量比外侧髁部的截骨量多，相反，胫骨平台外侧关节面的截骨量多于内侧。
>
> 通过这种截骨，与正常膝关节相比，内侧的关节线相对于外侧的关节线处于高位，关节线与侧副韧带的股骨髁部附着部的相互关系不得不容许有轻微变化。

这些手术操作的原则是优先进行截骨术，保留 PCL。截骨后，需要调整软组织的平衡。

◆ 内、外侧的软组织平衡的调整

·内侧的张力较强的情况下

进行内侧副韧带（MCL）深层的松解和股骨胫骨内侧缘的骨赘切除。在松解不充分的情况下，可依次追加 MCL 浅层的松解，再追加半膜肌的骨膜下剥离松解。不仅是内侧，关节后方的张力也很强的情况下，进行后方关节囊的松解以及 PCL 的部分松解，但 PCL 的部分松解要在胫骨侧进行。必要时根据需要追加股骨侧附着部前方纤维的松解。

·外侧的张力较强的情况下

在股骨侧进行外侧副韧带（LCL）骨膜下的松解。不仅是外侧，在后方部的张力也很强的情况下，进行后方关节囊的松解，必要时行 PCL 的部分松解。在以上这些操作后尚不充分松解的情况下，进行髂胫束（ITT）的切断或延长。

◆ 屈曲间隙、伸直间隙的调整

（1）膝关节的屈曲间隙及伸直间隙都很小、很紧的情况下追加胫骨的截骨。将最初设置的胫骨截骨导引板平行地向下方移动到必要量的截骨线，进行追加截骨。

图 4-5-6　最近使用的解剖学上的截骨术（测量截骨术）

a：胫骨近端截骨面与胫骨轴成90°，股骨远端的截骨面向外侧倾度为6°~7°。

b：股骨的前后表面截骨需要在屈膝90°时，使股骨远端的截骨面离后髁轴（PCA）3°外旋位。股骨内侧髁部位的截骨量（①）比外侧髁部位的截骨量（②）多。

━━ 截骨线

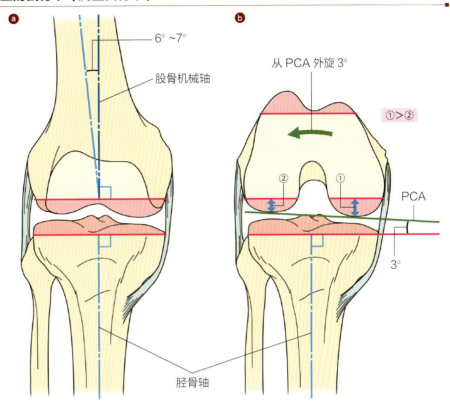

（2）膝关节的屈曲间隙恰当，但伸直间隙小且过紧的情况下，首先进行后方关节囊和软组织的松解。进行后方关节囊的松解，松解后仍不充分的情况下可进行 PCL 的部分切断。如果这个操作后矫正仍不充分，追加股骨远端截骨。最初的截骨时，利用初次截骨时模板固定的钉道，使股骨截骨导引板平行地向中枢方向移动到恰当的截骨量处，进行追加截骨。

（3）膝关节的伸直间隙恰当，但屈曲间隙小且过紧的情况下，进行 PCL 的部分切断。即使是 PCL 的部分切除，如果还是不能扩大屈曲间隙，有必要切断 PCL。

（4）膝关节的伸直间隙恰当，但屈曲间隙大且过松的情况下，在屈曲位选择使软组织适度紧张的垫片，为了在伸直位也能插入此厚度垫片，追加上述（2）的处理。此时，最终会插入较厚的聚乙烯衬垫。

（5）膝关节的屈曲间隙恰当，但伸直间隙过大而且松弛时，股骨远端使用垫片，屈曲伸直间隙的不均衡是可以得到调整的，但关节线有可能降低的情况下，希望通过软组织调整加以纠正。此时的调整基本是进行 PCL 部分切开，扩大膝关节的屈曲间隙，使用较厚的聚乙烯衬垫。在 PCL 的部分切除不充分的情况下，有时需要切除 PCL（后交叉韧带）。如果这些处理后仍不能进一步解决问题，也可以追加股骨髁部后方的截骨，选择小 1 号尺寸的股骨假体。

这样一系列的间隙调整的基本思路，作为针对间隙的张力不平衡的对应法归纳如表 4-5-1 所示，可以参考。

内侧副韧带
（MCL）
Medial collateral
ligament

外侧副韧带
（LCL）
Lateral collateral
ligament

表 4-5-1　伸直间隙和屈曲间隙的调整法（九定律）

		屈曲		
		松弛	恰当	紧张
伸直	松弛	· 厚的聚乙烯垫	· 股骨远端增加物 · 小的股骨假体＋厚的聚乙烯垫	· 胫骨追加截骨 · 股骨远端增加物＋厚的聚乙烯垫 · 小的股骨假体
	恰当	· 股骨远端追加截骨＋厚的聚乙烯垫	· 良好	· PCL 松解 · 追加胫骨截骨的后倾角度 · 小的股骨假体
	紧张	· 股骨远端追加截骨＋厚的聚乙烯垫	· 股骨远端追加截骨 · 关节囊松解	· 胫骨追加截骨 · 薄的聚乙烯衬垫

注：① 术前预测厚度的垫片和试模插入张力分为：松弛、适当、过紧。
　　② 还应注意截骨后股骨远端的补垫是否引起关节线上下变化。

（根据参考文献 7 改编）

间隙平衡技术

 这是同时进行软组织松解和截骨的一种手术操作。

关节囊显露后，首先进行软组织平衡的调整。例如，对内翻畸形的膝关节首先矫正内翻畸形，进行内侧软组织的松解，直至与外侧软组织的张力相等。相反，在外翻畸形膝被矫正后，使之与内侧软组织的张力度相等之前，进行外侧软组织的松解。

◆ 截骨

胫骨近端部位的截骨面垂直于胫骨轴（图 4-5-7a），膝屈曲 90° 时保持内、外侧软组织的张力均匀，股骨后髁部的截骨使屈曲间隙为长方形（图 4-5-7b）。

接着，伸膝，内、外侧的软组织的张力均匀，并且保持正确的轴线。如果屈曲间隙、伸直间隙空间不相称，需进行远端股骨追加截骨（图 4-5-7c）。

结果，屈曲间隙和伸直间隙为大小相等的长方形（图 4-5-8）。

◆ 注意事项

这个手术技巧，在截骨前，软组织需要矫正到理想的平衡状态。软组织平衡不充分的情况下，则会造成错误的截骨。

另外，如果胫骨侧近端的截骨产生误差，可能会对股骨侧的截骨造成影响，现在单独采用这种手术操作的医师很少。

改良的间隙平衡技术

 这是将解剖学的测量截骨术和间隙平衡技术两者结合起来的手术技巧。最初进行软组织平衡的调整后，根据屈曲间隙、伸直间隙技巧，决定股骨假体内、外旋位置的股骨后髁部的截骨。另一方面，股骨远端的截骨是按照解剖学的截骨术进行的。

图 4-5-7 间隙平衡技术的截骨术

a：与胫骨轴垂直地进行胫骨近端的截骨。

b：膝屈曲 90°，保持内、外侧软组织的张力均匀（箭头），股骨后髁部的截骨，屈曲间隙应为长方形。

c：伸直膝关节，内、外侧的软组织的张力程度均等（箭头），并且保持在恰当的定位位置，如果屈曲间隙与伸直间隙空间不对称，进行远端股骨追加截骨。

—— 截骨线

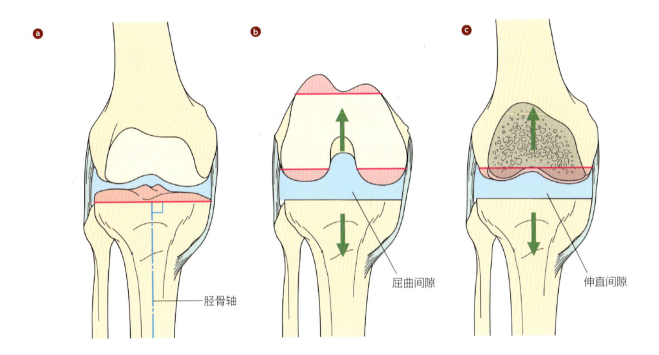

胫骨轴

屈曲间隙

伸直间隙

图 4-5-8 截骨后的屈曲间隙和伸直间隙

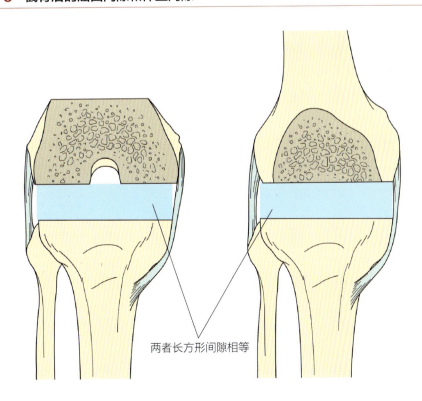

两者长方形间隙相等

（根据参考文献 8 改编）

图 4-5-9　改良的间隙平衡技术

a：胫骨近端的截骨在前后位图像中与胫骨轴成 90°进行。通过股骨假体的远端部分的厚度垂直于股骨机械轴进行股骨远端截骨术。通过截骨，股骨远端的侧切口为 6°~7°。

b：在股骨后髁部截骨中，膝屈曲 90°，使用分力器，在内、外侧的软组织上施加均等的张力（箭头），平行于近端胫骨截骨面进行截骨。

━━━ 截骨线

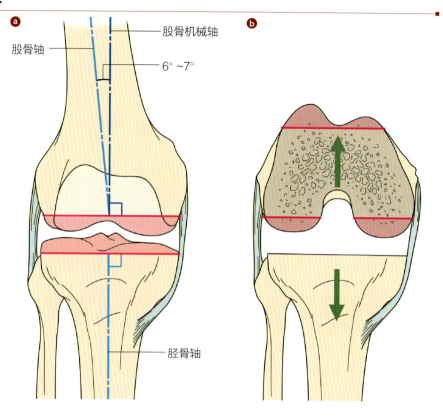

- 股骨机械轴
- 股骨轴
- 6°~7°
- 胫骨轴

◆ 内侧软组织的松解

　　在内侧软组织的松解中，进行 MCL 深层的松解和股骨、胫骨内侧缘的骨赘切除。如果不能得到恰当的标准，则通过依次追加 MCL 浅层的松解，以及半膜肌骨膜下的松解和鹅足的松解，可获得良好的平衡。

　　为了在 TKA 中接近正常膝关节对线，如今在后交叉韧带保留（CR）型 TKA中一般采用 TKA 测量截骨术，在 PS（后交叉韧带稳定）TKA 中一般采用间隙平衡技术或改良的间隙平衡技术。任何畸形的膝关节都需要重新获得接近正常膝关节的对线。也就是说，这是关系到长期疗效提升的最重要的一点。

◆ 外侧软组织的松解

　　在外侧软组织部的松解中，切开胫骨近端关节囊，同时切断外侧髌股韧带，这样处理后，残留的外翻、屈曲挛缩畸形还可以追加必要的外侧方的松解。首先切断髂胫束（ITT）的近端及远端并加以游离，通常多数可得到良好的软组织平衡。如果残留内旋畸形，不得已将腘肌肌腱延长甚至切断追加操作。

◆ 截骨

　　胫骨近端的截骨，在前后位上垂直胫骨轴切除（图 4-5-9a），胫骨截骨可以将股骨后髁部截骨作为指标，股骨远端截骨则垂直于股骨机械轴，依据股骨假体的厚度进行（图 4-5-9a），在术前拍摄股骨的全长位 X 线片上必须要测量外侧倾角，至于股骨远端与胫骨近端的截骨孰前孰后意见并未一致。股骨后髁截骨可在屈膝 90°位，通过槽式截骨板导引内、外侧软组织张力平均状态下与胫骨近端截骨面平行行股骨远端截骨（图 4-5-9b），截骨块的厚薄与股骨假体后髁部相同，截骨后屈曲间隙与伸直间隙为标准的长方形，股骨外旋程度符合下肢机械轴线。

参考文献

[1]　Freeman MA, Swanson SA, Todd RC. Total replacement of the knee using the Freeman-Swanson knee prosthesis. 1973. Clin Orthop Relat Res 2003；416：4-21.

[2]　Insall JN. Total knee replacement. Instructional Course Lecture. Vol.29. AAOS, Author. St. Louis：Mosby；1981. p324-334.

[3]　Hungerford DS. Alignment in total knee replacement. Instructional Course Lecture. Vol.44. AAOS, Author. Chicago：AAOS；1995. p455-468.

[4]　Krackow KA, Author. Intraoperative alignment and instrumen-tation. The technique of total knee arthroplasty. St. Louis：Mosdy；1990. p118-167.

[5]　Paul P, et al. Principles of instrumentation and component alignment. The Adult Knee. Vol.2. Challaghan JJ, et al, editors. Philadelphia：Lippincott Williams & Wilkins；2003. p1085-1093.

[6]　Shoji H, Wolf A, Packard S, et al. Cruciate retained and excised total knee arthroplasty. A comparative study in patients with bilateral total knee arthroplasty. Clin Orthop Relat Res 1994；305：218-222.

[7]　近藤　誠, 格谷義徳. 人工膝関節全置換術における伸展・屈曲ギャップを一致させるための手術手順および骨切りガイド使用法. 別冊整形外 2003；44：208-211.

[8]　Insall JN, author. Total knee replacement in surgical technique and instrument. Surgery of the Knee. 3rd ed. London：Churchill Livingstone；2001. p1556-1558.

第6节 截骨：股骨、胫骨、髌骨
测量截骨术（独立截骨型假体，CR型假体）

胜吕 彻

人工全膝关节置换术（TKA）的基础是从正确且理想的位置设置假体开始的。有活动的关节总是有活动的中心，但不一定与TKA的活动中心一致。但是，膝关节的运动中心，股骨侧的外科上髁轴（SEA，Surgical epicondylar axis）可以被认为是假想的旋转中心。在后交叉韧带保留（CR）型TKA中，前交叉韧带（ACL）以外的韧带维持着生理关系。特别是，后交叉韧带（PCL）与其他韧带合作控制膝关节的运动。PCL在赋予膝关节后方稳定性的同时，还具有诱导股骨向后方移动（后滚）和中枢轴运动的功能。因此，在CR型TKA中，通过与内侧副韧带（MCL）的协调作用，带来生理性的关节运动。为了保留维持膝关节运动所需的韧带功能而进行关节的重建，正确的截骨是很重要的一环。

测量截骨术

测量截骨术是用于CR型TKA的截骨术。也就是说，通过在解剖学上最合适的位置设置假体，其目的是不改变关节线，最大限度地发挥原来的韧带（MCL、LCL及PCL）功能。膝关节的运动基本上是中轴滚动运动，通过PCL的作用来诱导自然的关节旋转运动。

Point

> 测量截骨术的截骨法是CR型TKA手术技巧的根本。重要的是要记住，如果这种截骨术不充分，所有软组织平衡都会发生变化。截骨的着眼点是，股骨髁部和胫骨都应对负重轴垂直、水平地截骨，恰当地制造假体植入所需的间隙。

基本手法

测量截骨术应被视为按照原始关节的结构插入假体所需截骨量的截骨方法。

关节的显露

为了能顺利插入假体，选择显露充分的手术途经，可显露关节内的操作。一般来说，切口偏向外侧时会存在一定的困难，这是由于髌下脂肪垫阻挡所致。也有关于切除髌下脂肪垫的报道，但不行切除则可以保留髌韧带的血供。用扁平钩牵开髌下脂肪垫，随后用骨膜剥离子剥离能容易地确保外侧术野的显露（图4-6-1）。

骨赘切除

股骨、胫骨和髌骨的骨赘去除是必不可少的手术操作，如果尽早施行，它有助于确保术野和确认解剖标志。特别是股骨髁间部的骨赘，由于发生 PCL 的撞击症状者较多，因此必须实施髁间窝清理（凹陷部整形）（图 4-6-2）。胫骨的骨赘也要彻底除去。

股骨截骨

一般认为股骨的截骨比较容易，分别从冠状面和矢状面两个方向来进行是很重要的。

> **Point**
>
> 在行冠状面的截骨时，同时要考虑到矢状面，截骨时的旋转对冠状面以及矢状面均有很大的影响，有必要综合地决定截骨方向。

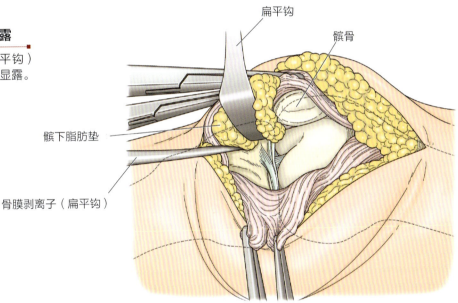

图 4-6-1　膝关节外侧的显露

在间隙中插入骨膜剥离子（扁平钩）的话，可以确保关节外侧术野的显露。

扁平钩
髌骨
髌下脂肪垫
骨膜剥离子（扁平钩）

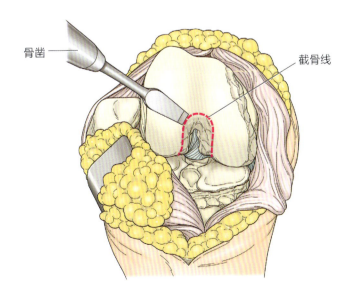

图 4-6-2　股骨髁间窝部位的骨赘切除（凹陷部整形）

不仅仅是远端，取出后髁部的骨赘也很重要。

骨凿
截骨线

◆ **股骨远端截骨**

测量截骨术中基本上是在冠状面上与机械轴成直角，截骨量与预定插入假体相同的厚度处进行截骨。设置槽式截骨导引板后，进行假体厚度部分切除的水平变为髁间窝缺口的水平。要注意，髓内导杆的插入点会使截骨面出现伸直、屈曲倾斜的情况。这是需要注意的一点，同时再次确认截骨面旋转设置。

◆ **股骨四面截骨**

1. 确定旋转定位的重要意义

股骨假体的旋转定位对髌骨活动轨迹和软组织平衡有决定性的影响，它将影响膝关节的运动并使其发生变化（图 4-6-3）。

股骨的旋转定位是测量截骨术的最重要的一环。局部解剖标志如下（图 4-6-4）：①外科上髁轴（SEA）。②临床上髁轴（CEA）。③后髁轴（PCA）。④股骨前后轴线。

图 4-6-3 膝关节的运动学

a：正常髌骨位置。
b：挛缩膝。
因为旋转中心偏离的话不能成为正常的运动学活动度受到限制的一个原因。

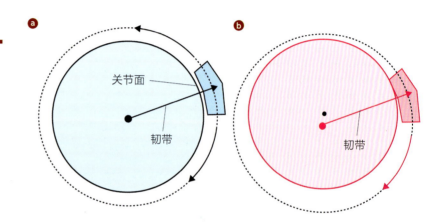

图 4-6-4 解剖学上的标志

在伸直位置－浅屈曲区域，前凸轮从前方接触；并且在中间－深屈曲区域，后凸轮啮合并引起深屈曲。

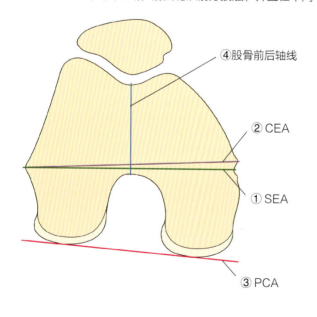

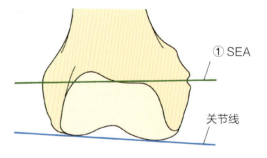

①外科上髁轴（SEA）。
股骨内上髁沟与外上髁顶点间的连线。
②临床上髁轴（CEA）
股骨内上髁与外上髁部最突出部的连线。
③后髁轴（PCA）。
股骨后髁连线外旋3°。
④股骨前后轴线（Whiteside 线）。
股骨髁间窝前后向轴线（内、外髁中间连线）。

Point

股骨远端内上髁沟的确认可以使用指腹触摸（图 4-6-4），如用力按压可以触到沟的中心（图 4-6-5）。这一解剖标志是股骨内侧旋转轴的通过点。也就是说，它是与 SEA（外科上髁轴，即连接内上髁凹陷部和外上髁的直线）平行地对股骨前后方进行截骨的指标。

图 4-6-5　MCL 凹陷附着部的解剖位置和术中确认方法

a：沟的位置（侧面）。
b：沟的位置（前面）。
c：术中确认股骨内上髁中心的方法。手指指腹很容易触到内上髁，用力按压后可确认内上髁部中间有一小沟，即凹陷部。

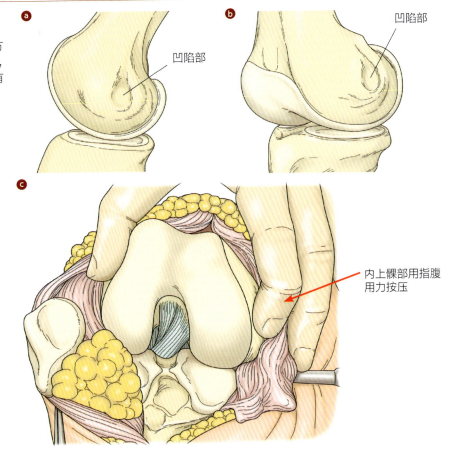

凹陷部

凹陷部

内上髁部用指腹用力按压

Point

股骨前方截骨的确认，也可从截骨后的切除面形状进行判断。一般来说，旋转定位最合适时，呈现大钢琴征。过度外旋时可以呈现双鱼征，过度内旋时可以呈现飞蝶征或哑铃征，这是很重要的注意点（图 4-6-6）。

2. 假体安装位置的确定

假体安装位置的选择方法有两种：后参照和前参照。根据病例的不同，前后内外的比例也不同，这也是手术时需要考虑的一环。如果从解剖学上选择最合适的假体，由于前后径一致，所以不会产生问题。

如果正确地优先选用前参照，后髁部的截骨量就大为不同。如果优先选用后参考，它将成为一个后方设置安装，并形成一个前方切迹。因此，假体尺寸的选择也很重要。

3. 股骨旋转定位不良和髌骨

股骨假体的旋转定位对髌骨活动轨迹和软组织平衡有决定性的影响。股骨假体设置在内旋位时，髌骨的活动不良（图 4-6-7）。

图 4-6-6　前参照

a：大钢琴征（Grand piano sign）。　　　**b**：飞蝶征或哑铃征（Butterfly 或 bell sign）。　　　**c**：双鱼征（Fish sign）。

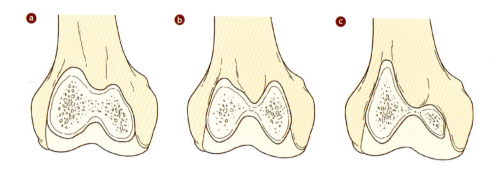

图 4-6-7　股骨旋转定位

a：良好的股骨部假体。
b：插到内旋位的髌骨假体偏外（髌骨，结果是髌骨活动轨迹不良）。

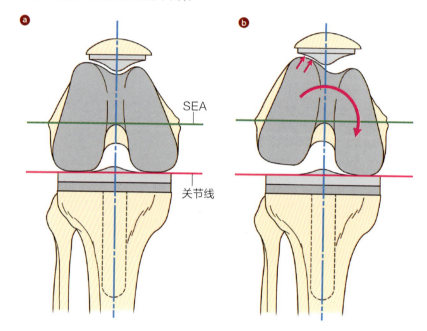

4. 后方骨赘的切除

在股骨远端的四面截骨完成后，进行股骨后方髁部的骨赘切除时，操作空间会增大，之后的操作变得容易（图 4-6-8）。内侧后方，将胫骨内旋合并外翻的话空间就会增加。外侧后方部，通过增加胫骨的内翻，空间也可扩大，容易进行骨赘切除。

胫骨截骨

对于日本人来说，通过胫骨的屈曲和胫骨平台的重塑，可以看到关节面的内侧倾斜并内移。由此可以在术前的研究中，绘制机械轴的通过点或者解剖轴的通过点。

◆标志的确认

在截骨前，充分切除胫骨近端的骨赘，确认标志点。包括：胫骨粗隆、胫骨平台内侧骨皮质、PCL 附着部的凹陷部、外侧骨皮质、胫骨髁间隆起的沟等。当确认这些标志之后，自然会推测出中心点。

图 4-6-8　股骨后髁部的骨赘切除

a：前面。
b：侧面。

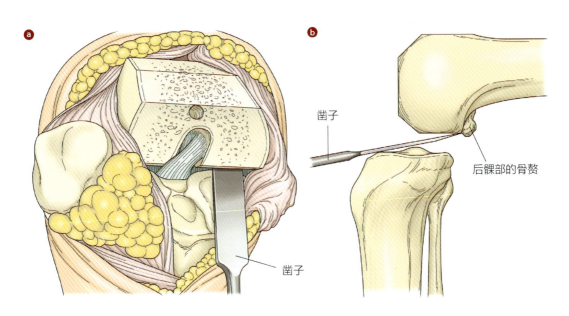

a

b

凿子

后髁部的骨赘

凿子

Point
　　股骨远端的截骨结束后，手动牵引小腿，在伸直位、屈曲位确认股骨和胫骨假体的合计厚度。此时，可以确认间隙的大小。内、外的差距不同时，可以松解一部分软组织。在假体试模插入后可以观察和获得更好的软组织平衡。

◆ **后方倾斜截骨和定位**

　　胫骨平台关节面有生理性的后倾，PCL 就是适应胫骨后方倾斜的解剖特点而发挥其功能的。如果平台关节面不存在 10° 以内后倾，屈曲时 PCL 会过度紧张。为了截骨时能够保持一定角度的后倾，胫骨假体的适度旋转设置也是要慎重确定的。

◆ **胫骨的 AP 轴的确定**

　　小腿的屈曲、畸形等程度不同也会带来 AP 轴测定困难。一般来说，连接胫骨粗隆内侧 1/3 和 PCL 胫骨附着部的直线成为 AP 轴指标（图 4-6-9）。

　　除此之外，还有赤城线（Akagi's line）和沟线（Sulcus line）（图 4-6-9）。重要的是要始终综合地判断决定这些解剖标志。

◆ **胫骨冠状面定位的决定**

　　胫骨冠状面的截骨面通常与机械轴成直角，但机械轴在多数情况下，关节面是向内侧移位的。解剖轴是连接胫骨中 1/3 的线，关节面多位于其稍外侧。所以，最好配合骨轴即解剖轴进行截骨。内侧的软组织较紧张时，通过追加内侧平台骨赘切除和根据需要增加截骨量，软组织的松解较容易进行（图 4-1-6、图 4-11-5）。

◆ **胫骨轴定位的确认**

　　虽然有多种器械，但还是要把可确认截骨面与胫骨成直角的胫骨近端截骨对线支架放在小腿部，并再次确认（图 4-6-10a）。

图 4-6-9　胫骨前后轴（AP 轴）的确定方法

以连接胫骨粗隆内侧 1/3 和 PCL 的胫骨附着部的连线为标志来确定。

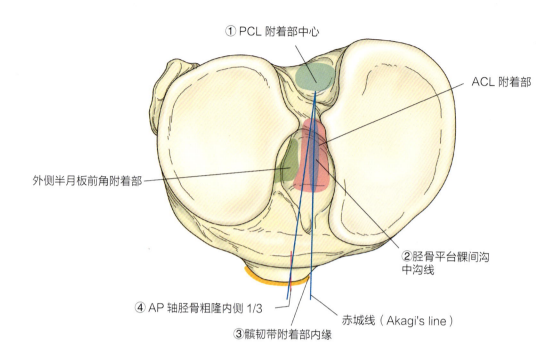

① PCL 附着部中心

ACL 附着部

外侧半月板前角附着部

② 胫骨平台髁间沟中沟线

④ AP 轴胫骨粗隆内侧 1/3

赤城线（Akagi's line）

③ 髌韧带附着部内缘

图 4-6-10　胫骨轴定位的方法

a：从正前方确认。　**b**：在膝关节轻度屈曲位进行确认。

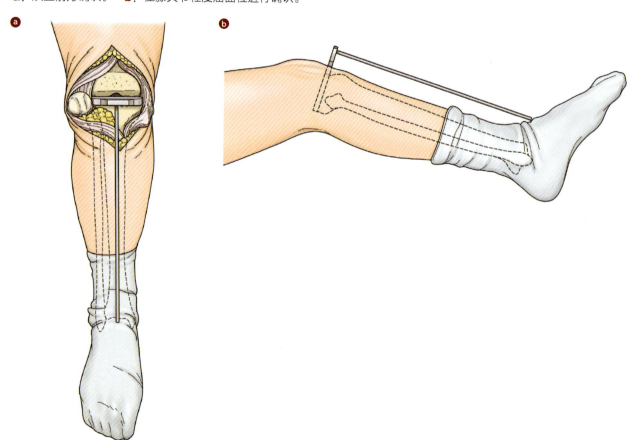

Point

胫骨轴线的校准在膝关节轻度屈曲位时，可以从正面和侧面加以观察（图 4-6-10b）。从侧面看，胫骨对线器应与腓骨平行。

测量截骨术即 Measured resection technique（独立型，CR 型假体技术）是一种 TKA 操作的基本方法，所以是骨科医师必须掌握的基础技术。

手术的基本原则是：关节显露良好，解剖标志清晰，能够根据术前计划一步步展开手术操作。

第7节　截骨：股骨、胫骨、髌骨
间隙平衡技术（截骨相互依赖型，PS型）

长岭隆二

测量截骨术（MR 法）

测量截骨术是对轻度畸形的患者，分别对股骨和胫骨部依照将 TKA 假体的厚度维持在与关节线水平一致的前提下进行截骨并安装假体。这就是所谓的具有表面置换（Replacement）概念的后交叉韧带保留（CR）型人工全膝关节置换术的基本手术技巧。

测量截骨术不适用于后交叉韧带（PCL）缺失或膝功能不全的患者。

间隙平衡技术（GAP 法）

间隙平衡技术是一种调节股骨旋转角度和屈曲间隙的方法，使软组织保持平衡。

间隙平衡技术由 Freeman 于 1980 年和 Insall 于 1981 年提出。首先，将胫骨近端垂直于机械轴进行截骨，设定股骨的旋转角度，制作成长方形的屈曲间隙。原则上要切除 PCL。此后，在韧带平衡条件下制作与屈曲间隙相同的伸直间隙（图 4-7-1a）。

间隙平衡技术的问题是，它不考虑 PCL 切除后的影响，也不假设膝关节畸形程度。各种报道表明，在切除 PCL 后，屈曲间隙会扩大（图 4-7-2）。在股骨后髁部及胫骨近端，这两部分如果只实施假体厚度的截骨，屈曲间隙将会变大。如果以扩大了的屈曲间隙为基础制作伸直间隙，则伸直间隙将过度扩大，从而导致关节线上升。另外，膝关节内翻畸形严重改变时，有时难以矫正冠状面上的畸形（图 4-7-1b）。目前，改良的间隙平衡技术（MG 法，Modified gap balancing technique）主要用于弥补以上这些缺点。

改良的间隙平衡技术（MG 法）

改良的间隙平衡技术是避免间隙平衡技术引起的关节线上升，并可获得恰当对线而被确认的一种手术方法。

在这种方法中，其着眼点是，既能通过截骨对畸形骨骼进行矫正，又能获取软组织的平衡。

图 4-7-1　间隙平衡技术

a：从屈曲位制作间隙。　　**b**：在有重度内翻畸形的情况下，因为有股骨内旋和 MCL 的挛缩，所以冠状面的畸形无法矫正。

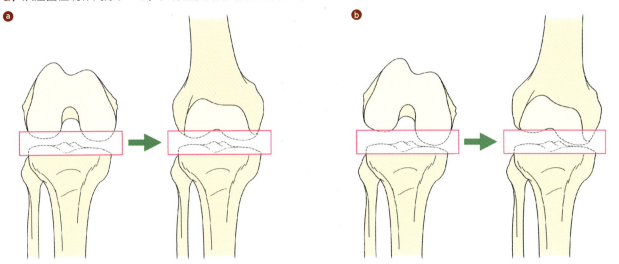

图 4-7-2　PCL 切断后屈膝 90° 对间隙角度产生的影响

在 PCL 切断后，膝屈曲位的内翻角度减小。间隙的张开力度过小的话，则不能进行恰当的角度评估。

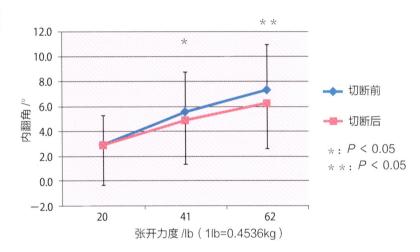

在改良的间隙平衡技术中，冠状面上的股骨远端和胫骨的近端与测量截骨术相同，并且基本上与假体的厚度相同，截骨垂直于机械轴。如果存在骨骼畸形，则应进行矫正性截骨（参见第 4 章第 11 节）。截骨后，在伸直位关节间隙不是长方形的情况下，则进行软组织松解，调整间隙为长方形。之后，为了在屈曲位上形成同样的长方形关节间隙，可调整股骨假体的旋转角度及间隙（图 4-7-3）。

畸形严重的情况下，由于内侧副韧带（MCL）、PCL 的挛缩缩短，通过切除 PCL，可以使手术操作变得容易些。其理由有：①通过切除 PCL，可以在屈曲位减少内翻畸形。②进行软组织松解，来弥补 PCL 相对的缩短。③切断 PCL 后关节后侧的处理更容易进行。在间隙平衡技术中，切除 PCL。适用于后交叉韧带稳定（PS）型或后交叉韧带替代（CS）型的假体。

Point　采用间隙平衡技术，是在畸形严重的膝关节切除 PCL，矫正轴线和重建关节结构。这就是关节置换（Arthroplasty）的内容。

图 4-7-3　改良的间隙平衡技术

a：股骨远端和胫骨近端基本上均垂直于机械轴进行截骨。
b：在伸直位上，制作长方形的间隙。必要时进行软组织松解。
c：在屈曲位制作与伸直位相同的长方形间隙。

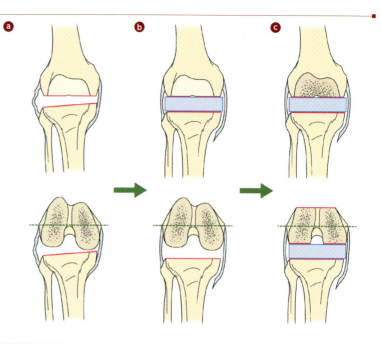

改良的间隙平衡技术的截骨流程

在股骨远端与胫骨近端截骨后，如果膝关节伸直位置和屈曲位的软组织平衡良好，则间隙的张开程度在内侧和外侧相等形成长方形。接下来，为了在屈曲位也制作长方形的间隙，需要在股骨后髁部和股骨髁前方截骨（图 4-7-4）。

截骨水平的决定，原则上配合伸直位的间隙大小，在屈曲位进行股骨后髁的截骨（图 4-7-4）。但是，在膝伸直位以及屈曲位，在间隙过窄的情况下，可进行胫骨近端的追加截骨。相反，只有膝伸直位的间隙过窄的情况下，想要与屈曲间隙平衡一致的话，股骨后髁部的截骨水平有时会过于偏向后方，甚至几乎不能追加截骨（图 4-7-5）。如果在这种情况下插入股骨假体，则股骨假体尺寸会变得太大并且在假体和股骨远端截骨面出现悬垂状态，即使是最薄的假体也不能使用。在这种情况下，可以确定股骨远端的截骨水平太远，需要在股骨远端进行额外的截骨。这些追加的截骨，最好按照"九定律"（表 4-5-1）适时进行。

间隙平衡技术中的软组织平衡

在评估软组织之前，尽可能切除在 MCL 正下方各部位的骨赘是很重要的一个步骤。对关节间隙的角度和间隙进行评估，一般使用板状撑开平衡器。各公司都提供了各种各样的平衡器（图 4-7-6）。

据报道，股骨假体的外旋角度是以后髁轴作为标准的，与髌骨的翻转移位无关，约为 5°（图 4-7-7），如果这与临床实体的上髁轴大致平行，也可能稍微内旋。但是，根据使用的平衡器和间隙的张开力度（扩张力）的不同，结果也会有所不同（图 4-7-2）。

在膝屈曲位，当平衡器显示出明显偏离解剖学标志的值时，需要对膝伸直位的截骨角度等进行再评估。无论如何也得不到软组织平衡的情况下，根据测量截骨术，以解剖学的标志为指标决定股骨假体的旋转设置。

图 4-7-4　改良间隙平衡技术中股骨髁部截骨部位的标志

用平衡模板设置撑开后，为了制作长方形间隙，先在截骨部做出标志，在此时可以同时确定股骨假体外旋角度及大小。

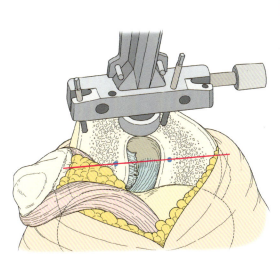
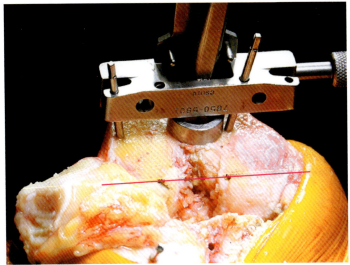

图 4-7-5　在改良的间隙平衡技术中截骨量大小的确定方法

a：由于膝伸直位的间隙与屈曲位的间隙相等，这就决定了股骨后髁部的截骨量。
b：膝伸直位的间隙距离小时，股骨后髁部应追加截骨。在这种情况下，在股骨远端进行额外的截骨，以达到 a 的水平。

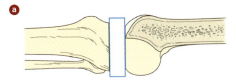
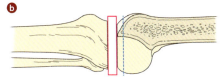
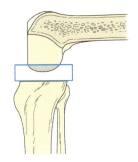
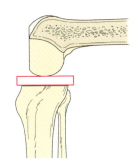

图 4-7-6　各种平衡器

使用原理及间隙张开力度因各平衡器而异。掌握平衡器的特征并使用是至关重要的。

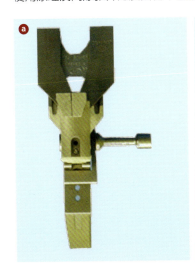
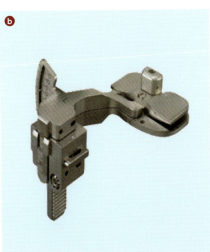
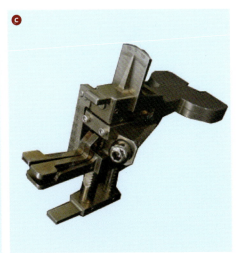

图 4-7-7 改良的间隙平衡技术中内侧软组织松解后股骨假体外旋角度（n=840）

股骨假体外旋角度平均约为 5°。然而，当 MCL 浅层和浅后斜韧带（POL）都被松解时，屈曲时内侧的间隙会增大，结果股骨假体的外旋设置角度会减少。

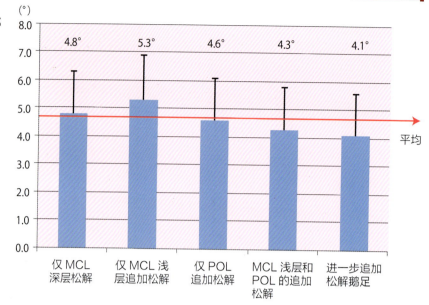

P**oint** 值得注意的是，原则上的目标是在伸直位制作一个长方形的间隙。但如果是内翻畸形严重的膝关节，为获得一个完美的长方形间隙而松解软组织过多，松解后与伸直位相比，屈曲位的间隙要更大，因此在屈曲位很难获得软组织平衡。

在 1 000 例 TKA 中，通过改良的间隙平衡技术执行的假体试模插入伸膝位时的平均间隙夹角为内翻 1.2°（图 4-7-8）。以伸膝位小于 3° 为目标，不应进行过度的松解。

关于软组织的松解，Whiteside 提倡的选择性松解术是有用的。MCL 深层全部松解剥离。MCL 浅层的松解是在屈曲位张力强时，当浅后斜韧带（浅层后方纤维）在伸直位紧张度强时进行松解。手术前站立位 FTA 超过 185° 时大都存在松解的指征。原则上，不需要松解鹅足，但偶尔也有需要松解的情况。必要的最低限度内而且在骨膜下进行，决不能损伤韧带。

平衡器

平衡器由张开间隙的推杆和扭矩驱动器构成。施加在扭矩螺丝刀上的扭矩多用英寸·磅（in·lb）表示，通过推杆施加在间隙上的张开力度用磅（lb）或牛（N）为单位表示。张开力度太小就没有意义。

如图 4-7-2 所示，20 磅左右（1lb=0.454kg）的张开力度无法表现 PCL 切断后的影响。一般多使用 40 磅左右，但即使是 62 磅左右的话，也不存在特别的问题。如果再加大张开力度，就要担心软组织的损伤和松质骨的破坏。

某厂家对髌骨复位中使用的偏置平衡器（偏置型）与髌骨翻转中使用的常规型进行比较时发现，为了发出相同的张开力度，偏置型与常规型相比需要增加 1.8 倍的扭矩。

关于平衡器，熟悉自己使用的平衡器的特征，随后根据临床经验确定最适合的张开力度是很重要的。

Point

使用平衡器时的注意事项：

（1）把推杆设置在恰当的位置。

（2）测量时，将小腿保持在中立位置。

（3）插入股骨假体试模测量时间隙很重要，不完全插入测量骨间隙其测量值会完全不同，这也是应该注意的。另外，也要考虑各系统中试模后髁部的长度也不完全相同。

（4）平衡器的间隙值多为测量中心间隙的值，但内侧或外侧的间隙值受软组织平衡内、外翻角度的影响，需要加以注意。

图4-7-8 改良的间隙平衡技术中每个屈曲角度时的夹角（n = 1 000）

股骨远端胫骨截骨后，平均在伸直位2.7°内翻角残留。松解后膝伸直位的间隙平均存在1.2°，要制作完整的长方形的间隙是很困难的。

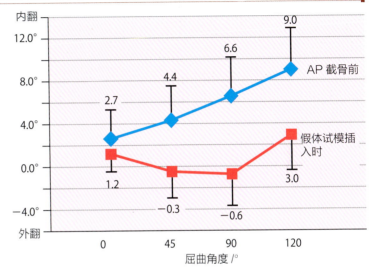

改良的间隙平衡技术中胫骨假体的旋转定位

股骨假体与后髁轴夹角平均外旋5°左右。根据所谓的ROM法，根据股骨假体确定了胫骨假体的旋转定位，要比赤城线（Akagi's line）外旋约6°。胫骨粗隆内侧1/3比赤城线（Akagi's line）外旋约10°，因此胫骨假体的旋转设置与赤城线（Akagi's line）相比，处于外旋的位置，而且与胫骨粗隆内侧1/3相比，处于稍微内旋的位置。

不可实施间隙平衡技术的病例

对于骨缺损较大，无法使用平衡器进行间隙评估的病例，不适用间隙平衡技术。另外，有些病例股骨后髁也存在过量骨赘，无法评估平衡间隙大小（图4-7-9）。

即使在外翻膝中，改良间隙平衡术的操作也很困难。在外翻膝关节中，通常伴有股骨外髁的发育不全。

对冠状面对线进行矫正后，对股骨远端进行截骨。如果屈曲间隙也制作成长方形，后髁部的外旋角度很少会达到7°以上。此时，不能使用截骨导板，可以将股骨前后轴和上髁轴等作为基准，确定股骨假体的旋转角度。

图 4-7-9　后方有巨大骨赘的病例

即使使用改良的间隙平衡技术，也难以正确地评估间隙。

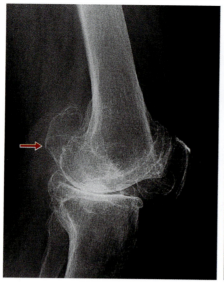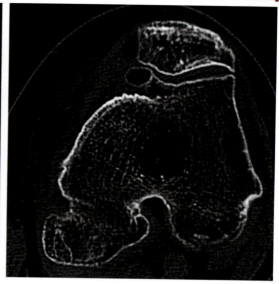

关于测量截骨术和改良的间隙平衡技术的注意事项

　　冠状面定位的设定方面，测量截骨术和改良的间隙平衡技术，在绘制机械轴这一点上基本上是相同的。在改良的间隙平衡技术中，股骨假体的旋转放置角度受到软组织松解的影响并且因个体不同而有变化。当 MCL 浅层和后斜韧带都剥离时，股骨假体的旋转放置角度明显变小（图 4-7-7）。重要的是软组织不要进行过度松解。股骨假体的尺寸改成约大一号，但应避免在内、外侧与股骨远端骨质中突出。即使同样的前后宽度，采用稍小尺寸假体也是有用的。胫骨假体的大小选择足够所需即可。

　　在改良的间隙平衡技术中，股骨假体的旋转设置并不完全依赖于软组织平衡。重要的是要经常一边留意解剖的标志，一边实施截骨。

参考文献

[1] Ma Y, Nagamine R, Chen W, et al. Comparative evaluation of posterior cruciate ligament in total knee arthroplasty：an in vivo study. J Orthop Surg（Hong Kong）. in press.

[2] 長嶺隆二，加茂洋志，前川正幸，ほか. 大腿骨遠位を最初に切骨 する Dependent cut 法のコンセプトと現状における問題点－ Joint gap control 法という概念の提唱－ 整外と災外 2002；51：723-728.

[3] Chen W, Nagamine R, Kondo K, et al. Effect of medial softtissue releases during posterior-stabilised total knee arthroplasty. J Orthop Surg（Hong Kong）2011；19：230-233.

[4] Muratsu H, Matsumoto T, Kubo S, et al. Femoral component placement changes soft tissue balance in posterior-stabilized

total knee arthroplasty. Clin Biomech（Bristol, Avon）2010；25：926-930.

[5] Onodera T, Majima T, Nishiike O, et al. Posterior femoral condylar offset after total knee replacement in the risk of knee flexion contracture. J Arthroplasty 2013；28：1112-1116.

[6] Minoda Y, Mizokawa S, Ohta Y, et al. Posterior reference guides do not always maintain the size of posterior femoral condyles in TKA. Knee Surg Sports Traumatol Arthrosc 2015；[Epub ahead of print].

[7] Matsuda S, Miura H, Nagamine R, et al. Anatomical analysis of the femoral condyle in normal and osteoarthritic knees. J Orthop Res 2004；22：104-109.

第8节 截骨：股骨、胫骨、髌骨
预截骨法

金山龙泽

在人工全膝关节置换术（TKA）中，合适的截骨是很重要的，为此目的才有了测量截骨术（MR法）和间隙平衡技术（GAP法）两种方法。有关间隙平衡技术的问题，现就近年来流行的改良的间隙平衡技术（MG法）进行阐述。

什么是股骨后髁预截骨法

在测量截骨术中，首先所有的骨端均做截骨切除，然后再切除骨赘和处理软组织来调整伸直间隙、屈曲间隙平衡。不过，在改良的间隙平衡技术中，在胫骨近端截骨和股骨远端截骨后，再实施全部的骨赘切除及软组织处理。这两种手术技术的手术过程包括股骨和胫骨的截骨以及骨赘处理、软组织处理。两者之间没有太大的区别，而它们之间的根本区别在于股骨后髁的切除量和旋转角度的决定方法，其次是截骨的顺序（图4-8-1）。

Point 这样一想，就明白了TKA中股骨后髁的处理方法是多么重要。通过设计该处理方法，可以控制测量截骨术与改良的间隙平衡技术之间的差异之后，考虑二者融合的可能性。为此研究开发了股骨后髁预截骨法。

图4-8-1 股骨部截骨法

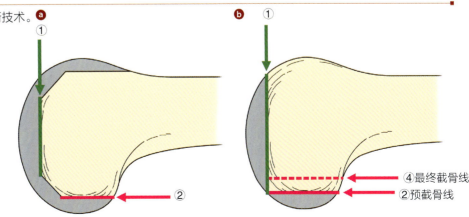

a：测量截骨术，改良的间隙平衡技术。
①股骨远端截骨。
②股骨后髁部的截骨。
根据假体尺寸直接进行。
b：股骨后髁预截骨法。
①股骨远端截骨。
②股骨后髁部初次截骨。
③软组织平衡的确认。
④实施最终的截骨。

④最终截骨线
②预截骨线

股骨后髁预截骨法是初次减少股骨后髁的截骨量，在最终进行调整后再次截骨的一种方法（图 4-8-1b ②），也有研究认为改良的间隙平衡技术对股骨后方的骨赘截除是有用的。使用后交叉韧带（PCL）保留型假体的话，不仅后方的骨赘处理变得容易些，而且在股骨后髁部追加截骨时可以对旋转角度进行微调，保留 PCL 的状态下评估伸直间隙、屈曲间隙也成为可能。

> 在 CR 型（Cruciate retaining）TKA 中，屈曲间隙有时很小，而在 PS 型（Posterior stabilized）TKA 中，屈曲间隙常常会很大，甚至难以调整间隙大小。通过对保留 PCL 的股骨后髁预截骨后的间隙进行评估，采用了针对屈曲间隙过小则切除 PCL、而屈曲间隙过大则保留 PCL 这个新的保留与截除 PCL 的标准概念，从而可应对病例中不同的间隙特性的差异。

股骨后髁预截骨法的手术技术

与正常测量截骨术、改良的间隙平衡技术一样，首先实施胫骨近端和股骨远端的截骨，以形成伸直间隙。在保留 PCL 的状态下设置预截骨导引板，从股骨后髁轴开始进行 4mm 的初次预截骨。预截骨时的股骨旋转截骨角度，是根据基于髁上视图的单纯 X 线片和基于 CT 的术前计划确定的角度，据此从后髁轴到中近端进行约 4mm 厚的预截骨（图 4-8-2）。在外旋 3° 的情况下，由于预截骨而产生的内侧后髁的截骨量只有 5mm 左右，但是，从这个微小的屈曲间隙中，就可以更容易地切除后方的骨赘，充分松解或切除与屈曲挛缩相应的后方关节囊。对所有的骨赘切除和必要的软组织松解后进行评估，并对伸直间隙、屈曲间隙实施评估。

> 到此为止的操作流程，从测量截骨术的立场来看，股骨后髁截骨量虽然少，但按照术前计划实施骨切除之后进行软组织处理的标准测量截骨术。另外，从间隙平衡技术的立场来看，由于在伸直间隙制作后，在股骨后髁上保留调整余地的状态下进行骨赘切除与软组织处理，因此也可以将其解释为改良的间隙平衡技术。在通常的改良的间隙平衡技术中，在股骨后髁切除前，对于屈曲挛缩，进行后方关节囊的处置以及后方骨赘切除等松解操作成为可能。

预截骨模板所需间隙的确认

以上的说明都是为准确调整伸直或屈曲的"骨间隙"所论述的方法。但是实际上，有研究显示，假体试模植入后，好不容易调整好的伸直间隙，股骨假体的后髁处会由于后方关节囊挛缩张力变大而使间隙变小。

在设置假体的状态下预估假体间的间隙，在切除所有骨之前能够测量间隙大小的工具是预截骨模板。表面形状和远端的厚度与实际假体相同，是前部分缺损、后髁的厚度变薄为 4mm 的模板（图 4-8-3）。

> 如果在股骨后髁 4mm 预截骨后设置预截骨模板（图 4-8-3a），则与测量截骨术中的股骨假体设置处于同样的状态。在所有的骨赘切除后，测量在预截骨模板设置后的伸直间隙与屈曲间隙，在此基础上进行软组织处理以及最终截骨，就可以调整作为假体间隙需要的间隙，大大减轻因假体设置引起的伸直间隙松弛的风险。

图 4-8-2　预截骨法①

a：安装 AP 截骨模板，以任意的外旋角度固定预截骨固定钉子。
b：通过固定钉子设置预截骨模板，在中间进行距后髁轴 4mm 厚的股骨后髁预截骨。

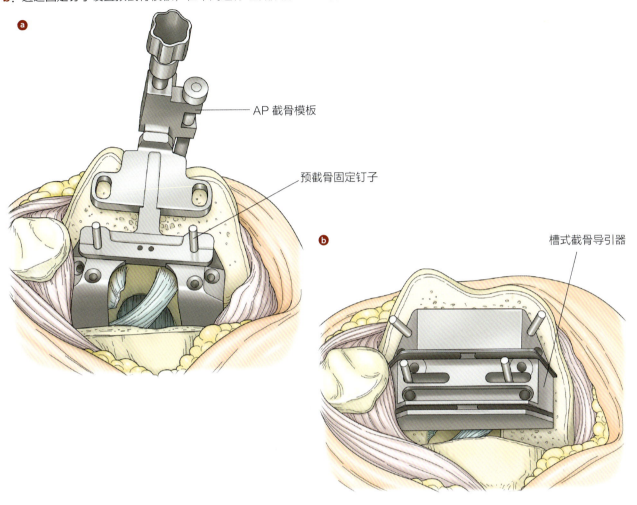

AP 截骨模板

预截骨固定钉子

槽式截骨导引器

图 4-8-3　预截骨法②

a：预截骨表面形状及远端截骨厚度与假体相同，后髁的厚度缩小至 4mm。
b：用髌骨复位测量间隙。

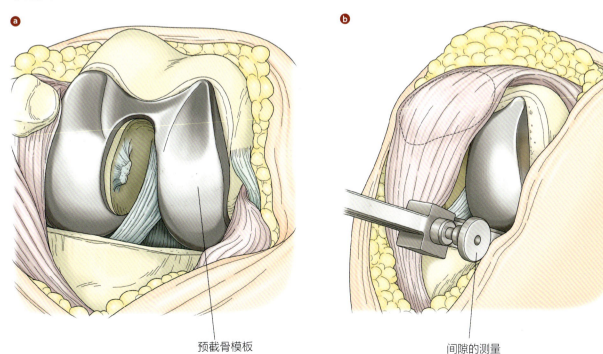

预截骨模板

间隙的测量

术中测量间隙数据

在保留 PCL 的条件下设置预截骨模板，模板从薄到厚依次增加 1mm，用髌骨复位后测量两骨间的间隙（图 4-8-3b），伸直间隙、屈曲间隙都会因病例的不同而显现存在非常大的差异。几乎所有病例的屈曲间隙都比伸直间隙大，但也有部分病例伸直间隙较大，而伸直间隙及屈曲间隙的大小也略有偏差。

（1）保留 PCL 屈曲间隙较大的病例。

（2）切除 PCL 引起屈曲间隙较大的情况。

（3）屈曲挛缩伸直间隙也较小。

（4）综合考虑假体设置中伸直间隙变小等情况，才能够理解切除 PCL 的全部病例中，用测量截骨术进行手术的情况下，会产生极端的伸直间隙、屈曲间隙之间的间隙差，间隙大小调整很困难的病例。这种情况如何能避免发生，特别对于经验少的术者，先在保留 PCL 的情况下测定间隙大小，也可以选择最终保留 PCL 的手术。

最后截骨

所有软组织处理结束后，根据预截骨后试模设置的间隙测量结果，确定股骨后髁的最终截骨量、旋转角度，使其成为恰当的假体间隙。此时，如果始终维持预定的截骨量和旋转角度，就要选择测量截骨术。如果重视伸直屈曲间隙平衡，就要选择改良的间隙平衡技术。根据实际情况，可以在两者之间进行选择（图 4-8-4）。必要的话，股骨远端胫骨的截骨微调后容易进行操作。

在通常的测量截骨术中，截骨后的股骨假体尺寸不能扩大。在该方法中，可以使用根据调节股骨后髁的空间来调节股骨假体的尺寸并调节旋转设置。但是，对于假体的尺寸过大或尺寸过小均需要加以注意。

图 4-8-4　股骨后髁的最终截骨

a：股骨四面截骨导板用器械。
b：选择要设置成恰当的屈曲间隙的间距的厚度和角度，由此确定股骨四面截骨导板的位置。

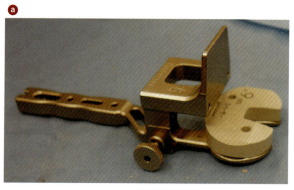

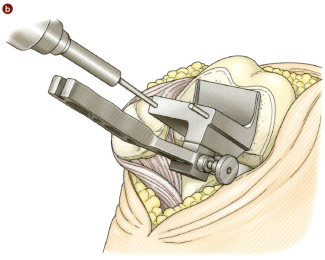

参考文献

[1] 金粕浩一. 深屈曲を得るための手術法. 新 OS NOW 24 膝関節外科－手術手技のすべて. 岩本幸英, ほか編. 東京：メジカルビュー社；2004. p38-47.

[2] 金山竜沢, 白土英明, 斉藤康文, ほか. 人工膝関節置換術術中ギャップ計測による CR, PS インプラントの選択. 日人工関節会誌 2009；39：304-305.

[3] 金山竜沢, 白土英明, 老沼和弘, ほか.『 大腿骨後顆プレカットトライアル』による大腿骨最終骨切り前コンポーネントギャップ計測の有用性. 日人工関節会誌 2012；42：155-156.

[4] 金山竜沢. 大腿骨後顆プレカットトライアルによる靭帯バランスの獲得法. 整・災外 2013；56：1065-1073.

[5] Kaneyama R, Otsuka M, Shiratsuchi H, et al. Criteria for preserving posterior cruciate ligament depending on intraoperative gap measurement in total knee replacement. Bone Joint Res 2014；3：95-100.

[6] Muratsu H, Matsumoto T, Kubo S, et al. Femoral component placement changes soft tissue balance in posterior-stabilized total knee arthroplasty. Clin Biomech（Bristol, Avon） 2010；25：926-930.

第9节 假体安装位置的确定
股骨假体的旋转和设置

松田秀一

应设目标的旋转对线

解剖学的观点

关于股骨的旋转定位是符合解剖学指标还是符合韧带平衡，人们对此目前存在分歧，但作为解剖学上的指标有几个划时代的事件要加以介绍（图4-9-1）。

◆ 外科上髁轴（SEA，Surgical epicondylar axis）

SEA是连接外侧上髁的顶点和内侧上髁的凹陷部（沟）的线。从解剖学上来说是连接内侧副韧带（MCL）和外侧副韧带（LCL）的附着部的中心连接线，也有研究结果表明，SEA近似于正常膝的屈曲及伸直的轴。

◆ 临床上髁轴（CEA，Clinical epicondylar axis）

CEA在连接外髁上顶点和内髁上顶点的线上，CEA比SEA外旋约3°左右。

◆ 股骨前后轴线（Whiteside线）

股骨前后轴线它是连接髁间沟最深部分和髁间区域中心的线，因为它可以在手术后保持在髁间沟的最深部分，所以这条线也常用作指标。股骨前后轴线和CEA几乎是垂直相交的。

◆ 后髁轴（PCA，Posterior condylar axis）

PCA是连接后髁的线，是手术中最容易识别的标志，但PCA与上述3个轴相比处在内旋位。

目前使用的大多数成套设备的类型是以SEA、CEA、股骨前后轴线等为基准制作的，在使用尸体标本膝的生物力学研究中，多数研究称平行PCA安装会使术后的髌骨活动轨迹发生很大变化。

伸直－屈曲的对线

旋转程度也依靠伸直－屈曲的定位来决定。

在机械轴中，伸直位（冠状面）的定位与股骨、胫骨都垂直设置在机械轴上（图4-9-2a）。接下来，考虑膝关节屈曲位的定位。在膝关节屈曲90°的MRI检查中，在中间位膝关节中，膝关节屈曲位与胫骨机械轴垂直相交的是SEA。因此，在机械轴中，旋转定位与SEA保持一致，可以保证伸直－屈曲的对线无异常（图4-9-2b）。如果在这里假体与PCA平行放置，在膝关节屈曲位，小腿处于外翻位，向外侧偏心及髌骨活动轨迹异常，这是令人担心的（图4-9-2c）。

图 4-9-1 股骨旋转的标志

临床上髁轴（CEA）：连接外髁上的顶点
与内髁上顶点的连线。
外科上髁轴（SEA）：连接外髁上的顶点
和内髁上凹（沟）的线。
股骨前后轴线（Whiteside 线）：连接髁
间沟最深部分和髁间区域中心的线。
后髁轴（PCA）：双髁后方连线。

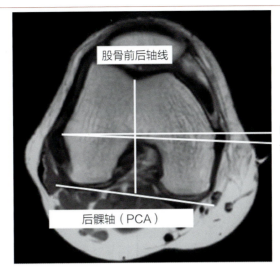

图 4-9-2 膝关节伸直 – 屈曲的对线

a：膝伸直位（冠状面）的对线。
b：膝屈曲位的定位。旋转对线与
SEA 保持一致，可以确保伸直 –
屈曲的定位。
c：膝屈曲位的定位。在膝关节屈曲
位，小腿处于外翻位，向外侧偏心及
髌骨活动轨迹异常是令人担心的。
d：膝屈曲位的对线。由于胫骨近
端部位也比机械轴内翻，所以不会
在屈曲部位发生对线异常。
e：膝屈曲位的定位。如果股骨假
体过度外旋，在屈曲部位就变成内
翻位。

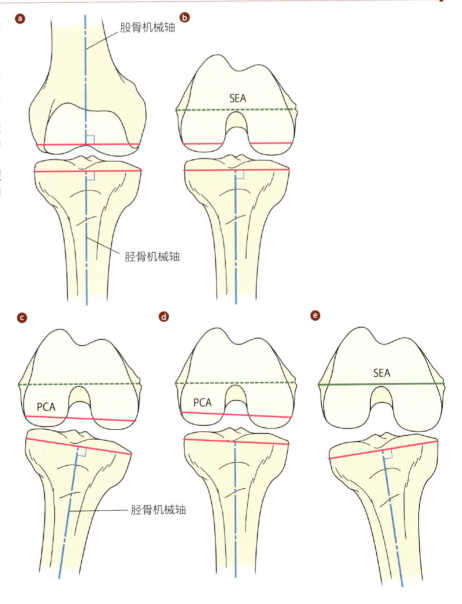

在运动定位方法中，股骨的旋转定位与 PCA 一致，由于胫骨近端部位也比机械轴内翻，所以不会在屈曲部发生对线异常（图 4-9-2d）。

韧带平衡

关于应该以怎样的韧带平衡为目标这一点，虽然严格来说并不清楚，但使内侧、外侧的韧带平衡相等的概念以前就有。也有通过股骨的旋转从而调整屈曲位的韧带平衡的方法。但也有报道称，在实际的手术操作中，为了使内侧、外侧的韧带维持平衡一致，与 PCA 相比，股骨假体需要在内旋 3° 至外旋 12° 的范围内变化。从生理上来说，外侧部比较松弛。TKA 术后，几乎没有研究显示在屈曲位的内、外侧韧带平衡的情况下，临床效果会更好。膝内翻的情况下，特别是外侧软组织松弛的情况较多，为了使内、外侧的平衡一致，股骨假体逐渐向外旋转，在屈曲位改变成内翻定位（图 4-9-2e）。

Point

因此，综合考虑屈曲位的对线，股骨假体的旋转定位是以 SEA 为基本考虑的，即使考虑到韧带平衡，也应该停留在比 SEA 增加 2°~3° 的外旋位，即应当不超过 CEA 的范围内。

胫骨假体与旋转不匹配

髌韧带附着部内缘连接后交叉韧带（PCL）附着部中心的连线称为赤城线（Akagi's line），此线经常被用作胫骨假体的旋转定位的标志，但该线是作为与 SEA 垂直相交的线而得出的。因此，在股骨假体与 SEA 相配合的情况下，容易产生旋转不匹配。但是，如果股骨假体与 CEA 相匹配，则与赤城线（Akagi's line）相比，出现胫骨假体外旋不匹配的概率会减少，但与胫骨后缘形成夹角变大，覆盖减少，这令术者担忧（图 4-9-3）。如果胫骨假体对称并且带有柄部，还是避免股骨假体过度外旋为好。

临床疗效

已经有许多临床报告指出，与 SEA 相比，股骨假体处在内旋位设置，则运动轨迹误差会比较容易发生。其中一个原因是髁间沟的形状发生了变化，在屈曲位

图 4-9-3　胫骨旋转对线

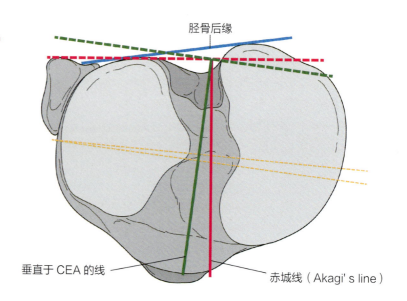

胫骨后缘

垂直于 CEA 的线　　赤城线（Akagi's line）

时存在外翻倾向，髌骨向外侧的牵引的力作用也是原因之一。另外，在最近的研究中发现，股骨假体设置在内旋位置的话，使屈膝动作明显出现受阻的倾向。这也是由于屈膝位引起的向外脱位导致髌股运动不良，股四头肌的效率降低的缘故。

考虑到以上情况，使用通常的假体，用机械轴进行手术时股骨假体的旋转定位是以 SEA 为基准考虑的。与其相比，即使是外旋，到 CEA 位置股骨假体也要停止的。

手术前计划及手术过程中的实际情况

在术中正确把握 SEA 和 CEA 的判断是很困难的，PCA 倒是最能体现再现性地的可把握的指标。但是，由于 PCA 和 SEA 的关系因病例的不同而有很大差异，所以术前用 MRI、CT 等测量 PCA 和 SEA（CEA）所成的角度，作为指标比较好。特别是在外侧畸形的膝关节病（膝关节 OA）中，由于外侧髁部位的发育不良，有时会形成较大的外旋角度，因此必须进行测量。也有报道称，以后髁轴为指标时，如果不考虑软骨的厚度，就会产生 2° 左右的误差。另外，如果是通常的 CT 和 MRI，则是二维的测量。理想的话，最好进行三维检查来评估，决定确切旋转角度。

术中，以 PCA 开始的旋转角度为基础，决定旋转定位。也要参照内侧及外侧上髁部的触诊。股骨前后轴线也相对容易识别。

股骨后方的截骨量

在保留 PCL（CR，独立型假体）的情况下，它基本上是一种测量截骨术，根据假体的厚度切除骨骼，并保存 PCL 的张力。对于平均的膝内翻畸形，垂直于机械轴进行截骨时，由于内侧远端的关节软骨基本磨损消失，内侧和外侧的软骨和骨的截骨量基本需要相等的情况较多（图 4-9-4a）。由于后方髁部的磨损

图 4-9-4　股骨的截骨量

a：垂直于机械轴进行截骨时，由于内侧远端的关节软骨基本消失，仍应注意内侧和外侧的骨的截骨量基本相等。
b：平行于 SEA 进行截骨的话，内侧比外侧切除量大。

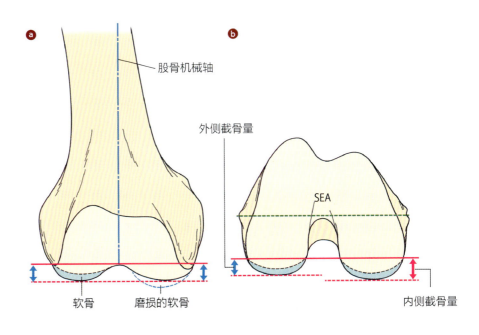

较轻，因此在与 SEA 平行地进行截骨的情况下，内侧比外侧切除量大（图 4-9-4b）。用后参照进行更正确的截骨量的调整是可能的。

在切断 PCL（PS，后交叉韧带稳定型）的情况下，由于切除了 PCL 的部分，屈曲间隙变大，所以与 CR 型 TKA 相同的测量截骨术中，有可能产生膝屈曲中段以后的内侧不稳定性。因此，股骨远端与 CR 型 TKA 同样地进行截骨，胫骨近端比术前减少后倾。进行截骨后，确认屈曲间隙，调整股骨假体的尺寸和前后位置，使内侧的伸直间隙、屈曲间隙相等。

参考文献

[1] Asano T, Akagi M, Nakamura T. The functional flexionextension axis of the knee corresponds to the surgical epicondylar axis：in vivo analysis using a biplanar imagematching technique. J Arthroplasty 2005；20：1060-1067.

[2] Heesterbeek PJ, Jacobs WC, Wymenga AB. Effects of the balanced gap technique on femoral component rotation in TKA. Clin Orthop Relat Res 2009；467：1015-1022.

[3] Hanada H, Whiteside LA, Steiger J, et al. Bone landmarks are more reliable than tensioned gaps in TKA component alignment. Clin Orthop Relat Res 2007；462：137-142.

[4] Kawahara S, Okazaki K, Matsuda S, et al. Internal Rotation of Femoral Component Affects Functional Activities After TKA-Survey With The 2011 Knee Society Score. J Arthroplasty 2014；29：2319-2323.

第10节 假体安装位置的确定
胫骨假体的旋转和设置

赤木将男

胫骨假体的设置位置，分别按冠状面、矢状面、横断面加以说明。但是，需要注意的是，假体设置会受到这些面（坐标系）定义的影响。另外，计划关节线应该处于什么水平，再决定胫骨近端截骨量。

膝内翻的情况下，包括关节软骨在内的外侧胫骨平台中央部位为术后关节线水平面。保留内侧胫骨平台部分硬化骨，是防止胫骨假体向内翻方向下沉的重要一环。

外翻膝中内侧副韧带（MCL）松弛（功能不全）时，要与股骨远端截骨量同时影响到胫骨近端截骨量。

冠状面（正面）定位

冠状面（正面）轴线设置定位的基本轴是指术后胫骨机械轴（连接踝关节中央和术后胫骨假体中央的连线）和胫骨解剖轴（胫骨轴）（图4–10–1a）。

在没有胫骨内翻的病例中，这两根轴是一致的，但是在胫骨出现内翻的病例中，这两根轴并不一致，所以必须考虑将胫骨近端垂直于哪个轴后再进行截骨。而且，在术野中正确地鉴别踝关节中央的位置并不是件容易的事。推荐的方法有：将胫骨远端1/4的前方皮质隆起的胫骨嵴作为踝关节中心的替代方法；将髓外导向器的正面对准胫骨前后轴之后，将胫骨对线器的踝钳固定于踝关节内、外踝隆起处，其中点作为踝关节的中心点等。

术后胫骨机械轴垂直设置的方法

在设置假体模板时，选择最大限度地覆盖胫骨近端截骨面的假体尺寸，试模的轴指向踝关节中央设置（图4–10–1b）。尽管采用此法胫骨残留内翻畸形甚至在术后仍然保持，但是MCL不需要松解。HKA（髋－膝－踝角）角度为0°。如果在有胫骨内翻的情况下最大限度地覆盖截骨面，截骨面与胫骨解剖轴垂直设置，相对于术后机械轴，胫骨假体呈现过度外翻，需要MCL松解的病例较多。所以多使用胫骨截骨导向器。

与胫骨解剖轴垂直设置的方法

在胫骨内翻很严重的病例中，为了使胫骨解剖轴与假体柄的轴一致，除了尺

图 4-10-1　胫骨的机械轴和解剖轴

a：胫骨机械轴和解剖轴存在胫骨内翻时有差异。
b：在术后机械轴上垂直设置胫骨假体的方法。
c：在胫骨解剖轴上垂直设置假体的方法。

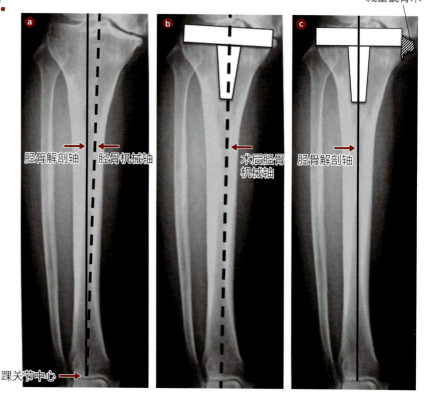

减量截骨术

胫骨解剖轴　胫骨机械轴

术后胫骨机械轴　胫骨解剖轴

踝关节中心

寸缩小以及假体外移（图 4-10-1c）。因为假体的未覆盖部分是在胫骨平台内侧，可以在相同部位实施截骨（内侧髁缩小截骨术）。而且切除该部分后可缓解 MCL 张力，从而避免 MCL 松解过多。采用这种手术操作，术后胫骨机械轴与胫骨解剖轴一致，胫骨内翻消失。与术前计划预定的一样，将截骨髓外导向器的近端固定位置、髓内截骨导向器的骨髓内杆插入位置从髁间隆起间略微向外移动。

无论选择以上哪种方法，都是相对于术后机械轴垂直地设置假体。但是：前者可以选择较大的假体尺寸，但残留胫骨导致一定程度的膝内翻；后者可以消除胫骨内翻，但假体尺寸较小。在胫骨内翻严重的病例中，胫骨假体大小决定股骨假体的尺寸，股骨假体相对于股骨远端缩小一个尺寸，也有采取将两者折中之法进行设计的。尽可能减轻胫骨内翻的同时，与术后机械轴垂直设置是比较好的。

矢状面（侧面）定位

矢状面定位（向后倾斜）在 CR 型假体（独立型假体）和 PS 型假体之间有所不同。

在 CR 型假体中，与伸直位相比，大多数情况下屈曲位的间隙要变小，后方倾斜截骨一般与术前患者的胫骨平台后方倾斜度一致。但是，由于胫骨聚乙烯衬垫中已经包含向后方倾斜的类型很多，所以有必要事先了解安装使用 TKA 假体聚乙烯衬垫后方倾斜参数。

在 PS 型假体中，与伸直位相比，大多数情况下屈曲间隙变化较小，所以后方倾斜将减少。

横截面（旋转设置）

胫骨假体的旋转设置与①股骨胫骨（FT）关节的旋转适应性、②髌骨活动轨迹、③胫骨假体在截骨面上覆盖、④术后足部的朝向、⑤术后伸直受限等有关。另外，胫骨近端截骨时，如果不能正确把握胫骨的前后方向，胫骨截骨面向后方倾斜会对胫骨内、外翻轴线产生影响。

股骨旋转错误，在旋转自由度高的假体中，由于在边缘过载，即有可能产生这部分的聚乙烯衬垫的早期磨损，在旋转限止性高的胫骨衬垫中，是成为膝伸直限制或形成内八字 / 外八字步态的原因。另外，由于胫骨假体处于内旋位设置会发生髌骨向外侧半脱位倾向，成为手术后疼痛的原因，因此决定横断面正确的旋转设置在手术技巧上是非常重要一环。

但是，关于胫骨前后方向的判定法，至今还有各种各样的争议。主要有以下 4 种。

（1）根据解剖学的标志确定胫骨前后方向。

（2）确定股骨的旋转设置，依靠软组织的张力来确定胫骨旋转设置。

（3）使用移动轴承系统确定旋转设置，而获得 FT 关节的适配性。

（4）在胫骨截骨面上设置最大限度的试模，使用自动决定旋转设置的内、外侧非对称的胫骨假体。

基于解剖学标志的方法

胫骨近端的解剖学标志有：① PCL 附着部中心。②胫骨髁间隆起间沟（中沟线）。③髌韧带附着部内缘。④胫骨粗隆内侧 1/3（图 4-10-2）。⑤胫骨截骨面本身。

图 4-10-2 胫骨关节面决定旋转的解剖学的标志

① PCL 附着部中心。
② 胫骨髁间隆起间沟（中沟线）。
③ 髌韧带附着部内缘。
④ 胫骨粗隆内侧 1/3。

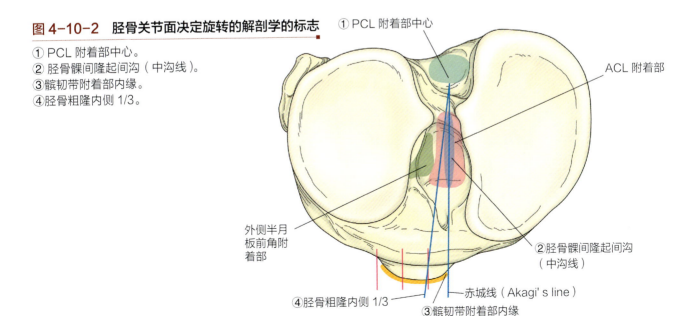

设置纵轴需要两个点或多个点，如目前所提倡的、最具有代表性的是：①连接 PCL 附着点中心和髌韧带附着的内缘［所谓的赤城线（Akagi's line）］。②胫骨髁间隆起间沟（中沟线）。③ PCL 附着区域的中心和胫骨粗隆内侧 1/3。参照①和②就可决定胫骨近端截骨及胫骨假体旋转设置。③与解剖上膝关节的前后轴相比，轻度外旋过度，但是人工全膝关节置换术（TKA）对过度外旋的容许度较大；在 TKA 中，内旋膝活动大幅丧失，是因为考虑伸膝结构的效率的一种设置法。

股骨假体的旋转设置和软组织平衡的方法（ROM 技术）

在本方法中，在股骨端设置股骨假体试模，在伸直位对内、外侧的韧带施加张力的状态下，配合股骨假体的旋转程度决定股骨假体的旋转位置。或者，在胫骨截骨上设置没有柄的可移动的胫骨试模，使膝关节屈伸数次，观察髌骨活动轨迹。伸膝位停止的状态下的旋转为正确的胫骨旋转程度。

使用活动平台系统（Mobile bearing system）时

使用活动平台系统时由于聚乙烯衬垫在胫骨假体托盘上能够自由旋转，不会出现 FT 关节失配，所以不考虑胫骨衬垫的旋转问题。选择最大限度地覆盖胫骨截骨面的胫骨假体。但进行胫骨向后方倾斜截骨时，为了避免对膝内、外翻造成影响，有必要正确定位前后方向标志，进行胫骨近端的截骨。

使用内、外侧非对称的胫骨假体

这种情况下，胫骨截骨面得到最大限度覆盖，并且，在这种情况下假体应正确地朝向正前后方向，这类设置是据胫骨假体的设计所确定的。

即使在这样情况下，人们对旋转设置的确认，依然提出了各种各样的方法，至今还没有得出一致的结论。

参考文献

[1] Fukagawa S, Matsuda S, Mitsuyasu H, et al. Anterior border of the tibia as a landmark for extramedullary alignment guide in total knee arthroplasty for varus knees. J Orthop Res 2011；29：919-924.

[2] Akagi M, Asada S, Mori S, et al. Estimation of frontal alignment error of the extramedullary tibial guide on the bi-malleolar technique：a simulation study with magnetic resonance imaging. Knee 2012；9：836-842.

[3] Matsuda S, Mizu-uchi H, Miura H, et al. Tibial shaft axis does not always serve as a correct coronal landmark in total knee arthroplasty for varus knees. J Arthroplasty 2003；18：56-62.

[4] Mullaji A, Marawar S, Sharma A. Correcting varus deformity. J Arthroplasty 2007；22（4 Suppl 1）：15-19.

[5] Mori S, Akagi M, Asada S, et al. Tibia vara affects the aspect ratio of tibial resected surface in female Japanese patients undergoing TKA. Clin Orthop Relat Res 2013；471：1465-1471.

[6] Akagi M, Oh M, Nonaka T, et al. An anteroposterior axis of the tibia for total knee arthroplasty. Clin Orthop Relat Res 2004；420：213-219.

[7] Dalury DF. Observations of the proximal tibia in total knee arthroplasty. Clin Orthop Relat Res 2001；389：150-155.

[8] Eckhoff DG, Metzger RG, Vandewalle MV. Malrotation associated with implant alignment technique in total knee arthroplasty. Clin Orthop Relat Res 1995；321：28-31.

[9] Martin S, Saurez A, Ismaily S, et al. Maximizing tibial coverage is detrimental to proper rotational alignment. Clin Orthop Relat Res 2014；472：121-125.

第 11 节 假体安装位置的确定 对解剖变异情况的处置

长岭隆二

正常膝的形态

股胫角（FTA）
Femorotibial angle

髋－膝－踝角（HKA）
Hip-knee-ankle angle

欧美人常见的正常膝形态如图 4-11-1 所示。股骨骨干没有屈曲而呈直线状，机械轴与解剖轴之间的夹角是 6°，股骨解剖轴与髁关节面之间的夹角是 81°。胫骨方面，内侧髁和外侧髁对称，功能轴和解剖轴重合。相对于解剖轴垂直的平台关节面向后倾斜角为 3°。膝关节相对于机械轴有 3° 内翻。采用机械对线，如果使股骨假体从股骨后髁线外旋 3°，则所有的截骨面设定为与机械轴相垂直。

日本人特有的解剖学变异

日本人下肢的特征是股骨存在外弯和前凸、胫骨近端的内翻和旋转以及关节面的内侧移位（图 4-11-2）。

Bellemans 等自从报道这个结构性内翻（翻译为本质的内翻）以来，欧美人也越来越关注这个解剖学上的变异。该结构性内翻是 Howell 等的运动学定位轴线的理论基础之一。

胫骨结构性内翻，是在胫骨端骨骺闭合之前完成的内翻，有一种说法，认为原因为 Heuter-Volkmann's 定律。在成长期向骨骺端的内侧施加动态或静态的过负重的话，内侧的骨成长会受到影响。由于只在外侧生长，结果就变成内翻状态。日本人认为，作为生活方式的盘膝端坐等也是导致内翻的原因。因此，由于骨干端的内翻，如图 4-11-3 所示，胫骨关节面倾斜角增大，胫骨关节面的内侧移位越大。在冠状面定位中，股骨以及胫骨的机械轴和解剖轴都不同，这对 TKA 中的对线的确定也有重要的作用。

表示下肢轴线的指标的问题点

作为表现下肢冠状面定位的指标，在日本使用股胫角（FTA），而在欧美采用髋－膝－踝角（HKA），两者分别可作为定位的标志。

HKA 被定义为股骨机械轴与胫骨机械轴所成的夹角，胫骨机械轴是从髁间隆起间中心向踝关节胫骨远端关节面穹隆部中心引出的线。胫骨关节面向内侧偏移时，胫

图 4-11-1　正常膝部轴线

相对于机械轴，关节面存在 3° 内翻。

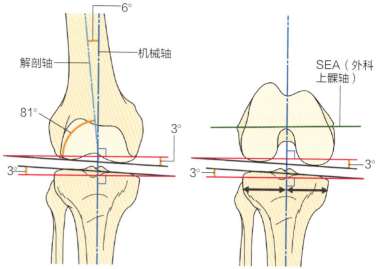

图 4-11-2　股骨及胫骨的典型解剖变异

a：在股骨干部确认外倾机械轴、解剖轴夹角变大。

b：在股骨干部确认前凸（与 a 同病例）。

c：在胫骨近端部内翻的同时，关节面内侧的移位。

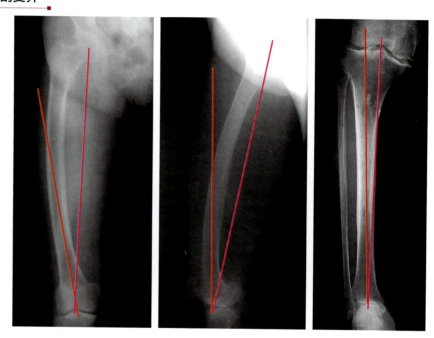

图 4-11-3　关节面倾斜角与解剖轴、机械轴间距离的关系

胫骨近端内翻较强的话，关节面也有向内侧偏移的倾向。

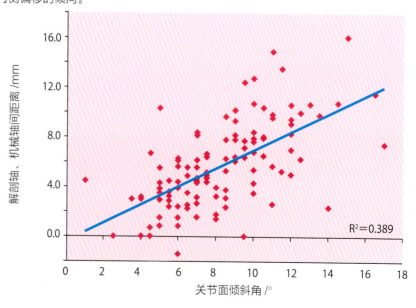

骨干中心线的解剖轴和机械轴不一致。因此，在 HKA，有可能低估胫骨内翻的程度。

图 4-11-4 显示了具体的数值，图 4-11-4a 为正常轴线。在图 4-11-4b 中，胫骨关节面倾斜角增大，显示下肢在胫骨部存在内翻。胫骨远端也内翻，无论是 FTA 还是 HKA 都表现为内翻畸形。在图 4-11-4c 中，胫骨近端的内翻程度没有变化，关节面从解剖轴向内侧移位。在这种情况下，FTA 与图 4-11-4b 没有变化地表现为内翻，在 HKA 中表现为中间位、正常轴线。随着关节面向内侧移位，踝关节向外侧移位，因此在使用机械轴的 HKA 时，内翻被代偿，内翻程度表现得很小。也就是说，在有胫骨关节面内侧移位的情况下，过低评估内翻畸形程度。

另一方面，FTA 的表现也存在一些问题。图 4-11-4 b、c 所示的 FTA 都相同，但很容易想象施加在胫骨关节面内侧的负重，在显示关节面内侧移位的膝关节上较大。股骨外弯时，FTA 不能显示其程度，HKA 都产生了畸形程度表现的偏差。

在进行下肢定位时，如果不考虑这些解剖学上的变化，如后所述，也会对 TKA 时的下肢轴线产生影响。

骨干部前凸、外侧弯的股骨轴线

如图 4-11-2b 所示，骨干部有前凸的情况下，如果在矢状面上与机械轴垂直地进行股骨截骨，股骨假体就会处于过伸位，那么在股骨的前方皮质形成切痕（Notch）。在矢状面上与股骨远端骨轴垂直，相对于机械轴在屈曲位上分别设定远端骨切角。

图 4-11-4　FTA 和 HKA 的不同

a：正常（中间位）轴线。FTA 为 174°，HKA 为 0°
b：内翻位。在胫骨近端存在内翻，FTA、HKA 都表现为内翻。
a、b 在胫骨上的解剖轴和机械轴都一致。
c：伴随胫骨关节面内侧移位的内翻位。FTA 与 b 同样是内翻，但是因为踝关节向外侧移位，HKA 表现为中间位。

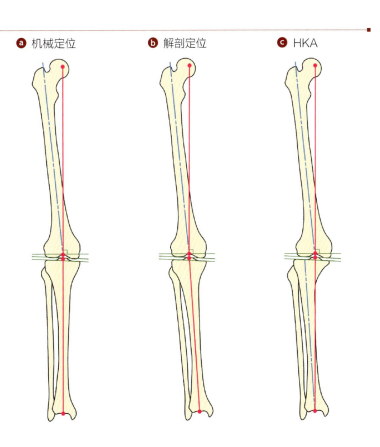

ⓐ 机械定位　　ⓑ 解剖定位　　ⓒ HKA

> **Point**
>
> 在冠状面上股骨基本上也是垂直于机械轴进行截骨的，但在外弯很强的情况下，垂直于机械轴进行截骨的话，膝关节轴线将会发生过度外翻，这就会产生几个问题。首先，股骨假体相对于股四头肌在冠状面上出现内旋，因此髌骨血供有可能产生问题。另外，在过度外翻位时，需要超出预测地进行内侧的软组织松解，难以获得伸直与屈曲时的软组织平衡。股骨外弯强的情况下，必然呈现下肢轴线也存在外翻畸形，在股骨远端截骨必须预先考虑好。

下肢整体轴线存在内翻，膝关节的软组织平衡良好的情况下，临床上不会产生问题。

内翻型退行性膝关节病（膝关节 OA）中股骨假体的旋转定位

在内翻较严重的病例中，与正常膝相比，存在股骨后髁部的内侧髁部比外侧大的倾向。髌骨中央嵴与 Whiteside 线的垂线与后髁轴所成的夹角为 5°~6°。单纯从后髁轴外旋 3°时，由于假体外旋不足，相对髌骨沟处于内旋位，有可能对髌骨活动轨迹造成不良影响。有必要据术前 CT 检查及术中所见等进行包括上髁轴在内的评估。

伴随关节面内侧移位的内翻的胫骨的冠状面定位

图 4-11-5 表示以解剖轴和机械轴为基准，设置胫骨假体时的定位差异。

在图 4-11-5a 中，胫骨假体试模与解剖轴垂直，设置成假体试模完全覆盖截骨面。在该条件下，由于机械轴的起点偏于解剖轴的内侧，因此在 FTA 中，即使是中间位轴线，HKA 也表现为外翻位。

在图 4-11-5b 中，假体试模垂直地设置在机械轴上，在 HKA 上为中间位定位，在 FTA 上为内翻位。

> **Point**
>
> 在图 4-11-5c 中，与解剖轴垂直地进行胫骨截骨，胫骨假体试模以骨干中心线为基准设定。胫骨平台内侧可以不被假体试模覆盖，但如果切除未被覆盖的骨骼，新的机械轴与解剖轴变为一致，FTA 和 HKA 的表现也一致。以胫骨内翻矫正为目的切除胫骨内侧的平台做法已经有报道被称为减量截骨术，对于日本人来说，特别需要采用此法获得更正常的定位。此外，应用本法，内侧副韧带（MCL）的张力减缓，内侧的软组织松解的程度也减轻。

内侧副韧带（MCL）
Medial collateral ligament

后交叉韧带（PCL）
Posterior cruciate ligament

胫骨假体的尺寸也要考虑和股骨假体的尺寸相互适合。设置胫骨假体时，在减量截骨的情况下，由于后交叉韧带（PCL）的止点位置不同（图 4-11-6），如果参照解剖学的标志，与所谓的股骨假体旋转角度一致的 ROM 法更适合。

采用 ROM 法进行的截骨后假体设置，胫骨假体旋转设置位置为连接髌韧带附着部内侧缘和 PCL 中央的线［赤城线（Akagi' s line）］的连线的稍微外旋位。使用 PS 型假体时，为了避免立柱和股骨假体的前方撞击，另外，由于在截骨后要决定旋转设置位置，所以不需在做胫骨截骨时向后方倾斜。

图 4-11-5　胫骨关节面向内侧偏移的病例中的胫骨假体的设置法

a：垂直于解剖轴，设置假体试模，覆盖截骨面。在 FTA 中是中间位，在 HKA 中也表现为外翻位。
b：垂直于机械轴设置假体试模。在 HKA 中是中间位，在 FTA 中表现为内翻位。
c：垂直于解剖轴设置假体试模，进行了减量截骨术。新的机械轴与解剖轴一致。

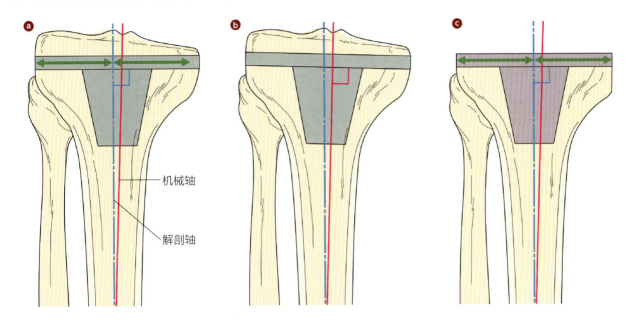

机械轴

解剖轴

图 4-11-6　复位截骨时的胫骨假体试模

选择最大限度地覆盖截骨面的假体试模，骨干中心线为基准设置的稍小尺寸，可以切除未覆盖的内侧髁部。

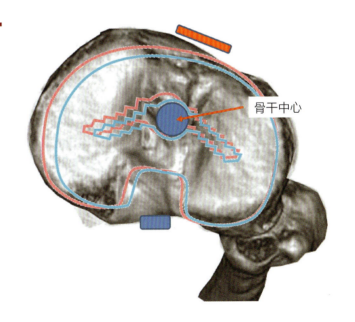

骨干中心

外翻膝的形态

活动度（ROM）
Range of motion

　　在外翻膝，与股骨内侧髁部相比，外侧髁部的发育不全（图 4-11-7）。这种情况下，TKA 中使用平衡器来进行改良的间隙平衡技术通常是困难的。术前应用 CT 或 MRI 充分测量股骨髁部位的大小及形状，确定股骨假体外旋设置的角度。

图 4-11-7　膝关节 OA 骨的形态

a：外翻膝。确认股骨外侧髁部的发育不全。
b：正常膝。
c：内翻膝。确认胫骨近端的内翻。

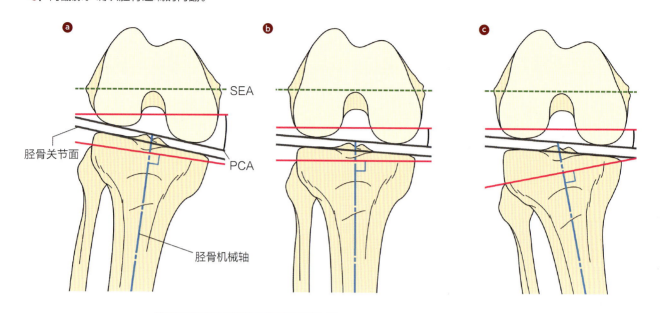

髌骨的解剖变异

关于髌骨是否需要采用假体置换，目前有各种各样的报道，但是在股骨假体与髌骨中央嵴的突起不适配时，应该同时置换髌骨。

在图 4-11-8 所示的病例中，可以确认髌骨前后较长，如果不加以置换髌骨假体，髌骨及股骨假体的接触面变得非常小。所以这种情况下，髌骨不得不进行置换。

图 4-11-8　关节面倾斜角大的髌骨

股骨假体由于与髌骨中央突起形状不适配，需要置换髌骨假体。

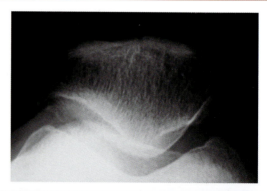

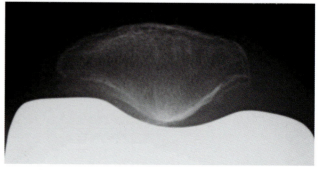

参 考 文 献

[1] Nagamine R, Miura H, Bravo CV, et al. Anatomic variations should be considered in total knee arthroplasty. J Orthop Sci 2000；5：232-237.

[2] Nagamine R, Kondo K, et al. Distal femoral cut perpendicular to the mechanical axis may induce varus instability in flexion in medial osteoarthritic knees with varus deformity in total knee arthroplasty：a pitfall of the navigation system. J Orthop Sci 2004；9：555-559.

[3] Nagamine R, Miyanishi K, Miura H, et al. Medial torsion of the tibia in Japanese patients with osteoarthritis of the knee. Clin Orthop Relat Res 2003；408：218-224.

[4] Bellemans J, Colyn W, Vandenneucker H, et al. The Chitranjan Ranawat award：is neutral mechanical alignment normal for all patients？ The concept of constitutional varus. Clin Orthop Relat Res 2012；470：45-53.

[5] Cooke TD, Sled EA, Scudamore RA. Frontal plane knee alignment：a call for standardized measurement. J Rheumatol 2007；34：1796-1801.

[6] Matsuda S, Miura H, Nagamine R, et al. Anatomical analysis of the femoral condyle in normal and osteoarthritic knees. J Orthop Res 2004；22：104-109.

[7] Mullaji AB, Shetty GM. Correction of varus deformity during TKA with reduction osteotomy. Clin Orthop Relat Res 2014；472：126-132.

[8] Takahashi A, Kamimura M, Sano H, et al. Radiolucent zone of the patella following total knee arthroplasty without patellar resurfacing. J Orthop Sci 2014；19：558-563.

第12节 软组织平衡的调整
后交叉韧带保留（CR）型

胜吕 彻

CR 型 TKA 中软组织的调整

以重建原来膝关节解剖学构造为目的而开发的假体类型是 CR 型人工全膝关节置换术（TKA）。外科手术始终是使用骨骼标志进行解剖测量的截骨技术。一般来说，通过保留后交叉韧带（PCL）可以期待达到这个目的，但是手术操作很困难的。

在 CR 型 TKA 手术中，需要调整软组织，即内侧副韧带（MCL）、外侧副韧带（LCL）、PCL 这 3 个主要韧带间的功能平衡。在 CR 型 TKA 中，这三者平衡的重建是必要的。众所周知，如果取得良好的平衡，就会获得接近生理性膝关节动作的功能。因此，为了达到这样的目的，除了基本手术操作外，在每个病例上都要分别对待。

Point

在 CR 型 TKA 中，能得到必要平衡的最低限度，是 MCL 和 PCL 相互之间有良好平衡。考虑到这一点，有必要使用测量截骨术可靠地进行截骨，并获得解剖学上所要求的位置。如果能再获得骨的解剖学构造，软组织平衡的调整也会比较容易（表 4-12-1）。

人工全膝关节置换术（TKA）
Total knee arthroplasty

基本思路

CR 型 TKA 的基本思想是测量重建技术，该技术基于初始股骨形状的重建和膝关节运动中心的重建，为膝关节的生理功能而重建韧带平衡。

表 4-12-1　内侧副韧带（MCL）的功能特征

MCL 浅层
（1）对外翻负重的一次制动
（2）对外旋负重的制动（控制胫骨在股骨上外旋）
MCL 深层
（1）对外翻负重进行二次制动
（2）对外旋负重的制动
后斜韧带
膝伸展（0°~30°）时的内旋、外翻的稳定结构

以与原来正常状态相似的情况植入假体是最理想的情况，但是现在大部分的人工膝关节假体的内髁较小。因此，与外科上髁轴（SEA）平行地进行截骨时，关键是必须注意这与原来的关节线并不一致。

实际的手术技巧

各个膝关节的畸形症状不同，因此手术技巧也有差别。

在内翻畸形中，通过在截骨时松解 MCL 深层和切除骨赘后，MCL 可倾向内侧、自然地松解。但操作不充分时，需要额外地行进软组织松解。

在外翻畸形中，原则上使用外侧手术切口，在关节的显露过程中进行软组织调整，从关节的显露开始，依次进行截骨，调整软组织平衡、假体设置。

内翻畸形的韧带平衡的调整

◆ 完全切除骨赘

调整软组织之前，彻底切除所有部位残留的骨赘是很重要的。在股骨侧，彻底切除后髁部、髁间凹后部（髁间隙）的骨赘（图 4-12-1）。接着，进行胫骨内侧及 PCL 附着部的骨赘切除。胫骨近端形态发生改变，向内侧大幅度扩张伸出时，放置预测大小用的试模后，切除剩余部分的胫骨（Reduction osteotomy）（图 4-12-2）。

截骨和软组织平衡是存在相互影响的，原则上是经常一边确认平衡一边进行骨切除。

图 4-12-1　切除骨赘（缺口整形）的重要性

尽可能恢复正常形状，可更容易地进行解剖定位。
a：正常形状（红虚线）。
b：截骨后。

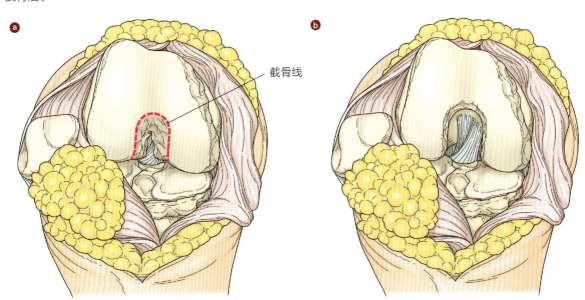

截骨线

图 4-12-2　切除剩余部分骨赘后进行胫骨截骨（减量截骨术）

将 MCL 向内侧牵拉，彻底切除股骨以及胫骨内侧的骨赘。

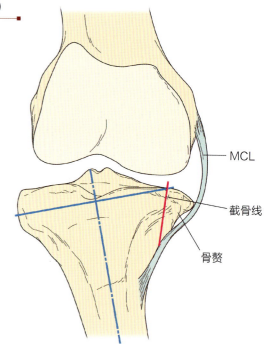

MCL

截骨线

骨赘

图 4-12-3　内侧副韧带（MCL）浅层的解剖学特征

a：距离关节面水平 5~6cm 的是胫骨内侧附着部分。
b：后斜向纤维黏附在半膜肌肌腱内侧和胫骨上。

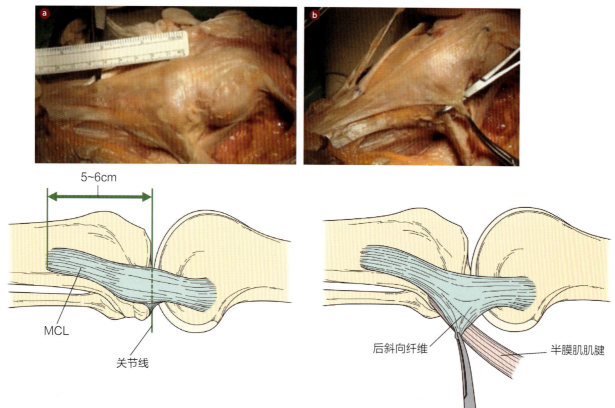

5~6cm

MCL

关节线

后斜向纤维

半膜肌肌腱

◆ **内侧软组织的松解**

1. 内侧的特征性解剖

　　MCL 浅层的解剖学特征，距关节面水平 5~6cm 处附着在胫骨上。众所周知，通常 MCL 浅层可在前后方向滑行。后斜肌纤维在半膜肌肌腱的内侧附着在胫骨上（图 4-12-3）。在 0°~30° 的膝关节屈曲时促进膝关节稳定。

图 4-12-4　内侧副韧带和后斜向韧带的功能

a：伸展时后方内侧副韧带的张力很高。
b：屈曲时前方内侧副韧带的张力很高。

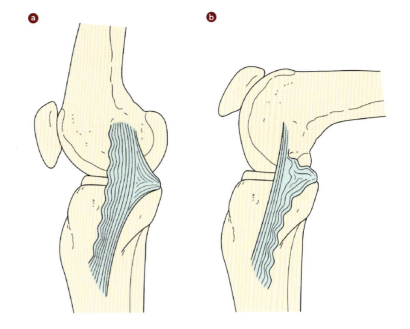

Point

　　内侧软组织，内侧副韧带和斜向韧带的功能特征是，伸直时和屈曲时作用的纤维束不同。根据这种功能差异实施内侧副韧带的松解比较好。即：在伸直时后方内侧副韧带的张力度高时，在内侧副韧带的后方纤维和末梢实施松解（图 4-12-4a）；另一方面，屈曲时前方内侧副韧带的张力度高时，要进行 MCL 前方止点部的松解（图 4-12-4b）。事实上，在骨附着部韧带纤维的松解宜一步一步地逐步进行是很重要的。

2. 轻度内翻畸形的软组织平衡处理

　　轻度的内翻畸形要求关节有良好的显露，正确的胫骨截骨，从关节面下 10~15mm 处的内侧骨膜下松解（内侧袖）。关节囊和 MCL 深层自动松解。基本上，不需要剥离鹅足。鹅足限制的是胫骨的外旋，原则上不需要剥离。根据需要也可以向末梢（周边）骨膜下剥离。如果切断鹅足背，在屈曲位时会出现强烈的不稳定。

　　以前有研究制作较大的内侧袖，松解到远端的"纽约版本"，但由于屈曲位出现不稳定，现在提倡实施一步一步的松解。

3. 针对重度内翻畸形的软组织松解

　　在重度的内翻畸形中，仅通过通常的内侧 MCL 深层的松解和骨赘切除还不能矫正内翻。在这种情况下，增加 MCL 浅层的选择性松解（图 4-12-5）。增加所谓的分步切割与分步松解是维持术后关节稳定的较好办法。在确认 MCL 张力［应用钢棒试验（Steel rod test）］的同时，进行 MCL 浅层的选择性松解。MCL 浅层的结构，远端距胫骨关节面 5~7cm，紧密地附着在胫骨上。也可根据需要进行后方关节囊的松解，将半膜肌从骨上松解或切断（图 4-12-6）。另外，有屈曲挛缩，PCL 很紧的情况下，松解部分 PCL 让内侧变松弛（表 4-12-2）。

4. PCL 的松解和调整

钢棒试验（Steel rod test）
是在伸直位将下肢向下方牵引的同时，触摸 MCL 的张力感进行测试。MCL 需要有一定的张力。

　　PCL 的远端附着在从胫骨关节后面大约 2cm 的范围内。退行性关节病的病情演变时，会在髁间、胫骨附着部形成骨赘，导致 PCL 相对缩短。随着退行性时间增长，韧带本身也会发生退化变性。

图 4-12-5　MCL 的选择性松解

伸直位、屈曲位都很紧张时，在胫骨侧骨膜下前方、后方都将 MCL 向末梢进行松解。

a：伸直位很紧，屈曲位不太紧时，只松解 MCL 的后方。

b：屈曲位很紧，伸直位不太紧时，只松解 MCL 的前方。

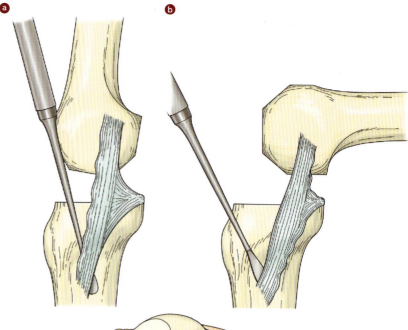

图 4-12-6　半膜肌肌腱的切断

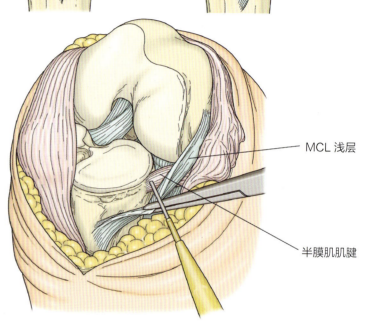

MCL 浅层

半膜肌肌腱

表 4-12-2　伸直间隙和屈曲间隙的调整法（九定律）

		屈曲		
		松弛	恰当	紧张
伸展	松弛	· 厚的聚乙烯衬垫	· 股骨远端衬垫 · 小的股骨假体 + 厚的聚乙烯衬垫	· 胫骨追加截骨 + 股骨远端截骨 + 厚的聚乙烯衬垫 · 小的股骨假体
	恰当	· 股骨远端截骨 + 厚的聚乙烯衬垫	· 良好	· 松解 PCL · 加强胫骨截骨的后倾 · 小的股骨假体
	紧张	· 股骨远端截骨 + 厚的聚乙烯衬垫	· 股骨远端截骨 · 关节囊松解	· 胫骨追加截骨 · 薄的聚乙烯衬垫

注：① 在植入手术前假定垫片厚度和试模等时的张力分为：松弛、恰当、紧张。
　　② 股骨远端的截骨和垫片（增强）出现关节线的上变化，也需要加以注意。

（根据参考文献 1 改编）

在 PCL 的调整方法中，一般采用止点松解，但影响最大的因素是平台的截骨。一般认为，胫骨平台的截骨水平与正常关节具有同等的后方倾斜对膝关节的运动学有好处，因此一般采用 3°～5° 的后方倾斜。PCL 调整时，根据需要一点一点地逐步松解关节面附着处是个小小的诀窍。如实施 PCL 过度松解，将导致 PCL 前部纤维功能丧失。在实施胫骨后倾截骨的情况下，也推荐保留岛状的骨骼。

PCL 的张力度高时，能观察到的标志：

如：Pull-out off test（Polo 测试）、Lift-off（Open book sign）、Push-up test（俯卧撑测试）等（表 4-12-3）。这些用语是指因为 PCL 紧张，膝屈曲使插入的试模前面翻起，像翻书页一样。如果看到任何一个这种标志，就需要对 PCL 进行张力调整。

表 4-12-3 后交叉韧带（PCL）的张力度高时出现的症状

Pull-out-off test（Polo 测试）
（1）带有唇样突起的试模，PCL 紧张时，屈曲会引发试模前面翻起，减少 PCL 紧张度
（2）Lift-off，屈膝时假体前方翘起
（3）Push-up test 是将胫骨向股骨后方挤压时，假体前面会翘起把胫骨推向后方，股骨远端就会张开抬起

插入试模假体并且在屈曲位反复调整至试模前都不再掀起，也没有过度后滚，并且在后方接触面有 40%，这是 PCL 紧张度达到了良好平衡。

屈曲挛缩中的软组织调整

屈曲挛缩的原因有骨性因素和软组织因素。通过去除关节内的纤维组织，可以得到了很大程度的改善。大多数情况下，只需将 PCL 周边（髁间嵴部）的骨赘切除和 MCL 深层后方部松解到远端，屈曲挛缩就会得到改善。同时切除股骨髁部后方的骨赘，后方关节囊也会松弛。

挛缩改善不明显，纵向切断 MCL 的斜韧带的话，可使 MCL 向前方移动松弛，使挛缩也得到改善。

在术前屈曲挛缩超过 40° 的情况下，不要犹豫，可将股骨远端设定为 2～4mm 追加截骨也是一种方法。

◆ 髂胫束（ITT）的切断

虽然没有被特别提过，但屈曲挛缩的一个原因是髂胫束的后部纤维紧张，所以有必要进行松解。后方纤维在伸展时会提高紧张度，因此通过将其切断，屈曲挛缩也会得到改善。

外翻畸形中软组织平衡的调整

外翻畸形中的软组织平衡的调整，外翻畸形、屈曲畸形、外旋畸形通常合并出现。有必要认识到这是一种在多因素状态下实施的调整。

◆ 手术技巧

在外翻畸形中，使用外侧的手术入路是最基本的手法。也就是说，在关节从

外侧显露的过程中，可以自然地松解和调整软组织。

轻度外翻畸形的情况下，通过从 Gerdy 结节部分地实施松解（前 1/3）髂胫束（ITT）附着部，即可改善挛缩状态。

外翻畸形严重的情况下，由于髂胫束缩短明显张力高，可将 Gerdy 结节完全松解，再将胫前肌连同髂胫束一并从胫骨前方附着处骨膜下剥离形成瓣状结构，甚至当髂胫束张力很高时可在其近端进行横截或 Z 成形延长。

矫正外旋畸形，如果进行后方关节囊和 LCL 延长，腘肌肌腱会紧张，外旋要被矫正。

◆ 外翻膝的软组织松解（图 4-12-7）

1. 仅仅在伸膝时受限

髂胫束（ITT）在关节面水平松解→后关节囊松解。

2. 仅屈曲位紧张

ITT 松解 → PCL 松解。

3. 两者都过紧

ITT 松解→ FCL（PCL）松解→后关节囊松解。

CR 型 TKA 的软组织平衡的调整：

在内翻畸形关节显露时依次进行必要的游离操作即可。通过 MCL 和 PCL 的相互作用，可以获得膝关节内侧的稳定性。在畸形严重的情况下，通过追加 MCL 浅层必要范围的松解，可以获得平衡。若能获得内侧的稳定性，则可在 CR 型 TKA 中获得良好的效果。

在外翻膝时，选择外侧手术入路则容易获得软组织间平衡。

图 4-12-7　外翻畸形时软组织的处理

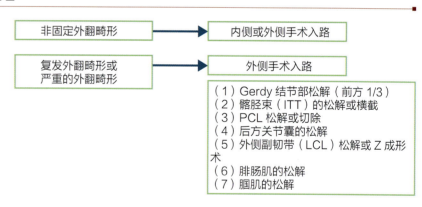

注：松解要点：始终参考对侧的情况。

参考文献

[1]　近藤　誠，格谷義徳 . 人工膝関節全置換術における伸展·屈曲ギャップを一致させるための手術手順および骨切りガイド使用法 . 別冊整形外 2003；44：208-211.

第 13 节　软组织平衡的调整 PS 型

真岛任史

TKA 开发理念的变迁

人工全膝关节置换术（TKA）的开发理念大致分为两种。

（1）"解剖学方法"：尽可能忠实地再现人体膝关节结构和生物力学的理念。

（2）"功能方法"：人工关节的假体是为了代偿实用的功能再现理念。

由"解剖学方法"开发的假体类型是后交叉韧带保留（CR）型，但是作为该类型的外科手术方法开发的外科手术操作技巧，是以骨性标志作为参照的解剖测量截骨。然而，保留交叉韧带使手术操作变得很困难，而且临床效果不佳。所以转而通过"功能方法"开发 TKA 变得流行。

Insall 等进一步发展了 Freeman 等的理念，借鉴了"解剖学方法"中积累的设计经验，开发出切除交叉韧带但与人体生物力学不同的又同时结合了解剖学理念的"全髁膝关节"假体。这种设计的特点是，没有后凸轮结构，存在屈曲时股骨会向前移动并且不能获得超过 90° 屈曲的缺点，通过对其进行改良，孕育出了具有后凸轮结构的"全髁膝关节Ⅱ"。这种人工关节类型可以说是当前所有 PS 型假体的原型。

1978 年，人们在改良"全髁膝关节"的基础上设计出了"全膝关节后稳定（IBPS）Ⅰ"（Insall–Bursten posterior stabilized，IBPS）。这是为了防止股骨向前方偏移，在膝屈曲 70° 时让后凸轮结构发挥作用而设计的。从那时起，IBPS Ⅰ 的形状已成为目前使用的 PS 型假体的基础形状。

从经典的定位术到改良的间隙平衡技术

Insall 是在开发 IBPS I 的同时提倡手术技巧的改良。这被称为屈曲－伸直间隙平衡技术（图 4-13-1），所以它被称为所谓的经典定位方法。在该方法中，首先是进行胫骨近端的截骨，在膝屈曲位切除股骨后髁，切除股骨远端，以使伸直间隙与屈曲间隙相等。然而，该方法可以使胫骨截骨水平面尽可能薄并且垂直于胫骨轴，接着制作屈曲间隙，与此相对应的，可能会由于股骨远端截骨而发生关节线抬高的情况。并且，胫骨偏于内翻的话，股骨截骨也有内翻的危险性。另外，内翻膝具有外侧松弛的特点，此时，在保持屈曲位平衡的情况下，股骨假体的设置

图 4-13-1　经典定位方法屈曲 - 伸直间隙平衡技术

a：伸直间隙。
b：屈曲间隙。

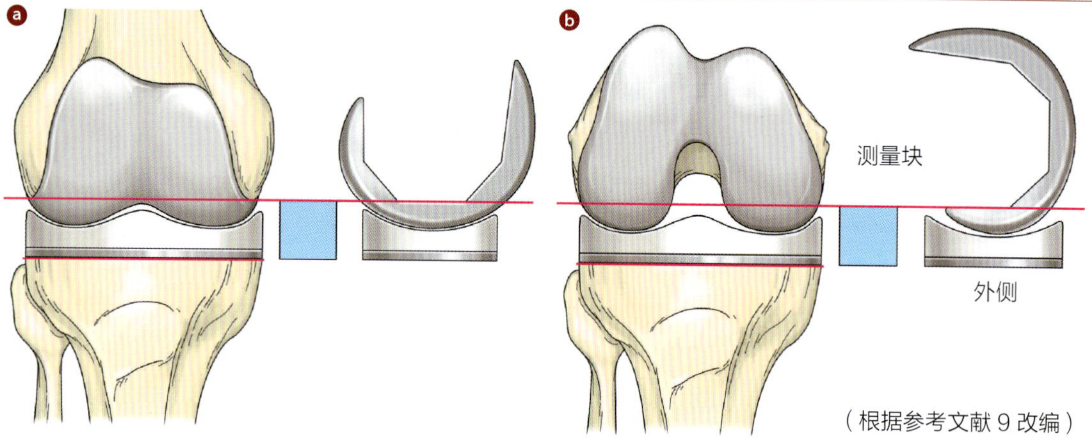

（根据参考文献 9 改编）

有内旋的危险性。特别是关节线的抬升，会对髌骨的运动学产生影响，使髌股关节的接触压力上升，术后疗效会恶化。

　　为了解决该问题，结合解剖测量截骨术和屈曲 - 伸直间隙平衡技术，综合后出现了所谓的改良的间隙平衡技术。这里我们描述改良的间隙平衡技术的操作过程。

改良的间隙平衡技术的手术技巧

　　为了提高 TKA 术后的成绩，通过正确的手术技巧获得下肢的轴线和韧带的平衡是很重要的。作为与长期疗效相关的因素，包括胫骨假体的设置误差在 2° 以内，下肢负重通过胫骨假体的中央 1/3 是很重要的。此外，据报道，胫骨假体衬垫超过 3° 以上的内翻可使聚乙烯磨损加快，5° 以上的内翻将导致胫骨假体下沉。

下肢轴线的获得、截骨、间隙平衡的制作

　　手术中首先通过软组织松解和骨赘切除，在一定程度上可以获得正常的下肢轴线。

> **P**oint
>
> 在改良的间隙平衡技术手术中，首先从股骨远端的截骨开始，但是股骨远端的截骨角（外翻）由于机械轴与解剖轴所成的夹角因患者不同而不同，所以不能统一确定，而是在术前用下肢全长站立位的 X 线片测量后确定（图 4-13-2）

　　股骨远端的截骨与股骨机械轴垂直进行，接着与胫骨机械轴垂直进行胫骨近端的截骨（10~12mm），制作伸直间隙。最后，股骨后髁的截骨，根据软组织刚性决定股骨假体的旋转，制作屈曲间隙。在取得间隙平衡的情况下，TKA 是对软组织的手术，因此有必要充分理解韧带的特性。

PCL 切除和关节间隙

　　通过切除 PCL，可以增加 3~4mm 的屈曲位关节间隙。伸直位的关节间隙扩大 1~2mm。

图 4-13-2　术前下肢全长站立位 X 线片的测量

TKA 的下肢机械轴通过膝关节中心调整截骨和间隙平衡。机械轴所成的角度，成为股骨远端的截骨角。

a：基于下肢全长站立位X线片的机械轴。
b：解剖轴。蓝虚线表示股骨的机械轴。

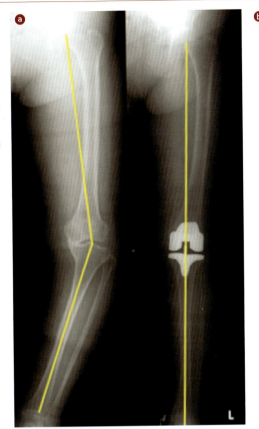
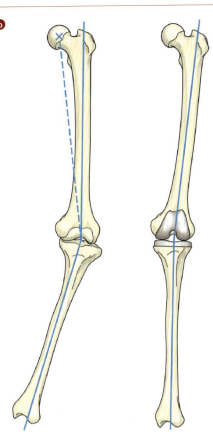

（ⓐ 根据参考文献 10 改编 ）

充分利用平衡器

过去，使用 Ranawat 试模（图 4-13-3），配合垫片等，手动感觉平衡并用操作者的手调节平衡（钢棒技术）。最终通过手感感觉到平衡并进行了截骨。但是，这种方法需要靠术者的经验，缺乏定量性，因此现在从制造厂出来了各种各样的平衡器，这在某种程度上可以进行定量化测量（图 4-13-4）。

Ritschl 等在 TKA 中，将在屈曲间隙、伸直间隙的内、外侧从脚尖部开始，分别进行负重稳定范围测定，在伸直位中为内侧 80N、外侧 80N，在屈曲位中分别为 50~70N，这种稳定性范围是过去被称为触知的终点。

在这里，我们将使用平衡器（S&N 韧带张力）解释外科手术操作。这个平衡器，不是扭矩扳手，而是靠弹簧的力，内侧和外侧分别达到关节间隙撑开的力量。在平衡器的外侧，施加在各个假体上的力用牛顿（N）表示。

> **Point**
> 首先切除股骨远端、胫骨近端，在伸直位内侧和外侧分别施加 80N（合计 160N）的力，用平衡器进行确认（图 4-13-5）。调整韧带的平衡，使此时的内、外侧的距离达到 2mm 以内的差异。

在这个病例中，内侧 21mm，外侧 20mm。截骨使得该距离比插入股骨假体最小距离多 2mm。

接着，在膝关节 90° 屈曲位处，修复髌骨，决定股骨假体的旋转。

图 4-13-3　Ranawat 试模

该夹具是为屈曲 – 伸直间隙平衡技术而开发的，即所谓的经典定位方法。

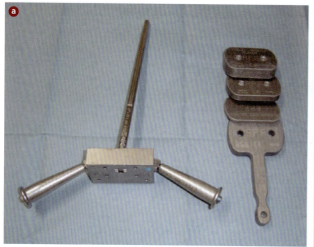
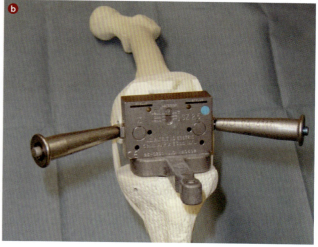

图 4-13-4　各种平衡器

a：Smith Nephew。　**b**：Zimmer。　**c**：Biomet。　**d**：Micro Port。

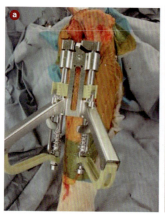
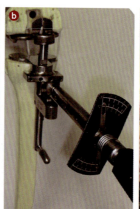
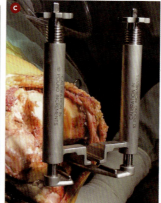
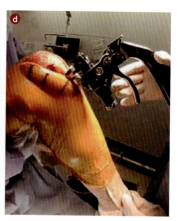

图 4-13-5　伸直间隙的制作

a：术中照片。
b：白色箭头表示关节间距离。如黄色箭头所示，从刻度上可以看出，在平衡器的外侧，在内侧和外侧分别施加 80N。

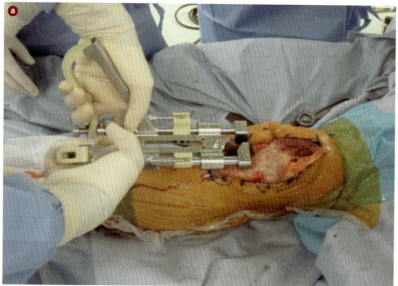
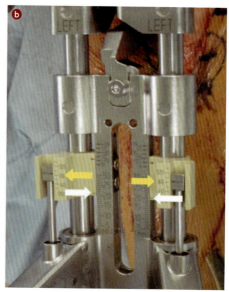

图 4-13-6 平衡器的术中使用方法

a：保持屈曲平衡，用尺子对准。
b：术中，用标志笔写下由 SEA、股骨前后轴线和平衡器决定的旋转角度。

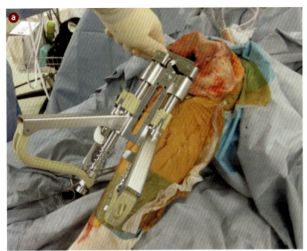
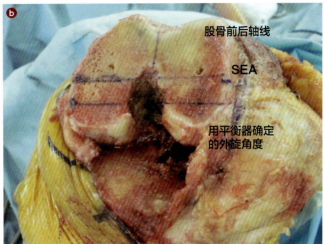

股骨前后轴线

SEA

用平衡器确定
的外旋角度

> **Point**
>
> 决定股骨假体旋转时所施加的力（屈曲间隙的制作），要将髌骨复位，并施加与伸直间隙相同距离的力。此时，对平衡器施加的力几乎不会大于伸直时施加的力。

使用平衡器在屈曲位上抬起内侧和外侧的后髁时，相对于胫骨截骨面的夹角是股骨的旋转角度。在改良的间隙平衡技术中，由于已经进行股骨远端截骨，所以用标志笔在股骨远端上书写旋转角度（外旋角）（图 4-13-6）。确认是否与内、外科上髁轴（SEA）有一定距离，最后根据这个角度确定股骨的截骨模板旋转，并实施截骨。

采用间隙平衡技术确定外旋角度，70% 的病例仍在 CEA ± 3° 的范围内。

使用平衡器时的注意事项

（1）伸直位时注意小腿的旋转。

（2）由于髌骨向外侧翻转，因此在测量屈曲平衡时，外侧的张力变强。为了避免出现这种情况，对髌骨进行复位后测量。由于此时平衡器的设置稍微偏向内侧，小腿外旋的情况较多，所以注意将小腿保持在内、外旋中立位置，从正面进行设置是很重要的。

（3）大腿、小腿的重量会影响测量。因此，助手一定要把小腿控制好。

（4）如果平衡器不正确地接触截骨面，则不能正确地进行测量。

> **Point**
>
> 用平衡器调整平衡时，内、外侧，屈伸全部是为了配合相同的距离，必须避免过度进行软组织松解。伸直时的内、外翻差距为 3mm 左右，角度不足 3° 时是可以允许的。
>
> 屈曲平衡比伸直平衡紧的话，股骨假体更换为小一号。关节囊太过松解的话，膝关节会变得反张，所以必须注意。

表 4-13-1　伸直间隙和屈曲间隙的调整法（九定律）

该夹具是为屈曲 – 伸直间隙平衡技术而开发的，即所谓的经典定位方法。

		屈曲		
		松弛	恰当	紧张
伸展	松弛	· 厚的聚乙烯衬垫	· 股骨远端增强块 · 小一号的股骨假体 　+ 厚的聚乙烯衬垫	· 胫骨追加截骨 + 股骨远端垫片 + 厚的聚乙烯衬垫 · 小的股骨假体
	恰当	· 股骨远端截骨 + 　厚的聚乙烯衬垫	· 良好	· PCL 松解 · 加强胫骨截骨的后倾 · 小的股骨假体
	紧张	· 股骨远端截骨 + 　厚的聚乙烯衬垫	· 股骨远端截骨 · 关节囊松解	· 胫骨追加截骨 · 薄的聚乙烯衬垫

注： ① 术前假定垫片厚度和假体试模时的张力分为：松弛、恰当、紧张。
　　 ② 股骨远端的截骨和填补（增强）伴随着关节线的上下而异，也需要加以注意。

（根据参考文献 12 改编）

平衡的调整

　　在内、外侧的平衡调整中，内侧的张力较强的情况下，进行内侧松解。首先，清除胫骨的骨赘以及股骨内髁的骨赘，接下来，依次进行内侧副韧带（MCL）的深层、半膜肌肌腱、后内侧关节囊的游离。另外，在外侧松解中，依次进行 Gerdy 结节剥离髂胫束止点，后外侧关节囊的剥离，外侧副韧带（LCL）和腘肌肌腱在股骨附着部的松解，股二头肌的腓骨附着部的松解。

　　在膝关节骨性关节炎（膝关节 OA）内翻的情况下，相比内侧过度松解来达到平衡，而行胫骨近端截骨（减量截骨术），使用小尺寸胫骨衬垫的方法是有效的。

　　伸直间隙和屈曲间隙的平衡：松弛、恰当、紧张的组合有 9 种处理方法（表 4-13-1）。

参考文献

[1] Partington PF, Sawhney J, Rorabeck CH, et al. Joint line restoration after revision total knee arthroplasty. Clin Orthop Relat Res 1999；367：165-171.

[2] Laskin RS. Management of the patella during revision total knee replacement arthroplasty. Orthop Clin North Am 1998；29：355-360.

[3] Lombardi AV. Soft Tissue Balancing of the Knee-Flexion. The adult knee. Callaghaen JJ, et al, editors. Philadelphia：Lippincott Williams & Wilkins；2003. p1223-1232.

[4] Aglietti P, Buzzi R. Posteriorly stabilized total-condylar knee replacement. Three to eight years' follow-up of 85 knees. J Bone Joint Surg Br 1988；70：211-216.

[5] Jeffery RS, Morris RW, Denham RA. Coronal alignment after total knee replacement. J Bone Joint Surg Br 1991；73：709-714.

[6] Liau JJ, Cheng CK, Huang CH, et al. The effect of malalignment on stresses in polyethylene component of total knee prostheses--a finite element analysis. Clin Biomech (Bristol, Avon) 2002；17：140-146.

[7] Srivastava A, Lee GY, Steklov N, et al. Effect of tibial component varus on wear in total knee arthroplasty. Knee 2012；19：560-563.

[8] Ritschl P, Machacek F, Gruber F, et al. Mechanical properties of soft tissues relevant for ligament balanced TKA measured in vitro. Computer Assisted Orthopaedic Surgery. Langlotz F, et al, editors. Berlin：Pro BUSINESS；2006.

[9] Rosenberg AG. Surgical technique of posterior cruciate sacrificing, and preserving total knee arthroplasty. Total Knee Arthroplasty. Rand JA, editor. New York：Raven Press；1993. p115-153.

[10] Leone JM, Hansen AD. Osteotomy about the knee：American Perspective. Surgery of the knee. 4th ed. Scott WN, editor. Philadelphia：Elsevia；2006. p1301-1320.

[11] 中村正則，助崎文雄. 軟部組織バランスの測り方と調整. 勝呂徹，井上一 編. 人工膝関節置換術 [TKA] のすべて. 東京：メジカルビュー社；2007. p.132.

[12] 近藤 誠，格谷義徳. 人工膝関節全置換術における伸展 · 屈曲ギャップを一致させるための手術手順および骨切りガイド使用法. 別冊整形外 2003；44：208-211.

第 14 节　髌骨置换的手术技术与髌股韧带平衡

胜吕　彻

关于是否置换髌骨的问题，议论有分歧，但置换髌骨时的必要条件有：①骨切除的厚度。②倾斜。③髌骨的血供。④获得正常的髌骨活动轨迹（设置位置）。⑤软组织的处理等。关于髌骨活动轨迹，股骨以及胫骨假体的旋转设置位置，外侧髌股韧带，髌骨伸膝装置的处理等的影响很大。

从历史上看，20 世纪 70 年代的人工膝关节手术只有胫骨 – 股骨关节置换，但是由于炎症性关节炎等容易产生髌骨磨损，因此开始进行髌骨置换。

> **Point**
>
> 　　髌骨置换的优点是，术后的膝关节前方疼痛（膝前痛）减少和髌股关节的适配性的改善。特别在 PS 型的人工膝关节中，由于对髌股关节（PF）施加较大的压力和产生髌骨弹响综合征，因此推荐同时进行髌骨置换。
>
> 　　髌骨置换的缺点是，由于假体成分增加，导致并发症的发生率上升。并发症包括骨折、假体破损、骨坏死、髌骨不稳定、髌骨脱位、髌骨弹响综合征、伸膝装置损伤等。

世界上，髌骨的置换率视各国情况不同而异。在北美几乎所有病例都进行髌骨置换，但在北欧，髌骨置换率较低。其理由是，在过去的数据中，北美 PS 型 TKA 的使用率很高。

髌骨的形状和特征

人体中最大的籽骨是髌骨，它是膝关节伸展功能的重要结构。支持体重，顺畅地传递股四头肌的强大力量。

健康者的髌骨在轴方向的位置，在内、外上髁连线的垂线（Whiteside 线）上，即股骨前后轴线出现在髌骨中央嵴（图 4-14-1）。髌骨中央嵴部可沿髁间凹滑车面稳定活动，同时内、外侧的髌股韧带张力相同。

髌骨的形状

髌骨的形状个体差异较大，所以损伤退变情况也不尽相同。Wiberg 和 Baungartl 分类相对简单，易于理解。

基本上，髌骨有 Q 角，髌股关节的外侧存在将髌骨向外侧移位的力量。正常者的髌骨大部分为Ⅰ型，终末期退行性膝关节症（膝关节 OA）也分Ⅱ型或Ⅲ型（图 4-14-2），中央嵴几乎全部向内侧移动。但是，由于股四头肌附着部以及髌韧带附着部在大部分病例中均处于正常部位，因此如果假体植入的设置位置正常，则新的中央嵴应该与髁间凹相适配。

 oint 髌骨半脱位病例中 Wiberg 和 Baungartl 分类Ⅲ型较多，髌股关节病中Ⅱ型或Ⅲ型（因磨损引起）较多。

髌骨的血供特征

为了确保髌骨的血供良好，髌下脂肪垫和膝上外侧动脉的保留是很重要的。但是，实际上，由于髌骨的血供基本上是从下方（膝下外侧动脉）开始的（图4-14-3），因此，由于切断外侧支持带等，有时会产生血供障碍。需要注意的是：髌骨前面的血供也同样重要。过度的截骨或者固定用的洞孔等也有可能引起骨的血供障碍。

手术技巧

假体设置位置的确认

安装假体之前的步骤如下。

①翻转髌骨。②切除周围发生炎症的滑膜。③充分显露髌骨周围。④切除骨赘。⑤形成正常的髌骨外形，设置假体。

图 4-14-1 髌骨的位置

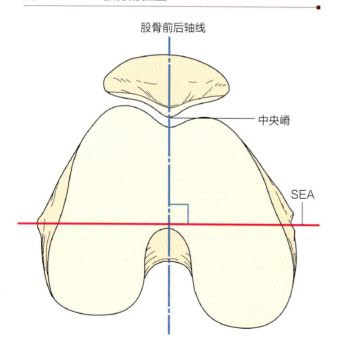

图 4-14-2 Wiberg 和 Baungartl 分类

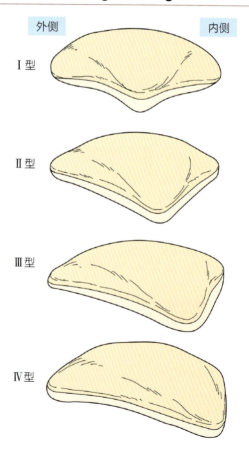

图 4-14-3　髌骨的血供

来自前面和膝下外侧动脉的血供很重要。

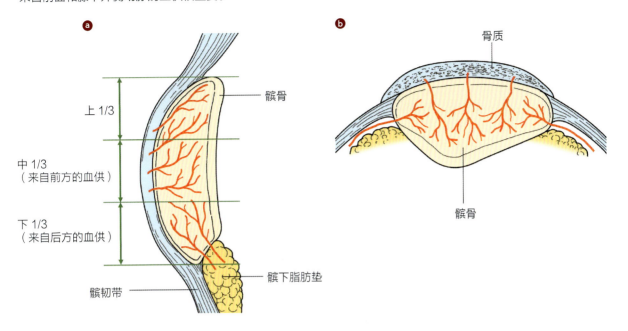

图 4-14-4　髌骨的翻转

a：髌骨的翻转。
b：观察整个髌骨。
c：髌骨周围的骨赘切除。
d：确认髌骨的标志。

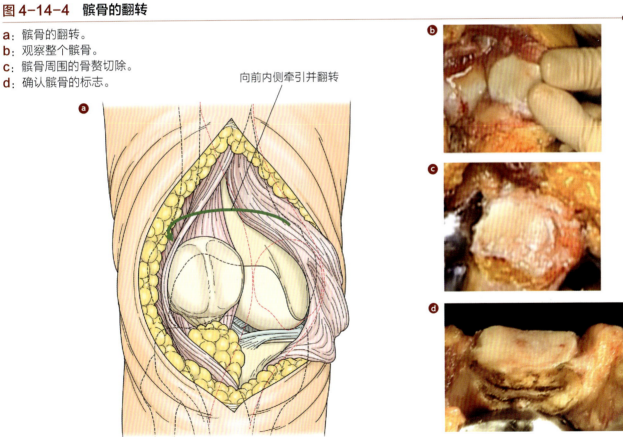

　　为了确认假体设置位置，翻转髌骨，确认髌骨的外缘，显示整体情况（图 4-14-4a）。在髌骨翻转困难时，切断外侧滑膜皱襞；即使如此仍然困难时，则切断外侧髌股韧带，如此即可观察整个髌骨。

> **P**oint
>
> 在髌骨置换术中，观察髌骨整体（图 4-14-4b），完全切除髌骨周围的骨赘（图 4-14-4c），确认髌骨的标志（图 4-14-4d）是三大要点。

髌骨截骨厚度

髌骨的厚度因人而异。髌骨截骨后的骨厚度也根据病例不同而不同，采用连接股四头肌肌腱和髌韧带附着部的连线进行截骨，可以获得必要充分的截骨，且能够平行地进行切除（图 4-14-5a、b）。这个方法是 20 世纪 70 年代由 Laskin 等开始实施的方法。

Booth 等在 2000 年提倡的截骨，是从被髌骨远端部位的髌韧带埋没的（没有关节面的）部分（称为"髌骨突出部"）开始的，髌骨截骨以髌骨突出部为基准进行比较好（图 4-14-5c）。一般来说，可以进行几乎相当于假体厚度的截骨，对于倾斜度注意截骨后保留对称的母床。

> **P**oint
>
> 设置髌骨假体后的髌骨厚度比术前厚的话，会产生髌骨假体部的压力升高、髌骨支持带的张力度增高、髌骨假体容易磨损、活动度缩小、畸形等情况。现在，主流意见是术前髌骨的厚度和髌骨假体设置后的厚度应该一致。如果髌骨假体的厚度为 8mm，手术前的髌骨厚度为 20mm 以上，建议进行必要部分的截骨。即使原来的髌骨厚度不够厚，也需要保留一定的骨量。

截骨面的倾斜度

重要的是在顶部、底部、内部和外部进行截骨技术，使其与髌骨前面平行。非对称性地截骨的话，容易引起髌骨的畸形。因为髌骨内侧通常较厚，所以需要进行更多的内部切削。

假体的设置位置

髌骨假体设置在靠内侧的位置。换句话说，重点是与原中央嵴相匹配。

髌骨假体的设置方法有高嵌体法和镶嵌入法，有必要理解各自的特征进行设置。

◆ 高嵌体法（图 4-14-6a）

为了使髌骨的厚度与术前、术后保持一致，使用前测量仪器测量髌骨的厚度。截骨切面的指标是平行于髌骨前面的骨皮质，从内侧关节面的边界与连接外侧关节面的边界的平面进行截骨。

截骨后，通过触诊确认髌骨背侧截骨面倾斜与髌骨前面的骨皮质平行，并且厚度充分。由于髌骨的滑轮面的中心（中央嵴）稍偏向内侧，所以假体设置在内侧残留髌骨的骨面后，使用无拇指试验或在切开部缝一针技术确认髌骨活动轨迹，如果有向外侧进行半脱位的倾向，则追加外侧软组织松解。

◆ 镶嵌入法（图 4-14-6b）

髌股关节面的内侧，使用铰刀进行挖掘，嵌入适配的假体。这个方法的优点是，为了使关节面一致而设置，不会发生关节滑轮面的改变。

图 4-14-5　髌骨的截骨线

a：连接股四头肌腱和髌韧带的附着部的连线。

b：髌骨周围的骨赘。

c：可看到的截骨线。

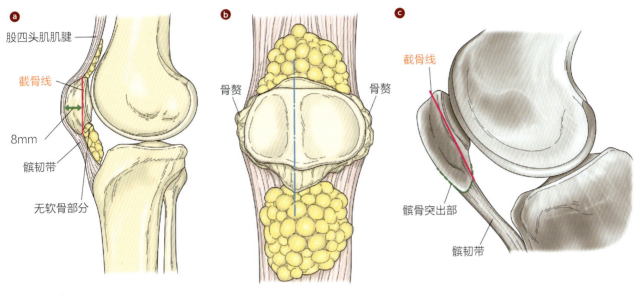

图 4-14-6　髌骨假体的设置方法

a：高嵌体法（Onlay technique）。

b：镶嵌入法（Inlay technique）。

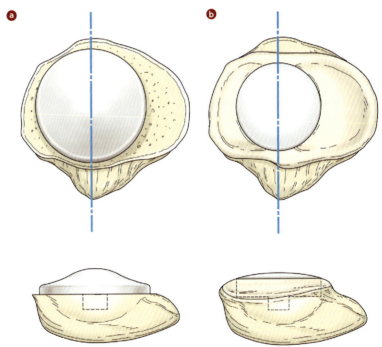

股骨假体旋转设置带来的影响

软组织的影响，由于股骨假体的改良，髌骨弹响综合征减少了，但是股骨假体旋转对髌骨的稳定性有很大的影响。

如果在 SEA 上平行安装股骨假体（图 4-14-7a），从伸直位到屈曲位，髌骨能够保持稳定的活动轨迹。

在内旋位中设置假体时（图 4-14-7b），是需要矫正旋转位置的，如果不可能矫正时，切断髌骨外侧支持带可在一定程度改善症状（图 4-14-8）。根据需要也可前移股内侧肌，可能对矫正旋转位置有些帮助。

广泛地切断或延长外侧支持带以及髌股韧带。特别是重度的外翻膝中，由于长期存在外侧支持组织的挛缩和缩短，因此大多数情况下需要切断或延长挛缩组织，术中确认平衡是很重要的。

图 4-14-7　股骨假体设置位置

a：与 SEA 平行设置的情况下，髌骨在胫骨纵轴上，与关节面平行。
b：假体置于内旋位的话，髌骨会相对地偏向外，从而产生髌股关节（PF）的接触压力上升。有时会产生髌骨脱位。

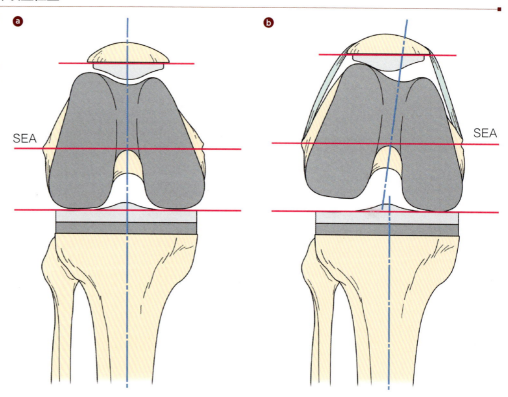

图 4-14-8　切断外侧髌股支持韧带促使内旋位正常化

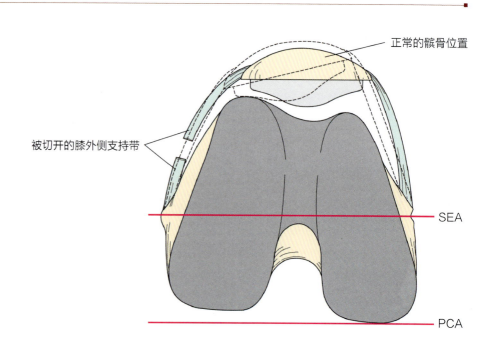

外侧支持带的游离方法有沿着髌骨切断外侧支持带（图 4-14-9a）和从血供角度考虑在髌骨上缘的高度向胫骨外侧中央切断（图 4-14-9b）。在不需要切断外侧髌股韧带时，图 4-14-9b 所示的方法是比较好的。

> **Point**
>
> 但是，在早期的解剖学的截骨术中，由于胫骨假体设置在约 3°内翻位，可能会出现假体下沉和松动的情况，另外，由于大部分的假体都是配合机械轴而设计的，最近胫骨近端截骨多采用胫骨轴上垂直 90°进行。

图 4-14-9　外侧支持带的切断法

a：沿着髌骨切开的方法。
b：从髌骨的上缘向胫骨外侧中央切开的方法。

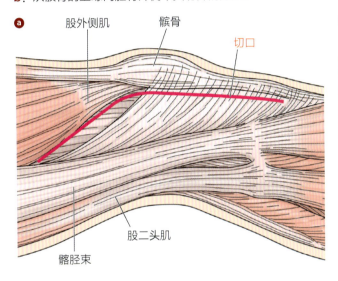

股外侧肌　　髌骨　　切口

股二头肌

髂胫束

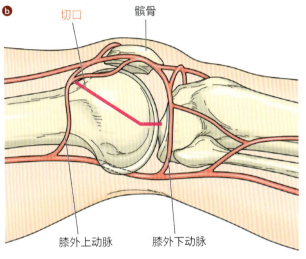

切口　　髌骨

膝外上动脉　　膝外下动脉

参考文献

[1] Scuderi GR, et a1. Patellofemoral pain after total knee arthroplasty. J Am Acad Orthop Surg 1994；2：239-246.
[2] Oishi CS, et al. Effects of patellar thickness on compression and shear forces in total knee arthroplasty. Clin orthop 1996；331：283-290.
[3] Reuben JD, et al. Effed of patella thickness on patella strain following total knee arthroplasty .J Arthroplasty 1991；6：251-258.
[4] Koh JS, et a.Influence of patellar thickness on results of total knee arthroplasty : does a residual bony patellar thickness of < or = 12mm lead to poorer clinical outcome and increased complication rates? J Arthroplasty 200；17：56-61.
[5] Malo M, et al .The unstable patella after total knee arthroplasty : etiology, prevention, and management. J

Am Acad Orthop Surg 2003；11：364-371.
[6] Nagamine R, et al. A new concept for a predse patella resection in total knee arthroplasty. Am J Knee Surg 2001；14：227-231.
[7] Booth RE Jr.The Patellar Nose An Anatomic Guide for Patellar Resurfacing. Presented at patella. Knee Sodety meeting（Coventry Award）, 0rlando, Florida, USA, 2000.
[8] Holt GE, et a1.The role of patellar resurfacing in total knee arthroplasty. Clin Orthop 2003；416：76-83.
[9] Kawano T, et al. Factors affeding patellar trackingafter total knee arthroplasty. J Arthroplasty 2002；7：942-947.
[10] Lewonowski K, et a1. Medialization of the patella in total knee arthroplasty. J Arthroplasty 1997；2：161.
[11] Hofmann AA, et al.Patellar component medialization in total knee arthroplasty. J Arthroplasty 1997；12：155-160.

第 15 节　骨缺损的处理方法

中村顺一

人工全膝关节置换术（TKA）中有时需要处理骨缺损。一般来说，初次 TKA 中，需要骨移植的适应证者很少，除了严重的外伤之外，伴随着大的骨缺损，要求高度手术技巧的病例很少。然而，在错过手术时机的重症病例和在翻修的人工全膝关节置换手术中，需要对骨缺损加以处置。

骨缺损的原因

引起严重骨缺损的疾病有高度畸形性膝关节病、外伤性关节病、神经障碍性关节病、类风湿性关节炎（RA）等。一般来说，初次 TKA 中，与股骨侧相比较，胫骨侧更容易发生骨缺损。另一方面，在 TKA 翻修术中，由于假体的松动，聚乙烯的磨损引起的骨溶解和感染，在股骨和胫骨两侧通常都发生大块的骨缺损。

骨缺损及其基本思路

初次 TKA 骨缺损的基本考虑是从胫骨关节面开始分为 5mm、10mm、15mm、20mm 或更大的缺损。在正常的关节线中，胫骨粗隆、侧副韧带附着部、腓骨头和髌骨的位置作为标志。如果对侧的髌韧带正常，可以作为参考。这个测量值是决定患侧胫骨截骨平面时的参考值。

一般来说，胫骨假体的厚度最少也有 10mm，因此，如果骨缺损未满 10mm，则不需要进行特别的处理。但是，对于 10mm 以上的骨缺损，需要根据重度的原则进行处理。

Point

从原正常的关节平面到 20mm 的骨缺损，在保留后交叉韧带（PCL）的情况下，需要慎重地进行截骨。另外，骨缺损部位需要进行骨移植，因此在术前预测骨缺损量。

胫骨粗隆的髌韧带附着部通常在距关节面 20mm 的位置。因此，在胫骨粗隆的近端 20mm 以上的截骨，将可能出现膝关节伸膝结构的破损（图 4-15-1）。另外，由于 PCL 也在后方关节面 20mm 处附着，因此 PCL 的保留也变得困难。并且，如果进行胫骨近端的切除，切除残存的面积明显变窄。负重面积的狭小化从力学角度来考虑是不利的。因此设置假体应在确保最大的负重面积的基础上，实现骨移植最小是理想的（图 4-15-2）。也就是说，原则上截骨平面应该限制在 20mm。

图 4-15-1　胫骨粗隆的位置

距关节面约 20mm 到达胫骨粗隆。

Point

为了避免伸膝装置的破坏，胫骨截骨线应限制在 20mm 以内。

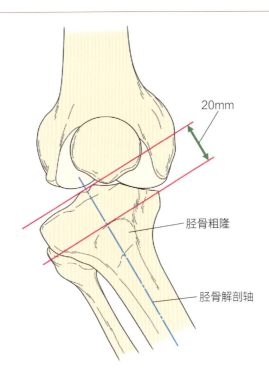

20mm

胫骨粗隆

胫骨解剖轴

图 4-15-2　截骨位置引起的胫骨切除面积的变化

随着截骨位置从关节面向远端移动，切除残存的面积变窄。

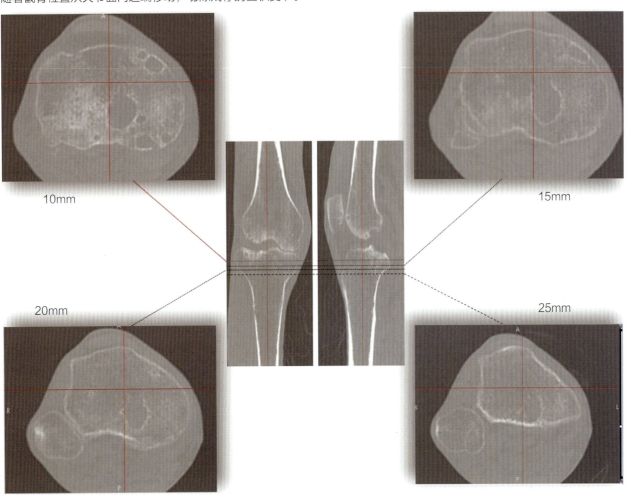

10mm

15mm

20mm

25mm

骨缺损的分类

　　临床采用的骨缺损分类有 Insall 分类和 Anderson 骨科研究所（AORI）分类。同时考虑到 TKA 翻修手术分类，评估股骨侧和胫骨缺损的各种因素。

　　Insall 分类中，去除旧假体，将母床做新鲜处理后在术中进行评估。股骨侧分为 4 型（图 4-15-3），胫骨侧分为 6 型（图 4-15-4）。

　　Anderson 骨科研究所分类中，骨缺损的评估是通过术前 X 线片、术中所见、术后 X 线片来确认。关于股骨和胫骨侧，大致各分为 1~3 型（图 4-15-5）。这个分类在临床上很简便，对于判断手术时是否需要进行骨移植还是需要进行其他的增强措施，这是有用的。

　　也就是说，1 型是轻度骨缺损，例如髌骨金属增强块破损、单髁型人工膝关节骨折、以及没有骨溶解的聚乙烯磨损。

图 4-15-3　Insall 分类（股骨远端骨缺损）

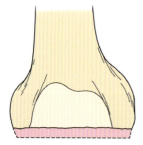 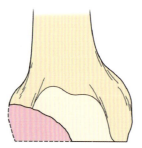 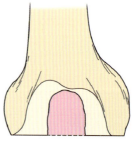 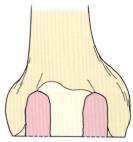

① 远端对称缺损　　② 远端非对称缺损　　③ 中心缺损　　④ 内侧 / 外侧孔状缺损

图 4-15-4　Insall 分类（胫骨近端骨缺损）

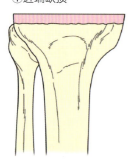 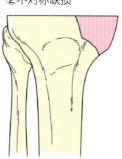 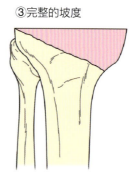 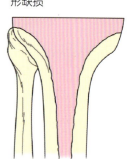

① 近端缺损　　② 不对称缺损　　③ 完整的坡度　　④ 近端缺损和冰淇淋锥形缺损

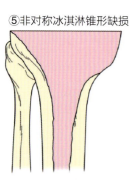 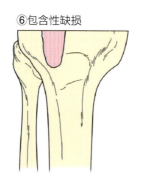

⑤ 非对称冰淇淋锥形缺损　　⑥ 包含性缺损

（根据参考文献 1 改编）

图 4-15-5　AORI 分类

1 型：干骺端骨质未受累及，保持完整。
2 型：骨缺损延伸至干骺端骨的缺损。
　2A 型：单侧髁延及松质骨缺损。
　2B 型：内外髁延及松质骨缺损。
3 型：干骺端节段性严重骨缺损。

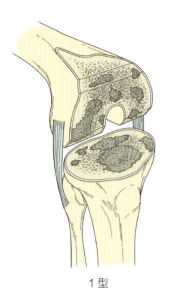
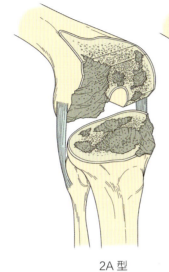
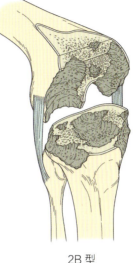
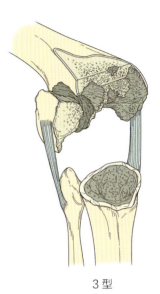

| 1 型 | 2A 型 | 2B 型 | 3 型 |

（根据参考文献 2 改编）

2 型是干骺端的骨缺损，初次 TKA 术后无菌性松弛。

·2A 型，在一侧髁或干骺端有骨缺损，但另一侧是骨完整，因此关节平面的维持相对容易。

·2B 型是髁突或平台中的骨缺损，并且很可能在许多手术中发生。因此，由于软组织挛缩和韧带平衡不良而导致活动度受限，很可能不稳定。

3 型缺损累及较广，所以处理最为困难。

骨缺损处理的基本技术

术前准确评估骨缺损的程度，并充分考虑选择合适的假体，准备骨移植（自体骨移植或异体骨移植）或者其他填充物质。

处理股骨缺损

（1）Insall 分类对称的远端骨缺损和 AORI 分类 1 型均可以用骨移植和初次 TKA 假体植入重建，或者通过其他替代体来处理骨缺损。此时的一个重点是准确重建关节线平面（图 4-15-6）。

（2）Insall 分类非对称远端缺损和 AORI 分类类型 2A 型，可基于对方的髁平面重建关节线。

（3）Insall 分类中心缺损和内侧 / 外侧孔状缺损中，如果仅处理部分骨缺损，重建关节线则不困难。骨轴线标志是两侧内、外侧上髁连线：SEA。

（4）对于 AORI 分类 2B 型，在屈曲挛缩严重的情况下，可以通过提高股骨

图 4-15-6　术前计划（关节线重建）

屈曲位重建关节线对于重建屈曲间隙是重要的。

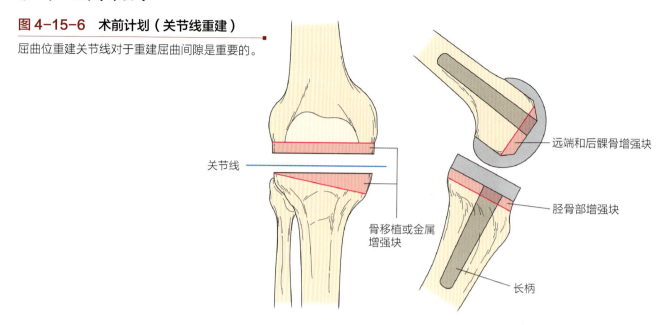

关节线

远端和后髁骨增强块

胫骨部增强块

骨移植或金属增强块

长柄

图 4-15-7　选择带长柄的假体

促进骨轴诱导和骨移植。

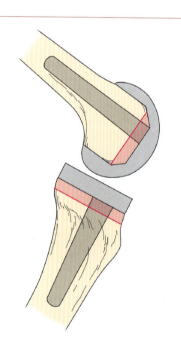

侧的关节线平面来处理股骨侧的骨缺损。在高度不稳定的情况下，为了得到稳定性和韧带的平衡，需要用金属增强块。如果不能得到屈曲位的稳定，考虑使用带长柄的假体和比较大的股骨假体（图 4-15-7）。

（5）对于 AORI 3 型，为了重建内、外侧后髁部，如果是初次 TKA，则需要通过局部骨进行自体骨移植，如果是翻修 TKA，则需要进行同种异体骨移植。限制性铰链类型的假体也是选择之一。

对应胫骨侧骨缺损的处置

胫骨侧的骨缺损较少，采用最少的骨移植就可处置，有时使用常规胫骨假体即可。在观察伸直位和屈曲位的韧带平衡的同时，选择比通常厚的聚乙烯衬垫。但是，注意不要使关节线平面抬高而使髌骨处于低位。

图 4-15-8　胫骨侧关节面重建的基本思路

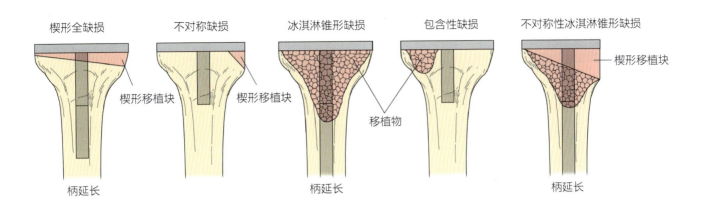

在骨移植和金属增强块中，适当地重建胫骨关节平面是很重要的。在膝关节的屈曲、伸展中重新形成韧带平衡是获得优良结果所必需的。

> **Point**
>
> 在骨缺损较大的情况下，原则上为了确保对胫骨轴的支撑性和稳定性，使用长柄假体。通过使用直到胫骨干部的长柄，稳定性和胫骨近端部位的关节面水平被自动确定。以该轴线和假体设置位置为基准对缺损处进行骨移植。

通过这些方法，可以处理大部分的巨大骨缺损（图 4-15-8）。

骨移植的基本处理方法

胫骨部较小的骨缺损可以采用骨移植进行处理，用于中度缺损时使用楔形移植块，用于大缺损时采用骨移植和金属增强块的组合来应对胫骨骨缺损。考虑骨缺损量和部位来综合灵活利用各种方法是很重要的。

骨移植的优点与缺点

骨移植的优点

优点是它可以保留骨组织的基本结构，并且在生物相容性（Biocompatibility）方面是最好的。也就是说，由于移植骨的生长，骨骼储量得以恢复，骨组织和周围软组织的愈合是可以期待的。支持人工关节的组织生物学重建是最理想的。从生物的结构性观点来看，自体骨移植是最适合的，在初次 TKA 中通过使用截下的骨块能够应对。

骨移植的缺点

缺点是，自体骨来源有限，其次也有可能发生移植骨产生吸收，另外，还存在假关节、再骨折、感染等风险、手术时间的延长和等待可以负重的时间长等问题。例如，翻修 TKA 中骨缺损量大，为了自体骨移植不能使用局部取骨，必须

图 4-15-9　类风湿性关节炎（60 岁，男性）

在股骨侧，外侧平台上到干骺端骨缺损和内侧平台上的空洞（Geodes）（AORI 分类 2A 型）。胫骨侧在外侧平台至干骺端骨缺损，从髁间隆起到 PCL 附着部确认空洞（Geodes）（AORI 分类 2A 型）。这是一种因外侧骨缺损引起的膝外翻。
a：术前正位 X 线片。　**b**：术前侧位 X 线片。　**c**：MRI T2 加权冠状位像。　**d**：MRI T2 加权矢状位像。

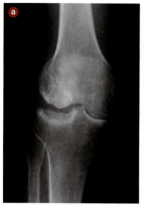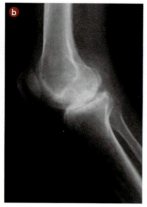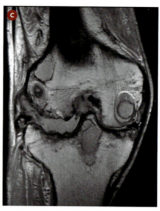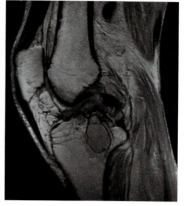

图 4-15-10　使用基于 CT 的模板软件进行术前计划 [Zed Knee® （ LEXI 公司 ）]

股骨侧的骨缺损，以内侧髁为基准，通过有意提高关节线加以处置。
胫骨侧的骨缺损可以通过 10mm 的截骨和局部骨的骨移植加以处理，使用通常的胫骨假体。

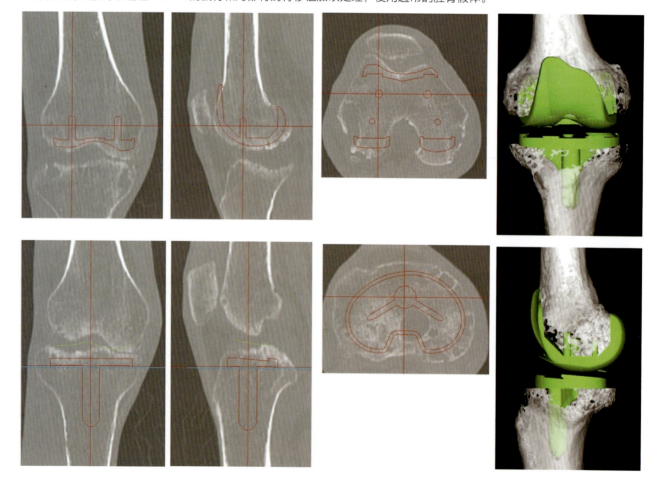

从髂骨采骨，但其量也有限。因此，在欧美一般是进行同种异体骨移植。日本也正在整备骨库进行同种异体骨移植，但目前还不十分充足。

骨缺损处置的手术技巧

重要环节

（1）术前计划最重要。根据术前 X 线片预测骨缺损量，探讨人工膝关节类型的选择和骨移植增强的必要性。基于 CT 的模板软件的术前计划，对骨缺损的治疗对策是有用的（图 4-15-9、图 4-15-10）

（2）显露中，为了确保有充分的手术视野，最好采用内侧髌旁入路。对于外翻膝，选择外侧髌旁入路（图 4-15-11）。

图 4-15-11　通过自体骨移植及骨水泥植入得以重建

a：术中照片。通过膝外侧手术途径显露，确认了滑膜组织的增生，但是由于导入生物学制剂，纤维化明显，所见炎症呈轻度。PCL 具有连续性，可以判断为可以保留。

b、c：术后正位 X 线片（b）和侧位 X 线片（c）。在骨缺损部位移植自体骨，将假体骨水泥固定。

d：术后最大屈曲位。屈曲角度为 135°。

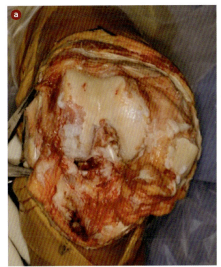
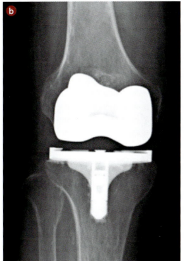
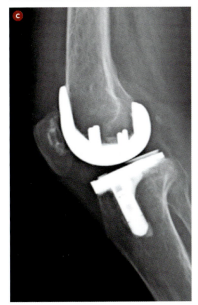
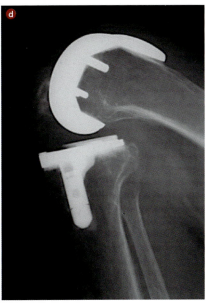

（3）对假体设置加以确认。作为解剖标志的确认点，包括股骨前面，内、外侧上髁，髁间 3 点。按术前植入的计划进行骨缺损的填补。由于胫骨假体植入处有骨缺损，因此大多选择较小尺寸的假体。假体的设置位置可以参照健侧。

Point

　假体的尺寸：在骨缺损为 10mm 左右时选择常规的假体，在 20mm 以上的骨缺损时选择带长柄的假体。

　假体的设置：与胫骨解剖轴成直角，通过最少骨骼切除，骨硬化部分的钻孔，向缺损部分充分地进行骨移植，获得确实的支持性。

（4）进行软组织平衡的重建是重要的一环。内侧副韧带（MCL）是内侧最重要的支持韧带，是膝关节稳定性不可缺少的结构。

MCL 的功能性重建是指 MCL 在胫骨部生物学上再次愈合，再次获得生理功能上的支持性。在自体骨移植中，可以期待 MCL 的生物重建。

TKA 已得到普及，并常有临床疗效优秀的报道。但是，如果手术适应证错误，或者错过时机，也会出现常规手术技术不能处置的情况。特别是在骨缺损严重的病例中，出现解剖结构重建困难的情况较多。基本的手术技巧实践经验和术前计划是最重要的。

参考文献

[1] Insall JN. Revision of aseptic failed total knee arthroplasty. Surgery of the knee. 2nd ed. New York：Churchill livingstone；1993. p935-957.

[2] EnghGA, AmmeenDJ. Bone loss with revision total knee arthroplasty：defect classification and alternatives for reconstruction. Instr Course Lect 1999；48：167-175.

第 16 节　人工膝关节的固定方法

清水　耕

骨水泥型 TKA、非骨水泥型 TKA、混合型 TKA

　　为了使人工膝关节假体与骨紧密结合，有使用骨水泥的方法（骨水泥型 TKA）和不使用骨水泥的生物学固定方法（非骨水泥型 TKA）。历史上，20 世纪 60 年代的人工全膝关节置换术（TKA）开发初期使用骨水泥固定，之后 20 世纪 70 年代后期开发了压配式 TKA，但是人们认识到在初期的非骨水泥型 TKA 中存在假体下沉等并发症，并且确认骨水泥型 TKA 长期良好的效果而使得骨水泥固定成为当今的主流技术。

　　分析过去几年中骨水泥型 TKA 和非骨水泥型 TKA 的比例。在日本约 80% 是骨水泥型 TKA，约 20% 是非骨水泥型 TKA 和混合型 TKA；在美国约 70% 是骨水泥型 TKA，约 30% 是非骨水泥型 TKA 和混合型 TKA。

　　骨水泥型 TKA 的固定方法，即使与 20 世纪 60 年代及现在相比较，方法和效果也没有大的差别。另一方面，非骨水泥型 TKA 中的假体表面材料的改良随着时代而稳步发展。此外，近年来，由于 TKA 的适应证也呈现以年轻人为中心扩大的趋势，在充分理解了骨水泥型 TKA 和非骨水泥型 TKA 两者的优点、缺点的基础上，需要选择合适的固定方法。

骨水泥固定

　　用于骨水泥型 TKA 的假体通常是股骨侧为钴铬合金，胫骨侧为钛合金，在假体内侧有 1~2mm 的凹陷确保了骨水泥层的构造（图 4-16-1）。与非骨水泥型 TKA 中使用的假体相比，骨水泥型 TKA 的假体由于是比较简单的构造，因此制造成本低，这也是它在欧美备受欢迎的原因之一。

　　在进行骨水泥固定时，需要知道骨水泥的组成，并充分注意表 4-16-1 所示的事项。在骨水泥固定的情况下，由于不能期待术后两者间自然修复，所以术后的假体和骨的锚定是最好的状态。在手术操作过程中需要掌握良好的骨水泥固定的知识和技术。

图 4-16-1　骨水泥固定中使用的方案

a：钴铬合金（股骨侧）。　　**b**：钛合金（胫骨侧）。

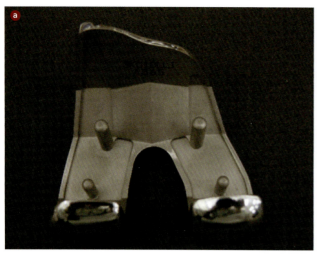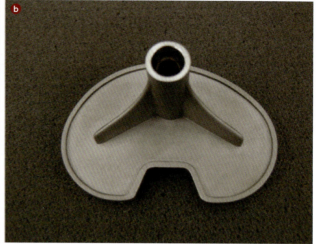

表 4-16-1　骨水泥型 TKA 注意事项

· 选择适当黏度的骨水泥
· 温度设定
· 搅拌（速度，防止气泡生成）
· 是否混入抗菌药
· 截骨面处理（锁定、清洗）
· 水泥的涂敷与加压
· 防止（清洗）产生碎屑（Third body）

图 4-16-2　骨水泥材料

① 粉末（高分子化合物）　　② 液体（单体）
· 聚甲基丙烯酸甲酯（PMMA）　· 甲基丙烯酸甲基单体
· 甲基丙烯酸甲酯－苯乙烯共聚物　· N.N 二甲基对甲苯胺
· 硫酸钡　· 羟基素
· 过氧化氢苯甲酰（苯二酚）

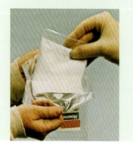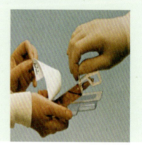

骨水泥的原材料、成分比和黏度

　　骨水泥由粉末（高分子化合物）和液体（单体）构成（图 4-16-2）。如果将其混合，就会发生聚合而固化，搅拌开始后约 15min 可得到 80% 左右的聚合，约 4h 可得到 90% 左右的聚合，约 24h 可得到 100% 的聚合。这类骨水泥根据其成分比不同，黏度（Viscosity）产生差异，大致分为：① 低黏度。② 中黏度。③ 高黏度。

　　低黏度水泥虽然气孔率低，但渗透率、疲劳强度低。

　　高黏度水泥虽然疲劳强度高，但渗透率低，气孔率高。

　　中黏度水泥的气孔率低，渗透率高，疲劳强度比较高。工作窗固化时间的平衡也很好，操作也很容易，所以在临床上得到最多应用。

骨水泥搅拌法

　　作为骨水泥的搅拌法，有使用盛器和棒进行搅拌的"手混合"和使用专用的搅拌容器一边施加负压一边进行搅拌的"真空混合"两类。

手混合既便宜又简便，但搅拌时空气混入，骨水泥中气孔率上升，其强度有可能下降。真空混合在负压下同时进行搅拌，因此可以降低气孔率来提高强度，但操作较为繁琐。

骨水泥 THA 的情况下，为了对抗剪切应力，需要进一步提高材料的剪切强度（Shear strength），临床上大多进行真空混合。骨水泥型 TKA 的压缩力是主体，骨水泥的压缩强度（Compressive strength）要求较高，虽然使用手混合也是没有问题的。但是，气孔率越上升强度越下降，在手混合的情况下，搅拌时为了尽量不混入气泡，需要注意缓慢地搅拌。

骨水泥的固化时间，温度设定

骨水泥从搅拌到固化的时间称为固化时间，分为①面团时间（Doughing time）、②工作时间（Working time）、③设定时间（Setting time）3 个过程。

（1）面团时间是从高分子化合物和单体混合开始到骨水泥不粘手术手套为止的时间。

（2）工作时间是从骨水泥不粘手术手套到硬化不能作业为止的时间。

（3）设定时间指骨水泥手术视野内至硬化为止的时间，在设定时间结束时可获得约 80% 最终的固定力。

由于骨水泥的组成成分不同，各个时间的长短会有差异，但工作时间比较长的骨水泥容易被采用。在室温 20℃ 使用频度高的中黏度骨水泥时，面团时间、工作时间、设定时间分别在 4min 左右，固化时间为 12min 左右。

骨水泥固化时间根据各种骨水泥的组成不同而不同，但也会受到其他因素的影响。缩短固化时间的影响因素是温度高、单体（液体）少、搅拌过快、真空混合不良等情况。

Point

特别是温度，对固化时间的影响很大。中黏度水泥的固化时间在 15℃ 时约为 18min，与温度上升呈反比，20℃ 约为 12min，25℃ 约为 6min，但要注意的是，当温度达到 25℃ 或更高时，固化时间迅速减少。一般来讲，在 20℃ 左右时操作是适当的。

骨水泥渗透率和截骨面骨的处理

为了将假体牢固地固定在骨上，有必要使骨水泥充分渗透到松质骨中。据研究报道，进入松质骨的必要深度约为 4mm，为了达到这个目的，中黏度骨水泥是适合的。

作为截骨面骨的处理，为了制造骨水泥的基础面，需要制作锚洞。通常在骨截面用钻头、凿子、专用的器械等制作锚穴，特别是在硬化骨和骨质量良好的情况下这是必需的（图 4-16-3a、b）。另外，为了除去浮游骨屑、碎片等，要充分清洗截骨面。

为了提高骨水泥的渗透率（Penetration），植入假体后充分加压也很重要。骨水泥搅拌后，如果骨水泥不再粘在手术手套上，首先要快速地在假体的接合界面上薄薄地涂抹骨水泥，然后在截骨面上均匀且充分地涂抹水泥，使用专用的压接器、打入假体等对其进行加压，使其充分渗透到松质骨中（图 4-16-3c、d）。在此一边使涂布在假体上的水泥与截骨面的水泥粘接，一边充分地打入假体（图

4–16–3e、f）。通常在胫骨侧使用 1 袋水泥，其次在股骨侧和髌骨上使用 1 袋水泥。操作熟练的话，用 1 袋骨水泥就可以固定胫骨侧、股骨侧、髌骨，这种情况下，完全伸直膝关节，通过使踝关节背屈，在假体间施加充分的压力，可以进行持续的压迫固定（图 4–16–3g）。

截骨面的加压与清洗

从插入假体到骨水泥固化，在充分均匀加压的同时，去除假体周围多余的骨水泥也是必要的。骨水泥固化后，即使用骨刀去除多余的骨水泥也很困难，特别是去除髁后方的水泥时，不去除的话以后会变成游离体，这成为限制屈曲和压迫血管与神经的不利因素，所以要特别注意，防止多余骨水泥的残留。

此外，当骨水泥块误入滑动表面时，必须充分冲洗将其去除，因为它会导致所谓的第三体磨损。

骨水泥中混入抗生素

在以下情况下，可以在骨水泥中混入粉末的抗生素。

（1）除去感染后的假体后，将抗生素骨水泥制成垫片（Spacer）或骨水泥串珠时。

（2）TKA 感染后，用于二期或一期翻修 TKA 的情况下。

图 4–16–3 骨水泥型 TKA 的手法

a、b：锚孔的制作。

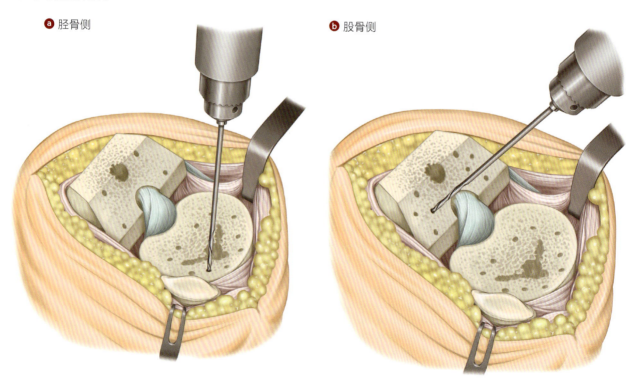

ⓐ 胫骨侧　　　　　　　　　　　　　　　ⓑ 股骨侧

图 4-16-3 （续）

c、d：骨水泥对截骨面加压、渗透。
e、f：假体的压接。
g：伸直位使踝关节最大背屈，对膝关节施加压力。

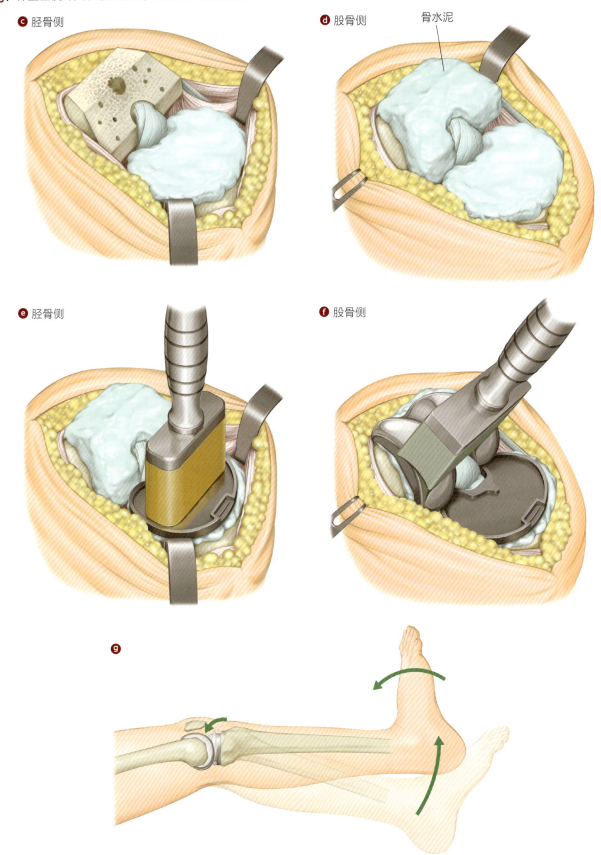

c 胫骨侧

d 股骨侧　　骨水泥

e 胫骨侧

f 股骨侧

g

抗生素骨水泥的特征

通常使用的抗生素是耐热性的万古霉素、庆大霉素、阿米卡辛、妥布霉素、头孢他丁肟等粉末制剂。相对于骨水泥单体 40g（1 袋），混入骨水泥垫片和骨水泥串珠时通常为 1.5~4.0g（3~8A），假体固定时为 0.5~1.0g（1~2A）。

一般认为，混入骨水泥的抗生素会慢慢释放到周围，发挥防止感染的效果，很多基础实验显示，骨水泥周围的骨髓内的抗生素浓度以术后 2 天左右为峰值，之后逐渐降低，直到术后 3 周左右仍可保持有效浓度。另一方面，由抗生素混入引起的骨水泥强度降低也在实验中得到明确，一般认为混入 5% 抗生素的话，骨水泥强度会降低 10%~20%，另外，与预先混合了抗生素和骨水泥的产品相比，临时混合的抗生素和骨水泥的强度会更低。

> **Point**
>
> 骨水泥中混合抗生素在欧洲许多国家都属于医疗保险范畴，在初次 TKA 手术中允许预防性使用，但在美国和日本，当它与骨水泥垫片和串珠混合时，多用于感染后期翻修 TKA 的情况下，并且不允许在初次 TKA 时预防性使用。目前在日本，在初次 TKA 时，还没有适用于混入骨水泥的抗生素医疗保险范畴，这一点是需要注意的。

骨水泥对生物组织的影响

众所周知，甲基丙烯酸甲酯·单体会给生物循环系统带来很大的影响，据研究报道，在骨水泥 THA 和骨水泥人工股骨头手术中，术中的心脏停止和病例死亡发生率较低。关于 THA 术中死亡的主要原因包括甲基丙烯酸甲酯·单体对心肺的直接毒性，甲基丙烯酸甲酯·单体的血管扩张作用，以及伴随骨水泥引起的骨髓内压上升的脂肪、骨髓为栓塞子的肺栓塞，骨水泥的过敏反应，静脉内血小板凝集亢进等反应。

在骨水泥 THA 中，研究报道了术中的心脏停止和死亡病例，与此相对，在骨水泥型 TKA 中的骨水泥的副作用报道极其稀少，在临床上几乎没有问题，但是有必要事先认识到骨水泥对生物组织有某种影响。

非骨水泥固定

在非骨水泥型 TKA 中，假体和骨骼之间的接触面上骨骼被诱导向内生长并固定，因此称为生物学固定。

生物学固定于 20 世纪 70 年代末推出，但有时由于植入材料、形状问题、聚乙烯材料和骨溶解（Osteolysis）问题、初始固定问题和髌骨背部问题而对长期效果提出质疑。但是之后，假体和聚乙烯的材质、假体形状得到了大幅度的改良，初始固定也变得牢固，近年来有很多良好的长期效果被报道。

非骨水泥型 TKA 假体的材质

一般的非骨水泥假体的材质，股骨假体以钴铬合金为主流，胫骨假体以钛合金为主流（图 4-16-4）。

图 4-16-4　用于非骨水泥固定的设备（FINE®膝关节系统、帝人纳卡西马医疗公司）

a：钴铬合金（股骨侧）。　　**b**：钛合金（胫骨侧）。

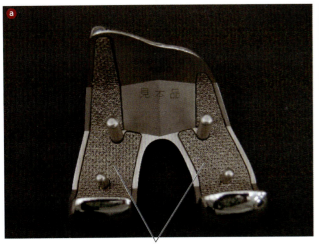

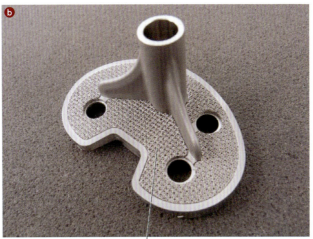

骨接合界面为钛·网眼　　　　　　　　　　　　　　　骨接合界面为钛·网眼

钛合金具有很高的骨亲和性，作为非骨水泥假体的材料非常出色，但是在股骨侧的滑动面上使用时，超高分子聚乙烯的磨屑较多，一般不在股骨假体上使用。为了提高骨诱导能力，也有在钴铬合金股骨假体内侧与骨的接触面上粘贴钛网等做法，另外钽合金也用作胫骨侧假体材料。

非骨水泥假体与骨的接触面形状、覆盖物

假体与骨的接触面形状对骨诱导有很大的影响，但 $500\mu m$ 左右的骨孔有利于骨新生和骨骼生长。多使用珠粒或网状物结构，近年来开发的三维多孔体有望获得更好的骨诱导能力（图 4-16-5、图 4-16-6）。另外，有研究报道称，通过在骨接合界面涂上羟基磷灰石（HA），骨诱导能力会变得更高。

骨接合界面的骨诱导能力

在非骨水泥型 TKA 中，生物学固定是最重要的概念，通过骨接合界面的材质、形状的改良来提高骨诱导能力是极其重要的，近年来，骨接合界面的材质、形状得到了明显的改善和提高，因此人们对非骨水泥型 TKA 的将来抱有很大的期待。

初期固定

在非骨水泥的 TKA 中，最终在生物学固定中假体可以得到牢固的固定，但在获得充分的新生骨骼生长之前即初期固定中有一些难点。因此，为了确保这种初期固定，股骨假体中使用的是翅叶、长柄、螺钉等，股骨假体中使用的是栓钉。

Point　近年来引入的三维多孔假体制造，材料的摩擦系数高，有效提高初期固定力。在假体改良的同时，进行正确的截骨使假体与截骨面紧密压配也是初期固定极其重要的一个方面。

图 4-16-5 假体与骨接合界面的形状

a：珠子。
b：网格。
c：三维多孔体。

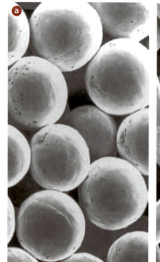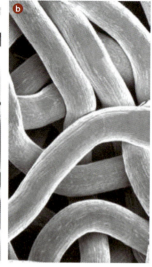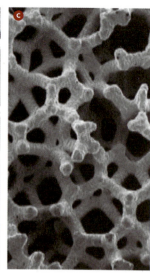

图 4-16-6 三维多孔体和良好的骨骼长入

a：三维多孔体。　　b：良好的骨生长。

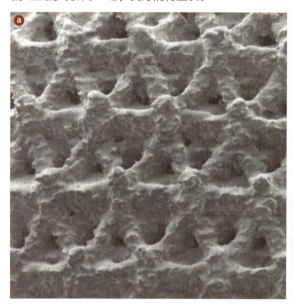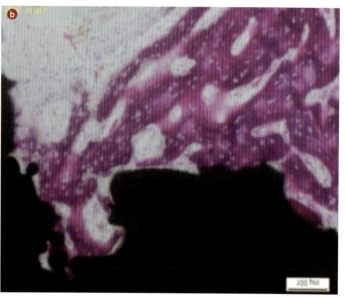

非骨水泥型 TKA 的注意事项（图 4-16-7）

临床操作实际进行非骨水泥型 TKA 时的注意事项有：①正确的截骨。②提高骨的覆盖率。③获得坚强的初期固定（表 4-16-2）。

◆ 正确的截骨

通过正确的截骨，使宿主骨和假体得到最大接触面，从而可以诱导良好的骨骼生长，防止出现初始间隙与早期松弛。对于骨质良好的患者，特别是不注意正确的截骨的话，骨与假体之间容易产生间隙，所以需要注意（图 4-16-7b）。

◆ 提高骨的覆盖率

通过提高截骨面假体的覆盖率，可以防止假体在松质骨内下沉，同时可以增加向皮质骨传递的负重，减少出血量。因此，在不超出截骨面的范围内选择最大的假体是很重要的，另外，选择与截骨面一致的适当形状的假体（图 4-16-7a、

表 4-16-2　非骨水泥型 TKA 中的注意事项

① 正确的截骨
　·增加骨与假体的接触面
　·防止出现初始间隙与早期松弛
　·间隙中进行骨移植
② 提高骨的覆盖率
　·防止假体在松质骨中下沉，增加向皮质骨转移的负重
　·减少出血量
　·选择适当形状、大小的假体
③ 获得坚强的初期固定
　·假体对截骨面压配
　·使用翅叶、长柄、螺钉
　·改良假体与骨接合界面形状（三维多孔体等）

图 4-16-7　非骨水泥型 TKA 的手法技术

a：在不超出截骨范围试模选择最大尺寸（右边是最终植入假体）。注意股骨髁部后方比前方更容易突出。

b、c：即使正确的截骨后，如果还出现间隙的话（b），需植骨（c）。

d、e：在不超出范围内选择最大植入尺寸（e），（d 小）。需要注意的是，胫骨的截骨面并不对称。

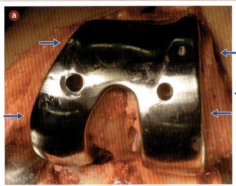
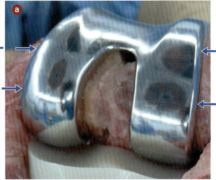
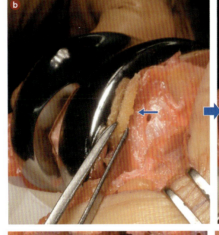
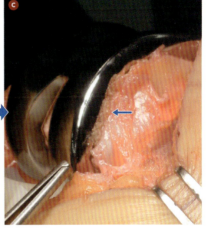
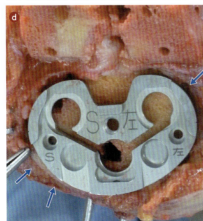
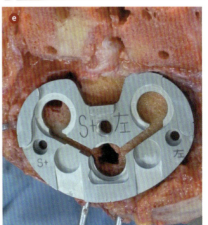

c）。以往，胫骨假体大多是左右对称的形状，现在假体主流类型是与胫骨截骨面相一致的非对称形状的胫骨假体。

◆ **获得坚强的初期固定**

为了改善非骨水泥型 TKA 存在期固定的弱点，需要使用带柄或延长柄、翅叶、螺钉等。另外，假体与截骨面紧密适配也是提高初期固定力的重要方法。近年被实用化的三维多孔体，摩擦系数高，期待可以提高初期固定的牢固性。

骨水泥固定、非骨水泥固定两者间的比较（优点、缺点）

使用率

包括日本在内，TKA 骨水泥固定占 70%~80%，非骨水泥固定占 20%~30% 的国家很多，现在采用骨水泥型 TKA 为主流。

临床疗效

大部分研究显示，无论是骨水泥型 TKA 还是非骨水泥型 TKA 的 10 年生存率均超过 95%，其临床疗效均良好。

手术技巧

为了获得良好的结果，无论骨水泥型 TKA 还是非骨水泥型 TKA，两者都需要进行精确的外科手术操作，但是相对而言骨水泥固定操作中，一个优点是截骨技术稍有欠缺，可以通过填充骨水泥在一定程度上获得矫正。

手术时间

在骨水泥型 TKA 中，骨水泥固化需要时间，并且有许多报道称手术时间比非骨水泥型 TKA 长。

出血量

很多研究报道称，术后的出血量在骨水泥型 TKA 中比非骨水泥型 TKA 减少200~400mL。

初始固定力

在骨水泥固定中，术后 1 天得到最大的固定力，初期固定是牢固的。

在非骨水泥固定中，希望达到生物学固定以前的期间，仅仅是依靠假体的翅叶、假体柄以及螺钉进行的初期固定，但未必很坚强。

长期固定力

在骨水泥固定中，理论上，人们担心骨水泥的老化和固定力随时间的延长而降低，许多临床报道有优异的长期结果。

在非骨水泥固定中，一旦获得生物学固定，也可以获得长期坚强固定，并且还可以在一定程度上存在修复能力。

骨萎缩

在两种固定情况下均观察到假体周围的骨萎缩，特别是在骨水泥型 TKA 中骨萎缩明显的病例很多。但是有报道称，X 线片检查和骨密度检查等确认的骨质疏松时对临床疗效没有影响。

成本

在非骨水泥型假体中，假体与骨接合界面的制造较为复杂。另外，翅叶、长柄、螺钉等附属假体的制造成本比骨水泥型 TKA 要高一些。

骨水泥固定和非骨水泥固定的分开使用

一般认为，对于骨质不太好的病例进行骨水泥固定，对于骨质好的病例进行非骨水泥固定是合适的。

因此，对于高龄、女性、患类风湿性关节炎（RA）等活动量低的病例和骨质疏松的病例及骨破坏正在进行的病例等，骨水泥型 TKA 的适应性好。另外，一般认为 PS 型 TKA 也适合进行骨水泥固定。

与此相对，对于年龄较小、男性、希望回归运动的活动性较高的病例和骨量充分的病例等，非骨水泥型 TKA 的适应性更好一些。CR 型 TKA 多用于希望回归运动的活动性较高的病例。因此，非骨水泥型 TKA 的应用率变得比较高。

非骨水泥型 TKA 和骨水泥型 TKA 的病例见图 4-16-8、图 4-16-9。

Point　骨质量的评估应该在术前根据骨密度测定、X 线片、CT 所见等进行，但是在手术中进行实际截骨操作时，经常会遇到与术前评估有出入的情况。因此，手术时，事先准备好骨水泥型 TKA 和非骨水泥型 TKA 假体，建议根据术前评估，术中所见最终决定采用何种假体固定。

图 4-16-8　非骨水泥型 TKA 术后 18 年的单纯 X 线片

患者 46 岁时实施了非骨水泥型 TKA。术后 18 年，未观察到明显透亮区，并且没有骨萎缩。临床症状良好，轻度运动能接受。一般认为 CR 型 TKA 比较适合较年轻的患者。

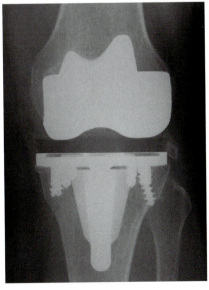
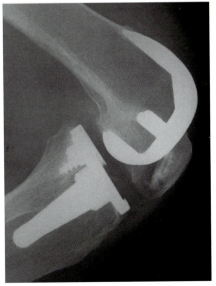

图 4-16-9　骨水泥型 TKA（ⓐ、ⓒ），非骨水泥型 TKA（ⓑ、ⓓ）的术后 11 年的单纯 X 线片（与图 4-16-8 相同的病例）

a、b：正位 X 线片。骨水泥型 TKA（a）胫骨内的骨萎缩（红色箭头）非常显著。
c、d：侧位 X 线片。虽然在非骨水泥型 TKA（d）的股骨部的一部分观察到透亮区域（红色箭头），但是两个膝关节临床症状都是良好的。

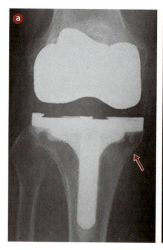 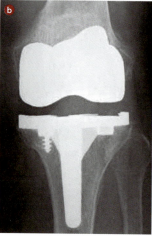 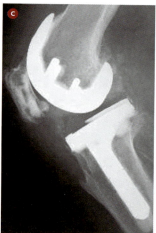 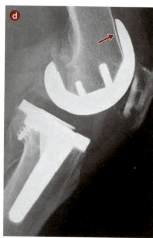

参 考 文 献

[1] Baker PN, Khaw FM, Kirk LMG, et al. A randomised controlled trial of cemented versus cementless press-fit condylar total knee replacement：15-year survival analysis. J Bone Joint Surg Br 2007；89：1608-1614.

[2] Beaupré LA, al-Yamani M, Huckell JR, et al. Hydroxyapatitecoated tibial implants compared with cemented tibial fixation in primary total knee arthroplasty. A randomized trial of outcomes at five years. J Bone Joint Surg Am 2007；89：2204-2211.

[3] Bobyn JD, Stackpool GJ, Hacking SA, et al. Characteristics of bone ingrowth and interface mechanics of a new porous tantalum biomaterial. J Bone Joint Surg Br 1999；81：907-914.

[4] Brown TE, Harper BL, Bjorgul K. Comparison of cemented and uncemented fixation in total knee arthroplasty. Orthopedics 2013；36：380-387.

[5] Cui Q, Mihalko WM, Shields JS, et al. Antibiotic-impregnated cement spacers for the treatment of infection associated with total hip or knee arthroplasty. J Bone Joint Surg Am 2007；89：871-882.

[6] Efe T, Figiel J, Danek S, et al. Initial stability of tibial components in primary knee arthroplasty. A cadaver study comparing cemented and cementless fixation techniques. Acta Orthop Belg 2011；77：320-328.

[7] Gill GS, Joshi AB. Long-term results of kinematic condylar knee replacement. An analysis of 404 knees. J Bone Joint Surg Br 2001；83：355-358.

[8] Iesaka K, Jaffe WL, Jones CM, et al. The effects of fluid penetration and interfacial porosity on the fixation of cemented femoral components. J Bone Joint Surg Br 2005；

87：1298-1302.

[9] Kamath S, Chang W, Shaari E, et al. Comparison of periprosthetic bone density in cemented and uncemented total knee arthroplasty. Acta Ortop Belg 2008；74：354-359.

[10] 川那辺圭一，秋山治彦，後藤公志，ほか. 抗菌薬含有骨セメント. MB Orthop 2008；21（2）：21-26.

[11] Meneghini RM, Hanssen AD. Cementless fixation in total knee arthroplasty：past, present, and future. J Knee Surg 2008；21：307-314.

[12] Park JW, Kim YH. Simultaneous cemented and cementless total Knee replacement in the same patients：a prospective comparison of long-term outcomes using an identical design of NexGen prosthesis. J Bone Joint Surg Br 2011；93：1479-1486.

[13] Powell JN, McGrath PJ, Lahiri SK, et al. Cardiac arrest associated with bone cement. Br Med J 1970；3：326.

[14] Sorrells RB, Capps SG. Clinical results of primary low contact stress cementless total knee arthroplasty. Orthopedics 2006；29（9 Suppl）：S42-S44.

[15] 寺田久仁子，岩本佳代子，小林　睦，ほか. バンコマイシン含有 骨セメントにおけるバンコマイシンの溶出挙動とセメント強 度－各銘柄のバンコマイシン製剤間の比較. 医療薬 2009；35：96-102.

[16] Banwart JC, McQueen DA, Friis EA, et al. Negative pressure intrusion cementing technique for total knee arthroplasty. J Arthroplasty 2000；15：360-367.

[17] Whiteside LA, Viganò R. Young and heavy patients with a cementless tka do as well as older and lightweight patients. Clin Orthop Relat Res 2007；464：93-98.

第 17 节 截骨导引模块及其操作方法（包括平衡器）

中岛 新

正确的截骨并获得适当的韧带平衡是决定人工全膝关节置换术（TKA）成败的关键。Insall 叙述了在 TKA 中的失败原因大多是不适当的韧带平衡和轴线定位不良，所以正确的下肢轴线下的截骨是 TKA 的手术技巧中最重要的步骤。

截骨时使用的导引模块根据使用的 TKA 类型不同而不同，但基本构造大致都相同。股骨的截骨方面，首先按照术前计划决定的外翻角进行远端截骨；接下来，根据术前计划固定四面截骨导引模块的旋转角度，进行前方、后方斜角部分的截骨。胫骨原则上是在腓骨头近端的水平上垂直于胫骨解剖轴进行截骨。

在此，对如何正确放置这些截骨的导引模块及其处理方法进行说明。

股骨截骨

防止股骨假体过度屈曲或伸展设置的有效器械

最终的股骨假体的屈曲设置，由于屈曲间隙的减少导致屈曲角度受限，在伸直位发生手术截骨切迹部髁上骨折的风险，过度屈曲挛缩的病例除外，一般应以与骨轴平行设置为目标。由于影响屈曲、伸展设置的因素是股骨远端的截骨，因此在这个阶段进行正确的截骨是极其重要的。

原则上是在插入髓内固定杆后进行截骨，此时，最好使用股骨钻孔定位器（图 4-17-1）确定髓内定位杆插入的位置和方向。这个器械在股骨髁部前面附有

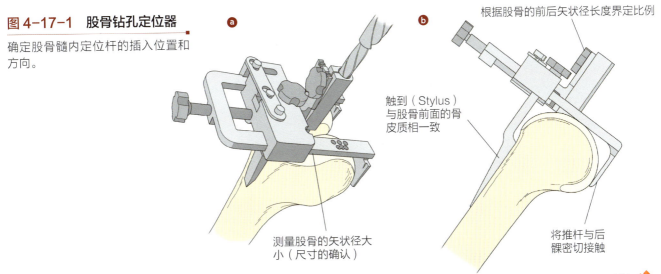

图 4-17-1 股骨钻孔定位器
确定股骨髓内定位杆的插入位置和方向。

ⓐ

ⓑ 根据股骨的前后矢状径长度界定比例

触到（Stylus）与股骨前面的骨皮质相一致

测量股骨的矢状径大小（尺寸的确认）

将推杆与后髁密切接触

探针，在后髁上附有根据股骨髁部前后直径滑动的推杆，在中央部有插入髓腔铰刀的入口孔。髓腔扩通后，插入股骨远端截骨导板设置用的髓内定位杆，进行股骨远端的截骨。这是防止过度屈曲、过度伸展设置的有用器械。

为使股骨假体适当旋转设置的有效器械

股骨假体的不适当的旋转设置会引起股骨假体与胫骨假体及聚乙烯衬垫的滚动时不匹配，出现非生理性的运动轨迹、活动度的降低和假体的早期磨损等问题，特别是设置内旋位后髌骨脱位，活动度和患者满意度下降，设置外旋位后有股骨外侧髁上的凹陷部损伤等风险。各种类型 TKA 设备在术前就可决定外旋角度大小，但采用后方参照导板（图 4-17-2）来决定假体尺寸和旋转角度比较好。

为安装四面截骨导引横块下端的构造，导板的前端部分通过与股骨后髁紧密接触，能够正确决定旋转设置。另外，导板 4 个面截骨的最终前后位置的微调整也是有用的。

图 4-17-2　后方参照导板的使用

导板的笔针接触股骨髁前方骨皮质，导板下方结构与后髁密切接触，决定假体尺寸和旋转度。

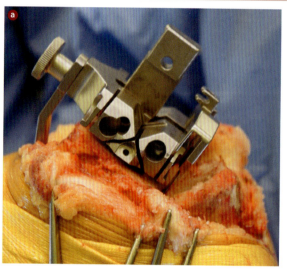

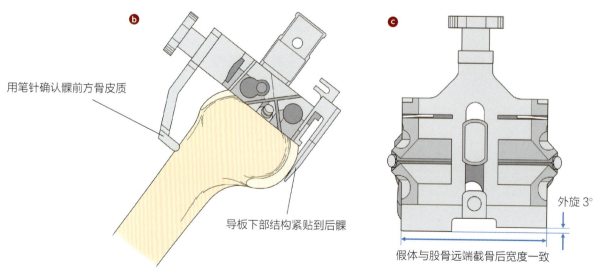

用笔针确认髁前方骨皮质

导板下部结构紧贴到后髁

外旋 3°

假体与股骨远端截骨后宽度一致

胫骨截骨

髓内法、髓外法无明显区别，原则上是垂直于胫骨纵轴进行截骨。如果是髓外法，在设置导向装置时，可以自然而然地确认与胫骨解剖轴的相互位置关系，但是在髓内法中也可以使用安装在髓内定位杆上的髓内胫骨导板进行同样的确认。关于髓内法、髓外法对胫骨假体设置的影响的报道有很多，但两者之间没有明显的优劣之别，可以根据术者的自身经验以及患者情况进行选择。

与胫骨轴垂直进行截骨的导板

除了胫骨过度屈曲或外伤后等畸形治愈的病例以外，通常会采用髓内法操作。由于胫骨的截骨是决定假体假体内、后内、外翻及前后倾斜的关键步骤，因此胫骨平台的截骨正确与否是极其重要的。近年来，为了提高 TKA 患者的满意度，研究者指出了运动学定位的重要性。功能轴（机械轴）向后倾斜 3°，再现关节面的这个倾斜，设置的胫骨假体可能会更理想。然而，也有报道称手术后下肢的轻度内翻也会降低患者满意度，所以以手术操作中不必要的截骨会造成胫骨内翻。

> **Point**
>
> 设置胫骨髓内定位杆后，基本上是在外侧平台关节面水平决定截骨厚度。可以通过定位杆安装的胫骨平台截骨导板上的探针在切骨槽测量内侧、外侧平台截骨量的同时与术前计划的数据进行比较，判断是否出现误差。并且，用胫骨定位杆最终进行内、外翻的确认（图 4-17-3）。如果像这样设置多个检查点进行判断，基本上可以按照计划进行截骨。

胫骨的截骨在内侧到中央部比较容易进行，但是外侧部，特别在外侧前方骨锯很难进入。需要注意的是：在术野不好的情况下，如果盲目地进行截骨，可能会导致腘肌肌腱、髌韧带的损伤。使用截骨导板切骨槽可以向胫骨前方至内侧方向放置屈曲延长的牵开器（图 4-17-4）。导向块用 2~3 根钉固定在骨上，但在需要追加截骨时，通过移动导向块的孔，不需重新打固定钉就可以进行每次 2mm 的追加截骨。

对胫骨外侧关节面的显露有用的器械

正确地显露胫骨关节面的全貌不仅对正确的截骨很重要，而且对于避免伴随截骨操作的后交叉韧带（PCL）、腘肌肌腱、髌韧带等软组织损伤也很重要。进行截骨前的第一步，胫骨平台外侧，将屈曲牵开器（图 4-17-4）置于胫骨外侧缘，从而使平台关节面全部得到充分显露。

截骨后，在确认胫骨假体大小尺寸、掌握假体对平台截骨面的覆盖状况、确定假体旋转设置、骨水泥固定时将挤压出假体外的骨水泥加以清除后，有用性也很高。

间隙测量和韧带平衡

TKA 手术中，伸展、屈曲两个位置下取得相等的间隙以及内、外侧的韧带平衡，是提高术后成绩所需的手法。因此，测量股骨－胫骨截面间的间隙、韧带平衡器械（平衡器）的使用是极为有益的。

图 4-17-3　胫骨定位杆

确认胫骨截骨的内、外翻。特别注意不要出现外翻截骨。

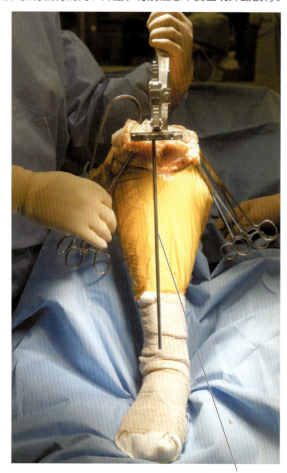

胫骨定位杆

图 4-17-4　胫骨弯曲牵开器及胫骨截骨导板

确认胫骨关节面的全貌，才能正确、安全地进行外侧的截骨。注意不要换成较窄的骨刀，避免损伤软组织。

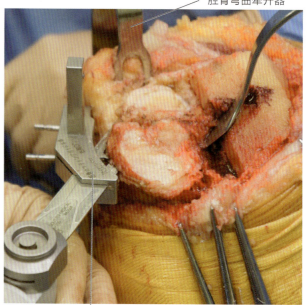

胫骨弯曲牵开器

胫骨截骨导板

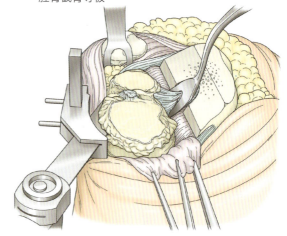

　　各种不同类型假体均有适配的平衡器，平衡器的功能即用于测量截骨后的骨间隙大小。假体试模安装后用平衡器测量屈曲间隙、伸直间隙，术者可以明确观察到手术效果。平衡器用于截骨技术中确认截骨后的间隙及韧带平衡（图4-17-5）。

Point

　　以测定结果作为参考，调整韧带平衡，必要时使用股骨、胫骨部追加截骨用的截骨模板进行再次截骨。在这里重要的是，不要完全依赖平衡器的测定结果。如果过度追求调整间隙和韧带平衡，可能导致追加截骨面不平整，反而产生韧带松弛的情况，导致不好的结果。

　　应避免屈曲间隙过度大于伸直间隙，相反伸直间隙稍稍大于屈曲间隙没有问题。原因是，由于股骨假体的设置后膝后方关节囊的紧张，与平衡器测量骨骼的间隙结果相比差距会变小一些。

　　近年来，关于韧带平衡，很多研究都表示允许外侧存在松弛性，截骨后确保最低限度的间隙，以便在伸展、屈曲时设置预定尺寸的假体，外侧多少有点儿松弛性是可以容许的。

图 4-17-5　平衡器

确认截骨后的胫股间隙及韧带的平衡。在膝屈曲位处，对髌骨进行复位后，内侧关节囊和内侧支持带之间
的切开部两侧用锐利的巾钳夹紧复位测量。此时，平衡测量器的上下端与骨的截面应密切接触。

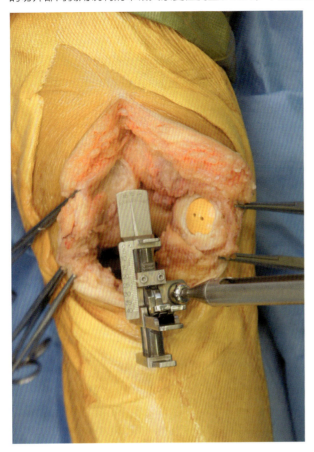

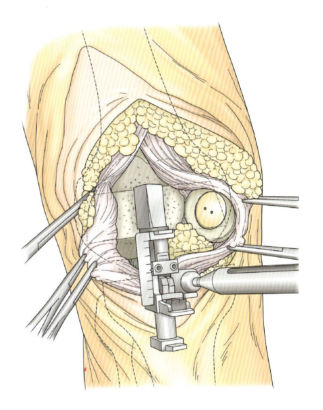

患者个体化适块截骨器械（PMI）

　　基于 CT 或 MRI 数据制作患者有关骨骼的模型，并且制作适配的截骨模块
（图 4-17-6）。PMI 和标准的截骨模块两者的 TKA 的术后疗效的比较方面，PMI
组并没有显示出明显的优势。

　　对于创伤后下肢轴线畸形病例推荐使用 PMI，因为用于腿部定位的传统截骨
装置在力线畸形病倒中安装非常困难。关于 PMI 截骨导块对于骨稳定性的影响，
一般股骨侧导向的稳定性良好，但胫骨侧导向的稳定性仍存在问题。因此，在设
置制作的器械后也必须要充分确认截骨面与定位，如果有问题，就必须准备好替
换成常规的器械实施截骨。

图 4-17-6　PMI 的设置

患者个体化适配的截骨导块。这种 PMI 导块在骨骼模型上确认截骨的正确位置，然后设置在患者手术实际的骨骼上。树脂加工注意导块会稍微有点儿变形误差，所以在导块用螺钉固定时，必须一边牢固地握持导块一边固定。

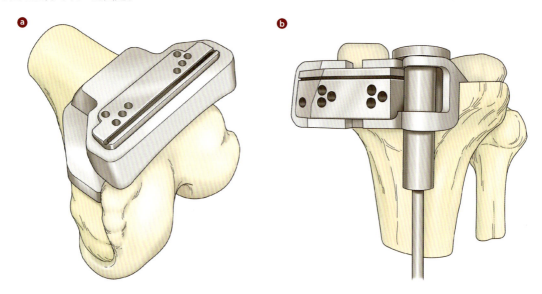

参考文献

[1] Insall JN, Binazzi R, Soudry M, et al. Total knee arthroplasty. Clin Orthop Relat Res 1985；192：13-22.

[2] Tsukeoka T, Lee TH. Sagittal flexion of the femoral component affects flexion gap and sizing in total knee arthroplasty. J Arthroplasty 2012；27：1094-1099.

[3] Zalzal P, Backstein D, Gross AE, et al. Notching of the anterior femoral cortex during total knee arthroplasty characteristics that increase local stresses. J Arthroplasty 2006；21：737-743.

[4] Valkering KP, Breugem SJ, van den Bekerom MP, et al. Effect of rotational alignment on outcome of total knee arthroplasty. Acta Orthop 2015；86：432-439.

[5] Berger RA, Crossett LS, Jacobs JJ, et al. Malrotation causing patellofemoral complications after total knee arthroplasty. Clin Orthop Relat Res 1998；356：144-153.

[6] Kawahara S, Okazaki K, Matsuda S, et al. Internal rotation of femoral component affects functional activities after TKA-- survey with the 2011 Knee Society Score. J Arthroplasty 2014；29：2319-2323.

[7] Tsukeoka T, Tsuneizumi Y, Lee TH. The effect of rotational fixation error of the tibial cutting guide and the distance between the guide and the bone on the tibial osteotomy in total knee arthroplasty. J Arthroplasty 2013；28：1094-1098.

[8] Iorio R, Bolle G, Conteduca F, et al. Accuracy of manual instrumentation of tibial cutting guide in total knee arthroplasty. Knee Surg Sports Traumatol Arthrosc 2013；21：2296-2300.

[9] Yang SH, Liu TK. Intramedullary versus extramedullary tibial alignment guides in total knee arthroplasty. J Formos Med Assoc 1998；97：564-568.

[10] Dossett HG, Swartz GJ, Estrada NA, et al. Kinematically versus mechanically aligned total knee arthroplasty. Orthopedics 2012；35：e160-e169.

[11] HowellSM,HowellSJ,KuznikKT,etaL.Doesakinematically aligned total knee arthroplasty restore function without failure regardless of alignment category？Clin Orthop Relat Res 2013；471：1000-1007.

[12] Matsuda S, Kawahara S, Okazaki K, et al. Postoperative alignment and ROM affect patient satisfaction after TKA. Clin Orthop Relat Res 2013；471：127-133.

[13] Nakahara H, Okazaki K, Hamai S, et al. Does knee stability in the coronal plane in extension affect function and outcome after total knee arthroplasty？Knee Surg Sports Traumatol Arthrosc 2015；23：1693-1698.

[14] Matsuzaki T, Matsumoto T, Kubo S, et al. Tibial internal rotation is affected by lateral laxity in cruciate-retaining total knee arthroplasty：an intraoperative kinematic study using a navigation system and offset-type tensor. Knee Surg Sports Traumatol Arthrosc 2014；22：615-620.

[15] Okamoto S, Okazaki K, Mitsuyasu H, et al. Lateral soft tissue laxity increases but medial laxity does not contract with varus deformity in total knee arthroplasty. Clin Orthop Relat Res 2013；471：1334-1342.

[16] Voleti PB, Hamula MJ, Baldwin KD, et al. Current data do not support routine use of patient-specific instrumentation in total knee arthroplasty. J Arthroplasty 2014；29：1709-1712.

[17] Sassoon A, Nam D, Nunley R, et al. Systematic review of patient-specific instrumentation in total knee arthroplasty：new but not improved. Clin Orthop Relat Res 2015；473：151-158.

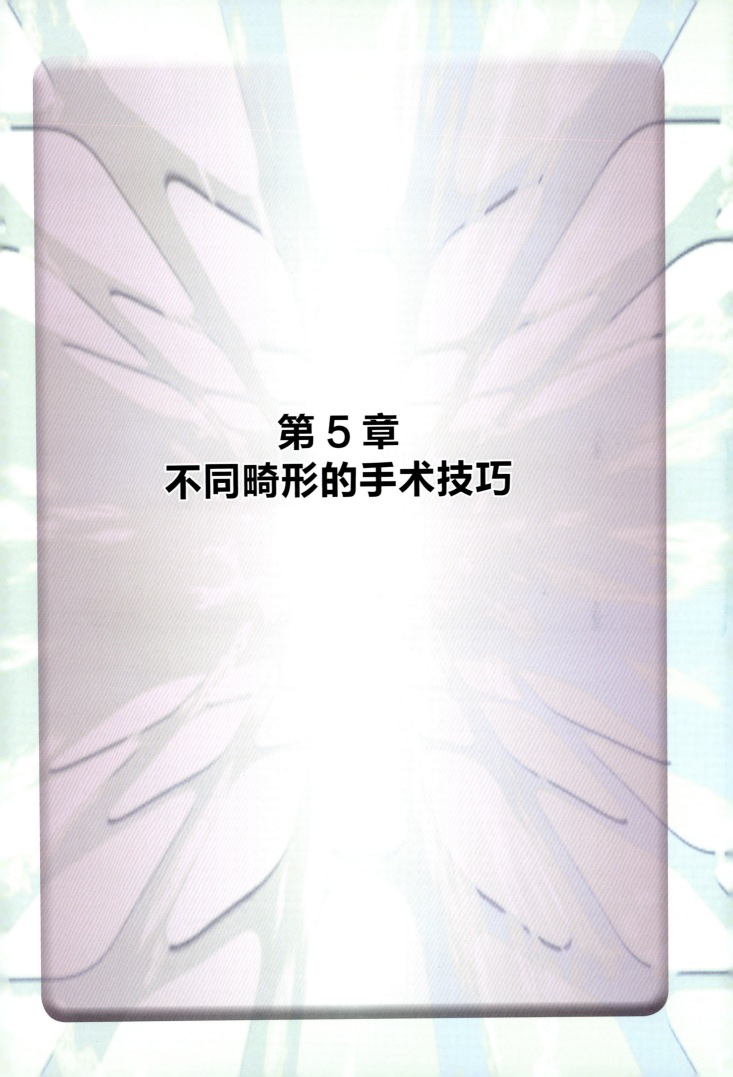

第 5 章
不同畸形的手术技巧

第 1 节　内翻膝

中岛干雄

内翻膝的畸形

在内翻膝中，由于下肢负重力线向内偏斜负重导致股骨和胫骨的内侧出现软骨变性并消失。其结果使膝关节呈内翻畸形（图 5-1-1a），根据内翻畸形的程度，内侧副韧带（MCL）等内侧结构发生不同程度的挛缩，并且，由于累及膝关节后方结构的挛缩，导致伸膝受到限制的情况也很常见。

Point

骨赘在股骨、胫骨处同时出现，不仅形成于内侧缘，还形成于后方和髁间部（图 5-1-1a、b）。随着内翻畸形的加重，外侧副韧带（LCL）等外侧支持结构松弛，外侧的关节间隙扩大（图 5-1-1c）。

膝内翻进一步发展，胫骨内侧平台产生明显的骨缺损和平台压缩骨折（图 5-1-1d），内侧髁胫骨平台部受到负重较大时，就会呈现膝关节外侧半脱位。

切口和显露

无论采用后交叉韧带（PCL）保留（CR）型假体还是替代（PS）型假体，内

图 5-1-1　内翻膝的骨形态

a：内侧的关节间隙消失，内侧骨赘形成，内翻畸形被确认。　**b**：髁间部也可以形成骨赘。
c：LCL 等外侧支持结构松弛，外侧关节间隙扩大。　**d**：胫骨平台后内侧形成凹陷（骨缺损）。

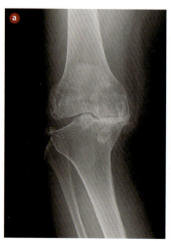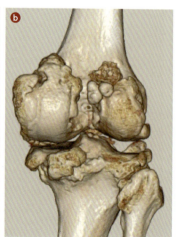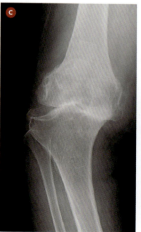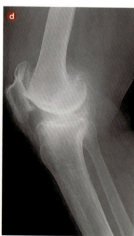

翻膝畸形患者切口均采用正中纵切口口或内侧弧形切口，采用内侧髌旁入路或股四头肌中间入路、股四头肌下入路方法进行显露。

Point

髌骨翻转对于手术的进行不是必需的，但翻转的话更容易执行手术操作。但是，皮肤切口稍微延长一点儿。髌骨是否容易翻转与内翻畸形的程度无关。

髌骨外侧的皮下脂肪多的情况下，髌骨低位的情况下，股四头肌挛缩严重的情况下，髌骨翻转困难。

内侧松解

Point

与 CR 型假体、PS 型假体一样，表面置换型人工膝关节置换时，内侧松解需要在最小的限度内进行。对于 TKA 的功能影响，MCL 的功能保留极为重要，因此不得不避免内侧过度松解导致 MCL 功能受到破坏。

一定程度上的内翻膝畸形膝关节必须进行 MCL 的松解，但是松解过多的话会产生内侧结构松弛，导致 MCL 功能不全。由于一旦发生 MCL 不全，就不得不变更为限制性高的假体，因此，在预测到可能发生 MCL 功能不全的情况下，术前也要准备限制型假体。

Clayton 提倡的阶段性松解是内侧松解的基本方法，通常均可以采用。内侧松解是在每一步松解操作时一边适当地对膝关节施加外翻压力，一边检查内侧关节间隙的扩大程度（图 5-1-2）。

内翻畸形为轻度时，仅仅松解第一阶段的关节囊和冠状韧带就能得到充分的外翻。

Point

内翻膝的骨赘形成在股骨、胫骨后方也非常明显，在向后方显露完成股骨和胫骨平台切除时，通过切除这些部位的骨赘，内侧松弛可以进一步变大。因此，内侧软组织松解在截骨前阶段以不足为宜。

即使是显著的内翻畸形，像 Clayton 的第 2~3 阶段那样松解到鹅足的情况也是很少见的。为了顺利地进行术后的康复治疗，也要尽可能地保留鹅足。由于鹅足通过 MCL 浅层的胫骨附着部表层附着在前方，所以在实施 MCL 浅层松解时，应慎重，避免将鹅足切断。

即使内翻畸形为严重的，也几乎不需要开展第 4 阶段的内侧松解。这个阶段残留畸形，并不适合采用表面置换型人工膝关节。

Point

不应该以扩大术野为目的而增加内侧松解。内侧松解即使在最小限度内，也可以一边用拉钩将髌骨向外侧牵开，同时将胫骨关节面向前方牵拉、小腿外旋，从而可以得到开阔的术野（图 5-1-3）。

股骨远端截骨

采用测量截骨术、改良的间隙平衡技术，首先进行股骨远端截骨。

图 5-1-2　Clayton 提倡的分阶段内侧松解

内侧松解在松解的每一步骤中逐步将内翻膝外翻,一边检查内侧关节间隙的扩大一边进行松解。

第 1 阶段(State Ⅰ)

将距胫骨近端关节面 1cm 的部位,半膜肌肌腱的附着部分进行骨膜下剥离。切除胫骨边缘的骨赘。通过这个操作,关节囊和 MCL 深层同时被松解。

第 2 阶段(State Ⅱ)

从关节面到 5 ~ 6cm 的远端,将鹅足下面的 MCL 行浅层骨膜下剥离。进一步松解后方的关节囊及半膜肌肌腱的附着部。

第 3 阶段(State Ⅲ)

将关节囊松解到后方的 PCL 附着部位,将鹅足前方附着部一并从骨膜下剥离。这个操作让膝关节屈曲,能外旋小腿的话,操作会容易些。此时,请勿将鹅足的肌膜、骨膜附着部位松解。

第 4 阶段(State Ⅳ)

将 MCL 从股骨附着部骨膜下剥离,手术结束时需进行坚强的缝合或锚钉固定。

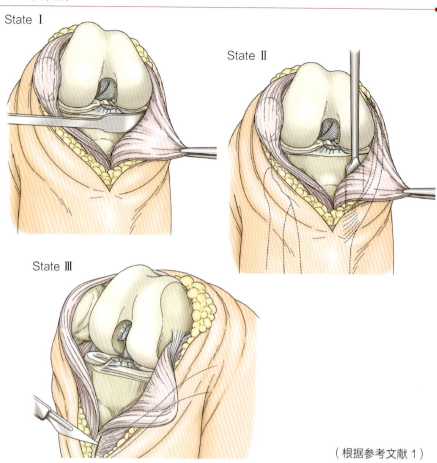

State Ⅰ　　State Ⅱ　　State Ⅲ

(根据参考文献 1)

图 5-1-3　术野的确保

将胫骨关节面向前方牵拉(红粗箭头),并且将小腿外旋,可以确保开阔的术野。

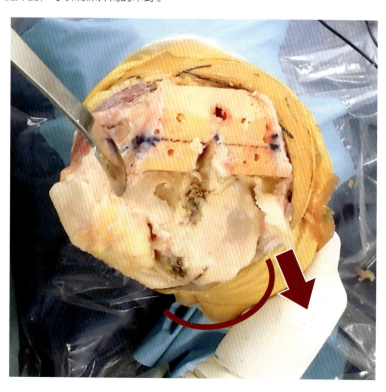

图 5-1-4　股骨远端截骨的注意事项

a：从内侧关节面向远端方向突出的骨赘（红箭头）。
b：切除骨赘后，使切割模板紧贴远端软骨面，正确地将股骨远端截骨。

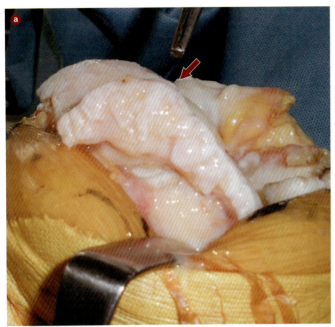
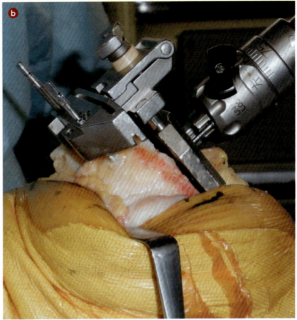

> **Point**
> 在内翻膝中，骨赘有时会从股骨内侧关节面向远端方向突出（图 5-1-4a）。在使切割模块紧贴远端软骨面进行截骨的情况下，事先切除这些骨赘，以免影响到正确的骨切除量（图 5-1-4b）。

股骨旋转定位与后髁截骨

　　股骨旋转定位直接影响膝屈曲间隙的内、外侧均等性和韧带平衡，与髌股（PF）关节的动态也有很大关系。并不限于 CR 型假体和 PS 型假体的选择，这在 TKA 的骨切除中也是最重要的操作步骤。

股骨内外侧髁突起连线（SEA）的有效性

　　在 CR 型 TKA 中，根据测量截骨术进行截骨切除时，作为截骨的指标使用的是内外侧髁突起连线（SEA）。该轴在股骨远端截骨面上用连接股骨内侧上髁和外侧上髁各自中心的线表示（图 5-1-5a），与该轴线平行地切除股骨后髁的话，可以确保关节内、外侧的韧带平衡。

> **Point**
> 为了得到正确的 SEA，首先正确地触摸股骨的内、外侧髁突起顶点连线是很重要的。通过仔细地切除周边的骨赘比较容易确认内侧上髁。但是外髁，有时会被翻过来的髌骨和关节囊隐藏而难以确定。在这种情况下，需要将周边的关节囊切开触摸，股骨前后轴线等其他骨性指标也可作为参考，尽可能正确地进行确定。

股骨后髁截骨

　　实际的股骨后髁截骨是将模板放在内、外侧髁后面，从后髁轴（PCA）（图 5-1-5a）中再次确认 SEA。SEA 虽然有个人的差异，但由于相对于 PCA 外旋 3°

图 5-1-5 股骨旋转轴线的确定

a：SEA 和 PCA。在内翻膝中，外侧髁（蓝箭头）软骨得到保留，而内侧髁（红箭头）软骨大多已被磨损消失。PCA 和 SEA 形成的夹角有时会小于 3°。

b：CT 横断面图像。如果预先测量 PCA 和 SEA 所成的角度，对旋转定位的判断是有帮助的。

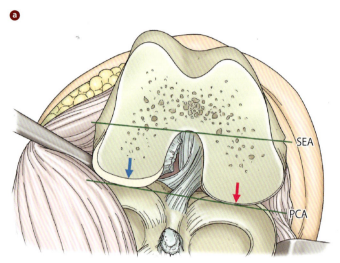
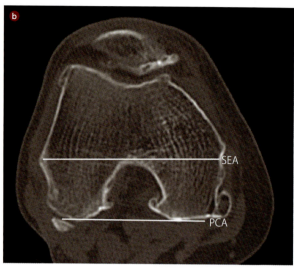

左右，因此，PCA 加上 3°（也有备有 4~5° 外旋的模板）外旋，固定切除模板，制备成可以进行与 SEA 平行的后髁骨切除的结构。

> **Point**
> 需要注意的是，将截骨模板单纯地与内、外侧髁后面接触，就设定外旋角度的话，内翻畸形越严重的膝关节上显示的 SEA 与实际的 SEA 相比外旋的风险越高。这是因为内翻膝内侧髁软骨磨损（图 5-1-5a），PCA 与 SEA 形成的角度有时不足 3°。
>
> 在这种情况下，将触诊所得到的 SEA 和模板上显示的 SEA 两者进行比较，是否能适当地触摸到外侧上髁，截骨模板的设置是否适当等经再研究之后，再实施截骨切除。

不良轨迹（maltracking）
随着屈曲，髌骨向外移位、倾斜，或者呈现半脱位、脱位的情况。

◆ PCA 与 SEA 所成的角度

如果最终判断 PCA 和 SEA 所成的夹角不足 3°，理论上应该以更小的角度进行后髁截骨切除，但是如果股骨假体设置在内旋位，就会引起髌股关节的压力上升和髌骨的位置畸形等其他重要问题。从局外人的观点来看，PCA 基准的外旋角度最好不要小于 3°。

在术前的 CT 横断面像上测量 SEA 与 PCA 所成的角度，可以预测到患者特有的股骨旋转位置（图 5-1-5b）。但是，正确的软骨残存量还是不明确，因为不是比原来更立体的测量，所以可能会产生一些误差。图像诊断终究是辅助诊断，要在充分理解这些内翻畸形的特征与图像诊断的特点的基础上，实施截骨，这是很重要的一环。

◆ 后髁的切除量

后髁的切除量，在测量截骨术中，是选择尺寸与股骨假体同等大小的截骨模板。但在 CR 型假体中，希望缓和 PCL 的张力有时增加 1~2mm 而增大屈曲角度时，屈曲间隙比实际假体的厚度稍大。后髁截骨切除后，从后方可以充分切除髁间部的骨赘。

在 PS 型假体中采用间隙平衡技术的情况下，股骨旋转轴线的决定是基于胫骨截骨后，韧带平衡与伸直间隙、屈曲间隙的均等性而进行的。因此，股骨后髁的骨块不像 CR 型假体那样以与 SEA 平行为目标，截骨量也要根据伸直间隙与屈曲间隙的量来决定。

胫骨截骨

　　CR 型假体、PS 型假体的胫骨的截骨量均以距外侧髁的关节面 10mm 左右为基准（图 5-1-6a）。

> **Point**
> 内翻膝在胫骨内侧髁后方容易产生软骨、骨缺损（图 5-1-6b、c），为了避免在内侧截骨产生骨缺损，可以从内侧平台关节面的最低点的下端约 2mm 切除骨，可以选择较厚的平台聚乙烯衬垫。此时，不要将向内下方突出的骨赘的最下端误认为是关节面实际的最下端。

　　2mm 以上的追加截骨，在 CR 假体置换中存在 PCL 附着部破裂的风险。此外，因为只能选择小尺寸的胫骨假体，所以需要慎重行事。

胫骨向后方倾斜

◆ CR 型假体

　　CR 型假体的后方倾斜，为了减轻 PCL 的张力，改善术后的膝关节屈曲角度，应设定为 3° ~7°。

> **Point**
> 但是，骨切除越厚，后方倾斜角越大，截骨越接近 PCL 附着部（图 5-1-7），因此为了保留 PCL，需要注意切除的厚度和向后方倾斜这两方面。

◆ PS 型假体

　　在 PS 型假体中，由于切除了 PCL，不会发生因保留 PCL 而导致的屈曲限制。因此，为了获得术后的屈曲角度，没有必要设置后方倾斜。

图 5-1-6　胫骨截骨的注意事项

a：外侧平台以 10mm 左右的厚度实施截骨。
b：内侧平台有凹陷的情况下，追加 2mm 左右截骨。
c：由于凹陷多发生在后方（箭头），内侧平台截骨以关节面后方为基准。

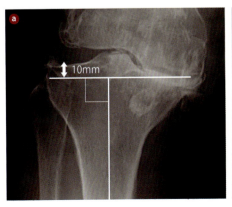
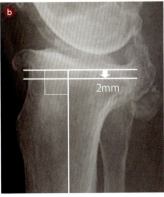
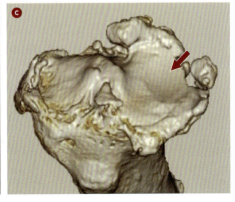

在 PS 型假体中，正因为切除 PCL，屈曲间隙变大。为了防止假体向后方脱位，平台截骨最好不要向后倾斜。

胫骨边缘的骨切除

在内翻膝中，从胫骨内侧到后方的骨赘形成明显，根据病例的不同，也有波及 PCL 附着部的情况。如果残留有骨赘，由于在屈曲时会产生因碰撞造成的屈曲限制，在伸展时会因为后方关节囊的紧张而出现伸直限制，因此在确认了假体植入后充分切除覆盖物（图 5-1-8）。此时，在 CR 型假体中，PCL 附着部的保留也要充分注意。

韧带平衡的最终评估

在内翻膝中，由于内侧组织的挛缩，CR 型假体及 PS 型假体都存在伸展与屈曲的任何角度时内侧间隙容易变狭窄的倾向。

CR 型假体的韧带平衡

在 CR 型假体的测量截骨术中，即使与 SEA 平行地进行截骨，如果内侧松解不充分，韧带的平衡也不易得到（图 5-1-9a）。加入间隙平衡技术的概念，并用间隔块测试等，调整韧带平衡的同时追加内侧松解也是必要的（图 5-1-9b）。

PS 型假体的韧带平衡

在 PS 型假体的间隙平衡技术中，如果内侧有残留挛缩，即使打算将屈曲间隙调整为内、外侧均等，股骨内髁的截骨量也会变大，最终结果是股骨假体有过度外旋的风险（图 5-1-9c）。在间隙平衡技术中，不仅仅是依靠韧带平衡，尚需要考虑到测量截骨术的概念，参考解剖学指标来决定适当的旋转定位是很重要的（图 5-1-9d）。

最终评估法

无论是 CR 型假体还是 PS 型假体，韧带平衡的最终评估方法都应在安装了所有假体试模的状态下进行。与没有安装试模的状态相比，后方关节囊更加紧张，在残留有内侧挛缩的情况下，可以通过伸展是否存在限制来检测。

在这种情况下，通过①切开后方关节囊、②松解股骨髁间部上方的关节囊附着部、③在胫骨附着部松解 MCL 浅层中张力较强的纤维（Whiteside 法）等，可获得充分的伸展。

内翻膝手术的最终阶段

在内翻膝手术的最终阶段，包括 MCL 在内的内侧结构需要适度的紧张，但是适度的基准不得不依赖术者的感觉。

图 5-1-7 胫骨后方倾斜和 PCL 保留

胫骨的截骨量越大，向后方倾斜越大，就会影响到 PCL 附着部位。因为骨切除过量以及向后方倾斜过大会切断 PCL，所以在 CR 型假体中需要加以考虑。

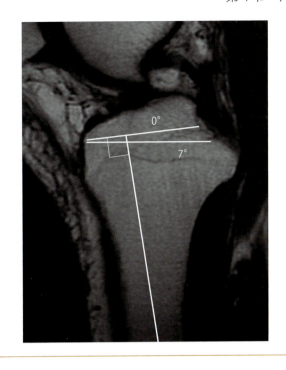

图 5-1-8 胫骨边缘的骨切除

a：从胫骨内侧到后方的骨赘形成。
b：确认胫骨假体覆盖在平台上后，骨赘要做充分地切除。

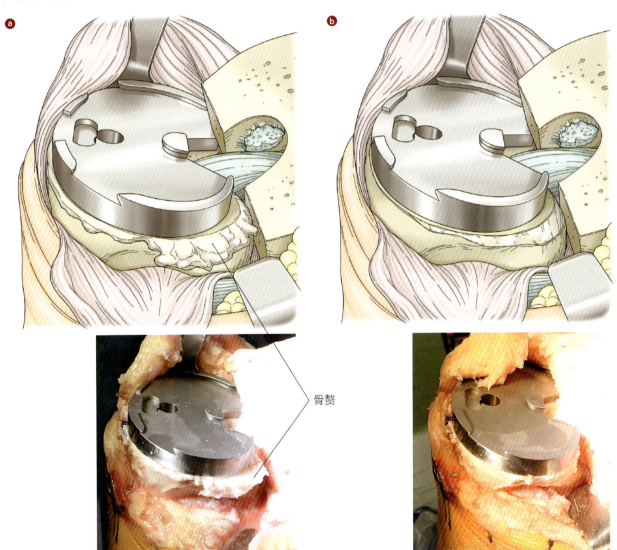

骨赘

图 5-1-9　内翻膝处理韧带平衡的特点

a：在测量截骨术中，即使进行与 SEA 平行的截骨，如果内侧松解不充分，韧带的平衡也不能达到。

b：通过使用间隔块（SB）等，并且适当追加内侧松解来调整韧带平衡。

c：在间隙平衡技术中，如果在内侧残留有挛缩的状态下设置截骨块（CB），则有发生股骨假体过度外旋的风险。

d：旋转定位的决定，也应该参考解剖学标志［SEA，股骨前后轴线（W）］。

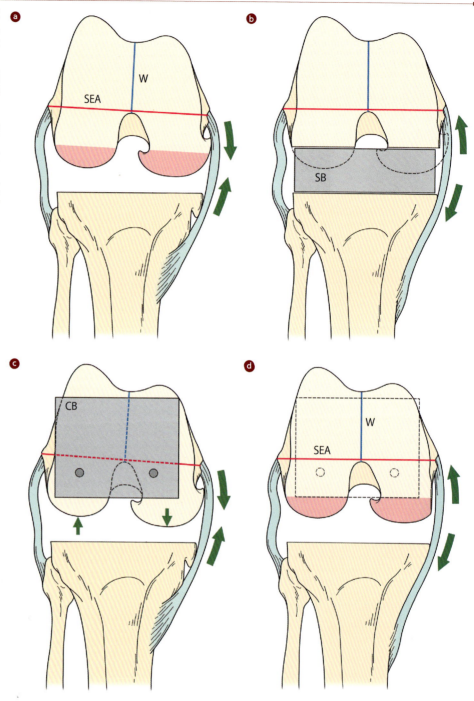

　　有研究显示，内侧组织稍微留有松弛性的话，术后的伸展活动度更好，内侧稍微产生松弛的内侧松解是理想的状态。

　　外侧允许有相当程度的松弛性。术中即使残留外侧松弛，术后也不会成为大问题。

参　考　文　献

[1]　Clayton ML, Thompson TR, Mack RP. Correction of alignment deformities during total knee atrhroplasties：staged soft-tissue releases. Clin Orthop 1986；202：117-124.
[2]　Minoda Y, Sakawa A, Aihara M, et al. Flexion gap preparation opens the extension gap in posterior cruciate ligament-retaining TKA. Knee Surg Sports Traumatol Arthrosc 2007；15：1321-1325.
[3]　Griffin FM, Insall JN, Scuderi GR. The posterior condylar angle in osteoarthritic knees. J Arthroplasty 1998；13：812-815.
[4]　Matziolis G, Mehlhorn S, Schattat N, et al. How much of the PCL is really preserved during the tibial cut？ Knee Surg Sports Traumatol Arthrosc 2012；20：1083-1086.
[5]　Okamoto S, Okazaki K, Mitsuyasu H, et al. Extension gap needs more than 1-mm laxity after implantation to avoid post-operative flexion contracture in total knee arthroplasty. Knee Surg Sports Traumatol Arthrosc 2014；22：3174-3180.

第2节　外翻膝

中村卓司

一般情况下，外翻膝被定义为手术前的膝关节外翻角超过 10°，是由类风湿性关节炎（RA）、外伤后关节病、退行性膝关节病（膝关节 OA）、伴随股关节疾病的关节病变化（Coxitis knee）以及代谢性骨病等引起的。据报道称，其发生率为需要行人工全膝关节置换术（TKA）病例的 10%~15%。

外翻膝的解剖学特征，有髂胫束（ITT）的过度紧张和股骨外髁的发育不良等（表 5-2-1）。Krackow 等根据骨性因素和软组织的状况将外翻膝分为 3 种类型（表 5-2-2）。

对外翻膝进行 TKA 时，有必要获得①正确的下肢轴线、②对骨缺损部位进行填补、③胫骨外旋的矫正、④确保内侧副韧带（MCL）的支持性等。在通常需要行 TKA 的末期内翻膝中，与股骨侧相比，在胫骨侧发现骨缺损的情况较多，与此相对，在外翻膝中，发现股骨外侧髁部发育不全的情况较多，需要注意正确的股骨假体的旋转设置位置。关于软组织的处理方法，虽然没有得到一定的共识，但有必要把处理方法在伸直位和屈曲位上各不相同这一点牢记在心。

迄今为止，已有各种各样的软组织处理法方法被报道，手术入路方法有内侧入路和外侧入路。另外，对于 MCL 松弛病例，有 MCL 重建法，但是长期临床疗效中残留有多种问题，所以尚没有得以普及。

本节中将重点放在外侧手术入路上，但也包括内侧入路在内的手术技巧的要点。

表 5-2-1　外翻膝的解剖学特征

- 髂胫束的缩短
- 股骨外侧髁发育不良，骨缺损
- 胫骨外侧平台关节面骨缺损
- 膝屈曲挛缩
- 胫骨外旋畸形
- 髌骨的外侧移位
- 内侧副韧带（MCL）的正常或松弛

表 5-2-2　外翻膝的分类（Krackow 等）

Ⅰ 型	股骨外侧髁骨缺损和外侧软组织挛缩，内侧软组织稳定结构完整
Ⅱ 型	Ⅰ 型合并内侧明显的关节囊韧带复合体薄弱
Ⅲ 型	胫骨近端过度矫正截骨后出现胫骨近端关节面的外翻导致严重外翻畸形

术前计划

由于外翻膝多伴有股骨外髁的发育不良甚至骨缺损，因此在截骨时仅仅依靠从术野得到的信息的情况下，是很难进行正确的截骨的。为了获得正确的下肢轴线定位，掌握与病例相应的外翻膝特有的骨形态，进行充分的术前计划是极其重要的。

负重轴的决定

通过普通 X 线片确认股骨机械轴（Mechanical axis）、股骨解剖轴（Femoral anatomical axis）、胫骨解剖轴（Tibial anatomical axis）。此时，拍摄的膝关节正位 X 线片必须很标准。

Point

外翻膝有时会合并髋关节损害，因此拍摄下肢全长正位影像来进行评估，可以避免外翻膝特有的骨性要素导致假体设置位置异常。

模板

在单纯侧位 X 线片上股骨前方皮质骨的延长上与模板的前面边缘对齐，尽可能选择目标能重现股骨后髁的尺寸。存在屈曲挛缩的情况下，正位 X 线片会对放大率产生影响，因此确定假体尺寸大小是在侧位 X 线片中进行的。侧位 X 线片中假体选择的尺寸在正位 X 线片中能够充分覆盖股骨内、外髁。

Point

请注意，对胫骨侧或者股骨侧进行测量时，需要相同尺寸的模板依次开始，但是有时可能出现选择不相同的尺寸模板的情况，在没有合适尺寸时胫骨侧可选择一个较小尺寸的模板。

截骨线的决定

用单纯正位 X 线片，在股骨远端，与股骨机械轴垂直画线。股骨外髁存在的骨缺损，几乎不需要进行骨切除，确认是否应该进行骨移植和填充增强。另外，股骨假体的旋转设置通过进行髁间窝 X 线片和 CT 检查，由 SEA（内、外上髁轴）、Whiteside 线等的位置关系确定。

在外翻膝中，由于外髁的后部存在骨缺损，所以仅仅依靠双侧后髁难以参照，经常需要据 SEA、Whiteside 线、股骨前后轴线以及股骨前面的形状等在内的因素综合判断。

胫骨侧以与胫骨轴垂直的方式决定截骨线，关于胫骨侧的关节线的确定，也参考腓骨头的位置，根据骨缺损的程度来确认是否需要进行骨移植。

软组织松解的预测

根据术前应力位 X 线片来判断。负重应力后不能矫正畸形的情况下，考虑需要松解外侧软组织。另外，髌骨外侧半脱位的情况下，需要切断髌骨外侧支持带。由于 MCL 的支持性很大程度上左右了术后的临床疗效，因此评估有无 MCL 松弛是至关重要的步骤。

假体的准备

通过 MRI 检查确认后交叉韧带（PCL）的状态。在 RA 中，几乎所有的病例都残留有 PCL，大多选择后交叉韧带保留（CR）型假体是没有问题的。但是，在屈曲挛缩与高度外翻畸形的情况下，畸形的矫正需要切断 PCL，因此根据病例准备 PS 型假体和限制型假体。特别是在 MCL 松弛的病例中，内侧的稳定性必须依赖于假体的限制性，因此需要应用限制型（Constrain 型）假体。

术前计划的制定不仅仅是依据影像学检查，根据患者的步态、活动度、挛缩的程度、髌骨活动轨迹等生理学所见进行综合的研究也是很重要的。

外侧切口

皮肤切口

切口为正中切开，沿着 Q 角进行（图 5-2-1）。显露皮下组织时，预防影响局部皮肤的血供，可以将皮下筋膜层连同髌上囊一并剥离。

关节的显露

关节的显露方面，使用髌旁外侧入路（Lateral parapatellar approach）（图 5-2-2）。从股直肌肌腱的外侧绕过髌骨外缘，在 Gerdy 结节的内侧到达胫骨粗隆外侧，连同胫前肌的筋膜一并松解。首先松解到 Gerdy 结节的前方 1/3，如果显露困难，则依次追加到前方 2/3。

膝横韧带（轮状韧带）的松解

接着沿着外侧半月板进行膝横韧带的松解。

髌下脂肪垫在髌韧带上直接作为一块进行处理是很重要的，是为了在闭合创口时，膝外侧支持带的缝合不充分时，用脂肪垫覆盖关节。

图 5-2-1 外侧切口

切口沿 Q 角至胫骨粗隆外缘正中纵向切开。

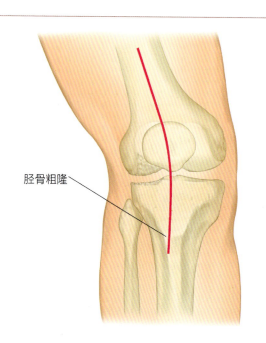

胫骨粗隆

图 5-2-2　通过髌旁外侧入路显露关节

a、b：进行关节的显露时，切口远端从
Gerdy 结节开始切开时，将髂胫束连同胫前
肌起点部连续切开进行松解。

b：一并切断膝外侧支持带（Retinaculum）
以及其深层髂胫束。

c：伴随髌骨向正中移动，外侧支持带的缺
损部可以被髂胫束和关节囊修复。

 皮下浅筋膜（Superficial fascial layer）
和髌上囊（Suprapatellar bursa）一并切
开，控制皮下组织的游离程度在必要的最小
限度内是很重要的。

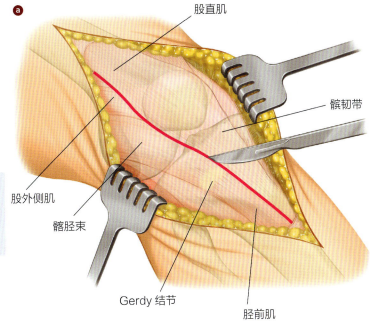

股直肌
髌韧带
股外侧肌
髂胫束
Gerdy 结节
胫前肌

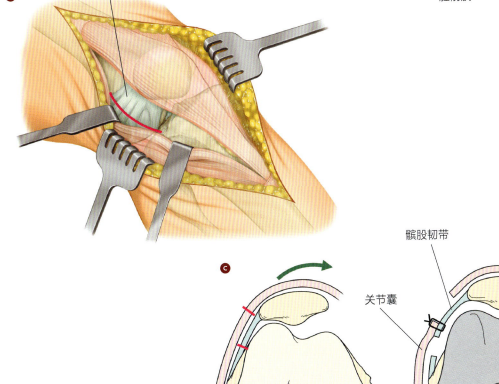

髂胫束

髌股韧带
关节囊

髌骨的翻转操作

接着，进行髌骨向内侧的翻转操作。

髌骨的翻转要点是一边内旋胫骨，一边进行翻转（图 5-2-3）。

在难以翻转的情况下，切口向近端方向扩大，必要时将髌韧带在胫骨粗隆附
着部松解到 1/3 左右，操作变得比较容易。

图 5-2-3　髌骨向内翻转

保留附着在髌韧带上的髌下脂肪垫。髌骨的翻转操作与胫骨的内旋同时进行的话比较容易进行。

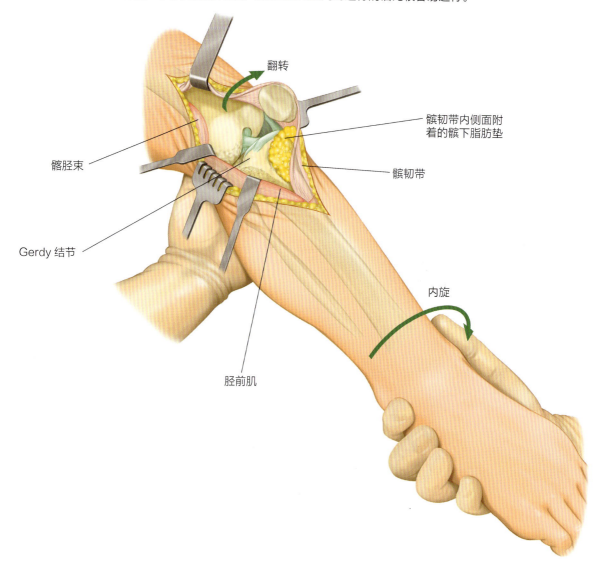

翻转

髌韧带内侧面附着的髌下脂肪垫

髂胫束

髌韧带

Gerdy 结节

内旋

胫前肌

截骨

对外翻膝的治疗也以功能性的轴线为目标，与内翻膝的截骨步骤和原则没有不同。但是由于畸形的形态不同，有些方面需要注意一些。

据研究报道，股骨侧为了预防外翻畸形的矫正不足，可以参照轻度内翻的轴线，Keblish 使用 3° 的外翻定位测量杆。

Point

实际的外翻杆角度的确定，只要按照功能轴线的定位法，对每个病例进行测试即可。但是，将髓内定位杆插入点从关节中央股骨髁凹部稍微向内侧偏移的话，就很难发生矫正不足的问题。

在外髁发育不良的情况下，外髁部几乎无须切除。如果判断手术中截骨量不足，使截骨线向近端上升，内髁的截骨量会增加。Rossi 等报道，有必要注意内髁的截骨量厚度不要超过 10mm。内髁截骨量的增加有导致内侧不稳定的发生风险，截骨平面的确定在截骨中需要非常慎重。

关于旋转定位，也需要充分地加以注意。出现髁发育不良和骨缺损的情况下，由于也存在临床上髁轴（CEA）与后髁轴所成的角，即髁的旋转角（Condylar twist angle）为 6°~8° 的病例，所以后髁轴不作为参照（图 5-2-4）。在这样的病例中，与通常的内翻膝相同，对于后髁轴设置 3°~5° 的外旋，或者也有内旋设置的情况。通过术前 CT 影像等能够正确掌握骨形态是很重要的。

在胫骨侧，主要在外侧关节面出现磨损和缺陷。因此，决定截骨平面时，要以内侧关节面为基准。

Point　由于正常的膝关节面的形状在生理上具有向内侧倾斜的倾向，所以在以内侧关节面为基准的情况下，为了维持截骨后的关节线水平，与内翻膝时以外侧关节面为基准的情况不同，需要将关节面的截骨量设定得较少。

图 5-2-4　**截骨平面的决定**

股骨、胫骨截面都垂直于机械轴，决定截骨线。外翻膝（**a**）与内翻膝（**b**）相比，股骨外髁几乎不切除。即使是在屈曲位，外翻膝（**a**）与内翻膝（**b**）不同处，外侧的后髁部几乎也不切除，这是很重要的一点。

Point　为了保持 MCL 的长度，股骨的截骨量为假体的厚度量。

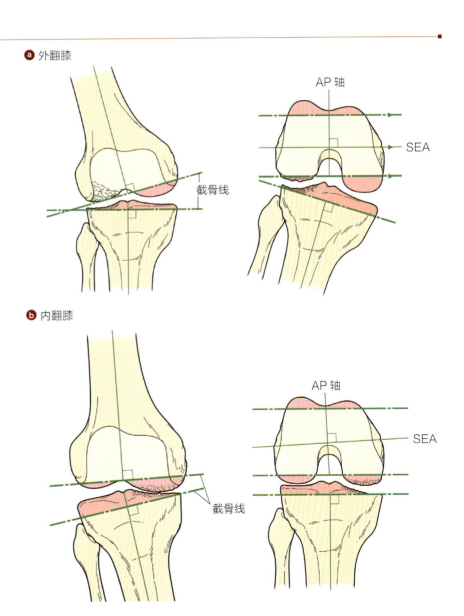

ⓐ 外翻膝

AP 轴

SEA

截骨线

ⓑ 内翻膝

AP 轴

SEA

截骨线

软组织松解

　　在外翻膝中，一般髂胫束（ITT）挛缩，而在外侧入路的方法中，其特点是在手术显露的同时松解髂胫束。

　　在伸直位施加内翻压力，不能矫正到生理的外翻角度的情况下，将髂胫束松解到 Gerdy 结节的前方 1/3 左右，游离成袖套状（Sleeve），如果畸形矫正还是不充分，则依次追加游离到前方 2/3。此时，为了维持外侧支持结构而保留后方 1/3 是重要的一点（图 5-2-5）。畸形较轻的情况下，通过以上的操作通常都可以得到矫正。

　　中等程度以上畸形的话，需要进行髂胫束的 Z 成形术（图 5-2-6a）、横截（图 5-2-6b）以及肌肉间筋膜的切断等处理。通过上述的操作几乎都可以矫正伸直位畸形。即使将胫骨外旋时膝外翻畸形的矫正不充分的情况下，也进行下一步操作。

外侧后方关节囊的松解

　　一边使小腿内旋，一边使髌骨向内侧翻转，膝关节屈曲位，进行外侧后方关节囊的松解（图 5-2-7）。根据需要将外侧副韧带（LCL）从股骨侧附着部切断（图 5-2-8）。由于腘肌肌腱作为小腿内旋肌发挥作用，因此通常不需要进行切断，但在插入试模假体后，胫骨发生过度内旋的情况下，可将其从股骨侧进行切断（图 5-2-9）。另外，确认 PCL 的张力，必要时切断。

图 5-2-5　髂胫束松解

从 Gerdy 结节到前方 1/3~2/3 以袖套状松解髂胫束。

Point

保持与胫前肌的筋膜连续的同时，在骨膜下将髂胫束松解到前方 1/3。外翻矫正仍不充分的情况下，将膝关节轻度屈曲后，内旋胫骨，然后可将髂胫束附着部松解到前方 2/3。

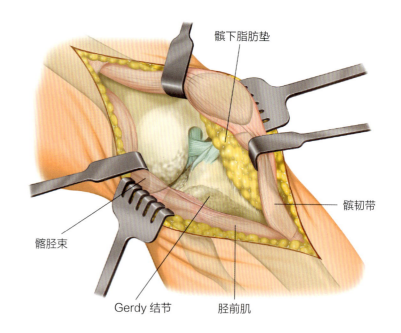

髌下脂肪垫

髌韧带

髂胫束

Gerdy 结节　　胫前肌

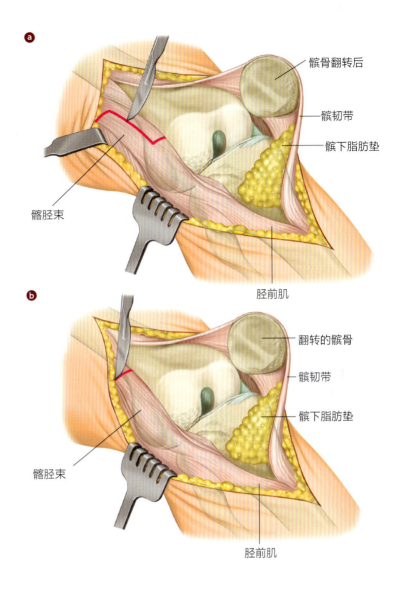

图 5-2-6　髂胫束的 Z 成形术，横截

a：Z 成形术。对髂胫束进行纤维方向切开时，在髂胫束过紧张的情况下行 Z 成形术。
b：横截。在关节近端横截，将髂胫束横断。

图 a 标注：髂骨翻转后、髌韧带、髌下脂肪垫、胫前肌、髂胫束

图 b 标注：翻转的髌骨、髌韧带、髌下脂肪垫、胫前肌、髂胫束

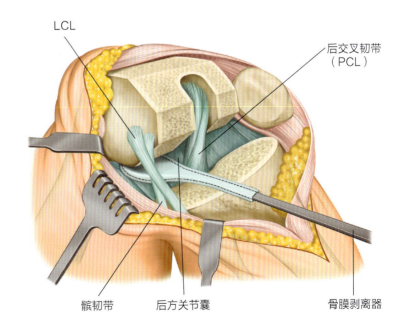

图 5-2-7　外侧后方关节囊的松解

使膝关节屈曲，将小腿向后方加压，采用骨膜剥离器实施后方关节囊的止点松解。

Point

松解股骨髁部后面粘连的后方关节囊。这时，让助手把股骨提拉起来，或者把小腿向后方推，这样容易操作。中央部稍外侧有腘窝动脉走行，为了不损伤血管需要充分注意。

图 5-2-7 标注：LCL、后交叉韧带（PCL）、髌韧带、后方关节囊、骨膜剥离器

图 5-2-8　外侧副韧带（LCL）的切离（外翻矫正不足的情况下）

a：膝屈曲位时外翻矫正不足的情况下，可以将 LCL 从股骨附着部切离。

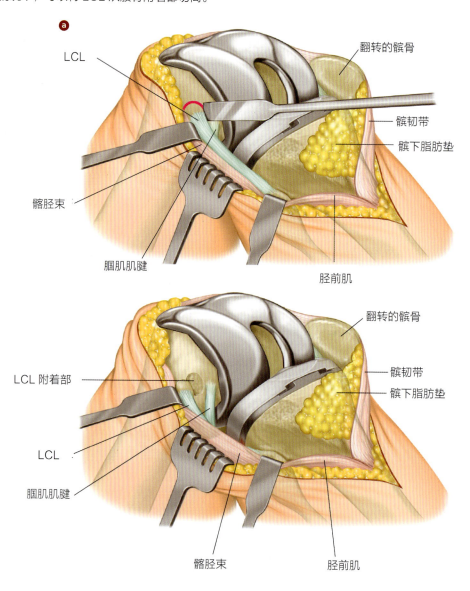

切断 LCL 时，注意不要损伤腘肌肌腱。

外翻膝的手术问题点

外翻膝的手术问题点不仅仅是骨的畸形，还伴随着外侧软组织的挛缩，小腿的外旋，还有屈曲挛缩。获得韧带平衡的基本要求是，在伸直位、屈曲位上，可以选择阶段性地松解必要的韧带（表 5-2-3）。通过这些一连串的操作，可以获得良好的软组织平衡（图 5-2-10）。

关于截骨，股骨侧产生外侧髁发育不良和骨缺损的情况不少，对于假体放置的旋转定位需要细心注意（图 5-2-4）。另外，经常需要把进行骨移植的事情放在心上。在胫骨侧，内侧后方的显露变得不充分，但是使用叉形骨撬可以得到比较良好的术野。此时，胫骨从内旋位恢复到自然中立位。胫骨截骨时，必须注意不要出现外翻位的截骨。

图 5-2-8 （续）

b：通过 Z 成形术来延长 LCL。

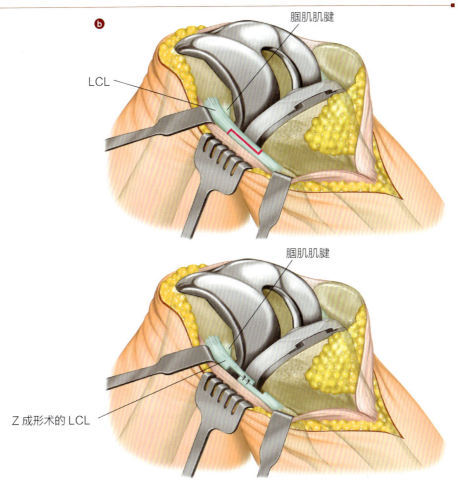

腘肌肌腱

LCL

腘肌肌腱

Z 成形术的 LCL

图 5-2-9 腘肌肌腱的切断（过度内旋的情况时）

将腘肌肌腱从股骨附着部骨膜下剥离。

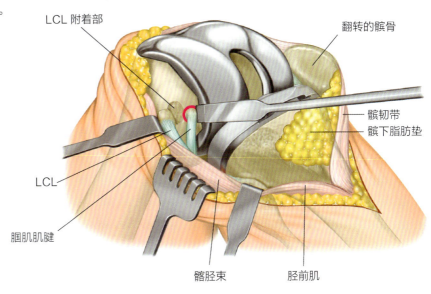

LCL 附着部

翻转的髌骨

髌韧带

髌下脂肪垫

LCL

腘肌肌腱

髂胫束

胫前肌

　　插入假体试模后，观察髌骨的运动轨迹。外侧入路是将外侧支持带、髌股韧带、髌韧带在显露的同时切离，不需要进行特别的处理。确认膝关节伸展、屈曲等动态时保持软组织平衡，矫正胫骨外旋，确保 MCL 的支持性等是重要的。

表 5-2-3　外侧软组织松解的思路

韧带平衡	韧带松解
伸膝时外侧紧张	髂胫束 侧后囊
在屈曲时外侧紧张	外侧副韧带腘肌肌腱
在伸展和屈曲时外侧紧张	髂胫束 外侧副韧带腘肌肌腱侧后囊

（引自参考文献 7）

图 5-2-10　软组织获得平衡的要点

充分显露关节后，首先从伸直位开始矫正。在各个阶段矫正不充分的话，就依次进入下一步操作。

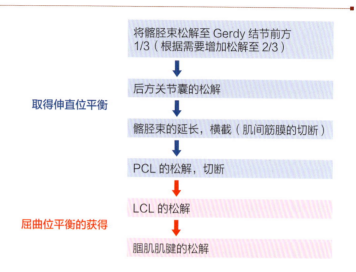

取得伸直位平衡

将髂胫束松解至 Gerdy 结节前方 1/3（根据需要增加松解至 2/3）

后方关节囊的松解

髂胫束的延长，横截（肌间筋膜的切断）

PCL 的松解，切断

屈曲位平衡的获得

LCL 的松解

腘肌肌腱的松解

Point　闭合切口时，由于外翻畸形被矫正，外侧支持带的缝合会变得不充分。此时，外侧支持带不能缝合处，使用髌下脂肪垫覆盖关节是很重要的（图 5-2-11）。

内侧入路

一般采用内侧髌旁入路显露。在切口内、外侧都能够得到充分的显露。MCL 的游离停止在显露所需的最小限度内。软组织松解使用的是从内到外的技术，获得韧带平衡的基本方法与外侧入路没有任何变化，在伸直位、屈曲位上，有步骤阶段性地松解必要的韧带。首先把膝关节处于伸直位，从关节内开始切开外侧关节囊。之后，用多点穿刺技术（"Piecrust" technique）松解或横截髂胫束。此操作是一边确认髂胫束的紧张程度，一边操作，依次判断松解程度。根据 Clarke 等的研究，在胫骨高位截骨，从胫骨到腓总神经的距离平均为 1.49cm，使用多点穿刺减压松解（Multiple stab incision）时需要慎重地操作。

在伸直位的畸形矫正松解后，将髌骨向外侧翻转，确认膝关节屈曲位的软组织平衡状态。屈曲位的外翻不能矫正时，需进行外侧后方关节囊的松解，进一步可以从股骨侧切断 LCL。腘肌肌腱和外侧入路一样，在胫骨外旋矫正不充分的情况下，需要切除。PCL 挛缩严重时，考虑从胫骨侧松解、切断。

插入假体试模，确认髌骨在膝屈伸时的运动轨迹。通常，由于髌骨多向外偏移，因此可以追加切断外侧支持带。

图 5-2-11 使用髌下脂肪垫覆盖关节

a：外侧支持带缝合困难时，用髌下脂肪垫转位覆盖缺损部位。
b：外侧支持带的缝合，由于紧张度提高，按层分开，将外侧髌股韧带和外侧支持带缝合，可以在覆盖外侧部缺损的同时松解外侧部。

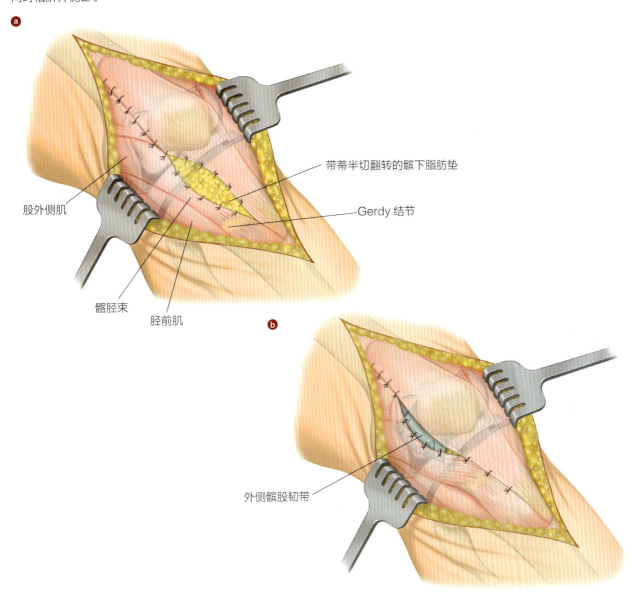

股外侧肌

带蒂半切翻转的髌下脂肪垫

Gerdy 结节

髂胫束

胫前肌

外侧髌股韧带

通过以上操作进行外翻矫正，获得良好的软组织平衡。

外翻膝在小腿外侧筋膜室间隔和髌股关节上出现障碍，因此外侧入路对于直接显露关节内部是合理的方法。另一方面，内侧入路是间接地显露，由于增加了胫骨的外旋运动，容易产生髌骨血供的障碍，手术中如果需要对髌骨外侧方进行大范围的外侧支持带切断，可能会引起髌骨血供障碍和髌股关节障碍等，使膝关节后外侧的术野显露不充分，很难获得满意的软组织平衡等，这是临床上的问题点。

Rawal 等采用不同的入路方法总结了外翻膝 49 例患者的报告，32 例采用外侧入路手术均能保留 PCL 并使用未限制型假体，但 17 例采用内侧入路的患者中，报道只有 6 例能够保留 PCL。此外，Nikolapoulos 等研究了外翻膝畸形术后

表 5-2-4　外侧入路的优点

（1）可直接显露病灶部。

（2）在显露的过程中可以同时进行外侧支持带的松解切断。

（3）正确地矫正胫骨外旋。

（4）不需要大范围地松解外侧软组织。

（5）很少造成髌骨的血供障碍。

（6）术后出现髌股关节障碍较少。

（7）外侧膝关节支持带的缝合困难时，下肢轴线正确时一旦出现外侧支持带缝合张力大的困难，可以用髌下脂肪垫覆盖关节腔。

复发与手术入路之间的关系，虽然术后临床效果无明显差异，但外侧入路术后畸形的复发率为 9%，而内侧入路术后畸形的复发率为 32%。

外侧入路的显露是直接的，切断支持带是在显露的同时进行的，有利于追踪髌骨的运动轨迹，另外，在髌骨的内侧翻转时，通过使胫骨内旋，可以确认后外侧部分（不会产生术后不稳定的大范围的松解），这些都是优点（表 5-2-4）。

迄今为止，从相关外侧入路手术报告中可以发现，膝关节外侧入路尚未普及的原因为术后手术切口皮肤坏死、关节内后方显露差等并发症较多，但是最大的理由是术者对外侧入路手术技巧不习惯，外侧入路手术作为对外翻膝 TKA 的必要手法之一，医师最好是能熟悉掌握。

参考文献

[1] Miyasaka KC, Ranawat CS, Mullaji A. 10- to 20-year followup of total knee arthroplasty for valgus deformities. Clin Orthop Relat Res 1997；345：29-37.

[2] Stern SH, Moeckel BH, Insall JN. Total knee arthroplasty in valgus knees. Clin Orthop Relat Res 1991；273：5-8.

[3] Whiteside LA. Correction of ligament and bone defects in total arthroplasty of the severely valgus knee. Clin Orthop Relat Res 1993；288：234-245.

[4] Fiddian NJ, Blakeway C, Kumar A. Replacement arthroplasty of the valgus knee. A modified lateral capsular approach with repositioning of valgus lateralis. J Bone Joint Surg Br 1998；80：859-861.

[5] Ranawat AS, Ranawat CS, Elkus M, et al. Total knee arthroplasty for severe valgus deformity. J Bone Joint Surg Am 2005；87 Supple 1：271-284.

[6] Krackow KA, Jones MM, Teeny SM, et al. Primary total knee arthroplasty in patients with fixed valgus deformity. Clin Orthop Relat Res 1991；273：9-18.

[7] Whiteside LA. Selective ligament release in total knee arthroplasty of the knee in valgus. Clin Orthop Relat Res 1999；367：130-140.

[8] Clayton ML, Thompson TR, Mack RP. Correction of alignment deformities during total knee arthroplasties：staged soft-tissue releases. Clin Orthop Relat Res 1986；202：117-124.

[9] Clarke HD, Fuchs R, Scuderi GR, et al. Clinical results in valgus total knee arthroplasty with the "pie crust" technique of lateral soft tissue releases. J Arthroplasty 2005；20：1010-1014.

[10] Karachalios TH, Sarangi PP, Newman JH. Severe varus and valgus deformities treated by total knee arthroplasty. J Bone Joint Surg Br 1994；76：938-942.

[11] Buechel FF. A sequential three-step lateral release for correcting fixed valgus knee deformities during total knee arthroplasty. Clin Orthop Relat Res 1990；260：170-175.

[12] Keblish PA. The lateral approach to the valgus knee. Surgical technique and analysis of 53 cases with over twoyear follow-up evaluation. Clin Orthop Relat Res 1991；271：52-62.

[13] Kumar A, Fiddian NJ, Blakeway C. Proximal realignment during total knee arthroplasty of the valgus knee. J Bone Joint Surg Br 1998；80 Supple 1：103-104.

[14] Healy WL, Iorio R, Lemos DW. Medial reconstruction during total knee arthroplasty for severe valgus deformity. Clin Orthop Relat Res 1998；356：16-19.

[15] Krackow KA, Holtgrewe JL. Experience with a new technique for managing severely overcorrected valgus high tibial osteotomy at total knee arthroplasty. Clin Orthop Relat Res 1990；258：213-224.

[16] Rossi R, Rosso F, Cottino U, et al. Total knee arthroplasty in the valgus knee. Int Orthop 2014；38：273-283.

[17] Insall JN, Easley ME. Surgical techniques and instrumentation in total knee arthroplasty. Surgery of the knee. Insall JN, Scott WN, editors. Philadelphia：Churchill Livingstone；2001. p1553-1620.

[18] Clarke HD, Schwartz JB, Math KR, et al. Anatomic risk of peroneal nerve injury with the "pie crust" technique for valgus release in total knee arthroplasty. J Arthroplasty 2004；19：40-44.

[19] Laurencin CT, Scott RD, Volatile TB, et al. Total knee replacement in severe valgus deformity. Am J knee Surg 1992；5：135-139.

[20] Rawal J, Devany AJ, Jeffery JA. Arthroplasty in the valgus knee：comparison and and discussion of lateral vs medial parapatellar approaches and implant selection. Open Orthop J 2015；9：94-97.

[21] NIkolopoulos DD, Polyzois I, Apostolopoulos AP, et al. Total knee arthroplasty in severe valgus knee deformity：comparison of a standard medial parapatellar approach combined with tibial tubercle osteotomy. Knee Surg Sports Traumatol Arthrosc 2011；19：1834-1842.

第 3 节　强直膝、伸直挛缩膝

铃木昌彦

关节强直和关节挛缩

Point

关节内的病变导致关节功能减弱、消失的结果之一是"关节强直"，一般来说，膝关节活动度基本消失的状态采用关节强直这一用语。关节强直有"骨性强直"和"纤维性强直"两种。"骨性强直"是完全强直；"纤维性强直"可能是完全强直，也可能是不完全强直的表现。

因关节外软组织障碍，膝关节活动度受到限制的状态被称为"关节挛缩"，指膝关节的总活动度被限制在 50°以内的状态。膝关节在屈曲区域限制的称为"伸直挛缩"，膝关节在伸展区域限制的称为"屈曲挛缩"。

适合人工全膝关节置换术（TKA）的病例，在内翻畸形和外翻畸形的同时多伴有屈曲挛缩，一定程度的屈曲挛缩可以通过本书的第 4 章"基本手术技巧"内的方法加以矫正。但是，强直膝和伸直挛缩膝由于伸膝结构缩短，术者需要熟悉关节的解剖，采用充分显露的方法处理。

术前计划

对病因和症状的了解

在创伤性、化脓性关节炎等情况下，对之前在什么时候、在何处进行了什么样的治疗进行详细了解。了解强直、挛缩发生至今的时间，评估股四头肌挛缩的程度也是必要的。

膝关节前方有无创面，皮肤温度和色泽，皮肤的柔软性，从评估术后皮肤坏死的可能性和手术区域疼痛综合征的发生这一点来看也很重要。皮肤的柔软性低、皮肤坏死的风险高的情况下，进行软组织扩张是必要的。作为软组织扩张的方法，需给予足够长的时间，这种被动地进行扩张使软组织柔软是很重要的。皮肤温度和色泽有异常的情况下，术前预测手术区域疼痛综合征的发生风险。

同时，触摸探查股四头肌，确认髌骨的活动度和膝关节的活动度。

通过 X 线片了解关节有无骨性强直、髌骨的高度、切除骨赘等能够获知关节活动度，这是为手术操作时提供重要信息。如果患者的膝关节有一些活动度存在，并且显示骨赘是阻止关节活动的原因，随着术中操作关节活动度会有增加。假体多使用后稳定型假体（PS 型假体），但在骨性强直的患者，由于内侧副韧带

（MCL）、外侧副韧带（LCL）的功能不全的情况较多，往往会选择稳定性更高的旋转铰链型假体。

伸展强直（挛缩）膝的手术技巧

由于伸展强直（挛缩）膝的膝伸膝结构缩短，因此大多难以显露。需要注意的是：强行伸直的话，髌韧带会从胫骨粗隆上撕脱。

皮肤切口

切口有时会向近端及远端方向延长，因此宜采用膝正中直切口。

Point

为了保护皮肤的血供，减少皮瓣坏死的发生风险，需将浅筋膜层和髌上囊连同皮肤侧一并剥离。

显露

手术有时需要斜向切断股直肌以及翻转股四头肌，可采用内侧髌旁入路显露关节。切除髌上囊、内外侧支持带、髌下脂肪垫及纤维性肉芽组织。从关节内松解髂胫束（图 5-3-1）。在有髌骨低位的病例中，外侧髌股韧带的松解也是必要的（图 5-3-2）。

Point

如果将股中间肌与股直肌切断，显露会更容易些，切断股直肌之前可先试用手法从两肌间隙间进行分离。手术结束时，将切断的股中间肌与股内侧肌缝合。

髌骨翻转时，为了使髌韧带不从胫骨粗隆上撕脱，最好进行以下的手法。

（1）用锐利的布巾钳 1~2 把固定胫骨粗隆髌韧带附着部内侧。

（2）胫骨粗隆髌韧带附着部内侧钻入 1~2 根克氏针（K- 线），剪短。

（3）胫骨粗隆髌韧带附着部内侧用粗的非吸收线 1~2 根缝合打结。

进行以上的处理后，髌骨的翻转也很困难时，有以下的选择。

◆ **切断股直肌**

将髌旁内侧切口近端向外上方 45° 处切开，使股四头肌肌腱的张力降低，髌骨向远端外侧翻转成为可能。术后的疗法与通常相同，这是根据需要进行的手术（图 5-3-3）。

◆ **V-Y 股四头肌成形术**

此方法是对 Coonse 和 Adams 报道的膝挛缩的 V 形延长方法 Insall 进行了改良。

内侧髌旁切口的近端需向外下方 45° 切开，延长至股外侧肌肌腱部（图 5-3-4）。术毕缝合时进行 V-Y 股四头肌成形术可以延长股四头肌肌腱。但是，手术后 6 周左右，需要推迟负重和活动度训练，下肢可能不能完全伸直。

◆ **胫骨粗隆截骨技术**

Dolin 报道称，这是 Whiteside 推荐的方法。从胫骨粗隆开始从内侧打开长 6~7cm，宽度 2cm 的骨片（图 5-3-5）。保留外侧的骨膜、胫前肌附着部，维持截骨块的血供。

图 5-3-1　切断髂胫束

髂胫束在伸直膝关节时一边翻转髌骨一边向内侧推压的话，从髌骨外缘向上外侧触及索状物。纵切这个索状物。

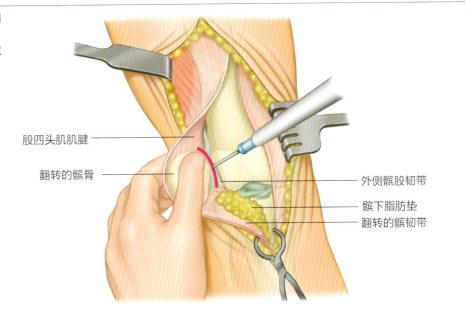

股四头肌肌腱

翻转的髌骨

外侧髌股韧带

髌下脂肪垫
翻转的髌韧带

图 5-3-2　切断外侧支持带

骨性强直难以显露时，可以从关节外侧切断髌股韧带和外侧髌股韧带（红线）。操作困难的话，就切到红线部。从关节外切开的情况下，需要确认膝上外侧动脉并进行止血。有文献报道，如果切断膝上外侧动脉，就会引起髌骨坏死。

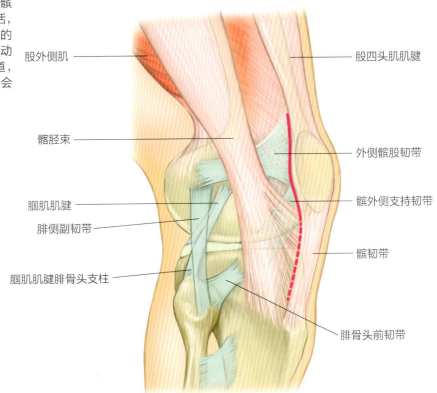

股外侧肌

髂胫束

腘肌肌腱

腓侧副韧带

腘肌肌腱腓骨头支柱

股四头肌肌腱

外侧髌股韧带

髌外侧支持韧带

髌韧带

腓骨头前韧带

　　手术结束时在骨片和胫骨内侧开孔，用 3~4 根线或螺钉固定骨片。在螺钉固定时需要注意的是，如果骨片小，骨质量差，骨片可能会破裂。

　　手术后即可进行活动度训练和全负重步行，但是截骨块大多会移位到近端 5mm 左右，骨愈合。不用担心髌韧带损伤，但是股四头肌肌力增强，骨愈合会存在不完全等问题。

图 5-3-3 切断股直肌

于髌骨内侧切口的近端向外上方 45° 延长，向外上切至股外侧肌。

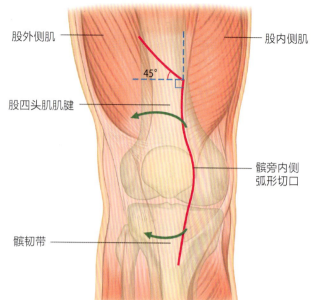

股外侧肌 —— 股内侧肌

45°

股四头肌肌腱

髌旁内侧弧形切口

髌韧带

图 5-3-4 V-Y 股四头肌成形术切口

于髌骨内侧切口的近端以 45° 的角度向外下方切。

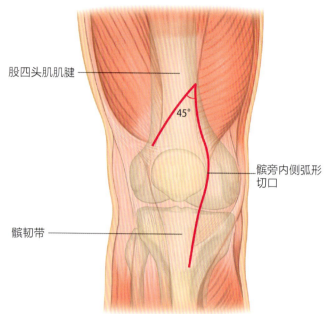

股四头肌肌腱

45°

髌旁内侧弧形切口

髌韧带

图 5-3-5 胫骨粗隆截骨技术

直径 2mm 的克氏针从胫骨内侧面向外侧贯通 3~4 处。在贯通孔的水平放入骨刀，将骨片劈开后向外侧翻转。保留骨膜和胫前肌附着部。

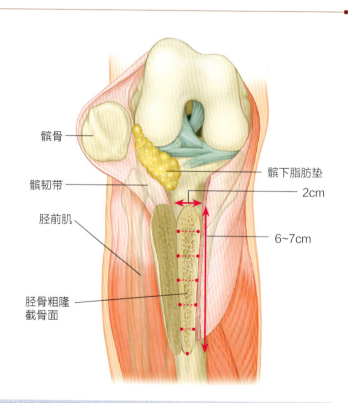

髌骨

髌韧带

胫前肌

胫骨粗隆截骨面

髌下脂肪垫

2cm

6~7cm

针对挛缩膝的软组织松解

如果膝关节长时间地屈曲挛缩，仅仅通过伸膝结构的松解，很难得到足够的 ROM。通常需要逐步进行 MCL 附着点的松解，包括胫侧副韧带斜向纤维、MCL 浅层附着部（图 5-3-6）。

图 5-3-6 高度挛缩膝的处理

a、b：内侧残留有挛缩的情况。

切断半膜肌肌腱胫骨分支，在MCL 浅层行骨膜下的松解，切断 MCL 斜向纤维，根据需要追加鹅足的切断（**a**），横向切开内侧关节囊（**b**）。

c、d：外侧留有挛缩的情况。从股骨外髁向腓骨头进行纵向切开，在关节面约 5cm 近端侧横截髂胫束（**c**）。一边向后方避开腓总神经，一边对股二头肌行 Z 成形术，松解关节囊的股骨附着部和腓肠肌外侧头的股骨附着部（**d**）。是否需先进行确认腓总神经的操作，目前尚无定论。

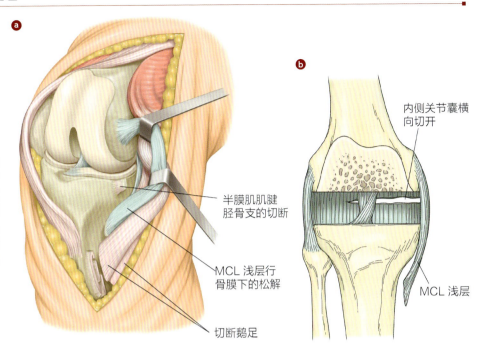

半膜肌肌腱胫骨支的切断

MCL 浅层行骨膜下的松解

切断鹅足

内侧关节囊横向切开

MCL 浅层

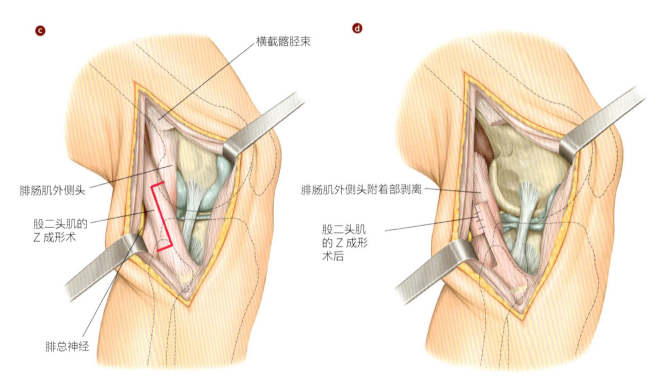

横截髂胫束

腓肠肌外侧头

股二头肌的Z 成形术

腓总神经

腓肠肌外侧头附着部剥离

股二头肌的 Z 成形术后

问题点

膝强直、膝伸直挛缩手术后，创伤愈合延迟和皮肤坏死的风险很高。特别是多次手术中有瘢痕的病例、放射线治疗后的病例，从皮肤坏死发展到感染的病例，需要迅速进行旋转皮瓣手术等处理。膝关节完全强直的话，由于粗暴的手法会造成髌韧带撕脱和髌骨骨折，因此必须注意避免过度期待获得活动度而进行不合理的操作。

参 考 文 献 ••

[1]　Aglietti P, Windsor RE, Buzzi R, et al. Arthroplasty for the stiff or ankylosed knee. J Arthroplasty 1989；4：1-5.

[2]　Coonse KD, Adams JD. A new operative approach to the knee joint. Surg Gynecol Obstet 1943；77：344-347.

[3]　Insall JN. Surgical approaches to the knee. Surgery of the knee. 1st ed. New York：Churchill Livingstone；1984. p41-54.

[4]　Dolin MG. Osteotomy of the tibial tubercle in total knee replacement. A technical note. J Bone Joint Surg Am 1983；65：704-706.

[5]　Whiteside LA, Ohl MD. Tibial tubercle osteotomy for exposure of the difficult total knee arthroplasty. Clin Orthop Relat Res 1990；260：6-9.

第 4 节 屈曲挛缩膝

长岭隆二

什么是屈曲挛缩膝

所谓挛缩膝，是由于关节外的软组织的障碍，使膝关节的活动度受到限制，处于不能完全伸展的状态。

导致屈曲挛缩膝的原因

施行人工全膝关节置换术（TKA）时被确认的屈曲挛缩膝，包括骨畸形的结果继发产生的挛缩和软组织的挛缩两种。临床上多数认为这两种挛缩混合存在。也就是说，由于持续性的疼痛，也包括屈曲位保持和后方关节囊、后交叉韧带（PCL）在内的后方软组织整体的挛缩。另外，由于胫骨近端或股骨后髁部的病变等，导致解剖结构上膝伸展限制，是因骨性因素引起的屈曲畸形。众所周知，在类风湿性关节炎（RA）等病例中，除骨性因素外，还会因疼痛性因素、持续滑膜炎等而经常引起屈曲挛缩。在通常的人工全膝关节置换术中，30°左右的屈曲挛缩在临床上不会成为问题。但是，重要的是对于畸形的膝关节需要慎重地应对。

屈曲挛缩的问题点和 TKA 前的对策

膝关节的屈曲挛缩导致股四头肌的负重增加，进而，由于步行速度降低、下肢腿长短差引起步态异常。在 TKA 术前，有必要在明确挛缩的原因的同时，充分研究其对策。

术前，首先要评估屈曲挛缩的程度。

Point

一般来说，屈曲挛缩被分类为轻度、中度及重度。轻度挛缩小于 10°，中度为 10° ~30°，重者为 30° 或更大。

挛缩在 30° 以上时，术前在床上进行牵引治疗及活动度训练，并指导患者进行锻炼。

在 RA 中，也要考虑生物学制剂的治疗，控制疾病的活动性是不可缺少的。然后，判定患者一期手术是否可以进行。但是在到目前为止的文献报道中，研究者认为可以对 45° ~60° 的挛缩膝进行手术。但由于根据挛缩的原因不同，矫正程度也各不相同，文献上的报道角度始终是参考标准，考虑到各个病例挛缩的原因，同时根据术者的技术进行判断是很重要的。

术前屈曲挛缩的改善

为了在 TKA 中取得良好的效果，从术前开始改善膝关节的活动度是很重要的。以往作为术前活动度改善的方法，是通过主动、被动运动来解除挛缩。在使用镇痛药物的同时，通过反复运动进行屈曲挛缩的解除，在骨性因素以外的病例中，大多可以进行一期 TKA。悬挂牵引法是有效的。同时，屈曲活动度的改善也同时会带来软组织的紧张或缓和。

手术技巧

关节的显露和骨赘切除

基本上，关节内的显露是使用内侧手术入路。对于外翻畸形膝，则使用外侧手术入路。

> **Point**
>
> 采用膝关节中线纵向切口，并使用髌骨旁入路或经股内侧肌入路显露关节。在胫骨部显露时，如果将 Hofmann 拉钩插入髌骨的近端，可以预防胫骨粗隆的剥离（图 5-4-1）。髌骨翻转困难时，切忌勉强进行暴力翻转，应将髌骨向外侧推（图 5-4-2）。
> 切断外侧的软组织后，自然地翻转髌骨。

屈曲挛缩膝的处理中需要逐步地切除关节内的瘢痕组织。接着，进行残存的前交叉韧带（ACL）的切除和逐步进行胫骨内侧的内侧副韧带（MCL）深层范围内剥离（图 5-4-2）。

在这个过程中，充分进行股骨前面以及内外的骨赘切除的同时，进行胫骨近端的骨赘切除，这会使紧张的软组织松弛。操作空间得以扩大。下一阶段进行胫骨内后方的松解，比较容易进行胫骨的向前半脱位。

根据以上顺序，大部分病例手术中都可以完全显露膝关节整体（图 5-4-3）。

◆ 轻度屈曲挛缩时

在常规的手术操作后，几乎在所有的情况下都要从内、外向关节后方松解软组织和切除骨赘，挛缩都可得到改善。屈曲挛缩残留部分，追加 MCL 的后方纤维的松解，再追加 MCL 斜向纤维（斜韧带）的切断即可。

◆ 中度屈曲挛缩时

在挛缩为 10°~30°的情况下，需要进一步向后方松解。特别是后方关节囊的横向切开，切断半膜肌肌腱的，胫骨后方附着部软组织的切断，屈曲挛缩得到改善。必要时也可进行 PCL 的切断。

◆ 重度屈曲挛缩时

矫正重度屈曲挛缩膝是 TKA 最困难的手术操作之一。重度的屈曲挛缩多由复合因素（骨性因素和后方软组织的因素）引起。

图 5-4-1　胫骨的显露

向髌骨的近端插入 Hofmann 拉钩。

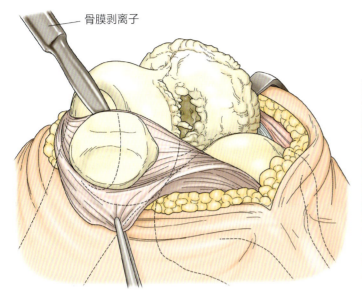

骨膜剥离子

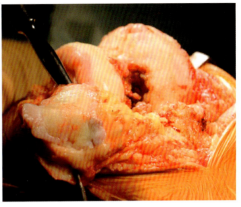

图 5-4-2　MCL 深层松解和骨赘切除

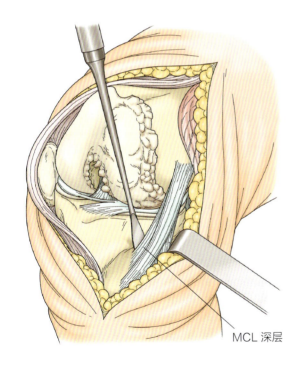

MCL 深层

图 5-4-3　后方显露

通过骨赘切除和 MCL 深层松解，显露关节后方。

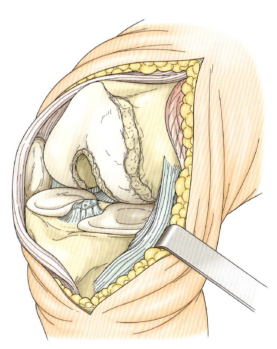

Point　在手术中，有必要充分地显露关节，从内、外到 PCL 附着部充分松解，松解 MCL 后方纤维，切断 MCL 斜向纤维（斜韧带），切断半膜肌，切断后方关节囊（图 5-4-4）。

此外，作为阻碍膝伸展的因素，也可以确认位于外侧的髂胫束（ITT）也是导致膝伸展障碍的一个原因，并根据需要将其进行横断。

进行这些操作后也没有改善时，还需要考虑追加股骨端的截骨（图 5-4-5）。

图 5-4-4　切开后方关节囊

切开后方关节囊。

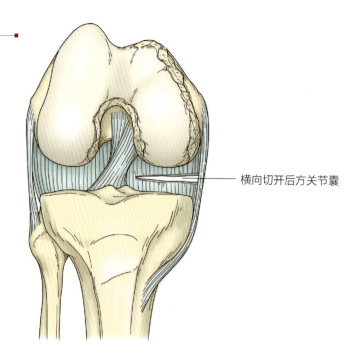

横向切开后方关节囊

图 5-4-5　股骨远端的追加截骨

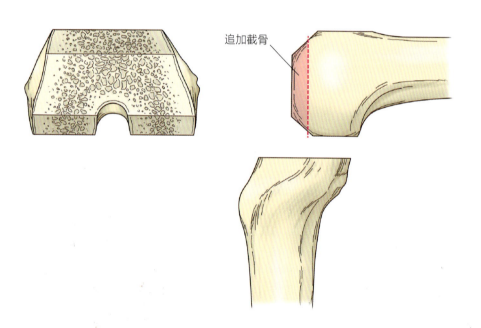

追加截骨

术后的康复训练

即使在术中膝关节能够获得完全伸直的情况下，术后残留伸展障碍的可能性也很高。这是因为即使进行了软组织的松解，包括关节囊在内的膝关节整体的软组织可以仍有部分挛缩残留。

Point

术后的康复训练非常重要，与理疗师合作，利用沙袋等进行伸展训练，通过关节肌肉松紧训练等，使膝部组织整体适应伸直位是很重要的。也有报道指出，15°以上的挛缩在术后持续3 个月的话会变得难以改善，重要的是使患者在术后维持伸展的康复，要继续进行重要的康复治疗。

骨科康复关节功能训练器（CPM）也是一种方法。本训练器功能性地将器械的强制力量传递给膝关节，器械的来回往复运动，可以无级变速地向伸展及屈曲方向矫正畸形。

另外，屈曲挛缩大多存在于患者两侧。即使对一侧进行手术，解除了挛缩，另一侧也存在挛缩的影响，逐渐出现伸展障碍的病例也不少见。双侧同时 TKA 手术的患者两侧屈曲挛缩都可以得到松解，虽然有同时进行术后康复治疗的优点，但也有报道指出手术创伤会引起并发症，因此需要慎重地选择病例。两侧存在屈曲挛缩，每一侧计划进行手术时，建议二次手术的间隔时间不要太长。

参考文献

[1]　Su EP. Fixed flexion deformity and total knee arthroplasty. J Bone Joint Surg Br 2012；94（11 Suppl A）：112-115.

[2]　Scuderi GR, Kochhar T. Management of flexion contracture in total knee arthroplasty. J Arthroplasty 2007；22（4 Suppl 1）：20-24.

[3]　Kadoya Y, Kobayashi A, Komatsu T, et al. Effects of posterior cruciate ligament resection on the tibiofemoral joint gap. Clin Orthop Relat Res 2001；391：210-217.

第5节　不稳定膝

长岭隆二

导致不稳定膝的原因

导致不稳定膝的原因包括软组织方面的问题或同时存在骨缺损的情况。

Point

> 软组织发生松弛的原因有外伤引起的韧带功能不全、畸形严重、步态异常、类风湿性关节炎（RA）、脊柱椎间关节炎（SpA）、多发性骨端异常形成症［多发性骨骺发育不良（MED）］、神经障碍性关节病（夏科特关节）以及 Ehlers-Danlos 综合征等。必须在 X 线片中显示不同程度关节破坏和不稳定性的诊断，鉴别这些疾病是很重要的。

步态异常

关于步态异常，由于某种原因，经常以膝关节过伸的方式步行时会成为问题。例如，踝关节处在跖屈位挛缩时，出现膝过伸。在这类的病例中，人工全膝关节置换术（TKA）后膝关节也会过伸，如果过伸，PS 型假体有可能会引起立柱突起前方与 CR 型假体前方产生磨耗、破损等问题。

类风湿性关节炎（RA）

作为 RA 中关节松弛的原因，可以认为这是伴随着 RA 的活性高的基质金属蛋白酶（MMP）高所致。特别是由于 MMP-13 胶原酶等的作用产生关节周围韧带和软组织的溶解。

另外，作为骨性因素，产生了巨大的骨性陷窝等。

脊柱椎间关节炎（SpA）

脊柱椎间关节炎（SpA）的发病机制尚不清楚。韧带和肌腱在骨骼的附着部（Enthesis）的炎症（Enthesopathy）被认为是导致其病情的主体，但除此之外，有时还会在皮肤、肠和眼睛等部位产生症状。

对于 SpA，由于尚无明确的治疗指南，从年轻开始发生关节病理性变化，有随着时间的推移膝关节的破坏加剧、不稳定性增加的病例（图 5-5-1）。

多发性骨骺发育不良（MED）

多发性骨骺发育不良（Multiple epiphyseal dysplasia, MED）病例中包含明显畸形或者仅仅表现在股骨及胫骨平台畸形的病例，此外，也存在仅依靠膝关节的

X 线片诊断困难的病例（图 5-5-2）。根据髋关节和其他关节所见，诊断为 MED 的病例中有 7% 的患者并没有发现膝关节的 X 线片异常。

　　MED 是一种常染色体显性遗传性疾病，其中四肢长骨的骨骺引起多发性的

图 5-5-1　干癣性关节炎的病例（40 岁，女性）

a：皮肤病变。
b：髋关节站立位 X 线片。两侧髋关节有显著破坏现象。并且有累及双侧骶髂关节、耻骨联合的破坏。
c：膝关节站立位 X 线片。左膝 X 线片的关节显示更不稳定。

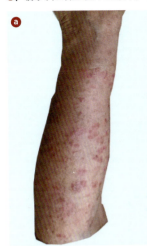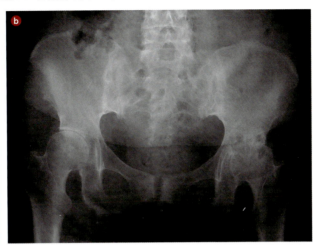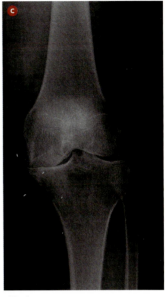

图 5-5-2　多发性骨端异常形成症［多发性骨骺发育不良（MED）］的膝关节 X 线片

a：重症病例。
b：确认畸形的股骨髁部。
c：脊椎骨端异常形成症（SED）患者的膝关节 X 线片。

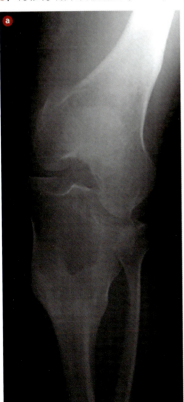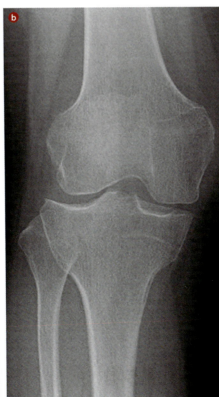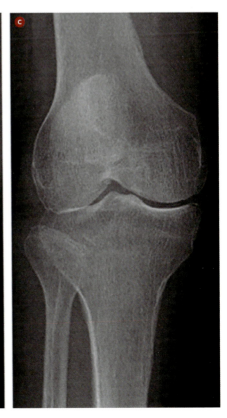

骨化紊乱。主要的临床症状是四肢短缩型的低身高，膝部呈 O 形腿和 X 形腿。在 MED 中，即使看起来骨的形态正常，尽管年龄低也会发生关节病变，但是随着年龄的增加关节破坏也在加剧，在 TKA 时大多会伴有关节不稳定。

神经障碍性关节病（夏科特关节）

夏科特关节由于糖尿病、脊髓疾病以及梅毒等引起神经损伤，关节破坏加剧。

Ehlers-Danlos 综合征

Ehlers-Danlos 综合征是由胶原蛋白分子或胶原蛋白成熟过程中所涉及的酶基因变异引起的异常所致，有 6 种病型。其中，关节移动性亢进型和多关节松弛型的患者，术前有时难以明确诊断。

Point

在术前的体格检查中发现膝关节明显的不稳定和过伸的情况，应该用 Carter 指数来确认全身的关节松弛性。需要注意的是：存在关节松弛的情况下，TKA 术中，即使采用较厚的平台垫片，术后，由于关节松弛，不稳定性也会逐渐进展。

评估膝关节不稳定时，不要忘记过伸和内、外翻不稳定的程度，特别是还有旋转不稳定的评估。如果在 TKA 术后残留屈曲位的后外侧旋转不稳定，有时不能仅仅用 X 线片评估其临床疗效不良。

导致膝关节不稳定的原因之一，如果是出现了骨缺损的情况，必须明确导致骨缺损的原因。外伤或者 RA 所引起的多发性畸形的诊断很容易，Charcot 关节是最早应该鉴别的疾病。

不稳定膝的问题点及对策

不稳定膝的问题点是 TKA 术后可能残留的关节不稳定。如果单纯因为软组织原因而残留不稳定，临床疗效及患者满意度也会明显降低，最终发展到植入的假体松动。

Point

手术前的不稳定性，在 X 线片的关节破坏程度，以及患者年龄偏大的情况下，明确不稳定的原因是不可缺少的。在此基础上，如果判断有 Ehlers-Danlos 综合征等术后也有可能影响软组织状态的疾病的情况，必须充分行告知说明，关于术后假体关节松弛引起功能不良的可能性，取得患者同意是很重要的。并且，日常生活上的活动度以及生活方式的限制等内容教育也是不可缺少的。

在 RA 中，在术前考虑使用生物学制剂来控制其活动性是很重要的。

Charcot 关节患者中，必须进行术前充分的知情告知，风险解释说明和选择使用约束性高的假体类型，以及术后支具的安装。

骨缺损的情况下，骨缺损的大小为小缺损（小于 5mm）、中缺损（5~10mm），大缺损（10mm 以上）的评估，以及骨缺损的部位为中心性缺损（骨缺损主要为松质骨、骨皮质残留）和周围缺损（对应缺损包括骨皮质）的评估很重要（详情请参照前文关于骨缺损的处理方法内容。

TKA 中的注意事项

选择 TKA 系统

根据病例需要进行判断：临床上常用全膝关节假体（非限制型全膝关节假体、保留 PCL 的 CR 型假体以及部分限制型全膝关节假体后稳定型的 PS 型假体）TKA 系统治疗或在翻修的患者中选择使用限制型髁膝关节（CCK）型假体？

在通常情况下，原则上是在膝伸直位以及屈曲位制作距离（间隙）相等的长方形形状的间隙。难以获得侧副韧带的稳定性的情况下，保留后交叉韧带（PCL）的 CR 型假体是有利的。术后过伸的预防，至今尚没有确立根本的解决方案。可以考虑的对策之一是使用股骨部假体后髁较大的部件置换。

> **Point**　术中使用改良的间隙平衡技术时，有意地将屈曲间隙设定得比伸直间隙大，并且使用具有与屈曲位间隙相匹配厚度的平台聚乙烯衬垫，可以限制关节过伸（图 5-5-3）。

在非常不稳定的情况下

存在强的过伸不稳定的情况时，常规使用 CR 型假体或 PS 型假体，患者的长期疗效不良，与使用 CCK 型假体的患者相比，有时不得不选用约束性高的 CCK 型假体。

所以在不稳定性强的手术时，在术前选用常规型 TKA 类型假体时，也应该准备 CCK 型假体。也就是说，TKA 手术时根据术中情况可以改用 CCK 型假体。

即使功能轴与解剖轴之间角度相差大，CCK 型股骨假体（关节面部分）轴的角度是根据器械种类不同而固定的角度（通常为 6°），股骨远端截骨角度应该是对应其设计的角度。这样的话，会有一定程度的内翻变形残存，只要能够解决膝关节的不稳定性，临床上是不会出现问题的。此外，最近人们还推出了不需要规

图 5-5-3　改良的间隙平衡技术

通过有意识地将伸直间隙设定得较窄，可以限制过伸。

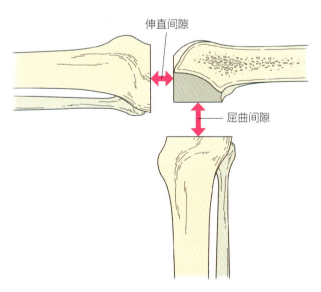

伸直间隙

屈曲间隙

定轴设置的 PS 型假体和 CCK 型假体的中间型（能够插入具有约束功能的垫片）假体类型，所以也可以在手术时准备这样的假体作为备用。

对不同疾病所致的软组织松弛的处理

软组织产生的松弛有两种。在 RA 和 Ehlers-Danlos 综合征中，由于软组织存在自身的松弛，因此需要使用较厚的垫片，膝关节处于紧张状态。需要注意的是：Ehlers-Danlos 综合征手术中即使采用较厚的垫片，手术后关节也会慢慢开始松弛而发生不稳定。

另一方面，在 MED 的患者中，由于骨、软骨的发育不全，从而相对地产生软组织的松弛。但是，如果软组织本身的功能被保留，并不需要将膝关节处在非常紧张的状态。

骨缺损的情况

在骨缺损的情况下，按照术前计划进行手术，但是在胫骨侧有效地使用残留的皮质骨，进行保留骨皮质的缺损处植骨（Cortical seating）。

Point

股骨侧的按照 Anderson 骨科研究所（AORI）分类中的 2 型以上，髁部的缺损较大的情况下，有时会对关节线位置的决定感到疑惑。此时，测量股骨内髁与腓骨头的距离，以该距离的 5/7 的位置作为基准设定关节线。

健康者从股骨内侧髁部到关节线的距离约为 25mm，从关节线到腓骨头的距离约为 10mm，即 5：2 的关系，可以此为标准设定关节线。

骨缺损的情况下，医师们对于旋转对线（图 5-5-4）的决定也有疑惑。根据日本 CT 的测量结果，后髁角，即从两侧后髁连线到股骨双髁外科上髁轴（SEA）的角度约为 3°，临床上髁轴（CEA）是内、外髁侧面最高突起的连线。髁的扭转角（CTA）为 6°~7°。参照髁间沟，Whiteside 线（AP 轴）的垂线两侧与后髁连线所成的角度（APA）为 5°~6°。

Point

使用改良的间隙平衡技术时的旋转角度与后髁连线约为 5°。因此，骨缺损较大，不能参照后髁部的情况下，瞄准 SEA 和 CEA 的上髁线之间没有问题。

图 5-5-4　股骨髁部旋转定位的 3 条轴线

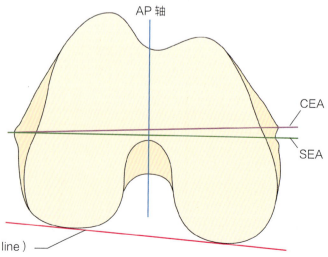

病例提示

图 5-5-5、图 5-5-6 为展示的病例。

图 5-5-5　胫骨内侧平台有缺损和外侧方半脱位的病例

a：术前 X 线片。
b：术后 X 线片。没有发现胫骨平台内侧缺损的影响，也获得了软组织平衡。使用改良的间隙平衡技术进行手术，使用大尺寸股骨假体以获得屈曲位人工假体的稳定性。

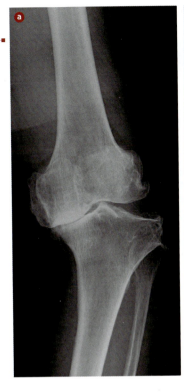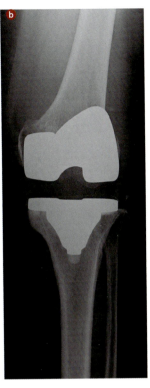

图 5-5-6　使用早期限制型假体（CCK 型假体）术后 15 年以上

a、b：RA 伴随出现明显骨缺损及不稳定。
c：1998 年，使用 CCK 型 TKA 系统实施了手术。观察到明显的外周骨缺损，在胫骨侧进行骨移植。术后经过了 15 年以上，胫骨侧没有发现松弛，保持了膝关节的功能。

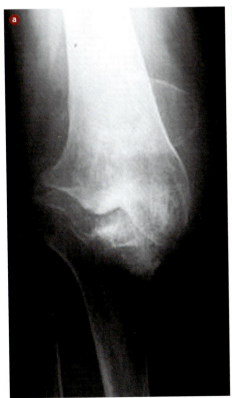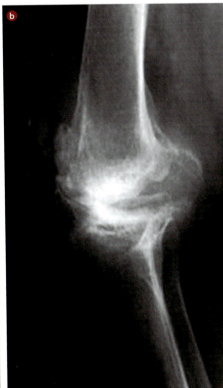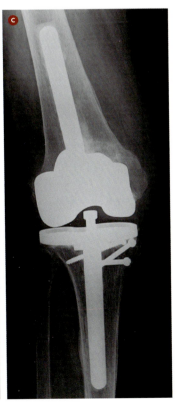

术后的康复训练

术后康复训练是非常重要的。

Point　即使术中有意制造呈轻度屈曲挛缩，锻炼也能使其逐渐恢复到伸直角度，术后半年就会产生过伸的倾向。所以术后 0.5~1 年有必要继续采取控制过度伸直的对策。

作为具体的对策，在日常生活中经常在腘窝部垫上毛巾，保持膝关节处于一定度数的屈曲位。尽量不要让腘窝部位浮在空中。

步行时，使胫前肌动作，保持踝关节背屈位的状态下使脚跟着地。这样一来，着地后出现膝关节被向前推压，膝关节有轻度屈曲位。脚跟着地后脚掌马上着地的话，容易使膝过伸。这种矫正困难的情况下，要采用能够防止过伸的支具保护。另外，腘绳肌的肌力强化也是不可缺少的。

RA、SPA、MED、夏科特关节以及 Ehlers-Danlos 综合征手术中，其他关节很可能都受累及。人们认为要通过全身关节评估并强调康复来改善 ADL 和生活质量。

参考文献

[1] Meding JB, Keating EM, Ritter MA, et al. Genu recurvatum in total knee replacement. Clin Orthop Relat Res 2003：416：64-67.

[2] Miura H, Noguchi Y, Mitsuyasu H, et al. Clinical features of multiple epiphyseal dysplasia expressed in the knee. Clin Orthop Relat Res 2000：380：184-190.

[3] Onodera T, Majima T, Nishiike O, et al. Posterior femoral condylar offset after total knee replacement in the risk of knee flexion contracture. J Arthroplasty 2013：28：1112-1116.

[4] Matsuda S, Miura H, Nagamine R, et al. Anatomical analysis of the femoral condyle in normal and osteoarthritic knees. J Orthop Res 2004；22（1）：104-109.

[5] Terashima T, Onodera T, Sawaguchi N, et al. External rotation of the femoral component decreases patellofemoral contact stress in total knee arthroplasty. Knee Surg Sports Traumatol Arthrosc 2015；23（11）：3266-3272.

第 6 节　外伤后、截骨术后

真岛任史

本节讨论了对外伤（包括骨骺端损伤）后、截骨术后先天性疾病或代谢性疾病引起关节外畸形的退行性膝关节病（膝关节 OA）行人工全膝关节置换术（TKA）的处理对策，对于具有异常下肢轴线的病例如何矫正畸形，并矫正到正常轴线。

下肢的畸形有膝关节内骨缺损和关节面畸形等引起的关节内畸形，以及股骨和胫骨的畸形引起的关节外畸形。外伤后、截骨术后进行 TKA 手术存在的问题是，关节外畸形能在多大程度上用关节内的处理来加以矫正。

股骨有畸形的情况

Point

股骨畸形时，相对于从股骨头中心到关节中心连线垂直引出的股骨髁部的截骨线，如截骨线是在内侧副韧带（MCL）或外侧副韧带（LCL）的附着部近端，则需要行关节外矫正截骨。理论上，如果截骨线是在韧带附着部位远端，仅仅需要在关节内截骨进行矫正（图 5-6-1）。

一般来说，如果冠状面的畸形在 20° 以内，从关节内处理就可以进行 TKA。

关节内的畸形矫正

关节内畸形矫正的适应证是 MCL、LCL 不存在问题的病例，就像关节内骨折。

通过调节关节内的股骨或胫骨的截骨量，在对线能够得到矫正的情况下，单次手术就可以完成 TKA 手术。

但是韧带的平衡存在一定的限度，由于有时会发生内侧或外侧关节不稳定，因此不仅需要通过内侧韧带或外侧韧带松懈，还需要通过关节囊等软组织松解来调节。在获得对线后，如果出现大块骨缺损，则需要同时使用骨移植或增强块骨代用材料，以实现适当的关节线重建（图 5-6-2）。

Point

在有韧带损伤和韧带功能不全的情况下，需要选择高限制性的 TKA 假体（CCK 型假体，全稳定膝关节假体，Ⅲ型全髁型假体）。

图 5-6-1　机械轴和截骨线

如果是关节内骨折，由于保留了 MCL 功能，可以通过一期手术重建良好的定位。

机械轴（黄色线）。　　　　截骨线（白线）。

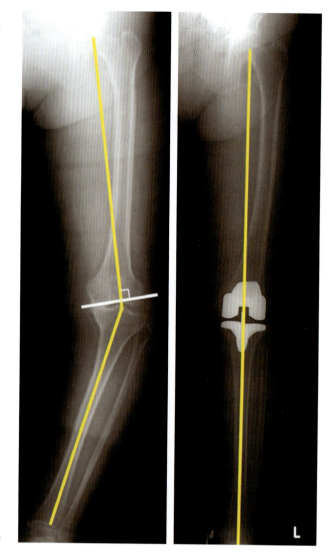

（引自参考文献 3）

图 5-6-2　骨移植或增强块（Augment block）的使用

在保持 MCL 功能的前提下，决定内侧的截骨量。其结果由于外侧髁截骨后预测可能出现大的骨缺损。弥补骨缺损的方法有骨移植或使用增强块。

a：股骨远端的截骨线。

b：增强块（黄绿色部分）。

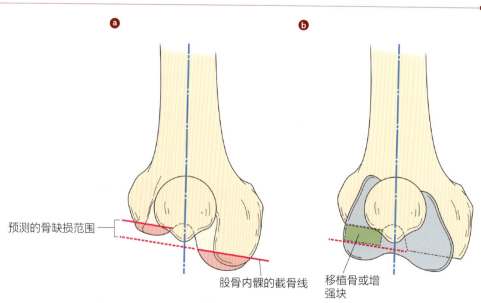

预测的骨缺损范围

股骨内髁的截骨线

移植骨或增强块

关节外的畸形矫正

关节外畸形，即股骨呈现严重的畸形，无法获得适当的机械轴线的情况下，首先需要对股骨行矫正截骨。矫正截骨时，可同时进行 TKA 和截骨矫正，在确认骨愈合后再行二期 TKA。

一期 TKA

一期 TKA 时，确定股骨畸形的矫正截骨部位非常重要。最好在畸形最显著部位进行矫正。另外，需要在截骨部的固定上下功夫。股骨假体有带髓内定位杆的内固定假体等（图 5-6-3）。

二期 TKA

二期 TKA，理论上是在畸形部位进行矫正后，关节结构（MCL、LCL、PCL 等）保留较多的情况，所以韧带产生不平衡的情况很少，这是它的优点。但是，对膝关节以外的部位施加比较大的创伤，有可能导致感染，有可能会产生截骨部的不愈合和延迟愈合。

为了矫正机械轴，在计划的角度进行截骨，骨愈合完成后进行 TKA。但是，往往由于固定金属的影响，股骨截骨后不能使用髓内钉，所以慎重的术前计划和术中的确认很重要。

为了解决这些问题，在外伤后的 TKA 中使用计算机导航和 PSI 是有效的（图 5-6-4）。

图 5-6-3　关节外畸形矫正病例

对于 40°的关节外畸形（a~c），在假体柄部制作固定孔，一期 TKA（d、e）。

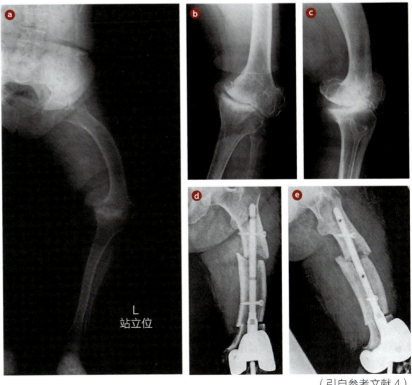

（引自参考文献 4）

图 5-6-4　计算机导航在外伤性患者 TKA 中的使用

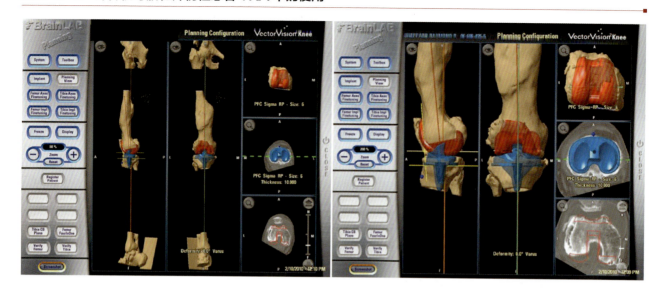

图 5-6-5　胫骨畸形的病例

这种情况下需要关节外行截骨矫正。

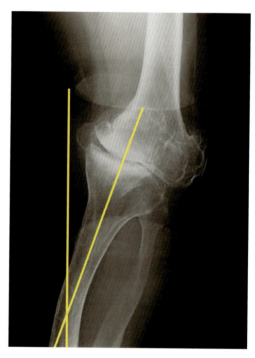

胫骨畸形的情况

　　对于胫骨近端的畸形和胫骨干的畸形，为了获得适当的机械轴需要仔细加以确定。与股骨畸形的矫正一样，需采用一期矫正和二期矫正手术。一般在关节近端部位的畸形中，大多情况下可以进行一期矫正。

胫骨近端畸形的情况

　　导致畸形的原因有严重的胫骨平台骨折后的畸形愈合和高位胫骨截骨技术后的再次继发近端的畸形，可以在关节内进行一期矫正。判断关节内矫正的可能性是畸形角度为 15°~30°。每个病例的个体存在差异，制订充分的术前计划很重要（图 5-6-5）。

接近关节面的部位存在畸形的话，患者如果有低位髌骨时手术存在困难。可能需要进行胫骨粗隆的截骨或者股四头肌切断等伸膝结构的处理。

平台内侧附近的骨折和高位胫骨截骨术（HTO）后有时会并发关节挛缩，由于低位髌骨出现率高，需要注意是关节部的显露。HTO 后由于外翻畸形偏多，所以选择髌骨外侧入路更好。

HTO 后出现畸形时

HTO 术后的患者临床上经常会被认为有 TKA 指征。但是大多数情况下，这类患者伴有膝外翻畸形（图 5-6-6）。特别是 HTO 是在闭合楔形截骨后出现畸形，胫骨外侧平台大多从胫骨解剖轴向外大幅偏移。产生这种胫骨的解剖轴的偏离，因此，很多情况下很难决定胫骨假体的设置位置。

但是，由于存在 MCL、LCL 附着部的解剖学结构，膝关节的运动功能尚有可能依赖畸形关节面的形状进行，所以采用 TKA 是可能的。

图 5-6-6　HTO 后 TKA 手术病例

a、b：胫骨外翻畸形病例。
c：截骨前决定截骨角度。
d、e：胫骨较大的外翻畸形截骨后得到矫正，一期行 TKA 手术。

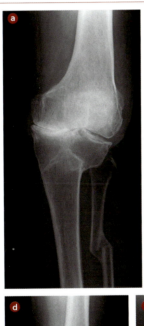
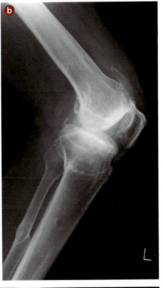
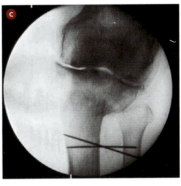
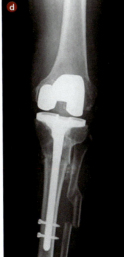
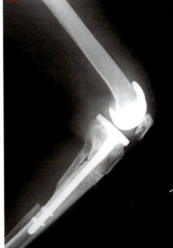

依靠 MCL 功能作为最重要的要点来考虑假体植入的位置是很重要的。另外，胫骨近端伴随着旋转设置而发生异常，因此保留韧带附着部是关键环节。

胫骨干畸形的情况

为了获得机械轴，掌握矫正截骨技术是必要的。一般来说，一期进行骨干部位矫正截骨术和 TKA 术。同侧胫骨截骨术和使用长柄的胫骨假体髓内固定术是可能的。

根据病例进行术前计划，选择适当的假体并准备完善。

参考文献

[1] Wang JW, Wang CJ. Total knee arthroplasty for arthritis of the knee with extra-articular deformity. J Bone Joint Surg Am 2002；84：1769-1774.

[2] Radke S, Radke J. Total knee arthroplasty in combination with a one-stage tibial osteotomy：a technique for correction of a gonarthrosis with a severe（>15 degrees）tibial extraarticular deformity. J Arthroplasty 2002；17：533-537.

[3] Leone JM, Hansen AD. Osteotomy about the knee：American Perspective. Surgery of the knee. 4th ed. Scott WN, editor. Philadelphia：Elsevia；2006. p1301-1320.

[4] 寺島尚志，眞島任史，沢口直弘，ほか. 高度内反変形膝に対し，大腿・脛骨矯正骨切りを併用した一期的人工膝関節置換術の1例. 東日整災外会誌 2009；21：129-133.

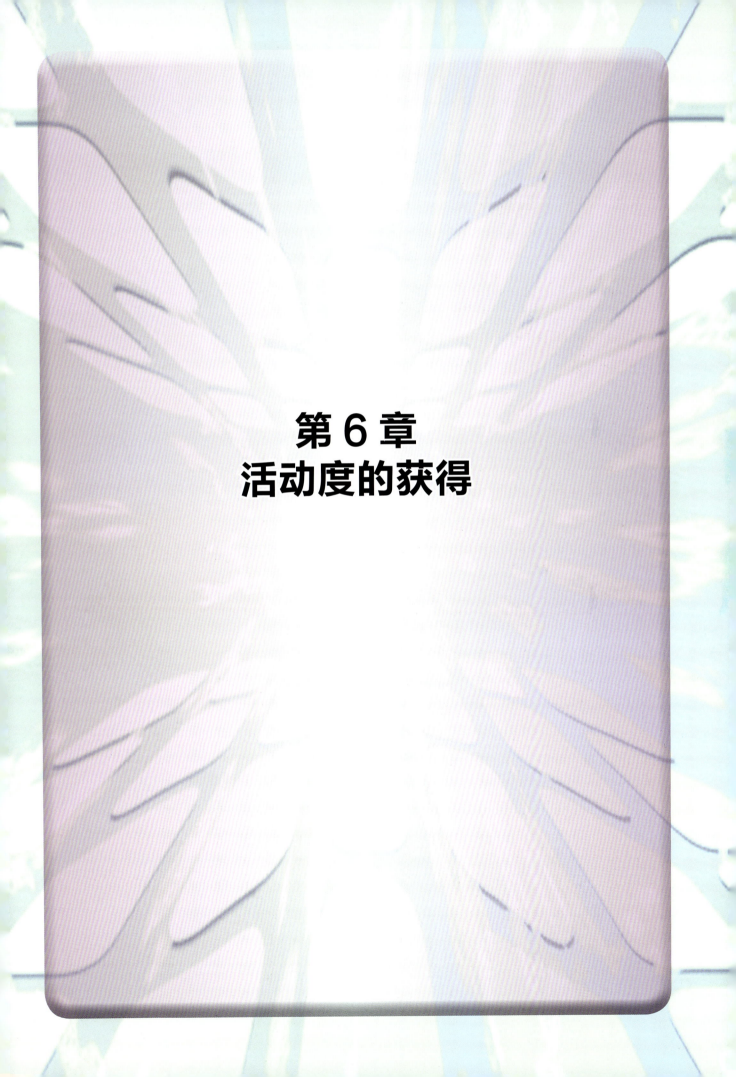

第 6 章
活动度的获得

获得良好的关节活动度的手术技术和操作

胜吕 彻

人工全膝关节置换术（TKA）

Total knee arthroplasty

关节活动度

关节活动度以获得完全伸直至深度屈曲为最理想。有报道指出，TKA 后的患者满意度较低。其原因之一是关节活动度不佳。作为关节本身的功能，能够对应所有活动的机体结构遭到破坏，导致了日常生活中的不满意。TKA 手术操作应该尽可能使患者在术后获得优良活动度。需要努力通过手术技巧来获得最大活动度，以及通过术后康复训练来获得最大活动度。

与关节活动度有关的因素如下：

（1）术前因素：挛缩膝、强直膝、外伤后膝、韧带损伤后膝、全身因素等。

（2）术中因素：手术技巧、假体种类、假体设置、假体尺寸等。

（3）术后因素：肿胀、疼痛、康复等。

多种因素影响 TKA。但应该意识到，假如在术中无法获得充分的关节活动度，术后也将无法获得。

TKA 术后关节活动度的影响因素

TKA 术后活动度的影响因素各种各样，但主要分为以下 4 类：

（1）疾病、术前活动度、畸形或挛缩等，患者本身的因素。

（2）人工关节的设计。

（3）手术技巧。

（4）术后康复。

术前关节活动度良好的病例，畸形程度轻的病例，在术后也可以期待获得良好的关节活动度。

人工关节里有后交叉韧带保留（CR）型假体和后交叉韧带稳定（PS）型假体，一般认为 PS 型假体在术后可获得更大的平均屈曲角度，但实际上没有发现两者有差异。

术后一般使用 CPM 或冷却疗法，持续股神经或坐骨神经阻滞也被用来试图尽早获得关节活动度。

图 6-1　膝关节前方组织学特征及手术部位保护的注意点

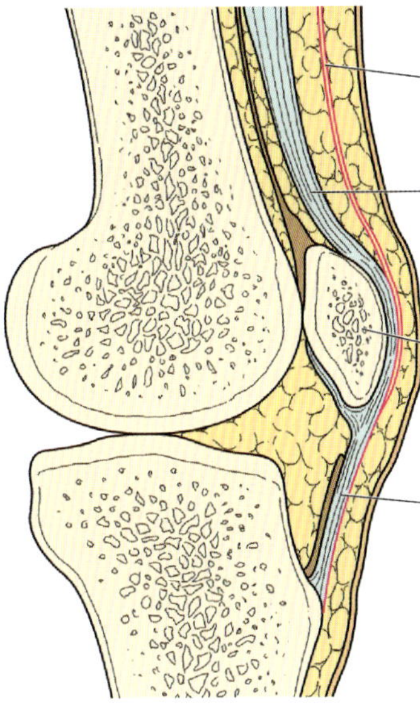

图 6-2　解剖学的轴线

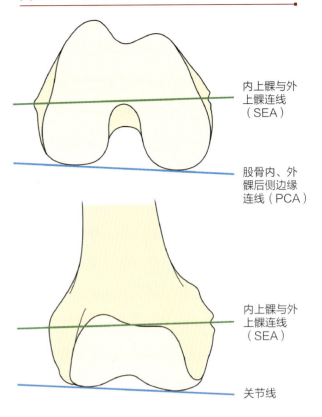

- 皮下浅筋膜层
- 股四头肌
- 髌骨
- 髌韧带

- 内上髁与外上髁连线（SEA）
- 股骨内、外髁后侧边缘连线（PCA）
- 内上髁与外上髁连线（SEA）
- 关节线

Point

1. 皮肤切开的弧度保持缓和，减小外侧皮瓣。

2. 如果膝关节前方有手术瘢痕，尽量利用之前的切口。

需要另外新增切口时，新切口与之前切口的交角应在 60° 以上。

3 皮肤切口应连同深筋膜一起切开，使皮下组织的游离减少到最小程度。

术前状态的改善

一般术前关节活动度良好的病例，术后也会获得良好的关节活动度。因为没有股四头肌挛缩等质的变化，理论上只要改善了骨骼的构造，术后的关节活动度就一定会最大限度地正常。因此，术前松解存在的挛缩非常必要。

松解方法有：膝关节的摇摆运动，髌骨的柔软性运动，以及肌肉力量增强运动。持续进行这些训练，可以改善膝关节的活动度，改善挛缩程度，改善疼痛，改善血供以及增加皮肤的松弛度。另外，患者本身对术后康复的积极性等，提高了患者的参与度，更可以期待有良好的手术效果。

人工关节的假体类型

应该在术前计划时选择最佳尺寸的假体。要认识到亚洲人的特征是具有较大后方偏心距（Posterior offset），这是非常重要的。

综观日本市场，人工关节假体几乎都是从日本以外进口的产品。充分理解各制造商的开发理念，选择最合适的假体和尺寸从而获得良好结果。

手术操作技巧

在常规适应证的病例中，并不需要为获得良好关节活动度而采用特殊的手术技巧。

（1）理解膝关节的解剖学的旋转中心，进行正确的截骨。

（2）在正确的位置设置适当尺寸的假体。

（3）正确的对线和自然的（生理性）韧带平衡等确实地施行每一个手术步骤都非常重要。

因为确保膝关节前方皮肤移动度极为关键，保护皮下浅筋膜层（图 6-1）非常重要。缝合时，该层皮下组织需要切实地缝合。在这层深部进行手术操作，可以保护皮肤血供，减少术后伤口问题，术后获得皮肤的移动度。

准确地切除和松解关节滑膜、关节囊

使膝关节深度屈曲时，股骨内、外髁间凹部的紧张度增加。这是由于内、外侧髌股韧带拉伸所致。如果脂肪组织丰满，进行选择性的切除，可以减轻组织紧张度（tissue expansion）。这是插入假体后，必须要确认的要点。

截骨的重要性

截骨时使用测量截骨术和改良的间隙平衡技术两种方法。截骨时应该认识到两种方法的不同。

测量截骨术是按照骨骼形状进行截骨，要求进行生理学上构造的重建。

改良的间隙平衡技术是根据假体的构造进行重建不是骨骼构造而进行的重建。

截骨时的截骨角度，是根据正面观察的负重轴而设定的（图 6-2）。但是这个角度包含了有关关节活动度的重要因素。如果不注意过度旋转角度，插入假体后可能会出现骨的外旋或内旋，导致旋转中心改变而造成限制屈曲的情况。旋转中心一旦移动，力臂长度和从关节面到达的距离会出现差异，屈曲时距离缩短造成关节活动度的限制（图 6-3）。

骨赘切除和后方清扫（Posterior clearance）以及确保后方屈曲间隙（Posterior flexion space）

股骨的骨赘一般会从髁间部延续至髁部后方。只要从前方按顺序逐渐向后方切除，操作就会很容易（图 6-4a）。如果假体类型是 PS 型，骨赘会自动和后交叉韧带一起被切除，没有困难。

胫骨也同样，切除内侧骨赘的同时，切除 PCL 周围的骨赘。这是使用 CR 型假体时必须具备的技巧。能够避免骨赘造成的撞击症状出现，从而确保正常

图 6-3　旋转中心的移动

a：正常膝。
b：挛缩膝。

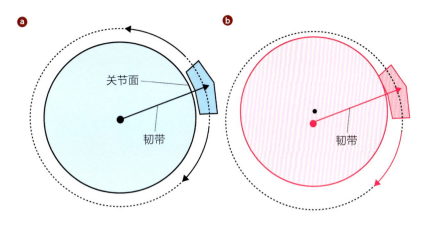

图 6-4　切除骨赘

a：股骨侧。
b：胫骨侧。

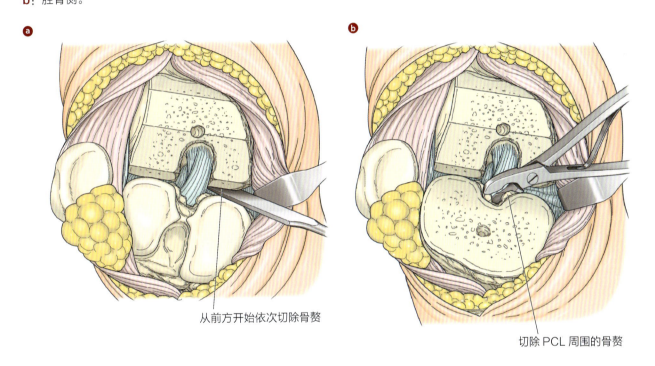

从前方开始依次切除骨赘

切除 PCL 周围的骨赘

PCL 的长度和紧张度，以获得良好的关节活动度。

此外，由于也必须保证后方偏心距（Posterior offset），因此应该在制订术前计划时选择最合适假体。Bellemans 等曾经报告过，他们把股骨骨干部后方皮质至后髁的距离定义为后髁偏心距（Posterior condylar offset）。这个距离如果减小，股骨后髁和胫骨假体就会接触而造成屈曲角度减小（减少 1mm 造成 6.4° 的屈曲角度减少）。

软组织处理

在最合适骨切除处理后，插入假体试模，再次进行韧带平衡的确认。

这时如果活动度不佳，就需要再次查找原因（表 6-1）。基本上是膝关节伸膝结构的肌腱和肌肉的问题。检查哪块肌肉或者肌腱部分过度紧张，并进行这个部位的延长或松解（表 6-2）。请意识到，如果手术中无法深屈，术后也不可能达到深屈，因此获得最大限度的操作是非常重要的（图 6-5、图 6-6）。

表 6-1　关节活动度（ROM）不良的原因

①皮肤的柔软性丧失
②血供不良
③皮下组织柔软性丧失（纤维化）
④关节囊纤维化，柔软性丧失
⑤关节内纤维粘连，甚至骨融合
⑥股四头肌挛缩
⑦PCL 瘢痕化或挛缩
⑧髌韧带瘢痕挛缩
⑨骨组织脆弱化等

表 6-2　肌腱挛缩紧张的治疗对策

①股直肌成形术
　·V-Y
　·戳洞法
　·股中间肌延长或切除（图 6-5）
②髂胫束延长
　·Z 成形术（图 6-6）或切断
③纤维组织
　·广泛切除瘢痕组织
　·外侧松解
　·内侧副韧带松解

图 6-5　股中间肌延长或切除

a：切断法。
b：延长法。

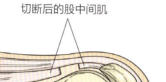
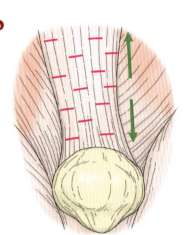

切断后的股中间肌

—— 为延长股中间肌而做的戳洞

图 6-6　髂胫束的延长法（Z 成形术）

a：股骨侧。
b：胫骨侧。

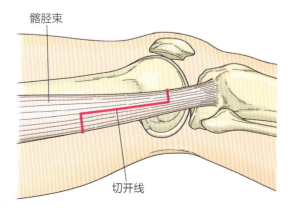
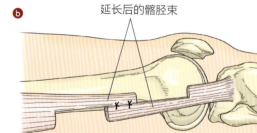

髂胫束

切开线

延长后的髂胫束

图6-7　紧张状态的确认

a：伸直时。
b：屈曲时。相对于股骨出现的髌骨内旋动作可以改善。

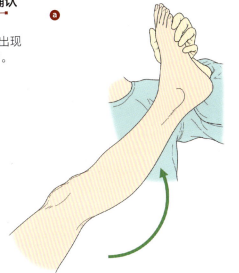
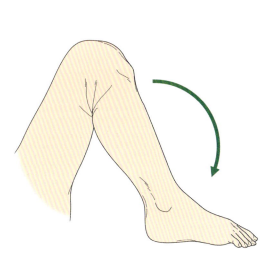

表6-3　日常生活中关节必要的活动度

动作	活动度
平地步行	约70°
上下楼梯	10cm——约80°
	20cm——约100°
	30cm——约120°
	40cm——约130°
坐上椅子	30~40cm——100° 必要
日常生活动作	
	正座——150°，内旋22°
	盘膝座——130°，内旋15°
	侧坐——145°，内旋15°
	日式厕所——147°，内旋15°
	从床上站起——136°

表6-4　膝挛缩的问题点

①皮肤的柔软性丧失
②血供不良
③皮下组织柔软性丧失（纤维化）
④关节囊纤维化，柔软性丧失
⑤关节内纤维粘连，甚至骨融合
⑥股四头肌挛缩
⑦PCL瘢痕化或挛缩
⑧髌韧带瘢痕挛缩
⑨骨组织脆弱化等

缝合时的技巧

　　通过骨性对线的改善来使软组织达到恰当的紧张度，在最后缝合时再次确认内、外侧支持韧带的紧张度。

　　缝合时若期待达到理想的支持韧带（Retinaculum）紧张度，就需要在确认屈曲和伸伸时的状态后再进行缝合。在膝屈曲位进行缝合（图6-7），会使术后屈曲时的紧张度与缝合时一致，从而减轻术后疼痛。手术结束时，在屈曲位进行股四头肌的缝合可以更容易获得术后良好的关节活动度。

术后康复

　　为了达到TKA的最佳临床疗效，术后管理非常重要。在组织的愈合过程中尽可能避免发生组织粘连和挛缩。在临床实施的术后关节活动度训练中如何进一步获得关节活动度也是人们研究的课题。

图 6-8 麻醉下爱护性的手法矫正

a：屈曲位。
b：深屈位。
胫骨向前方牵引，屈曲时稍作内旋动作。

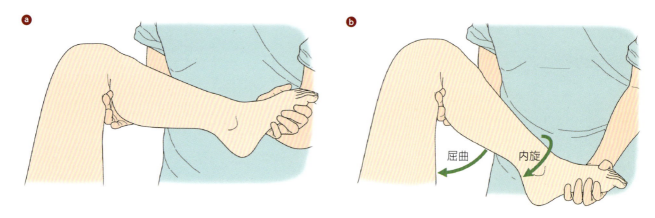

图 6-9 踝关节背伸可使膝关节活动度增加

a：伸直位。
b：踝跖屈位后主动屈膝。
c：踝背伸位后主动屈膝。
d：踝背伸位后被动屈膝。

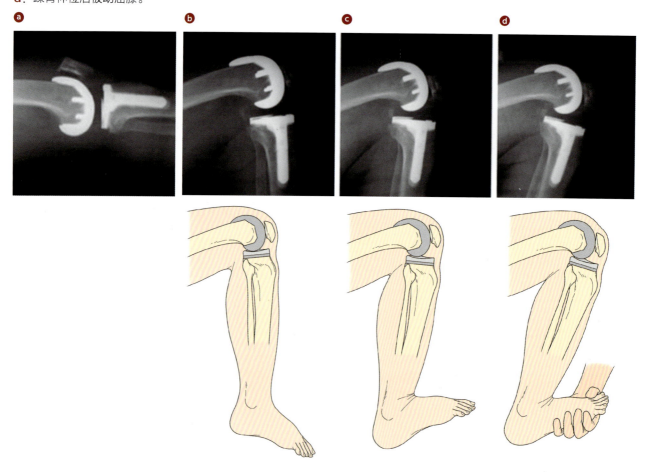

所谓深屈是指屈曲 130° 以上。目前的学术会议上，大多数报告是把目标定在 120° 的屈曲活动度，但是在日常生活中必要的关节活动度为 120° 以上（表 6-3）。自然地实施从椅子上起立等各动作的基本角度为 120° 以上。

挛缩膝关节有各种问题（表 6-4）。大多数可以通过术前开始的功能训练，术中处理，以及术后训练来解决。

康复内容

在进行术后疼痛管理的同时进行康复训练非常重要。

关节活动度训练需要在病房的 CPM 以外，进行主动关节活动度训练。

如果在步行时发现有膝关节的不稳定，需考虑支具疗法。根据患者的年龄以及步行能力，使用简单的膝关节支具使恢复更快。

术后应该进行的可以增加活动度的训练有① CPM、②主动屈曲训练、③被动屈曲训练、④麻醉下徒手矫正术等。

在麻醉下进行爱护性地手法矫正（图 6-8），一般就能够达到手术中的屈曲度。

如果加上踝关节背屈，可以获得关节活动度的增加。踝关节的跖屈位至背屈位的不同，可以使膝关节活动度产生很大差距（图 6-9）。

行 TKA 手术期待的是，考虑到人体本身具有的个体差异而采用最适合个体的手术技巧。也就是说，只有达到充分术前考察，对术中必需事项的检讨，术者具备应该具备的所有技巧，才可能获得良好的临床疗效。所有手术的掌握是在这些基本技巧的延伸线上（表 6-5）。

表 6-5　患者手术必要的手术操作步骤

①皮肤切口	外科的基本手术技巧
②关节显露	确定手术必要的范围
③截骨	3 度截骨（安全确实）
④软组织平衡	关节内侧方进入软组织的剥离程度由术前预测
⑤假体植入	骨水泥的固定
⑥切口闭合	
⑦术后管理	最大限度地获得在术中达到的活动度

注：全部的手术过程均源自基本手术操作

参考文献

[1] Kawamura H, et al. Factor affecting range of flexion after total knee arthroplasty Orthop Sd 2001；6：248-252.

[2] 巽 一郎, ほか. TKAの術後疼痛と可動裁. 関節外科 2004；7：85-91.

[3] Griffin RM, et a1.Accuracy of soft tissue balandng in total knee arthroplasty. J Arthroplasty 2000；8：970-973.

[4] Kadoya Y, et al. Effects of posterior cruciate ligament resection on the tibiofemoral joint gap. Clin orthop 2001；391：210-217.

[5] Bellemans J, et al.Fluoroscopic analysis of the kinematics of deep flexion in total knee arthroplasty. J Bone Joint Surg 2002；84 B：50-53.

[6] Laskin RS, et al.The surgical technique for perfoming a total knee replacement arthroplasty. Orthop Clin Am 1989；1：31-48.

[7] Shoji H, et al.Factors affecting postoperative flexion in total knee arthroplasty. Orthopaedics 1990；3：643-649.

[8] 堀川一浩, ほか. 人工膝関節置換術後の関節可前裁に影響する因子の検討. 中部整災誌 1999；42：717-718.

[9] 小谷博信, ほか. 人工関節置換術における屈曲位筋肉縫合での 大腿四頭筋のずれの検討. 中部整災誌 2000；43：427-428.

[10] 金粕浩一 TKA の機種と可動誠 Scorpio Superflex PS の臨床成績と可動域及び動態解析. 関節外科 2004；7：49-57.

[11] Silva M, et a. Surface damage on open box posteriorstabilized polyethylene tibial inserts. Clin orthop 2003；16：135-144.

[12] Dennis DA, et a1. Femoral condylar lift-off in vivo in total knee arthroplasty. Bone Joint Surg 2001；83 B：33-39.

[13] 千田益生, 堅山佳美, 濱田全紀, ほか. 変形性膝関節症における全人工膝関節置換術前後のリハビリテーション. リハビリテーション医学 2005；42：257-262.

[14] 千田益生. 転倒予防パンフレットおよびリハビリテーション同意書の試作. リハビリテーション医学 2001；38：973-977.

[15] 千田益生, 横山良樹, 井上 一.高齢者の人工膝関節置換術：適応・術前術後管理とリハビリテーション. OS NOW No.16 東京：メジカルビュー社；1994.p.166-171.

[16] 千田益生, 濱田全紀, 高原康弘.膝関節置換術後のクリテイカルパスとリハビリテーション処方. MB Med Reha 2003；32：60-67.

[17] 千田益生. 関節リウマチの装具療法. 治療学 2002；36：823-825.

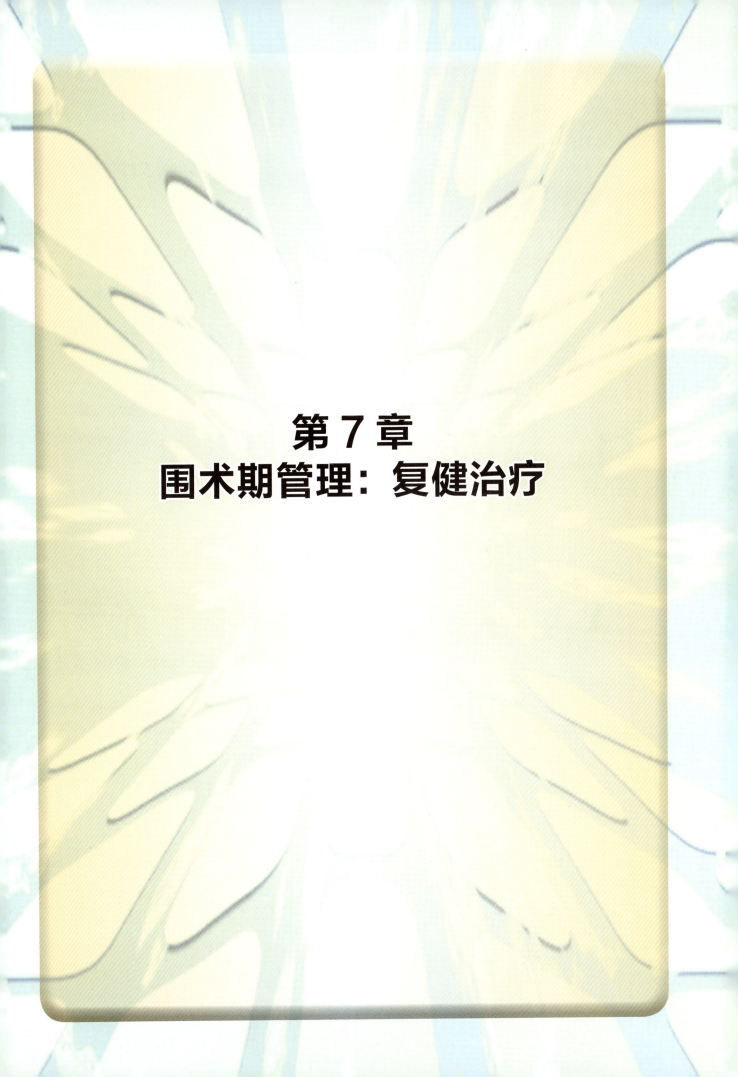

第 7 章
围术期管理：复健治疗

第 1 节　出血对策，止血法

小林章郎

人工全膝关节置换术（TKA）
Total knee arthroplasty

移植物抗宿主病（GVHD）
Graft versus host disease

人工全膝关节置换术（TKA）中有多面截骨处理，所以会使松质骨大范围外露，即便用骨水泥固定假体时会封盖大部分，但预计还是有相当程度的创面出血。以往的治疗对策，输入同种血是标准的处理方法，但这有诱发感染、导致移植物抗宿主病（GVHD）等危险性。在 20 世纪 90 年代，自体输血（贮存式、术中及术后回收式）得到普及，成为一种常用的方式，同种血输血在相当程度上减少。但是，自体输血也有种种问题（后述），现在已逐渐不再常规使用。其中很大一个原因应该是氨甲环酸的普及使用。

在此，针对 TKA 出血对策，从总体的视点讲述出血量的评估、止血带的使用、是否使用引流管、自体输血、氨甲环酸、冷却疗法、输血适应证等问题的要点。

TKA 中出血、失血的评估

在 TKA 手术全程使用止血带时，手术中基本没有出血，出血基本都在手术后发生，范围涉及关节内和皮下组织。如果术后使用引流管，它的出血量会成为失血指标，但拔除引流管后也可能继续出血，在开始康复训练后一度止血的部位也可能再次出血。如果使用了预防血栓和抗栓塞症的药物，术后出血量更有可能增加。

评估最终出（失）血量一般是根据身高、体重、术前及术后最低血红蛋白（Hb）值和血细胞比容等数个方面算出推断出血量（Estimated blood loss）。一般的计算方法如下：

$$推断出血量 = 循环血液量 \times \frac{（1 - 术后最低\,Hb\,值）}{术前\,Hb\,值}$$

而计算循环血液量大多使用 Nadler 的算式。

循环血液量（男性）= 0.3669 × 身高（m）^{3} + 0.03219 × 体重（kg）+ 0.6041
循环血液量（女性）= 0.3561 × 身高（m）^{3} + 0.03308 × 体重（kg）+ 0.1833

基于此计算公式，假定身高 155cm，体重 60kg 的女性从术前 Hb 值 13 降为术后 Hb 值 12，那么失血量大约就是 270mL。使用自体输血时，血液的出入量计算就更为复杂，难于在研究中做简单比较。

使用止血带的是与非

空气止血带在 TKA 术中对止血非常有用。很多研究提出它能确保手术范围的视野清晰，从而切实固定骨水泥，缩短手术时间，所以被很多关节外科医师广为使用。2009 年在美国髋、膝关节外科学会（AAHKS）年度会议举办的投票活动中，37% 的参加者回答说"全部使用"，58% 的参加者回答说"只要血管没问题就全部使用"，总计 95% 的医师基本上都常规性使用空气止血带。但是也有慎重意见指出，它的使用会导致静脉血栓栓塞症（VTE）和肺栓塞症（PE）的发生率增加，虽然测定出血量（手术中出血量、术后引流管出血量）减少，但推断出血量并没有减少等。

关于止血带的加压与松放时机的研究有很多，Thorey 等对双侧同时行 TKA 时在缝合前松放和在所有的缝合结束后松放进行了对比研究，报告称，后者的手术时间呈现统计学上有意义的缩短，但是总出血量没有差异。而 Rama 等进行的 Meta 分析结果显示，缝合后的松放比缝合前松放能减轻出血，但需要再次进行手术的病例数却有所增加。其原因可能是皮下血肿或其带来的浅表性感染，止血带对髌骨定位的影响为一直到手术结束都使用止血带的方式会影响到膝外侧软组织的松弛度，而这也容易引发皮肤的血供问题。

此外，还有研究提到止血带的物理作用对肌肉和神经产生压迫从而诱发出的疼痛（所谓的止血带疼痛）及它对组织代谢的影响，或缺血再灌注损伤（Ischemia reperfusion injury）。但这些症状基本都是可以随着时间流逝而改善，临床上极少发生大的问题。

综上所述，关于使用止血带的是与非有各种各样的意见。而在现实中，如果能避免在有血管障碍的病例中使用止血带，能尽可能短时间内松放，术后能充分留意创面血供，那么可以认为它是一个可以标准使用的有效工具。

使用引流管的是与非

2009 年，AAHKS 的投票结果显示，66% 的参加者常规性使用引流管。在日本应该也是一样，骨科医师使用引流管的比不使用的多。

最近，Quinn 等对 6 个随机对照试验（RCT）进行了 Meta 分析。针对 TKA 后引流管使用的是与非，从术后活动度、肿胀恢复、住院时间、术后血液中血红蛋白值等方面进行了比较。报告称，各个数值在两个群体间都没有差异，没有使用引流管的必要。作为提高止血效果的方法，也有采用在使用引流管时，释放止血带前向关节内注入生理盐水或氨甲环酸（后述）后，一定时间（30~60min）内使用引流管钳的方法。

考虑到术后的患者生活质量（QOL），最好是尽量不要在身体上留"管"。考虑到含肾上腺素的多配方注射的止血效果，推测今后使用引流管的情况会越来越少。

美国髋、膝关节外科学会（AAHKS）
American Association of Hip and Knee Surgeons

静脉血栓栓塞症（VTE）
Venous thromboembolism

肺栓塞症（PE）
Pulmonary embolism

贮存式自体输血

贮存式自体输血作为回避同种血输血的手段，从 20 世纪 90 年代开始盛行。TKA 是预定手术，术前的贮血计划很容易制订。采血后需要有充分的贫血恢复时间，所以采血最好是至少在手术 3 周之前施行。但是，这存在保管、细菌污染、成本、适应证、不使用则发生废弃物等种种问题，所以实施频率也在减少。前面提到的 AAHKS 投票中也显示 85% 的术者在 TKA 中没有使用自体血。

适应证方面，一般认为是术前 Hb 值 11g/dL 以上，体重 50kg 以上，待手术前有充分时间（3 周以上），而最适合的是术前没有贫血（Hb 值在 14g/dL 以上），手术时间长出血量容易大的翻修手术或高度畸形的 TKA。在日本，医疗保险规定如果有 800mL 以上的贮血，即可使用促红细胞生成素。

术后回收式自体输血

TKA 在使用止血带时，术中基本没有出血，所以这里仅只谈论术后回收式自体输血。

回收式自体输血的系统有把从引流管中回收的血液加入生理盐水后施行离心分离使其成为浓缩的红细胞的方式，也有仅是使用单纯滤膜过滤的方式。前者去除了组织片和不要的液体成分，但同时有一定的洗净损失。成本方面，也是前者普遍比较高昂。返血一般必须在术后 6~8h 进行，所以不是引流管吸出的所有血液都可以回收。

据到目前为止发表的报告来说，使用回收式自体输血，有时减少了同种血输血的频率，有时也没有变化。最近的研究显示：①使用通常的吸引引流管、②不使用引流管、③使用术后回收式引流管这 3 个群体的比较结果是术后的 Hb 值低下量和同种血输血的频率两者都没有差别。

术后回收式自体输血是很简便的方法，但其效果没有充分的临床科学依据，从费用及效果来看也没有必要常规使用。

氨甲环酸在 TKA 术后的止血效果

氨甲环酸（Tranexamic acid）是 20 世纪 60 年代在日本开发的药，作为止血药广泛使用。用于 TKA 是 1990 年以后，尤其在近年，在日本和欧美等国都很受瞩目，它价格便宜，给 TKA 术后的出血对策带来了很大的变革。

该药剂是人工合成氨基酸的一种，它和血纤维蛋白溶酶原的赖氨酸结合部（Lysine binding site，LBS）结合，阻止了血纤维蛋白溶酶原对血纤维蛋白的吸附，从而发挥抗纤溶作用（图 7-1-1）。另外它有消炎、抗过敏作用，除了适用于荨麻疹、扁桃炎、口腔炎、血管性水肿等以外，还有美白效果，最近作为黄褐斑的治疗药物而受到瞩目。

就 TKA 来说，从 20 世纪 90 年代以后，有很多研究说氨甲环酸有减少出血或同种血输血的效果。Tan 等对 19 篇 RCT 进行 Meta 解析，报告称，氨甲环酸

图 7-1-1 氨甲环酸的作用机制

纤维蛋白溶酶原在赖氨酸结合部被氨甲环酸结合，从而阻止了纤维蛋白溶酶原对纤维蛋白的吸附，避免纤维蛋白分解，发挥了抗纤溶作用。

a：纤溶亢进。

b：氨甲环酸与纤溶酶原上赖氨酸部相结合，纤溶受到阻碍 t-PA：tissue plasminogen activator（组织纤维蛋白溶酶原活化剂）。

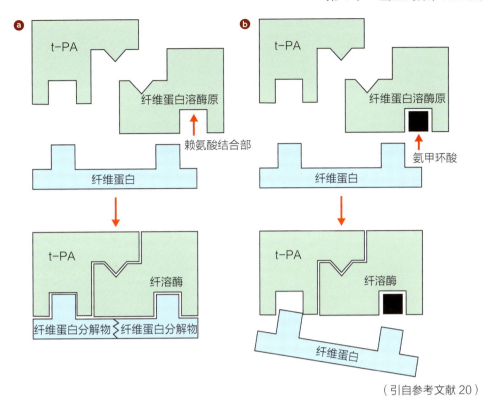

（引自参考文献 20）

深静脉血栓症（DVT）

Deep vein thrombosis

的静脉内使用减少了 290mL 术后引流管量，570mL 总出血量，而且也减少了同种血输血量，深静脉血栓症（DVT）的发病率也没有增加。

此外，氨甲环酸不只是全身使用，还有报告显示关节内局部使用也有效。Craik 等报道说，在不使用吸引引流管的条件下，缝合了关节囊后，在关节内使用氨甲环酸的话，总出血量显示的降低具有统计学意义。Hegde 等在双侧同时行 TKA 中比较了全身或关节内的氨甲环酸使用群和控制群，阐述说两种使用方法都能得到同等的止血效果。

但是，氨甲环酸在血液中的半衰期为 1~1.5h，时间短，效果的持续性有问题。使用于关节内时的代谢还不明了，但一般认为 TKA 后的关节内纤溶亢进，即使能一时止血，不能否定在康复时加以物理刺激时会存在再出血的可能性。今后，还有必要进一步详细研究氨甲环酸的使用时机和方法等。

TKA 后的冷却疗法

膝关节是比较接近体表的关节，局部的冷却疗法确实能使关节内温度下降，是可以期待由此获得消炎效果的关节之一。Cochrane 也有关于 TKA 后冷却疗法结果的报道，还有人在进行 Meta 解析。从结果来说，有意见认为它对失血、术后早期疼痛、ROM 的改善有效，但是科学论据级别高（信赖度高）的论文还很少，结论方面必须等待以后的研究成果。

TKA 中同种血输血的适应证

经典的同种血输血的适应证有 10/30 规则（Hb 值：10g/dL 以上，血细胞比

表7-1-1　关于TKA时出血的标准对策

术前	①术前的贫血评估及对其原因的探讨，心血管系统（储备能力）的评估很重要。基于贫血的原因考虑是否也使用药剂（铁剂等） ②基本来说，没有储存自体血的必要
术中	①在止血带加压前，静脉内使用氨甲环酸（1g） ②术中，使用电刀等对内、外侧下膝动脉等主要出血点实施切实的止血 ③术中实施多配方注射（使用肾上腺素有止血效果） ④关节囊缝合后，使用注射器向关节内注入氨甲环酸（2g） ⑤不留置引流管 ⑥创口实施覆盖后，套上医用弹性袜，用弹力绷带压迫膝关节部位后释放止血带。
术后	回房间后，立即使用冷却机冷却膝部（术后48h内步行时间外全部实施）

容：30以下），以此为据的文献中报道的初次TKA后的同种血输血率相当高。欧美的文献与日本的文献相比，数值有偏高的倾向。最近的美国麻醉医师协会（ASA，American Society of Anesthesiologists）指南中提到Hb值在10g/dL以上没有同种血输血的必要，而在6g/dL以下则最好输血，6~10g/dL则应该综合考虑出血是否持续、循环血浆量、心血管系统（储备能力）、贫血反应等后再决定。另外，它指出Hb值在8g/dL以上时，如果没有临床症状，则跟进观察即可。

关于TKA时出血的标准对策

基于以上观点，表7-1-1提出了单侧初次TKA的标准止血对策的一个例子。但是，各个方法也都还有临床科学论据不足的地方，今后还有必要开展进一步探讨。

手术技巧的提高、手术时间的缩短等使得术中及术后的出血量呈现减少倾向，这已得到认知。

从基本来说，在术中尽可能施行充分的止血操作很重要。这直接与术后出血量的减少和术后早期功能的恢复相关。

参考文献

[1] Kvederas G, Porvaneckas N, Andrijauskas A, et al. A randomized double-blind clinical trial of tourniquet application strategies for total knee arthroplasty. Knee Surg Sports Traumatol Arthrosc 2013；21：2790-2799.

[2] Nadler R, Hidalgo JH, Bloch T. Prediction of blood volume in normal human adult. Surgery 1962；51：224-232.

[3] Berry DJ, Bozic KJ. Current practice patterns in primary hip and knee arthroplasty among members of the American Association of Hip and Knee Surgeons. J Arthroplasty 2010；25（6 suppl）：2-4.

[4] Tai TW, Lin CJ, Jou IM, et al. Tourniquet use in total knee arthroplasty：a meta-analysis. Knee Surg Sports Traumatol Arthrosc 2011；19：1121-1130.

[5] Thorey F, Stukenborg-Colsman C, Windhagen H, et al. The effect of tourniquet release timing on perioperative blood loss in simultaneous bilateral cemented total knee arthroplasty：A prospective randomized study. Technol Health Care 2008；16：85-92.

[6] Rama KR, Apsingi S, Poovali S, et al. Timing of tourniquet release in knee arthroplasty：Meta-analysis of randomized, controlled trials. J Bone Joint Surg Am 2007；89：699-705.

[7] Muyskens J, Hocker AD, Turnbull DW, et al. Transcriptional profiling and muscle cross-section analysis reveal signs of ischemia reperfusion injury following total knee arthroplasty with tourniquet. Physiol Rep 2016；4：in press.

[8] Quinn M, Bowe A, Galvin R, et al. The use of postoperative suction drainage in total knee arthroplasty：a systematic review. Int Orthop 2015；39：653-658.

[9] 洲鎌　亮, 小林章郎, 溝川滋一, ほか. 関節周囲多剤カクテル療法を用いた人工膝関節置換術での関節内ドレーンの必要性の検討. JOSKAS 2012；37：480-484.

[10] Bezwada HR, Nazarian DG, Henry DH, et al. Blood management in total joint arthroplasty. Am J Orthop（Belle Mead NJ）2006；35：458-464.

[11] Al-Zahid S, Davies AP. Closed suction drains, reinfusion drains or no drains in　primary total knee replacement？ Ann R Coll Surg Engl 2012；94：347-350.

[12] Tan J, Chen H, Liu Q, et al. A meta-analysis of the effectiveness and safety of using tranexamic acid in primary unilateral total knee arthroplasty. J Surg Res 2013；184：880-887.

[13] Craik JD, EiShafie SA, Kidd AG, et al. Can local administration of tranexamic acid during total knee arthroplasty reduce blood loss and transfusion requirements in the absence of surgical drains？ Eur J Orthop Surg Traumatol 2014；24：379-384.

[14] Hegde C, Wasnik S, Kulkarni S, et al. Simultaneous bilateral computer assisted total knee arthroplasty：the effect of intravenous or intraarticular tranexamic acid. J Arthroplasty 2013；28：1888-1891.

[15] Stålman A, Berglund L, Dungnerc E, et al. Temperaturesensitive release of prostaglandin E2 and diminished energy requirements in synovial tissue with postoperative cryotherapy：a prospective randomized study after knee arthroscopy. J Bone Joint Surg Am 2011；93：1961-1968.

[16] Adie S, Kwan A, Naylor JM, et al. Cryotherapy following total knee replacement. Cochrane Database Syst Rev 2012；9：CD007911.

[17] American Society of Anesthesiologists Task Force on Perioperative Blood Management. Practice guidelines for perioperative blood management：an updated report by the American Society of Anesthesiologists Task Force on Perioperative Blood Management. Anesthesiology 2015；122：241-275.

[18] 小林章郎, 洲鎌　亮. TKA における疼痛・出血対策―痛くない，腫れない TKA をめざして―. 整・災外 2013；56：1141-1149.

[19] 洲鎌　亮, 小林章郎, 原口圭司, ほか. 関節周囲多剤カクテル療法を用いた人工膝関節置換術におけるトラネキサム酸関節内投与の検討. 日人工関節会誌 2012；42：437-438.

[20] Dunn CJ, Goa KL. Tranexamic acid：a review of its use in surgery and other indications. Drugs 1999；57：1005-1032.

第 2 节　术后疼痛管理

小林章郎

人工全膝关节置换术（TKA）
Total knee arthroplasty

人工全髋关节置换术（THA）
Total hip arthroplasty

非甾体类抗炎药（NSAID）
Nonsteroidal antiinflammatory drugs

近年来盛行的立足于患者的术后评价的研究结果显示，人工全膝关节置换术（TKA）与人工全髋关节置换术（THA）相比，前者的患者满意度低，而最主要的原因在于慢性疼痛。有研究指出，TKA 和其他外科手术相比，术后发生慢性疼痛的频率高，究其原因，术后的强烈疼痛与此有很大关系。在膝关节周围，关节囊和膝关节下脂肪体等伤害感受器丰富的组织本来就很多，TKA 对其进行大的侵袭性处理，术后强烈疼痛是必然的。因此，对于膝关节外科医师来说，术后的疼痛管理是一个很大的课题。近年来，全面性周期疼痛对策受到瞩目，TKA 中多模式镇痛管理（Multimodal pain management）也受到提倡。这个说法是在 1993 年由 Kehlet 等提出的，随着最近 TKA 的急剧增加，以减少整个手术期间内阿片类镇痛药的全身使用量以及预防呼吸抑制等副作用为目的，在美国实施得尤其多。Multimodal 的意思并非仅是使用混合药剂，还意味着通过各种各样的作用点、方法、时机去干预疼痛传达通路。这些模式（Modality）中，药剂有局部麻醉药，非甾体类抗炎药（NSAID）、阿片类镇痛药、神经障碍性疼痛药（普瑞巴林、加巴喷丁）、类固醇；使用部位有脑、脊椎、硬膜外、末梢神经、局部侵害受容体；使用时机有术前、术中、术后；使用方法有内服、肌肉内注射、静脉内注射、硬膜内注射、硬膜外注射、末梢神经阻滞麻醉、局部阻滞麻醉等，多种多样（图 7-2-1）。

在此，特别就简便廉价，重复性高，近年来作为 TKA 术后疼痛对策普及很广的关节周围多剂混合注射（鸡尾酒混合剂注射）和股神经阻滞麻醉进行详细论述。

关节周围多种药物混合注射（鸡尾酒混合剂注射）

鸡尾酒混合剂注射是把局部麻醉药、肾上腺素、类固醇、阿片类镇痛药、NSAID、抗生素等多种药剂混合后在手术中利用注射渗透到 TKA 涉及的关节周围组织内的方法。它能直接阻滞伤害感受器，所以效果稳定，操作上迅速、容易，而且价廉。

关于手术中在关节周围使用镇痛药的方法，以前就有关节内使用或关节周围仅注射局部麻醉药的报道，而最早提倡在关节周围渗透混合药剂的是澳大利亚的 Kerr 和 Kohan。其后，在美国，TKA 的先导者之一 Ranawat 也引入这个方法，所以也被称为 Ranawat 混合。

混合剂的内容见表 7-2-1，首先必须有的是局部麻醉药。药剂可以选择有长

图 7-2-1　多模式镇痛管理

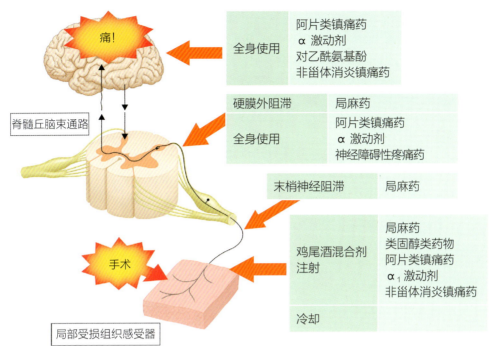

（改编自参考文献 3、5）

表 7-2-1　鸡尾酒混合剂的成分

文献	药剂								药剂总量	使用部位和方法
	局麻药（总量）	肾上腺素（总量，最终浓度）	阿片类镇痛药（吗啡）（总量）	类固醇（总量）	NSAID	α2 激动剂（总量）	抗生素（总量）	生理盐水		
Kerr 等	罗哌卡因（250-300mg）	1.5mg 10μg/mL	—	—	酮洛酸（30mg）	—	—	适当稀释	150mL	关节周围（150 mL）＋留置导管（50 mL，15~20h 后
Busch 等	罗哌卡因（400mg）	0.6mg 6μg/mL	5mg	—	酮洛酸（30mg）	—	—	适当稀释	100mL	关节周围
Parvata-neni 等	布比卡因（200-400mg）	0.3mg，5μg/mL	4~10mg	甲基强的松龙（40mg）	—	—	头孢呋辛（750mg）	22mL	60mL	关节周围
Dalury 等	罗哌卡因（246.25mg）	0.5mg，5μg/mL	—	—	酮洛酸（30mg）	可乐定（0.08mg）	—	48.45mL	100mL	关节周围
洲镰等	罗哌卡因（300mg）	0.3mg，5μg/mL	10mg	甲基强的松龙（40mg）	酮洛芬（50mg）	—	—	20mL	65mL	关节周围

时间效果的布比卡因（Bupivacaine）或罗哌卡因（Ropivacaine），而对心肌影响较小的后者应该更合适。关于罗哌卡因（Ropivacaine）的局部使用限量，现在没有明确的指标，但一般认为罗哌卡因对中枢神经系统产生副作用的血中浓度是

1 500~2 000ng/mL，而另外有研究说向关节周围注射275mg的罗哌卡因后，血中最大浓度是1 300ng/mL，所以推测300mg左右的局部使用量是安全的。

肾上腺素

关于肾上腺素也有很多使用报告。一般认为它的效果是末梢神经收缩带来的缓释性增加和出血抑制。混合整体剂量为60~150mL，根据报告的不同而相异，肾上腺素的浓度也有波动，为5~10μg/mL。

肾上腺素的副作用是用于皮下时可能引起血供不足导致的皮肤坏死。如果是皮下脂肪少的患者或RA等容易发生血供不足的情况，有必要进行调节，如减少皮下渗透的量等。

阿片类镇痛药

关于阿片类镇痛药（盐酸吗啡）的局部使用还有很多争议。有的研究说混合剂中不使用盐酸吗啡也能在TKA后早期即获得充足的止痛效果，也有的意见说盐酸吗啡不仅通过中枢系统，还通过关节周围的感受器发挥镇痛效果，所以TKA术后有必要使用混合注射。

使用量为5~10mg，副作用有恶心、呕吐、呼吸困难等。尤其恶心、呕吐很常见，有必要尽早使用止吐药，或根据体重调节盐酸吗啡的使用量（0.1mg/kg）等。

类固醇

类固醇具有强力的抗炎症效果，是常常局部使用的药剂，TKA后的混合注射中也很常用。Sean等就不含吗啡的局部麻醉药＋肾上腺素的混合剂里追加了类固醇的配方和没有追加类固醇的配方进行了随机对照试验（RCT），结果显示，类固醇对术后数日内的疼痛抑制作用有统计学意义。另一方面，Chia等报道说类固醇量的多少对第2周以后的疼痛没有影响。

TKA是对关节周围组织加以广范围处理的手术，在术后，反应性炎症、疼痛和强烈肿胀的发生率也极高。直接用类固醇控制这些情况符合药理，但是，也有人担心它会导致局部免疫力低下，提高术后感染的发生风险。不过，考虑到类固醇的免疫抑制效果是通过骨髓迟发性发生的，一次性的局部注射一般不会提高感染的风险。

类固醇的种类很多，常用的有曲安奈德[（Triamcinolone acetonide，KENACORT–A® (Bristol–Myers 公司）]、甲泼尼龙[（Methylprednisolone，Depo-Medrol®，Solu-Medrol® (Pfizer 公司）] 等。有意见认为半衰期较长的倍他米松二丙酸酯（rinderon®）（盐野义制药公司）更合适，但就TKA术后的混合剂而言，效果差异不明。

NSAID

可以局部使用的液体NSAID药物也是混合剂的材料之一。有报道称，使用的药剂是酮洛酸氨丁三醇[（Ketorolac tromethamine，Tradol® (Grünenthal 公司）]，但日本还没有销售，所以使用的是酮洛芬[（Ketoprofen，CAPISTEN®，kissei 药品公司）]。为了预防局部感染的发生，有时也使用抗生素。另外有时也混合注射 α_2 激动剂（拟交感药）可乐定（Clonidine）。

图 7-2-2　鸡尾酒混合剂注射部位（青色部分）

a：后方注射部位。
b：前方注射部位。

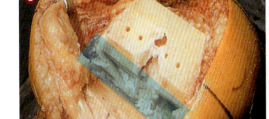
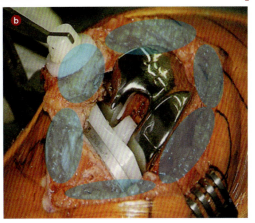

混合剂的注射部位

用生理盐水稀释这些药剂，调整为 60~150mL（表 7-2-1）。至于注射部位，原则上是手术中要处理的所有组织的周围都完全浸润（图 7-2-2）。

截骨以后，以骨水泥置放前、后方关节囊为中心，注射大约 1/3 的量。注意不要渗漏，要贯穿关节囊，使关节外比较为致密的软组织也完全浸润透，这非常重要。这时，要充分确认回抽无血，注意不要注射到血管里。向后外侧的深层浸润有时会导致一过性的腓总神经麻痹（阻滞），需要注意。

洗净骨水泥屑之后，前方滑膜、骨膜、侧副韧带、伸膝组织、前方关节囊、鹅足、髂胫束和皮下组织也都同样注射，使之浸润（图 7-2-2）。之后关节内漏出的混合剂用 300mL 左右的生理盐水洗净。这是为了预防关节内残留的吗啡在释放止血带后快速移动到血液里引起恶心等副作用。

混合剂的使用方法

有研究说除术中注射外，还有设置导管在术后追加药剂的方法，这对术后第 2 天之后混合剂效果减弱后出现的疼痛有效。但是，TKA 术后的长时间留置导管可能会增加术后感染的发生风险，常规使用时需要慎重考虑。

副作用首先可以举出吗啡带来的恶心、呕吐。导入的标准量为 10mg，这对小体格的日本女性来说是较多的量，有必要按体重均量换算（0.1mg/kg）或体格小的高龄患者总剂量减半（5mg）等方法调节。

注入到后外侧时要注意腓总神经麻痹。创面的皮肤坏死是重大的并发症，估计其要因是肾上腺素的混入。对偏瘦而皮下脂肪少的患者，皮下组织的使用量应该偏少，松解髌骨外侧旁的软组织时尤其需要注意。

图 7-2-3 超声引导下股神经阻滞

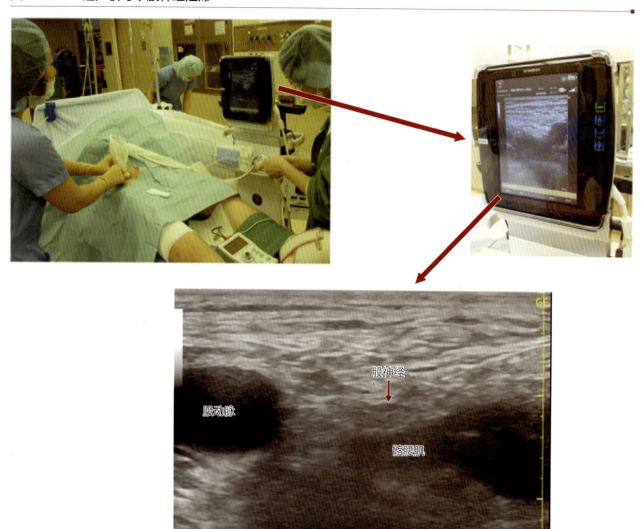

股神经

股动脉

髂腰肌

股神经阻滞

末梢神经阻滞麻醉是控制 TKA、THA 围术期疼痛的有效手段。

方法有腰丛神经阻滞、坐骨神经阻滞、股神经阻滞。就 TKA 而言，前方感觉是股神经，后方知觉是坐骨神经的支配区域，要使疼痛症状确切解除，有必要对这两处均进行阻滞处理。

药剂通常使用 0.2% 罗哌卡因（Anapeine®）或布比卡因（Marcain®），留置导管在术后 36~72h 里持续实施麻醉，或者一次性实施。

使用量为穿刺时 20mL 静脉内注射，然后持续 10mL/h。

穿刺法有用电刺激确认了股四头肌的收缩后实施的方法，也有最近使用的更安全的超声波引导穿刺法（图 7-2-3）。坐骨神经阻滞麻醉的手法也是同样，但是双方都留置导管的话，花费的时间长，导管固定繁杂，所以通常坐骨神经阻滞麻醉中一次性实施的比较多。

与鸡尾酒混合剂注射的比较

关于股神经阻滞麻醉和混合剂注射比较的研究报告不少。Parvataneni 等就 TKA 术后的疼痛，对加入了吗啡、类固醇的混合注射和股神经阻滞麻醉进行了 RCT 比较后，报告说这两种方法术后第二天的疼痛感没有差异，而可以进行下肢直腿抬高实验（SLR test）的患者比例在混合注射组里更高。其理由是，股神经里混有传出纤维，而阻滞麻醉会导致股四头肌的肌力减弱，所以在阻滞麻醉后的早期康复中有必要为避免跌倒风险而更改训练内容。

Ng 等就混合注射（无阿片类药物，有类固醇）和持续性股神经阻滞麻醉进行 RCT 比较后，反映 TKA 术后 72h 内安静时和运动时的疼痛指数，患者自控镇痛法（PCA）的阿片类药物消费量没有差异。

一方面，Carli 等就混合注射（无阿片类药物，无类固醇）和持续性股神经阻滞麻醉进行 RCT 比较后，反映就术后次日的 PCA 阿片类药物的消费量而言，股神经阻滞群的消费量减少有统计学意义，术后 6 周的膝关节疼痛指数（Knee Soiety Score）和西安大略与麦克马斯特大学骨关节炎指数（WOMAC）评分的提高有统计学意义。

患者自控镇痛法（PCA）
Patient control anesthesia

西安大略与麦克马斯特大学骨关节炎指数（WOMAC）
Western Ontario and McMaster Universities Osteoarthritis Index

骨性关节炎（OA）
Osteoarthritis

> **Point**
>
> 如果含阿片类药物和类固醇的混合剂能够获得与股神经阻滞同等的麻醉效果，那么使用麻醉更简便、重复性好、不花时间的混合剂就更适宜作为 TKA 术后的标准镇痛方法。但是，混合剂的效果持续性有问题，这一点上股神经持续阻滞的方法还是占上风的。

一直以来，TKA 后的疼痛对策是持续性硬膜外阻滞，但是有①不能和抗凝药物并用、②腰椎有骨性关节炎（OA）时效果不稳定、③需要携带药品储存设备等问题。所以最近数年来开始转变为鸡尾酒混合剂注射。事实上，混合剂注射和硬膜外阻滞的 RCT 已经反映了混合剂注射后术后早期疼痛的减轻有统计学意义。

股神经阻滞也是有效的方法，尤其对髌骨前方和关节囊切开部强烈疼痛的改善有效果，但是膝关节后方是坐骨神经的支配区域，所以有必要并用坐骨神经阻滞麻醉。效果和混合剂注射等同，如果能够使用超声引导在短时间内准确留置导管，重复性也应该没有问题。

> **Point**
>
> 股神经含有运动性纤维，股四头肌的肌力低下可能引发"膝关节打软"的现象，早期的康复运动需要注意。但是，和混合剂注射相比，持续性（术后 72h 左右）长，这是它的优势之处。

今后，关节周围多剂鸡尾酒混合注射估计会成为 TKA 后疼痛管理的主流方法，手术刚结束的疼痛可以适当减轻。术后 2~3 天出现的疼痛还需要考虑并用药物疗法（服用 NSAID、阿片类镇痛药、普瑞巴林）等。但临床循证医学的证据还很不充足，这是以后需进一步开展的研讨课题。

参考文献

[1] Mahomed N, Gandhi R, Daltroy L, et al. The self-administered patient satisfaction scale for primary hip and knee arthroplasty. Arthritis 2011：591253.

[2] 小島圭子. 手術後の疼痛. 整形外科 2012；63：901-905.

[3] Parvizi J, Miller AG, Gandhi K. Multimodal pain management after total joint arthroplasty. J Bone Joint Surg Am 2011；93：1075-1084.

[4] Dalury DF, Lieberman JR, MacDonald SJ. Current and innovative pain management techniques in total knee arthroplasty. J Bone Joint Surg Am 2011；93：1938-1943.

[5] Kehlet H, Dahl JB. The value of "multimodal" or "balanced analgesia" in postoperative pain treatment. Anesth Analg 1993；77：1048-1056.

[6] Kerr DR, Kohan L. Local infiltration analgesia：a technique for the control of acute postoperative pain following knee and hip surgery：a case study of 325 patients. Acta Orthop 2008；79：174-183.

[7] Busch CA, Shore BJ, Bhandari R, et al. Efficacy of periarticular multimodal drug injection in total knee arthroplasty. A randomized trial. J Bone Joint Surg Am 2006；88：959-963.

[8] Parvataneni HK, Shah VP, Howard H, et al. Controlling pain after total hip and knee arthroplasty using a multimodal protocol with local periarticular injections：a prospective randomized study. J Arthroplasty 2007；22（6 Suppl 2）：33-38.

[9] Scott DB, Lee A, Fagan D, et al. Acute toxicity of ropivacaine compared with that of bupivacaine. Anesth Analg 1989；69：563-569.

[10] Vendittoli PA, Makinen P, Drolet P, et al. A multimodal analgesia protocol for total knee arthroplasty. A randomized, controlled study. J Bone Joint Surg Am 2006；88：282-289.

[11] Bergström J, Ahmed M, Li J, et al. Opioid peptides and receptors in joint tissues：study in the rat. J Orthop Res 2006；24：1193-1199.

[12] 田中秀和, 岩切健太郎, 小林章郎. TKA 多剤カクテル療法におけるオピオイド量調節が, 嘔気減少と鎮痛効果維持に役立つか？日人工関節会誌 2014；44：181-182.

[13] Sean VW, Chin PL, Chia SL, et al. Single-dose periarticular steroid infiltration for pain management in total knee arthroplasty：a prospective, double-blind, randomised controlled trial. Singapore Med J 2011；52：19-23.

[14] Chia SK, Wernecke GC, Harris IA, et al. Peri-articular steroid injection in total knee arthroplasty：a prospective, double blinded, randomized controlled trial. J Arthroplasty 2013；28：620-623.

[15] 洲鎌　亮, 小林章郎, 原口圭司, ほか. 人工膝関節置換術後の疼痛管理−関節周囲多剤カクテル療法 vs 硬膜外ブロック−. 日人工関節会誌 2011；41：538-539.

[16] Hebl JR, Kopp SL, Ali MH, et al. A comprehensive anesthesia protocol that emphasizes peripheral nerve blockade for total knee and total hip arthroplasty. J Bone Joint Surg Am 2005；87 Suppl 2：63-70.

[17] Sharma S, Iorio R, Specht LM, et al. Complications of femoral nerve block for total knee arthroplasty. Clin Orthop Relat Res 2010；468：135-140.

[18] Ng FY, Ng JK, Chiu KY, et al. Multimodal periarticular injection vs continuous femoral nerve block after total knee arthroplasty：a prospective, crossover, randomized clinical trial. J Arthroplasty 2012；27：1234-1238.

[19] Carli F, Clemente A, Asenjo JF, et al. Analgesia and functional outcome after total knee arthroplasty：periarticular infiltration vs continuous femoral nerve block. Br J Anaesth 2010；105：185-195.

[20] Tsukada S, Wakui M, Hoshino A. Postoperative epidural analgesia compared with intraoperative periarticular injection for pain control following total knee arthroplasty under spinal anesthesia：a randomized controlled trial. J Bone Joint Surg Am 2014；96：1433-1438.

第 3 节　深静脉血栓症与肺栓塞症的对策

清水　耕

人工全膝关节置换术（TKA）
Total knee arthroplasty

人工全髋关节置换术（THA）
Total hip arthroplasty

深静脉血栓症（DVT）
Deep venous thrombosis

肺栓塞症（PE）
Pulmonary embolism

静脉血栓栓塞症（VTE）
Venous thromboembolism

肺血栓栓塞症（PTE）
Pulmonary thromboembolism

下肢骨科手术，尤其人工全膝关节置换术（TKA）、人工全髋关节置换术（THA）后经常发生深静脉血栓症（DVT），这已经被很多医师认识到了。以 DVT 为主要致病原因的肺栓塞症（PE）是非常严重的并发症，有时会危及生命。尤其近年来人们发现，和 THA 相比，TKA 术后 DVT 的发生率更高，注意预防 TKA 术后的静脉血栓栓塞症（VTE），这对安全进行手术非常重要，而要做到这一点，有必要熟知各种检查方法、预防方法、治疗指南。

PE 的原因和分类

PE 是某种栓塞体导致肺动脉栓塞的疾病，大致可以分为"急性 PE"和"慢性 PE"，TKA 围术期内有问题的是急性 PE。临床分类：①检查结果为阳性，但是没有任何症状的"无症状性 PE"。②出现胸痛、呼吸困难、动脉血中氧气浓度低下等症状的"症状性 PE"。③发生动脉血中氧气浓度重度低下、血压下降、右心衰竭、意识障碍等，从休克状态到死亡的"致死性 PE"（表 7-3-1）。

关于 TKA，以手术中发生的脂肪栓塞综合征和手术后发生的 DVT 为原因的血栓栓塞症已为医师周知。尤其 DVT 是致死性急性肺栓塞症［肺血栓栓塞症（PTE）］的重要致病原因，出于 DVT 和 PE 是连续性疾病这个观点，VTE 这个词在欧美和日本都已被广泛使用。

关于 DVT，发生于下腔静脉、髂静脉、股静脉、腘静脉的血栓被称为"近位型 DVT"或"中枢型 DVT"，发生于胫后静脉、腓静脉、腓肠肌静脉、比目鱼肌静脉的血栓被称为"远位型 DVT"或"小腿 DVT"。

一般认为临床上成为问题的"致死性 PE"或"症状性 PE"的大部分都是起因于"近位型 DVT（中枢型 DVT）"（表 7-3-1）。

DVT 的发病率

根据美国胸科医师学会（ACCP）指南（表 7-3-2）显示，TKA 后不采取预防措施的话：欧美国家的 DVT 发病率为 40%~84%，其中近位型 DVT 的发病率为 9%~20%；症状性 PE 的发病率为 1.9%~7%，其中致死性 PE 的发病率为 0.2%~0.7%。

表 7-3-1　PE、DVT 的分类

PE 的临床分类	
无症状性	检查阳性但未发现存在 PE 的症状
症状性	胸痛、呼吸困难、动脉血氧分压浓度下降等症状
致死性	动脉血氧分压浓度重度下降、低血压、右心功能不全、意识障碍等，从休克开始发展到死亡
DVT 的分类	
近位型及中枢型	下腔静脉、髂静脉、股静脉、腘静脉等出现血栓
远位型及小腿型	胫后静脉、腓静脉、比目鱼肌静脉等出现血栓

（引自参考文献 29）

表 7-3-2　ACCP 临床指南（2012 年）

ACCP 预防 VTE 的改良指南（2012）	
药物	证据等级
低分子肝素（LMWH）	1B
磺达肝癸钠	1B
阿哌沙班、达比加群、利伐沙班	1B
华法林（VKA）	1B
低剂量普通肝素（LDUH）	1B
阿司匹林	1B
间歇性充气加压装置	1C

（引自参考文献 29、30）

根据研究报道，TKA 术后不采取预防措施的话：日本的 DVT 发病率为 43.5%~57.5%，其中近位型 DVT 的发病率为 8.9%~18.8%；PE 的发病率为 1.8%~7%，其中致死性 PE 的发病率为 0~0.5%。

VTE 的发生时期

现在已经没有不进行某种 VTE 预防就实施人工全关节置换术的情况了，所以确定 VTE 的发生时间不是一件容易的事。从文献来看，一般认为术中及手术结束后不会马上发生血栓，术后 1~2 天的早期发现大部分或一部分的 DVT 形成，但也有报告说术后 2 个月左右也有发生 DVT 的可能性。

一般认为术后 1~2 天的早期阶段开始形成血栓，术后 3~7 天血栓开始逐渐增大，在部分病例中引发 PE，所以多认为术后 10 天左右 VTE 的发病风险高，但术后 2 个月左右仍不能否定其发病的危险性。

DVT 的风险程度、危险因素

作为 DVT 的危险因素，1956 年 Virchow 提出了 3 个诱发因素：①血流停滞。②静脉内皮损伤。③血液凝血功能亢进。

骨科领域具体的危险因素有以下几点：

（1）血液停滞的原因包括全身麻醉、长期卧床、肥胖、高龄、下肢静脉瘤、下肢麻痹、下肢石膏夹板固定、心肺疾患（淤血性心衰竭、慢性肺心病）等。

（2）静脉内皮损伤的原因有手术、外伤、放置导管、静脉炎、抗磷脂质抗体综合征、Behcet 病等。

（3）血液凝血功能亢进的原因有手术、外伤、脱水、恶性肿瘤、感染、心肌

表 7-3-3　日本骨科学会预防静脉血栓栓塞症指南（2008 年）

风险级别	手术	预防方法
低风险	上肢手术	早期离床以及积极进行下肢运动
中风险	取髂骨自体骨移植或下肢进行神经或皮肤抑脂的上肢手术 脊柱手术（存在下肢麻痹的情况则属于高风险） 脊柱、脊髓损伤 下肢手术 股骨远侧部位以下的单独外伤	使用弹力袜或者间歇性充气加压法
高风险[*]	人工全髋关节置换术、人工膝关节置换术、髋关节骨折手术（包含股骨骨干部分） 骨盆截骨术 下肢恶性肿瘤手术 中度外伤（多发外伤）、骨盆骨折 下肢手术同时伴有 VTE 的附加危险因素时	间歇性充气加压法或者抗凝疗法[**]
最高风险	接受"高风险"手术的患者存在 VTE 既往史或血栓性因素时	抗凝疗法（同时使用间歇性充气加压法或弹力袜）

高风险[*]：针对高风险级别推荐间歇性充气加压法或抗凝疗法，但由于间歇性充气加压法可能使已形成的血栓游离引发 PTE 或者导致骨筋膜室综合征，抗凝疗法存在出血性风险，因此应根据患者的情况选择预防方法或者不使用这些预防方法。
抗凝疗法[**]：依诺肝素（克赛®）：每天 2 次，每次皮下注射 2000IU。术后 24h 后开始给药。
　　　　　磺达肝癸钠（Arixtra®）：每天 1 次，每次皮下注射 2.5mg（肾功能低下病例为 1.5mg）。术后 24h 后开始给药。
　　　　　普通肝素（肝素钙，Caprocin®）：每天 2~3 次，每次皮下注射 5000IU。
　　　　　普通肝素：在 APTT 监测下使用。
　　　　　华法林：在 PT-INR 监测下使用。

（引自参考文献 19）

表 7-3-4　DVT、PE 的检查方法

DVT 的检查方法	
间接的	D- 二聚体测定
直接的	超声波检查，静脉造影，CT 造影
PE 的检查方法	
间接的	动脉血氧饱和度（SaO_2），动脉血气分析，心电图（EKG），胸部 X 线检查，心脏超声检查
直接的	CT 造影，肺血流灌注显像，肺动脉造影

（引自参考文献 29）

梗塞、抗磷脂质抗体综合征、肾病综合征、先天性血栓性因素疾病、使用某些药物（雌激素制剂等）

日本骨科学会静脉血栓栓塞症预防指南（2008 年）中，TKA 被分为高风险类治疗，如果还有 VTE 既往史和血栓性因素，那就是最高风险等级（表 7-3-3）。因此，仅仅是 TKA 即有必要充分注意 VTE，而患者有 VTE 的既往史及血栓性因素等体质的患者可能会使 VTE 的发生风险上升。

根据对 800 例 TKA 在手术前后进行静脉造影的调查经验，DVT 的发病率是 35%。但是，调查危险因素后发现，确认到在单变量分析中统计学上有意义的是 BMI、性别差异、年龄和术前 ROM，多变量分析中只有 BMI 和性别差异。DVT 发生组和非发生组两者之间，对出血时间，凝血时间（PT、INR、APTT），血细胞计数（Hb、RBC、Plt），血清总胆固醇（T-cho），手术时间，止血带使用时间等也进行了比较，但是都没能发现这些因素有统计学意义。今后还需要加紧对日本的危险因素进行详细的说明。

图 7-3-1　DVT 的检查法①——超声波检查（彩色多普勒法）

a：正常病例。**b**：DVT 病例。

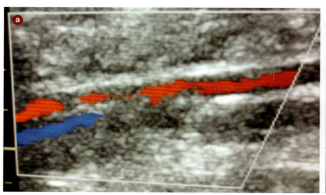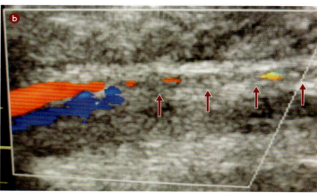

DVT 的临床症状

　　DVT 的临床症状有下肢肿胀、疼痛、发红和直腿伸踝试验（Homans 征）阳性等，但所谓的无症状 DVT 也很多。因此，有前述症状时有必要怀疑 DVT，但不能因为没有临床症状就懈怠对 DVT 的注意。

　　PE 的临床症状也根据血栓、栓塞的量不同而非常不同，很多轻症者述说存在如胸痛、呼吸困难等症状；重症者则会有血压低下、意识障碍、休克状态，甚至死亡。这些症状不是 PE 特有，所以有必要和心脏疾患、气道闭塞性疾患相鉴别。

PE 的诊断方法

　　DVT、PE 有各种各样间接的、直接的检查法（表 7-3-4）。

　　了解各个检查方法的特征（长处、短处），根据患者的状态，在所处设施里选择可能的检查法很重要。而检查时，设施里最好确立有统一的筛选法和确定诊断的流程。

DVT 的检查方法

间接检查法

◆ D- 二聚体的测量

　　D- 二聚体是反映血栓溶解的纤溶系统血液分子标志物，在 DVT 发生病例中显示高值已得到证实。但是有必要注意外伤、手术处理等也可能导致纤溶系统血液分子标志物显示高值。

　　TKA 术前的 D- 二聚体测量对筛选 DVT 的有无非常有用，如果术前的 D- 二聚体值在 3~5μg/mL 及以上就需要怀疑 DVT，推荐做超声波和静脉造影等精密检查。

　　TKA 术后，由于手术本身的干扰，出血和凝血等对 D- 二聚体值上升影响很大，所以通过 D- 二聚体值做 DVT 诊断并不容易。一般来说，D- 二聚体值：10~20μg/mL 为阈值的报告很多，比阈值低的话，一般认为发生 DVT 的可能性极低。但是，D- 二聚体值比阈值高时，有发生 DVT 和手术影响两种情况，有必要用超声波或静脉造影等进行确认。

图 7-3-2　DVT 的检查法②——静脉造影

a：术前。**b**：TKA 术后。

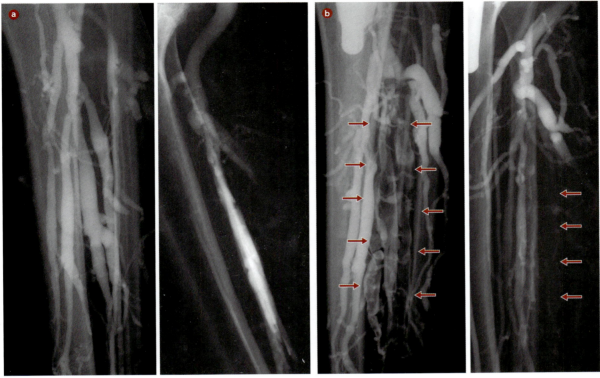

（引自参考文献 27）

因此，在诊断术后 DVT 时，把 D- 二聚体值测量作为辅助诊断、筛选手段来使用较为妥当。

直接检查法

◆ 超声波检查

超声波检查可以在病床边进行，侵袭性也相对较少，可以反复检查，这是它的长处，而且设备的改良也提高了它的诊断能力。超声波检查在周围被肌肉包绕的股静脉、腘静脉和比目鱼肌静脉等的 DVT 检查中很有用，对引起 PE 的主要原因的近位型 DVT 的检出能力尤其高，临床上有用（图 7-3-1）。

有研究说超声波检查难以发现靠近骨头旁的腓静脉和胫后静脉的 DVT，很多研究认为，与静脉造影相比其假阴性（False negative）多，所以将这些部位的超声结果用于研讨 DVT 危险因素还是有问题的。另外检查需要的时间长、受技师技术水平左右的可能性也不能否认，所以一般认为它不适合用在有抗凝药物等多种措施中。

◆ 静脉造影

静脉造影是 DVT 诊断的"金标准"，ACCP 指南关于 DVT 发病率等的研究都是基于静脉造影的研究结果和文献进行的。用通常的透视装置即可进行检查，技术上也比较容易，能够确认从小腿静脉到下腔静脉有无 DVT，但是操作稍微有点儿复杂，还带有侵袭性（图 7-3-2）。

◆ CT 造影（MDCT）

在使用造影剂的条件下，用多点探测（Multi-Detector）方式拍摄 CT，能同时检查下肢、腹部和胸部的 DVT、PE。检查结果客观，易于诊断心脏、肺动脉、胸部

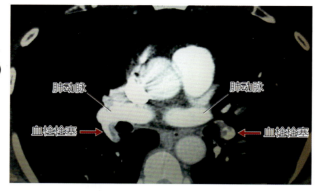

图 7-3-3　PE 的检查方法①——CT 造影（MDCT）

肺动脉　　肺动脉

血栓栓塞　　血栓栓塞

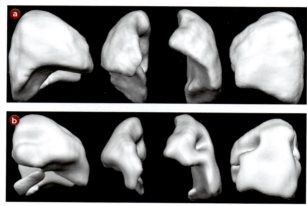

图 7-3-4　PE 的检查方法②——肺血流灌注显像（SPECT）

a：术前。全肺术前血供良好。
b：术后。右下肺术野和左下肺术野中心肺血流明显减少。

及腹部大静脉的血栓，但是下肢静脉的 DVT 诊断就不一定容易。另外，还存在 CT 机种精度、辐射量、读片技术和金属（尤其是钴铬合金）假体所致的伪影等问题。

PE 的检查方法

间接检查法

◆测量 SaO_2

血氧饱和度（Oxygen-Saturation，SaO_2）的测量很简便，没有侵袭性，而且可以连续测量，术后使用监护仪的同时，在有胸部疼痛等轻微症状时也有必要首先使用。如果发现有 SaO_2 低下，以 $SaO_2 < 90\%$ 为基准，需怀疑 PE 而有必要追加其他检查。

◆动脉血气分析

发生 PE 时血氧分压（PaO_2）会低下，同时血二氧化碳分压（$PaCO_2$）也会低下，这是特征性的表现，可以和 PaO_2 低下、$PaCO_2$ 上升的气道闭塞性疾病进行鉴别。它很简便，是发生 SaO_2 低下时应该追加进行的检查之一。

◆心电图（EKG）

出现胸痛等症状时检查的很大意义在于与心肌梗死等心脏疾病做鉴别。PE 中较多发现右心负荷症状，但这没有特异性。

◆胸部 X 线片

急性 PE 的间接所见可以出现心界扩大、胸腔积液和膈肌上抬等，但这些都不是特异性的，其主要意义在于鉴别其他的肺疾病和心脏疾病。

重症病例中，有时会发现肺门处肺动脉膨隆像（指关节征，Knuckle sign），末梢肺血管阴影的减弱（Westermark's sign）。

◆心脏超声波检查

典型表现是不伴随右心室肥大的右心室扩大，同时对与其他心脏疾病进行鉴别也有意义。

直接检查法

◆ CT 造影（MDCT）

随着近年来 CT 设备的进步，在较短时间内进行大范围精密诊断成为可能，使用造影剂可以检查到从肺动脉主干到分支内的栓子（图 7-3-3），CT 造影能够获得客观的检查结果，诊断栓子的部位和大小，同时能评价心脏和肺实质，这些都是它的长处，所以 CT 造影是 PE 的第一选择，但它也有造影剂使用等问题。

◆肺血流闪烁显像

肺血流闪烁显像的侵袭性比较小，能在短时间内把握肺的缺血部位和程度。严谨来说，有必要确认和肺通气显像的鉴别，特别是重症，仅是肺血流灌注显像也能够充分诊断。使用单光子发射计算机断层成像术（SPECT），能够更详细、更立体地反映肺的缺血部位，但是不能诊断栓子的部位和大小（图 7-3-4）。

◆肺动脉造影

肺动脉造影能诊断栓子的部位和大小，但是检查具有侵袭性，通常大多是作为血管内治疗（去除血栓）的一环进行。

单光子发射计算机断层成像术（SPECT）
Single photon emission computed tomography

DVT 的预防方法和指南

DVT 的预防方法主要分为机械性预防法和药物预防法。

机械性预防法主要有间歇性充气加压法、使用弹力袜、使用弹性包带、足关节主动运动和早期负重等方法。药物预防法有使用华法林、低分子肝素、Xa 因子抑制药、普通肝素和阿司匹林等。

日本骨科学会指南认为 TKA 属于高风险治疗，推荐使用"间歇性充气加压法"或"抗凝疗法"作为预防方法（表 7-3-3）。如果 TKA 患者曾有 DVT 的既往史或血栓性体质，那就是最高危险等级，推荐预防方法为"间歇性充气加压法或使用弹力袜"加上"抗凝疗法（使用华法林、低分子肝素、Xa 因子抑制药和普通肝素中的一种）"，但没有推荐使用阿司匹林。

第 9 版 ACCP 指南（2012 年）上"间歇性充气加压法"的推荐等级为 Grade 1C，抗凝疗法，如使用"低分子肝素、Xa 因子抑制药、华法林、普通肝素、阿司匹林"则为 Grade 1B 级（表 7-3-2）。

就抗凝药推荐度的变化来看，与第 8 版 ACCP 指南中比较，"华法林、低分子肝素、Xa 因子抑制药"在第 8 版 ACCP 指南中推荐级别是 Grade 1A，而在第 9 版 ACCP 指南中推荐级别下降为 Grade 1B；"普通肝素、阿司匹林"在第 8 版 ACCP 指南中没被推荐，而在第 9 版 ACCP 指南中推荐级别上升为 Grade 1B。ACCP 指南的这个变化估计是基于对抗凝药的副作用的反省，可以认为向副作用小的机械性预防法或副作用小的药剂变化是最近的发展潮流。

机械性预防法

与抗凝药相比，一般认为机械性预防法对 DVT 的预防效果低，但是有出血等副作用少的长处。此外，还可以期待有提高患者 DVT 预防意识的效果。

◆ 间歇性充气加压法

第 9 版 ACCP 指南中将间歇性充气加压法推荐级别为 Grade 1C，在日本骨科学会指南中也受到推荐。从着装范围来说，有足（Foot）、足和小腿（Foot calf）、小腿（Calf）、小腿及大腿（Calf Thigh）各种类型（图 7-3-5）。有研究称，足和小腿（Foot calf）型更有用，但是 TKA 术后足部型的间歇性充气加压装置，即是足泵（Foot pump），更容易安装。

> 若在 DVT（特别是近位型）发生之后使用间歇性充气加压法，则有诱发 PE 的可能性，所以是禁忌，需要注意。

◆ 使用弹力袜

日本骨科学会指南中推荐使用弹力袜。根据着装范围，有小腿型（Below knee）、大腿型（Above knee），然后还有可以保护骨盆的类型。TKA 术后，兼具创口保护功能的大腿型（Above knee）弹力袜比较好穿着。

◆ 足关节主动运动

足关节主动运动不需要成本，也没有副作用，但有依赖患者的努力和意向的倾向。试验显示足关节主动运动时股静脉的血流量约为安静时的 6 倍，足关节被动运动时的大腿静脉的血流量约为安静时的 4 倍。

◆ 早期负重

一直以来大家都知道步行的水泵效果可以增加下肢的静脉血流量，而有研究称，这时需要负重 20kg 以上。因此，即便早期离床，不负重的话，也期待不了血流量增加，而且不负重的立位、坐位、坐轮椅等比卧床时的静脉血流量反而减少，需要注意组织内血流淤滞问题。

药物预防法

药物预防法能防止发生 DVT，但又不增加手术创面的出血量，不诱发重要内脏器官出血，这样的药物是理想的，但这样的药物是不存在的。

各种药物阻碍凝血系统的作用位点不一，但是要阻止深部静脉血栓的形成，大多会增加手术创面的出血量，同时也伴有增加重要内脏器官出血的危险。因此，在用药物预防 VTE 时，有必要认识到预防包括远位型 DVT 在内的所有 DVT 并非是目的，主要目的是预防近位型 DVT 和 PE，而且效果强的药物预防 DVT 的效果好，但是副作用也大。效果温和的药剂副作用小，但是 DVT 的预防效果也差。理解这些情况，正确选择药物的种类、用量和使用时间很重要。

> 留置硬膜外导管时有发生硬膜外血肿的危险，所以通常在拔除导管后 2h 以上再使用抗凝药。
>
> 肾功能低下时所有药物都会增加出血的危险，所以有必要检查肾功能血清肌酐清除率（Clcr），慎重判断药物适用与否及用量。

图 7-3-5　间歇性充气加压法

a：足泵。
b：袖套式压力泵。

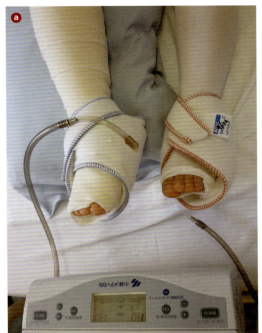
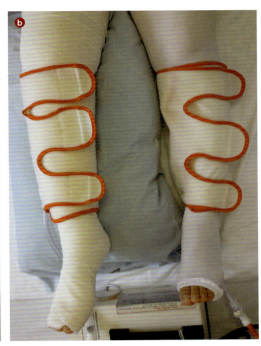

表 7-3-5　强力抗凝药

	维生素 K 抑制剂 （VKA）	低分子肝素 （LMWH）	Xa 因子抑制剂	
			选择性间接的	选择性直接的
一般名	华法林®	依诺肝素	磺达肝癸钠	依度沙班
商品名	华法林®	克赛®	安卓®	里先安®
作用机制	抗Ⅱ、Ⅶ、Ⅸ、Ⅹ	抗凝血酶、抗 Xa	通过抗凝血酶 - Ⅲ间接抑制 Xa	抗 Xa
半衰期	—	3.2h	16.1h	9~11h
使用法	口服	皮下注射	皮下注射	口服
使用量	5mg 一日一次	2000IU 一日两次	2.5mg 一日一次	30mg 一日一次
开始时间	（使用 3-5 日出现效果）	术后 24-36h 后	术后 24h 以后	术后 12h 以后
使用时间	必要时连用 12 周	10~14 日	10~14 日	10~14 日
中和药	维生素 K	鱼精蛋白硫酸盐	无	无
药价	低	高	高	较高
监测	PT-INR: 1.5~2.5	—	—	—
肝素诱导性血小板减少症	—	可能性比较少见	—	—

◆使用华法林

华法林是维生素 K 依赖性凝血因子（Ⅱ、Ⅶ、Ⅸ、Ⅹ 因子）的抑制蛋白合成的抗凝药。术后使用到效果出现需要 3~5 天，所以在开始使用的初期和肝素并用，通常从 5mg/ 天的剂量开始，逐渐调整 PT-INR 至 1.5~2.5（表 7-3-5）。

华法林作为抗凝药的历史长久，能获得充分的抗凝效果，口服药和价廉是它的优点。就中和剂而言，使用维生素 K 有效。

另一方面，效果出现需要 3~5 天，抗凝效果因患者不同而差别很大，PT-INR 频繁测定监控的工作繁杂，消化道出血、脑出血等重大并发症比较多，这些都是它的缺点。另外，对含维生素 K 的食品有摄取限制。

低分子肝素（LMWH）
Low molecular weight heparin

◆ **使用低分子肝素［LMWH。通用名：Enokisaparin；商品名：克塞 CLEXANE®。（科研制药公司）］**

通过抑制凝血酶和 Xa 因子起到抗凝作用，半衰期为 3.2h。初次使用从术后 24~36h 开始，通常 1 天 2 次，每次皮下注射 1 支（20mg，2 000U），使用时间为 10~14 天（表 7-3-5）。

低分子肝素能获得充足的抗凝效果，不需要监控，有中和剂（鱼精蛋白硫酸盐），这是它的优点。

肝素起因性血小板减少症（HIT）
Heparin-induced thrombocytopenia

另一方面，它是注射药，药品价格高，作用虽然比普通肝素好，但还是有发生肝素起因性血小板减少症（HIT）的危险，另外虽然它比华法林或间接性 Xa 因子抑制药磺达肝癸钠（Fondaparinux）好些，但是有发生消化道出血、脑出血等重度并发症的可能性，这些是它的缺点。

◆ **使用间接性 Xa 因子抑制药［通称名：Fondaparinux；商品名：安卓 Arixtra®（Glaxo Smith Kline 公司）］**

间歇性 Xa 因子抑制药通过抗凝血酶Ⅲ，选择性间接地抑制 Xa 因子，半衰期为 16h。通常使用量为 1 天 1 次 2.5mg，初次使用在术后 24h 后开始，使用时间为 10~14 天（表 7-3-5）。

间歇性 Xa 因子阻碍药能获得充足的抗凝效果，不需要监控，没有 HIT，这是它的优点。

另一方面，间歇性 Xa 因子阻碍药是注射药，药品价格高，没有中和剂，日本以外诸多研究指出比 LMWH 有更高的消化道出血、脑出血等重度并发症的发生风险，这些是它的缺点。

◆ **使用直接性 Xa 因子抑制药［通称名：依度沙班 Edoxaban；商品名：LIXIANA®（第一三共公司）］**

直接性 Xa 因子抑制药选择性直接地抑制 Xa 因子，半衰期为 9~11h。通常使用量为 1 天 1 次 30mg，初次使用在术后 12h 之后开始，使用时间为 10~14 天（表 7-3-5）。

直接性 Xa 因子抑制药能获得充足的抗凝效果，口服药，不需要监测，没有 HIT，这是它的优点。

另一方面，药品价格高，没有中和剂，虽然消化道出血、脑出血等重度并发症和 LMWH 相比较少，但并非没有发生，这些是它的缺点。

◆ **使用普通肝素［商品名：CAPROCIN（皮下注射），NOVO-HEPARIN（静脉注射）］**

低剂量普通肝素疗法中每 8~12h 皮下注射 CAPROCIN 5 000IU。

剂量调节型普通肝素疗法中，以调节 APTT 达目标值（正常上限）为目标，每 8h 在调节肝素用量的同时持续静脉注射。肝素的半衰期为 60min，很短（表 7-3-6）。

消化道出血、脑出血等重度并发症的发生率小，有中和剂（鱼精蛋白硫酸盐），这是它的优点。

另一方面，它是注射药，剂量调节型普通肝素疗法需要频繁地进行监测，有发生 HIT 的危险性，这是它的缺点，通常不长期使用。

表 7-3-6　温和的血小板凝集抑制药、抗凝药

分类	血小板凝集抑制药	普通肝素	
		低剂量肝素	剂量调节肝素
商品名	（拜）阿司匹林®	Caprocin®	Novo-heparin®
作用机制	抗血小板凝集	抗凝血酶、抗 Xa	抗凝血酶、抗 Xa
半衰期	—	—	60 分
使用法	口服	皮下注射	静注
使用量	1 日 81-347mg	5 000IU，1 日 2-3 次	对应 APTT 值
开始时间	通常术后 12h 以后	—	—
使用时间	必要时服用 12 周左右	通常术后数日	通常术后数日
中和药	—	鱼精蛋白硫酸盐	鱼精蛋白硫酸盐
药价	低	较低	较低
监测	—	—	APTT 的正常上限
HIT	—	有可能	有可能

◆ 使用阿司匹林

阿司匹林不是抗凝药，是抗血小板药，所以不能期待它有抑制血栓形成的效果，但是能防止血栓的成长和进展，阿司匹林能间接地抑制游离血栓的形成。通常使用量为 150~200mg/ 天，欧美有时使用量达 300~400mg/ 天（表 7–3–6）。

消化道出血、脑出血等重度并发症的发生率小，口服药，药剂低廉，不需要进行监测，这些是它的优点。

另一方面，没有抗凝作用，所以抑制血栓形成的效果比较差，这是缺点。

经验上早期积极实施 TKA 术后的 PE 预防措施，考虑到抗凝药的重大副作用也是非常值得担忧的问题。自 2001 年以后基本上所有病例都实施了阿司匹林和机械性预防法。相关结果获得了良好结果，1 000 例以上 TKA 的致死性 PE 的发生率为 0，症状性 PE 的发生率为 0.1%，近位型 DVT 的发生率为 0.7%，重度出血的发生率为 0。

在预防 PE 之际，减轻副作用是最近美国指南的倾向，尤其美国骨科医师学会（AAOS）推荐使用阿司匹林，所以在表 7–3–7 中提供 1 例 VTE 预防方法的病例以作参考。

美国骨科医师学会（AAOS）
American Academy of Orthopaedic Surgeons

PTE 的治疗方法

PTE 治疗方法的详情请参考有关书籍，有下肢肿胀等症状或在监测中发现下肢 DVT 时，如果是腘窝以远部位发生的远位型 DVT，停止间歇性充气加压装置，一边使用抗凝疗法一边做常规的术后理疗，同时密切随访观察。与此相对，近位型 DVT 发生 PE 的危险性高，故停用间歇性充气加压装置，卧床静卧制动，进行 CT、肺血流灌注显像、静脉造影和超声波检查等 PTE 的精准检查的同时，向循环内科、心胸外科医师咨询，根据需要进行抗凝疗法和抗纤溶疗法。

如果遇到出现胸痛、呼吸困难、血压低下和意识障碍等的 PTE，首先确保气道通畅，吸氧，开放静脉通路，根据状况使用升压药，力求纠正休克状态，同时施行 SaO$_2$ 测定、动脉血气分析、EKG 和胸部 X 线片检查，请循环内科、心胸

表 7-3-7　应用 VTE 预防方法的 1 例病例

入院前	· 若患者就诊前至少 1 个月为改善疼痛症状曾服用对抗血小板凝集有抑制作用的 NSAID 药物，则应对其简单说明有关 VTE 的情况。
入院后，术前	· 入院后，鼓励并指导患者进行足关节主动运动，手术情况告知时详细说明有关 VTE 的情况及其预防方法
术中	· 健侧下肢穿着大腿型的弹力袜 · 使用止血带，手术时间尽可能短 · 避免膝关节长时间处于深度屈曲位 · 髓腔内操作时，应充分冲洗吸净骨屑等颗粒碎屑，避免增加髓内压力的操作 · 撤除止血带后，下肢充分按摩，被动活动足踝关节 · 手术结束，下肢自足尖至大腿用弹力绷带包扎
术后	· 手术一结束就穿着足部型的间歇性充气加压装置（足泵，footbump） · 术后第一日开始，白天训练足踝关节的主动活动，夜间穿着间歇性充气加压装置，指导患者避免静止不运动 · 充分补液，特别要注意夏天患者的脱水，通常手术日 150~200mL/h，术后第一日 80-100mL/h，术后第二日 40-60mL/h，并且鼓励患者充分饮水 · 术后第二日开始 CPM 训练和一日两次口服阿司匹林 81mg · 术后第二日开始全负重的站立和步行。初次站立步行时，为防备静脉血栓栓塞的发生，佩戴监护装置，必要时在医师或护士的看护下进行。考虑到坐轮椅有助于血栓形成，原则上不使用。 · 术后 5~6 日，弹力绷带更换为大腿型（膝上型，aboveknee）弹力袜。通常这个时期可以停止间隙性充气加压装置（足泵）。
出院后	· 服用阿司匹林 81mg，一日两次直至术后 4~5 周，之后改成一日一次直至术后 10~12 周，根据肿胀的程度适当调整。 · 穿着弹力袜直至术后 10~12 周，可适当调整
最高风险患者	· TKA 手术，既往有 VTE 病史、血栓栓塞倾向者属最高风险。遇到最高风险患者时，根据日本骨科学会指南，上述预防方法中阿司匹林、Xa 因子抑制剂（口服）、华法林、LMWH 或 Xa 因子抑制剂（静脉注射）交替使用

外科医师会诊。除外其他心肺疾病的诊断，根据必要追加心脏超声波检查。这时如果高度怀疑 PE，一般就从使用普通肝素 5 000IU 开始，一边进行抗凝疗法，同时根据 CT 造影、肺血流灌注显像等进行确诊。如果确诊为 PE，就有必要实施进一步的抗凝疗法、抗纤溶疗法等。这时，可能的话，最好能请求循环内科、心胸外科医师会诊。一般认为急性 PE 的死亡情况在发病后 1~2h 最多，早期诊断、早期进行适当的治疗，力求平安度过这个时期是抢救生命的关键。

参考文献

[1] American Academy of Orthopaedic Surgeons. 2007 May 19.
[2] American Academy of Orthopaedic Surgeons. Guideline on preventing venous thromboembolic disease in patients undergoing elective hip and knee arthroplasty. 2011 September 24.
[3] Greets WH, Pneo GF, Heit JA, et al. Prevention of venous thromboembolism：the Seventh ACCP Conference on Antithrombotic and Thrombolytic Therapy. Chest 2004；126（3 Suppl）：338S-400S.
[4] Kearon C, Akl EA, Comerota AJ, Antithrombotic therapy for VTE disease：Antithrombotic therapy and prevention of thrombosis, 9th edition：American College of Chest Physicians evidence-based clinical practice guidelines. Chest 2012；141（2 Suppl）：e419S-94S.
[5] Anderson D, Dunber MJ, Bohn ER, et al. Aspirin versus lowm olecular weight heparin for extended venous thromboembolism prophylaxis after total hip arthroplasty：a randomized trial. Ann intern Med 2013；158：800-806.
[6] As-Sultany M, Pgkalos J, Yeganeh S, et al. Use of oral direct factor Xa inhibiting anticoagulants in elective hip and knee arthroplasty：a meta-analysis of efficacy and safety profiles compared with those of low-molecular-weight heparins.

Curr Vasc Pharmacol 2013；11：366-375.
[7] Fuji T, Fujita S, Tachibana S, et al. A dose-ranging study evaluating the oral factor Xa inhibitor edoxaban for the prevention of venous thromboembolism in patients undergoing total knee arthroplasty. J Thromb Haemost 2010；8：2458-2468.
[8] Fujita S, Hirota S, Oda T, et al. Deep venous thrombosis after total hip or total knee arthroplasty in patients in Japan. Clin Orthop Relat Res 2000；375：168-174.
[9] Geerts WH, Heit JA, Clagett GP, et al. Prevention of venous thromboembolism. Chest 2001；119（1 Suppl）:132S-175S.
[10] Goldhaber SZ, Grodstein F, Stampfer MJ, et al. A prospective study of risk factors for pulmonary embolism in women. JAMA 1997；277：642-645.
[11] 萩原茂生，清水　耕，岩崎潤一．人工関節置換術後の DVT スクリーニングー下肢静脈エコー，D-dimer の有効性と限界ー．日人工関節会誌 2011；41：178-179.
[12] Husted H, Otte KS, Kristensen BB, et al. Low risk of thromboembolic complications after fast-track hip and knee arthroplasty. Acta Orthop 2010；81：599-605.
[13] 石井政次，川路博之，玉木康信，ほか．人工股関節全置換術後静脈血栓塞栓症の発生状況と予防．整・災外 2010；53：

137-143.

[14] Johanson NA, Lachiewicz PF, Lieberman JR, et al. Prevention of symptomatic pulmonary embolism in patients undergoing total hip or knee arthroplasty. J Am Acad Orthop Surg 2009；17：183-196.

[15] 川路博之, 石井政次. THA 後の VTE 予防における抗凝固薬投与. 関節外科 2013；32：167-175.

[16] Lachiewicz PF, Kelley SS, Haden LR. Two mechanical devices for prophylaxis of thromboembolism after total knee arthroplasty. A prospective, randomized study. J Bone Joint Surg Br 2004；86：1137-1141.

[17] LotkePA ,Lonner JH . The benefit of aspirin chemoprophylaxis for thromboembolism after total knee arthroplasty. Clin Orthop Relat Res 2006；452：175-180.

[18] 真鍋尚至. TKA 後の抗凝固療法に伴う出血. 関節外科 2013；32：200-206.

[19] 日本整形外科学会肺血栓塞栓症 / 深部静脈血栓症（静脈血栓塞栓症）予防ガイドライン改訂委員会編. 日本整形外科学会静脈血栓塞栓症予防ガイドライン. 東京：南江堂；2008.

[20] 二木康夫. 人工膝関節全置換術後静脈血栓塞栓症の発症状況と予防. 整・災外 2010；53：131-135.

[21] Pitto RP, Hamer H, Heiss-Dunlop W, et al. Mechanical prophylaxis of deep-vein thrombosis after total hip replacement a randomised clinical trial. J Bone Joint Surg Br 2004；86：639-642.

[22] Pulmonary Embolism Prevention（PEP）Trial Collaborative Group. Prevention of pulmonary embolism and deep vein thrombosis with low dose aspirin：Pulmonary Embolism Prevention（PEP）trial. Lancet 2000；355：1295-1302.

[23] Rachidi S, Aldin ES, Greenberg C, et al. The use of novel oral anticoagulants for thromboprophylaxis after elective major orthopedic surgery. Expert rev. Hematol 2013；6：677-695.

[24] Rahman S. Deep vein thrombosis prophylaxis：friend or foe. Am J Ther 2009；16：300-303.

[25] Schellong SM, Beyer J, Kakkar AK, et al. Ultrasound screening for asymptomatic deep vein thrombosis after major orthopaedic surgery：the VENUS study. J Thromb Haemost 2009；5：1431-1437.

[26] 清水　耕, 松木圭介, 渡辺仁司, ほか. 人工関節置換術前後における肺血流シンチグラムの検討. 日人工関節会誌 2000；30：163-164.

[27] 清水　耕, 平山次郎, 山縣正庸. 深部静脈血栓（DVT）の発生危険因子. 関節外科 2005；24：16-25.

[28] 清水　耕, 岩崎潤一, 萩原茂生. 機械的予防法とアスピリン併用による VTE 予防. 日人工関節会誌 2011；41：38-39.

[29] 清水　耕. 下肢手術の静脈血栓予防 DEBATE 4 アスピリン .Arthritis 2012；10：200-209.

[30] 清水　耕, 守屋拓朗, 藤本和輝, ほか. VTE 予防におけるアスピリンと機械的予防法併用の有用性. 日人工関節会誌 2013；43：13-14.

[31] Westrich GH, Sculco TP. Prophylaxis against deep venous thrombosis after total knee arthroplasty：pneumatic planter compression and aspirin compared with aspirin alone. J Bone Joint Surg Am 1996；78：826-834.

第 4 节　假体植入后的动作分析、术后评估（满足度等）

富田哲也

人工全膝关节置换术（TKA）
Total knee arthroplasty

人工全髋关节置换术（THA）
Total hip arthroplasty

前交叉韧带（ACL）
Anterior cruciate ligament

人工全膝关节置换术（TKA）从骨科医师的立场来看是去痛效果优良的手术，但立足患者型评价的报告显示，与人工全髋关节置换术（THA）相比，它的满意度较低。如何提高患者满意度，是一个重要的课题。

从动作分析的观点来看，重建的膝关节越接近正常动作越能提高患者满意度，所以人们对手术技巧、假体设计等不断加以改良。一方面，也有意见认为，对在术前已经失去膝关节本来功能的膝关节而言，没有必要追求完全再现正常膝关节的动作。或者说，因为基本都是前交叉韧带（ACL）功能不全的膝关节，所以在现行的 TKA 中再现正常膝关节的动作是非常困难的。

到 20 世纪 90 年代为止，TAK 术后的动作研究，主流是使用尸体标本膝关节或红外线标识系统进行步行分析研究，而这里存在着躯体膝关节动作的再现和测计系统精度误差的问题，假体动作解析的正确度有限。20 世纪 90 年代开始，使用计算机的图像处理技术获得极大进步，能对复原临床现场的研究成果有所帮助。体内植入的人工膝关节在日常生活动作中是怎样在动？这个问题，即所谓的 TKA 动作，在现在，使很多骨科医师产生浓厚兴趣。

在此，以基于近年来已成为 TKA 动作研究主流的采用 X 线透视设置手法的见解为中心进行阐述。

X 线透视下体内动态分析的构造

计算机辅助设计（CAD）
Computer-assisted design

通过使用透视装置，已经可以连续记录在接近 ADL 的负重下的动态膝关节运动。从 20 世纪 90 年代后半期到 2000 年初期，从二次元透视像到使用人工关节的计算机辅助设计（CAD），开发出了能正确评价体内人工关节动作系统。基本来说是利用远近法投影的特征，利用的是离放射线源近的假体轮廓比远的假体轮廓投影更大这一点儿（图 7-4-1）。刚开发出来时是让复数形状图（样板）和透视像拟合的 2D-2D 拟合，后来，利用计算机算法，让二次元透视像和三次元 CAD 模型直接重合的 2D/3D 显示法得以开发，分析也基本自动化，研究获得突飞猛进的发展。系统正确的精度误差检测也得到实施，基本轴方向的平移在 0.5mm 以下，旋转不到 0.5°。

利用这个分析系统可以评价股骨 - 胫骨部件间的旋转及前后移动。一般来说，TKA 的动态分析中，股骨 - 胫骨假体的重心上设有坐标轴（Coordinate system），表现为相对 3 个垂直轴（X、Y、Z 轴），围绕轴的旋转和轴方向平移

图 7-4-1　透视下体内动态运动的记录装置

通过由 X 线透视图像得出的投影轮廓，假体组件的 CAD 模型，引入投影中心和焦点距离信息的相机参数，可以推测人工关节的空间位置姿态。

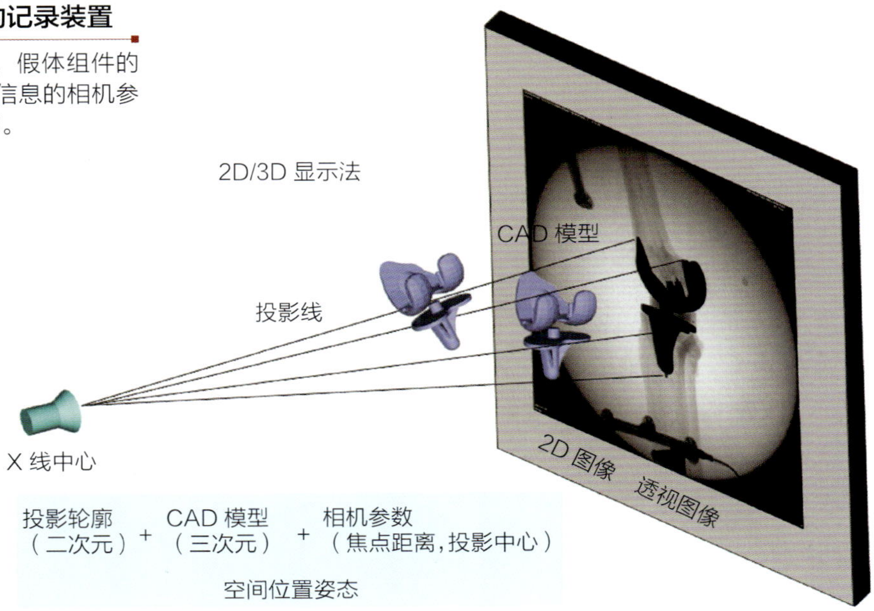

2D/3D 显示法

CAD 模型

投影线

X 线中心

2D 图像　透视图像

投影轮廓　　　CAD 模型　　　相机参数
（二次元）　+　（三次元）　+　（焦点距离，投影中心）

空间位置姿态

（引自参考文献 1）

6 自由度（6DoF）
Six degrees of freedom

6 自由度（6DoF）之姿态（Euler）角。也就是说，膝关节的运动旋转表现为屈曲 - 伸直，内旋 - 外旋，内翻 - 外翻，平移则表现为前后、内外侧，向近位远位的移动。从生物力学的观点来说，表现为从近位到远位的运动，考虑人工膝关节动作的话，也许反而固定胫骨，从这个坐标轴来看股骨的运动更容易理解。这是因为就人工膝关节而言，多数骨科医师都理解其为相对胫骨假体而言的股骨假体的运动。另外，胫骨假体向后方倾斜安置，股骨假体放置于屈曲位，相对假体间的 ROM，股骨胫骨间的可活动度（ROM）会相应地变大，这些都应该在看了数据的基础上考虑。

正常膝关节

关于正常膝关节动作，在此前的很多研究中都是基于尸体标本膝关节或非生理且是静态肢体位置的分析结果。图 7-4-2 显示了一个使用和 TKA 同样手法的正常膝关节动作的例子。

在以前的非负重静态分析结构中，都认为是正常膝关节以从伸直位到屈曲 90° 位以内侧为基点，即以所谓的内轴膝旋转，进一步的屈曲则产生在双髁后滚中（图 7-4-3a）。但是，在实际的负重下动态分析显示，从伸直位到屈曲 40° 位的急速旋转，在更大的屈曲范围里产生双髁后滚（图 7-4-3b）。而且负重下深屈曲动作从股骨、胫骨的骨模型来看，伴随屈曲，与股骨内侧相比，很明显股骨外侧在胫骨上前后移动很大。而且很明显股骨相对胫骨来说是一边内翻一边屈曲的。

今后要使 TKA 动作接近正常，说不定有必要改变假体的设计或手术方法。

图 7-4-2　正常膝关节的下蹲动作

a：透视像。
b：正位。
c：内侧位。
d：外侧位。

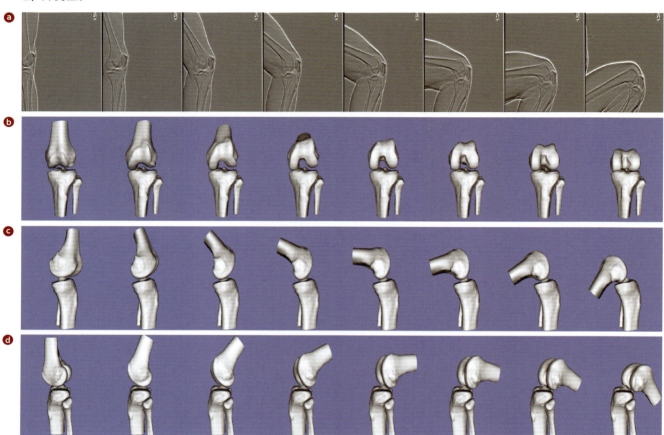

图 7-4-3　正常膝关节极度屈曲运动学

a：非负重静态分析。
b：动态分析。

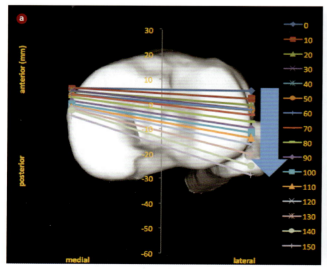
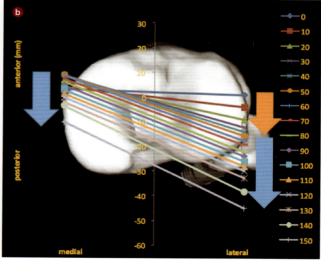

图 7-4-4 　步行动作中的活动度

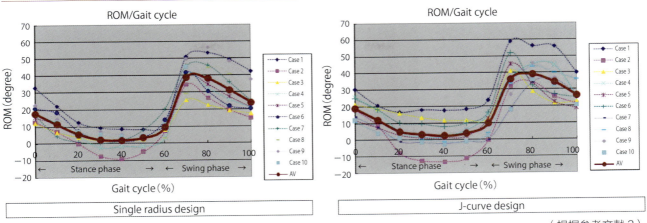

（根据参考文献 2）

图 7-4-5 　步行动作中，内外侧最接近点前后移位

a：内侧。前后移位量：（4.9±3.3）mm（单一半径型）＜（8.1±1.8）mm（J- 曲线型）。
b：外侧。前后移位量：（4.3±2.2）mm（单一半径型）＜（10.7±4.7）mm（J- 曲线型）。

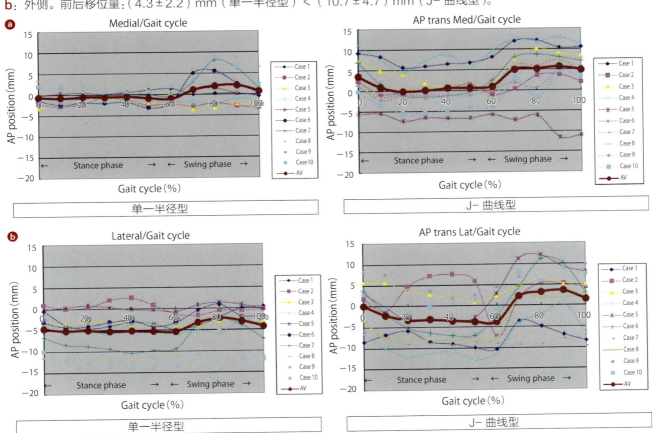

（根据参考文献 2）

步行解析

　　踏步机上 PS 型 TKA 的步行分析结果显示，不同假体设计的步行中 ROM 在 0°～40° 没有差异（图 7-4-4）。但在内、外侧的接触点前后方向的移动量上，J- 曲线型（J-curve）设计和单一半径型（single radius）设计显示有统计学意义上

图 7-4-6　步行时前方撞击的发生

J- 曲线型假体在步行时，股骨假体由于
接触支柱而出现撞击（前方撞击，接触区
域的红色部分）。

a：单一半径型。
b：J- 曲线型。

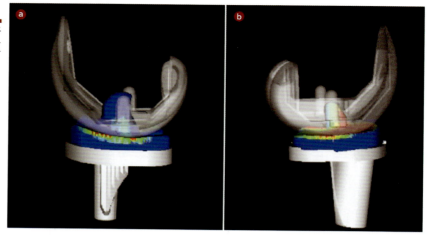

图 7-4-7　对应深度屈曲的人工关节

a：PS 型 TKA。
b：旋转平台后稳定型 TKA。
c：后交叉韧带保留（CR）型 TKA。
　①类似生理性关节面的设计
　②单一半径型设计

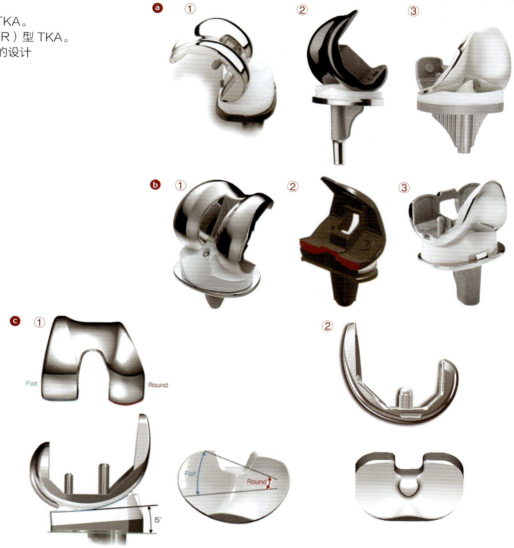

的差异（图 7-4-5）。另外，股骨在前后移动时，假体间即便没有过度伸直，股
骨假体与支柱（Post）间也会产生前方撞击（Anterior impingement），这已得到了
证明（图 7-4-6）。

图 7-4-8　后稳定高屈曲度型 TKA（图 7-4-7 ⓐ ① ~ ③）

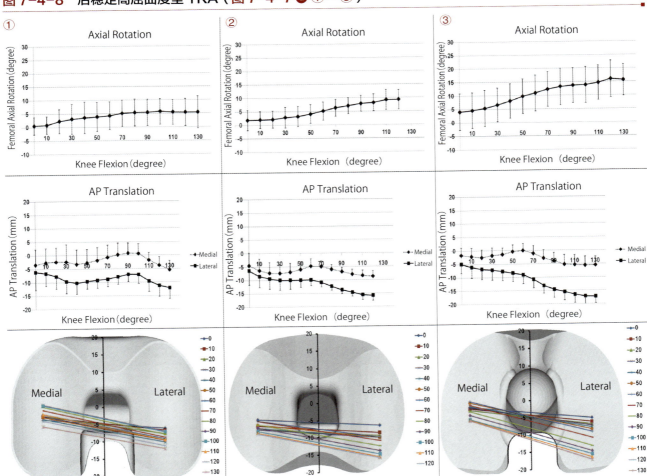

深屈曲动作

在亚洲、中东各国，生活方式对 TKA 后的深度屈曲动作有很大需求。进入 21 世纪之后，逐渐可以使用对应各种深度屈曲动作的人工关节设计（图 7-4-7）。

后稳定高屈曲度（PS high flex）型 TKA

这是日本现在使用率最高的假体。股骨的形状，J- 曲线型（图 7-4-8 ①、②）和单一半径型（图 7-4-8 ③）的动作根据假体的类别而异。股骨的旋转量为 5° ~15°，基本是伴随屈曲的外旋，单一半径型设计的旋转量更大。最近接触点从前后方向移动到内、外侧都向后方移动的开始点，大概是显示开始凸轮支柱啮合（Post-cam engagement）开始的屈曲角度，其根据支柱的位置及凸轮立柱设计而迥异这一点也很令人感兴趣。

图 7-4-8 ②、③中都能看到作为运动学路径（Kinematic pathway）、内侧枢轴（Medial pivot）使股骨的外旋及内、外侧最近接触点向后方移动，其移动量与内侧相比，外侧更大。从类型来考虑，也可以说是正常膝关节动作的再现，但旋转量、后方移动距离都明显比正常膝关节少。

图 7-4-9　后稳定旋转平台（PS mobile）型 TKA（图 7-4-7 ❶ ① ～ ③ ）

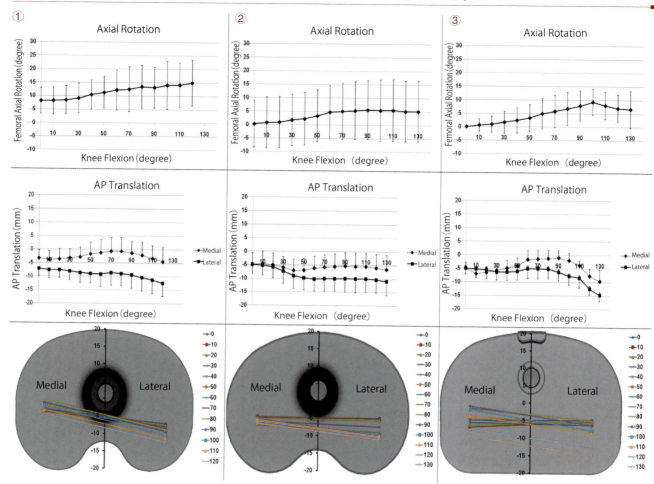

图 7-4-8 ① 是内侧的最近接触点在屈曲初期向前方移动，在外侧枢轴（Lateral pivot）旋转之后，可以看到内、外侧最近接触点向后方的移动。

后稳定旋转平台（PS mobile）型 TKA

后稳定型有大圆锥型的旋转平台（Rotating platform）类型（图 7-4-9 ①、② ）和胫骨假体聚乙烯衬垫片上的导轨和金属突起互相嵌合的类型（图 7-4-9 ③ ）。现在旋转平台型是主流。

图 7-4-9 ①、② 中，股骨的旋转量在 10° 以下，移动垫片绝没有积极地诱导旋转。旋转平台类型中股骨与聚乙烯垫片间的嵌合度较高，旋转在股骨与聚乙烯垫片间基本看不到，只发生在胫骨及聚乙烯垫片之间。根据支柱设计的不同，凸轮支柱啮合开始的屈曲角度相异，从而内、外侧最近接触点的前后移动也不同。

图 7-4-9 ③ 是前述图 7-4-8 ① 的旋转平台型，但与旋转平台移动垫片的影响相比，分析结果显示包括支柱位置的凸轮支柱设计在体内可能有更大影响。

图 7-4-10　后交叉韧带保留（CR）型 TKA（图 7-4-7 ⓒ ①，②）

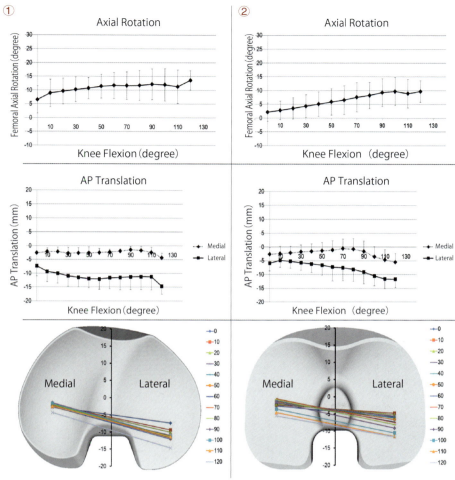

后交叉韧带保留（CR）型 TKA

后交叉韧带保留（CR，Cruciate retaining）型 TKA 假体在日本现阶段的使用率大概是 30%。以更好地再现生理关节面形状为设计理念的图 7-4-10 ①和单一半径型（图 7-4-10 ②）的动作中，都显示基本同样的动作，但根据假体设计，轴向转动有不同。内、外侧最近接触点的前后移动中屈曲 90° 以后可以发现后方移动，推测这是因为留存的后交叉韧带（PCL）紧张导致生成后滚。

单一半径设计中 CR 型假体（图 7-4-10 ②）、PS 型假体（图 7-4-8 ③）都显示基本同样的动作。另外，一般来说，与 PS 型假体相比，CR 型假体的内、外侧最近接触点的后方移动在病例中的偏差更多。这显示与体内留存的 PCL 相比，凸轮支柱结构的 PCL 替代功能工作得更匀称。

如上所述，约 120°（对膝关节来说为 130°）的深屈动作中存在各种运行动作。对术后动作有影响的因素有很多种，包括术前的患者背景、膝关节的状态（也包含疾病）、ROM、手术操作、术后理学疗法等，而假体设计也应该是其中之一。

图 7-4-11 上下阶梯动作

①跟着地时（不负重）。
②双下肢交叉前站立期（全足着地）（全负重）。
③双下肢交叉后站立期（负重）。
④足离地时（不负重）。

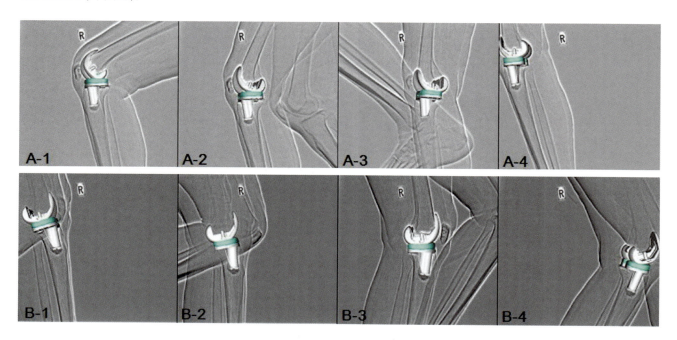

上下阶梯动作

上下阶梯和前述的负重下深屈动作不同，是负重、非负重的反复动作。图 7-4-11~ 图 7-4-14 显示 PS 型 TKA 中非负重跟着地相（Foot strike）、双下肢交叉前后的站立相（Stance phase）（全负重）、足离地相（Foot off）的 4 种姿位的分析结果。

上下阶梯的动作中 ROM 为 0°~60°，不同类型假体并没有差异。但是在下阶梯的动作中，足离地相的屈曲角度则可以发现有统计学意义上的差异，显示为下阶梯时要保持伸直位的膝关节和积极屈曲膝关节去下阶梯的情况。

上下阶梯动作都因负重可以看到股骨假体的后方移动，产生了前方胫骨部撞击症（Anterior tibial impingement）。

PS 型 TKA 中凸轮支柱结构不仅在深度屈曲范围，在中度屈曲范围也有接触的可能性。

术后评估

TKA 有良好的去痛和改善步行功能的效果，作为已经确立临床疗效的手术技法获得广泛认同。一方面，为了回应社会对提高 TKA 的术后重建膝关节功能的需求，现在也还在继续对假体设计、材料、手术方法、理疗等进行进一步改良。为了明确术后重建膝关节功能的问题点，找出改良点，有必要根据获得确立的客观评价标准去记录术后结果。

图 7-4-12　上阶梯时股骨假体最近接触点的前后移动

图 7-4-13　下阶梯时股骨假体最近接触点的前后移动

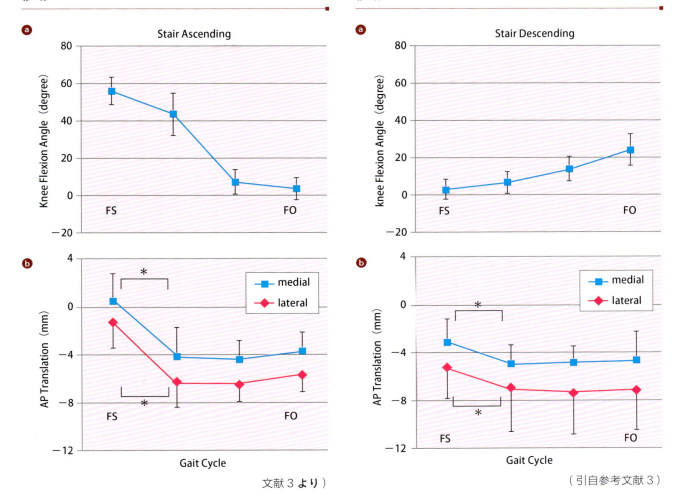

文献 3 より）

（引自参考文献 3）

图 7-4-14　PS 型 TKA 上下阶梯时植入物的运动

a： 上阶梯。上阶梯负重后股骨假体向后方移动，产生了前方胫骨部撞击症。

b： 下阶梯。与上阶梯相比，负重下阶梯时股骨假体向后移动较少，后方移动时负重增加，前方胫骨撞击症也会出现。

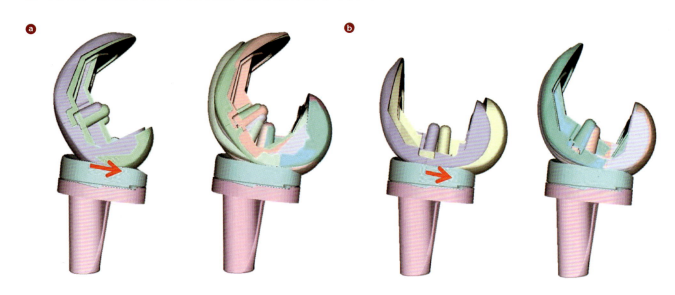

近年来立足患者型的评价方法也得以确立，可以更好地反映各个患者的满意度等的评价方法逐渐成为主流。下面介绍日本使用中的术后评价方法。

日本骨科医师学会膝关节疾病治疗效果判断标准（JOA评分）

JOA评分是日本骨科医师学会及日本膝关节研究会（现日本关节镜、膝、运动医学学会）共同制定的评估方法。JOA评分是主要评价患者功能的系统，手术对畸形的矫正角度等不在评价项目之内，所以不只是评价手术效果，也可以对保守疗法进行评价，这是它与其他评价方法的不同之处。另外，能按骨性关节炎（膝关节OA）及类风湿性关节炎（RA）等疾病种类去进行评价也是它的特点。

关于膝关节OA的JOA评分，把疼痛和步行能力及上下阶梯的能力等功能关联起来进行客观评价，对屈曲角度的评价也基于日本生活方式能够评估至可活动度等是它的特点。

关于RA的JOA评分，对疼痛的评价是自觉性评价，股四头肌的肌力也是评价项目等是它与OA的JOA评分的不同之处。关于OA的JOA评分与关于RA的JOA评分之间可以通过互换计算公式进行换算。

骨性关节炎（OA）
Osteoarthritis

类风湿性关节炎（RA）
Rheumatoid arthritis

新膝关节协会纽约特种外科医院评分（New KSS）

世界范围来看，基于纽约特种外科医院评分（Hospital for Special Surgery，HSS）评分而制定的膝关节协会评分（Knee Society Score，KSS）于1989年发布以后得到广泛使用。它由新膝关节协会评分、功能评分及能评价安放和松动的X线片评估构成。在2011年，制定了更高度评估膝关节功能和反映患者满意度为目的的新评估法新膝关节协会纽约特种外科医院评分（New KSS）问世。

它的特征是内容立足于患者，除了过去医师对患者的观察角度之外（相当于KSS评分），还包括患者自身对膝关节状态的评估。立足患者型评估由以下几点构成：现在的膝关节症状（25分）；现在的满意度（40分）；对手术的期待度（15度）；术后的活动性＜①步行与立位（30分），②标准性活动（30分），③高度活动（25分），④其他活动（运动及娱乐活动及体育等）（15分）。基于日本的生活习惯部分在京都大学进行验证，其他活动的部分项目出自原版KSS。

关于TKA后的疗效，骨科医师和患者的评估之间有差异，这已得到确认，而且很明显，患者对目前TKA术后膝关节功能并未感到充分满意。希望今后能把New KSS代表的立足患者型的评估结果和以动作为代表的客观数据对照结合起来，从而把现在的TKA问题显现出来，希望能对其加以改良，期待能获得更符合患者需要的TKA术后疗效。

参考文献

[1] Watanabe T, Yamazaki T, Sugamoto K, et al. In vivo kinematics of mobile-bearing knee arthroplasty in deep knee bending motion. J Orthop Res 2004；22：1044-1049.

[2] Tamaki M, Tomita T, Yamazaki T, et al. Factors in high-flex posterior stabilized fixed-bearing total knee arthroplasty affecting in vivo kinematics and anterior tibial post impingement during gait. J Arthroplasty 2013；28：1722-1727.

[3] Shimizu N, Tomita T, Yamazaki T, et al. Posterior sliding of the femur during stair ascending and descending in a highflex posterior stabilized total knee arthroplasty. J Arthroplasty 2013；28：1707-1711.

第 5 节　TKA 后的康复治疗

中岛　新

人工全膝关节置换术（TKA）后的康复治疗，原则上从术后次日就可以开始进行关节活动度训练，离床，全负重和步行训练。标准的康复治疗计划为图 7-5-1 所示的内容，但可以根据患者和设施的状况对内容及康复期做调整。除去特殊例外的标准 TKA，其余均在术后早期开始积极的康复治疗。

人工全膝关节置换术（TKA）
Total knee arthroplasty

术前

术前对膝关节的活动度（ROM）、肌肉力量、步行状态等的评估，对于把握术后的 ROM、改善步行、设定最终目标是必需的。康复室内利用对膝关节活动度的测量、肌力的评估、日本骨科医师学会膝关节疾病治疗效果判断标准（表 7-5-1）、5m 步行试验、起立 – 行走计时测试（TUG）等，对膝关节进行功能评估。

活动度（ROM）
Range of motion

术后

关节活动度（ROM）训练

患者稳定地完成站坐等日常动作，需要有充分的膝关节活动度，为了提高术后的疗效，保证关节的活动度非常重要。应从术后早期开始 ROM 的运动，从一开始就实施被动型 ROM 运动，力求扩大活动度。因为术后的活动度受到术前的活动度影响，所以基于术前的活动度参考病例设定目标。术后因肿胀会发生一过性活动度低下，ROM 运动时的疼痛促进肌肉的逃避性防御收缩，会加强疼痛和妨碍 ROM 运动，所以手术后的 ROM 运动最好在不勉强的范围内进行。诱导进行生理性旋转运动能帮助扩大活动度。另外，除被动运动之外，主行运动型的 ROM 运动也很重要，通过把下肢放在气球等上面实行髋关节和膝关节的屈伸运动去扩大主动性关节可动性的方法也很有用（图 7-5-2）。

手术刚结束时疼痛和肿胀很强烈，主动型 ROM 运动和理疗师帮助的被动型 ROM 运动都很困难，所以可以在床上使用持续性被动运动（CPM）装置，在不勉强的情况下开展 ROM 运动（图 7-5-3）。根据术前的活动度，屈曲角度可以从 50°~60° 开始，每天增加 10° 屈曲角度，以术后 2 周达到实测 120° 以上的屈曲角度为目标持续性被动运动。

术后使用 CPM 的目的不只是改善膝关节活动度，还能借此改善末梢循环而预防深静脉血栓症（DVT）。另一方面，近年来也有 Meta 分析报道称，实施 CPM 对膝关节屈曲活动度或 DVT 的预防效果没有显著性差异。但是，也有报告表明，

持续性被动运动（CPM）
Continuous passive motion

深静脉血栓症（DVT）
Deep venous thrombosis

图 7-5-1　TKA 术后康复训练的标准计划

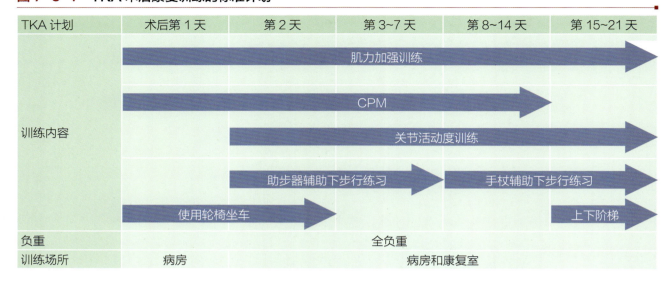

TKA 计划	术后第 1 天	第 2 天	第 3~7 天	第 8~14 天	第 15~21 天
训练内容		肌力加强训练			
		CPM			
			关节活动度训练		
		助步器辅助下步行练习		手杖辅助下步行练习	
	使用轮椅坐车				上下阶梯
负重			全负重		
训练场所	病房		病房和康复室		

表 7-5-1　日本骨科医师学会膝关节疾病治疗效果判断标准（JOA 评分）

1. 疼痛·步行能力		3. 屈曲范围	
· 可以步行 1km 以上，几乎无痛	30	· 可以端坐的活动度	25
· 可以步行 1km 以上，有疼痛	25	· 可以侧身坐和盘腿坐的活动度	20
· 可步行 500m-1km，有疼痛	20	· 可以屈曲 110° 以上	15
· 可步行 100m-500m，有疼痛	15	· 可以屈曲 75° 以上	10
· 可室内步行或步行不足 100m，有疼痛	10	· 可以屈曲 35° 以上	5
· 不能步行	5	· 屈曲不足 35° 或强制挛缩	0
· 不能起立	0	4. 肿胀	
2. 疼痛·上下阶梯		· 无水肿·肿胀	10
· 自由上下阶梯，无疼痛	25	· 有时需要穿刺抽液	5
· 自由上下阶梯，有疼痛，使用扶手走无疼痛	20	· 经常需要穿刺抽液	0
· 使用扶手走有疼痛，一步一步走无疼痛	15		
· 一步一步走有疼痛，使用扶手一步一步走无疼痛	10		
· 使用扶手一步一步走有疼痛	5		
· 无法上下阶梯	0		

图 7-5-3　借助 CPM 器械进行膝关节被动运动

CPM 功效最大化的方法。屈曲活动时配合 CPM 增加主动屈曲，借此可减少疼痛，改善活动度。

图 7-5-2　利用气球进行膝关节主动训练

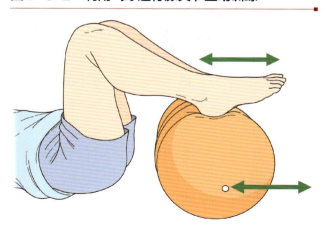

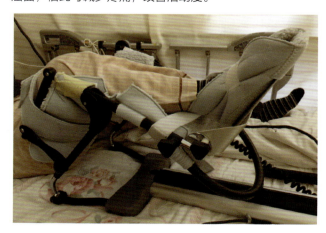

等速度 CPM 运动对改善末梢循环、促进创口愈合、保护软骨及促进修复有效果，我们认为 TKA 术后早期实施 CPM 的益处极大。

肌肉力量训练

从手术次日开始。术后早期开始坐位或卧位使用重锤或胶带的不负重运动，即是开链运动（OKC）的肌肉力量训练（图 7-5-4）。至于负重量，因为术后早期肌肉收缩大多因为创口疼痛而不充分，所以术后从低负重或无负重运动开始，逐渐增加重量，这样的话，疼痛很少增强，能够有效率地进行肌肉训练。另外，对于术后伸直受限的病例，固定股四头肌等长性收缩运动有效（图 7-5-5）。

术后 1 周左右，习惯了步行练习之后，开始负重位的下蹲或前踏等闭链运动（CKC）训练。由此可以提高多块肌肉的协调性，促进对关节感受器的刺激，获得稳定的步行等日常动作。尤其日常动作中，下肢运动以 CKC 的肌肉活动为主体，所以积极的 CKC 训练促进日常动作的早期自立。如此，组合实施 OKC 及 CKC 肌肉训练，能够有效率地恢复肌肉力量。

开链运动（OKC）
Open kinetic chain

闭链运动（CKC）
Close kinetic chain

图 7-5-4 利用橡皮筋进行开链运动的肌力训练

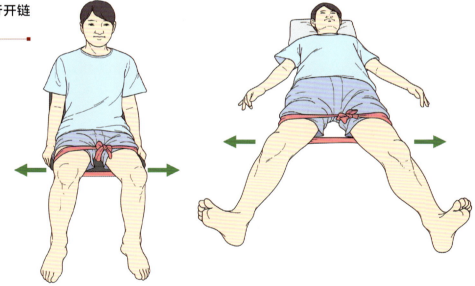

图 7-5-5 利用毛巾卷固定股四头肌

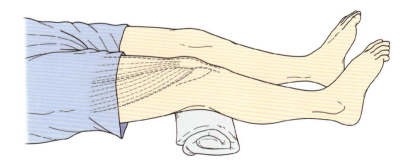

1 次反复运动（1RM）

1 repetition maximum

　　一般来说，TKA 病例中高龄患者很多，同时有呼吸、循环系统疾病的病例并不少见。对心肺功能有问题的患者实施肌肉力量训练时，为了避免对心肺功能造成过度负担，最好能避免屏气，在呼气的同时，实施最大 1 次反复运动（1RM）40%~60% 程度的低等至中等程度的负重训练。

负重、步行训练

　　原则上从手术次日可以全负重，步行。手术刚结束时在双杠等稳定环境下开始起立训练及步行训练，确认疼痛感和步行状况。双杠内的步行进入比较稳定的状态后，使用助步器步行到使用手杖步行，以出院为目标，慢慢地把辅助器具换为更日常的器具。充分确认这些步行状态，力求尽早恢复至日常的自主步行。

　　标准的康复训练内容中，术后 1 周用助步器步行，术后 2 周之后改换至使用手杖步行，为出院进行步行训练（图 7-5-1）。

上下阶梯等应用步行训练

　　步行达到比较稳定的阶段后，根据出院后的生活状况开始上下阶梯的训练。尤其，日常生活中阶梯使用率高的病例要充分确认自己的居住环境，尽量在早期阶段把上下阶梯的训练设定到康复训练里去。

　　所谓上下法，上时从非手术侧上，接下来把手术侧置于同一台阶。下时先下手术侧，接下来再把非手术侧下到同一台阶。

　　使用手杖时，指导患者要在移动腿同时或在站直之前让杖尖着地。同时，确认住房周围有无坡道等。一般说来，在阶梯或坡道的下比上更需要肌肉的协调性，对于患者来说是困难的训练。

　　指导患者在出院前进行这些步行训练，尽可能争取顺利恢复至日常生活状态。

参考文献

[1] Anouchi YS, McShane M, Kelly F, et al. Range of motion in total knee replacement. Clin Orthop Relat Res 1996；331：87-92.

[2] Harvey IA, Barry K, Kirby SPJ, et al. Factors affecting the range of movement of total knee arthroplasty. J Bone Jt Surg Br 1993；75-B：950-955.

[3] Lizaur A, Marco L, Cebrian R. Preoperative factors influencing the range of motion after total knee arthroplasty for severe osteoarthritis. J Bone Jt Surg Br；79-B：626-629.

[4] Parsley BS, Engh GA, Dwyer KA. Preoperative flexion: does it influence postoperative flexion after posterior-cruciate retaining total knee arthroplasty? Clin Orthop Relat Res 1992；275：204-210.

[5] Ritter MA, Harty LD, Davis KE,et al. Predicting range of motion after total knee arthroplasty：clustering, log-linear regression and regression tree analysis. J Bone Jt Surg Am 2003；85A：1278-1285.

[6] Harvey LA, Brosseau L, Herbert RD. Continuous passive motion following total knee arthroplasty in people with arthritis. Cochrane Database Syst Rev. 2014；2：CD004260.

[7] He ML, Xiao ZM, Lei M, et al. Continuous passive motion for preventing venous thromboembolism after total knee arthroplasty. Cochrane Database Syst. Rev 2014；7：CD008207.

[8] Salter RB, et al. The biological effect of continuous passive motion on the healing of full-thickness defects in articular cartilage. An experimental investigation in the rabbit. J Bone Joint Surg Am 1980；62：1232-1251.

[9] Lutz GE, Palmitier RA, et al. Comparison of tibiofemoral joint forces during open-kinetic-chain and closed-kinetic-chain exercises. J Bone Joint Surg Am 1993；75：732-739.

[10] 小川明宏．心疾患患者に対するレジスタンストレーニング．理学療法 2015；32（6）：494-500.

第 8 章
并发症（症状、诊断）

第 1 节　创伤的并发症

门野夕峰

膝关节周围的血液循环和创伤愈合

人工全膝关节置换术（TKA）
Total knee arthroplasty

膝关节与髋关节不同，覆盖膝关节的软组织较薄，因此与手术创伤相关的并发症相对较多。髌骨前方脂肪组织较少，通过捏住滑囊可以获得与皮肤一起的移动度，但在从膝关节前方进行的人工全膝关节置换术（TKA）中，需要在该部位进行操作。

考虑到血液向创伤边缘的皮肤流动，通过穿支提供营养是很困难的，主要是通过周围水平方向流动的血液进行营养的同时，创伤愈合也在进行。另外，髌骨的一半为关节面，来自周围的血液循环有限，但为了显露关节，需要切断这些营养血管。这些解剖学特征从创伤愈合的观点来看是不利的，在进行 TKA 手术时，充分考虑膝关节周围的血供很重要。

股动脉下降至腘窝，延续为腘动脉，发出分支为膝上动脉，内外侧运动膝中动脉，膝下内、外膝动脉。膝中动脉以外的 4 支动脉均从膝关节后面绕到前面，与从股动脉到膝关节近端的膝降动脉交叉形成动脉吻合，形成膝关节动脉网（图 8-1-1）。

在并发症中，创伤愈合延迟是导致感染的重大问题。如果不尽早对伴随着创伤愈合的延迟的浅表感染进行适当处理，感染波及深部会成为更严重的问题。另外，由于创伤延迟，会妨碍活动度训练和肌肉力量训练，也会导致临床疗效不良。为了在 TKA 术上取得良好的结果，尽早实现创伤愈合可以说是必不可少的条件。

影响创伤并发症的主要因素

在 TKA 围术期中，有必要充分掌握阻碍创伤愈合的主要因素（表 8-1-1）。

全身性主要因素

由于被实施 TKA 术的是老年人，所以在手术前患者常合并有其他疾病。在对全身的状态进行评估时，对于影响创伤并发症的主要因素也需要进行充分讨论。

◆糖尿病

若患有糖尿病的血液循环障碍，不仅会延迟愈合时间，还容易感染。所以需要在术前做好血糖控制。

图 8-1-1　膝关节周围的动脉

a：前面（右侧）。

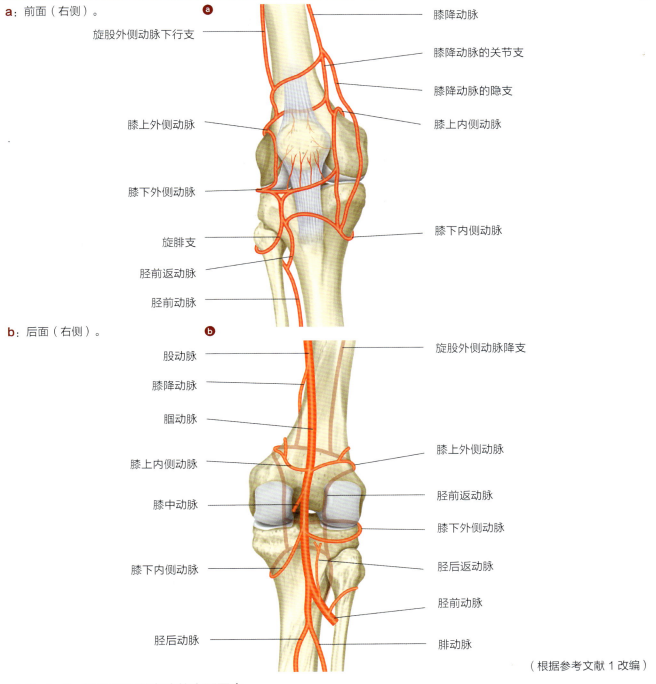

旋股外侧动脉下行支

膝上外侧动脉

膝下外侧动脉

旋腓支

胫前返动脉

胫前动脉

膝降动脉

膝降动脉的关节支

膝降动脉的隐支

膝上内侧动脉

膝下内侧动脉

b：后面（右侧）。

股动脉

膝降动脉

腘动脉

膝上内侧动脉

膝中动脉

膝下内侧动脉

胫后动脉

旋股外侧动脉降支

膝上外侧动脉

胫前返动脉

膝下外侧动脉

胫后返动脉

胫前动脉

腓动脉

（根据参考文献 1 改编）

表 8-1-1　影响创伤并发症的主要因素

全身性因素	局部因素	手术技巧	术后因素
·糖尿病	·以前有手术史	·皮肤切口较长	·术后血肿
·血液循环障碍	·热伤、外伤	·组织过度紧张	·过度使用抗凝药
·类风湿性关节炎	·高度的粘连	·较大的皮瓣	·高风险下的膝关节屈曲（＞40°）
·使用类固醇	·畸形（内翻、旋转）	·皮下分离脱套	·过度使用 CPM
·吸烟	·放射线照射	·外侧松解	·持续地渗出
·白蛋白处于低值（＜3.5g/dL）	·局部血流障碍	·广泛的内侧剥离	·跌倒
·肥胖		·过密的缝合	·缝合不全

（根据参考文献 2 改编）

图 8-1-2　阻碍创伤愈合的因素

a：血管炎症。严重类风湿性关节炎患者小腿上的血管炎症。确认斑块发红。

b：皮肤溃疡。血管炎症加重，发生皮肤溃疡的病例。通过持续的局部扩创为主的保守治疗，大约 3 个月的时间愈合了。

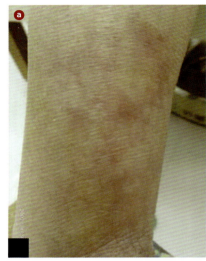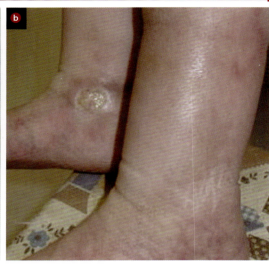

◆血液循环障碍

糖尿病、动脉硬化和慢性动脉闭塞性疾病等血液循环障碍并不少见。要特别注意因膝关节疼痛可能会导致跛行症状表现不太明显。

临床上观察，要注意皮肤色泽是否暗淡、皮肤温度是否下降、血管搏动是否微弱（腘窝、足背、胫后动脉等处）。

在单纯 X 线片中，不仅要注意骨关节，还要注意血管钙化等动脉硬化现象。

在疑似血液循环障碍时，有必要对脉压测定、血管造影检查、血液循环重建进行研究。

◆类风湿性关节炎和使用类固醇

许多患者因类风湿性关节炎（RA）造成的关节破坏而特别适合 TKA 手术。众所周知，长期使用用于治疗的肾上腺皮质激素（即所谓的类固醇）会导致皮肤变薄，另外，通过抑制毛细血管新生和纤维细胞增殖，而使创伤愈合延迟。甲氨蝶呤（MTX）也由于抑制细胞分裂而使创伤愈合延迟。

除了药剂的副作用外，还要注意关节外症状，如皮肤症状。在伴随血管炎症的严重 RA 中，在小腿等处可以看到血液循环障碍引起的溃疡。根据血管炎症的不同，有必要再次探讨手术本身是否适合。另外，淋巴水肿的存在也是创伤愈合延迟的因素（图 8-1-2）。

甲氨蝶呤（MTX）
Methotrexate

◆吸烟

吸烟会妨碍末梢的血液循环，因此要指导患者戒烟。

◆白蛋白处于低值

需要注意营养不良的情况，考虑到摄食状态等，综合评估营养状态，血清白蛋白浓度不足 3.5g/dL 时，应当考虑术前要加以改善。

◆肥胖

由于屈曲时腘窝部被挤压，因此手术中的被动活动度受到限制，不利于术野的显露。由于关节变深，为了更好地显露，有时需要将皮肤切口延长超过正常。值得注意的是，手术操作中损伤脂肪组织的话，组织液的扩散会引起肿胀，术后渗出也会变多。

局部原因

需要充分注意的是，在过去的手术和烧伤等造成瘢痕，以及严重的内外翻畸形、旋转畸形的情况下，活动度有时会减小，血液循环有时会与通常不同。

◆以前的手术创伤、烧伤、外伤以及高度粘连

以前接受过手术的情况下，由于横向瘢痕方向的血液循环较少，因此，为了能够通过体轴方向的血液循环进行营养，需要考虑皮瓣的设计。也有从髌骨内侧显露关节面时，由于膝关节前面的血液循环外侧比内侧含氧量更差，如果把皮肤切口向内侧转移过多，会引起外侧皮瓣的血液循环障碍，所以这一点要引起注意。

如果瘢痕导致组织粘连存在，不仅血液循环不好，而且为了显露还需要加大剥离，使皮瓣变大，这对创伤的愈合是很不利的。

◆极度畸形（内翻与旋转）

高度畸形的话，为了调整平衡施以松解游离操作是有必要的，所以术前需要就显露方法进行充分探讨。

手术技巧

切口长的话，中心部位的紧张程度会增加等，一方面担心创伤的愈合会变缓；另一方面，切口短的话，操作不太方便，手术中过度牵拉组织使其受损也不好。还要避免大幅度牵拉皮瓣，横切原有的手术伤痕等，避免皮瓣增大。要谨慎地设计不损伤组织且必须要有的、最低限度的切口。

在进行外侧松解时，要注意膝上外侧动脉，避免阻断从外侧向髌骨的血供。

如有高度的内翻畸形，则需要进行较大的内侧游离，但是不能忘记剥离部位正上方的皮肤是一块皮瓣。

缝合时如果组织的紧张程度很大，就要切实地逐层缝合以分散张力，但是缝合的间距过密的话，反而会绞扼组织，这一点要加以注意。

还要牢记，如果驱血带压力超过常规的压力值，术后创缘的含氧量就会不良。

术后因素

术后血肿，过度使用抗凝药物

由于术后血肿而处于持续紧张状态的话，会增加与创缘有关的紧张度，并妨碍创伤的愈合。不仅是关节内血肿，皮下血肿也会成为感染的温床，术中确认止血也要慎重进行。

引流管留置对防止关节血肿的潴留，减少创伤的渗出液，对缓和与创缘有关的紧张度也是有效的。

高风险下膝关节屈曲（>40°），过度使用 CPM

如果在创伤并发症的风险高的状态下屈曲膝关节，髌骨前面的皮肤会过度伸直，血液循环会向不良方向发展。风险高时，有必要优先考虑创口的愈合，进行活动度训练。

图 8-1-3　严重类风湿性关节炎（MRA）行 TKA 术后创伤坏死的病例保守治疗过程的照片

a：创口渗出液、发红及热感持续，第 10 天拆线后，创口裂开。
b：进行局部扩创，创口渗出物仍然存在，创口全长开裂，创口边缘皮肤坏死。没有明显的通往关节内的窦道，反复地进行扩创。
c：手术后第 5 周开始有明显的好转。
d：术后 3 个月，创口自然愈合。

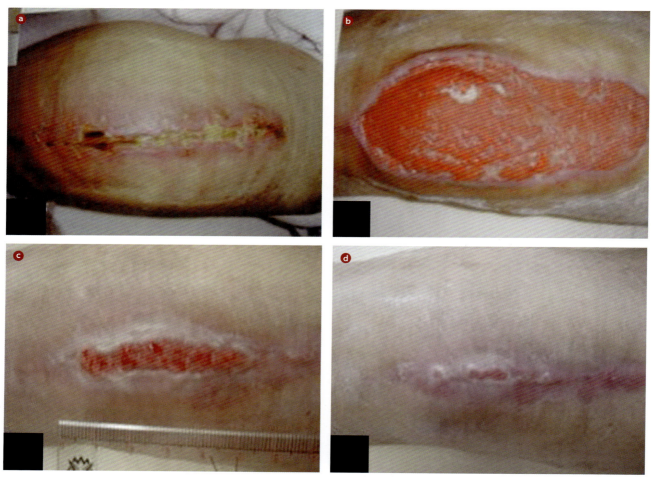

（帝京大学整形外科西村老师提供）

创伤并发症的处理方法

持续地渗出

　　在正常的愈合过程中也可以看到浆液性渗出液，量多且持续的情况下，应做培养检查，排除有无感染。如果未发现疑似感染的迹象，则为减轻肿胀和水肿要采用弹性绷带固定，通过患部制动进行观察。注意不经过细菌培养而使用抗生素的话，致病菌将变得难以分辨。

　　扩创是保守治疗，如果渗出液持续 1 周以上，则要考虑行外科手术，譬如重新缝合。

图 8-1-4　腓肠肌内侧头皮瓣

在跟腱过移行部位将腓肠肌内侧头部切断并反转，以覆盖前方的缺陷部位。

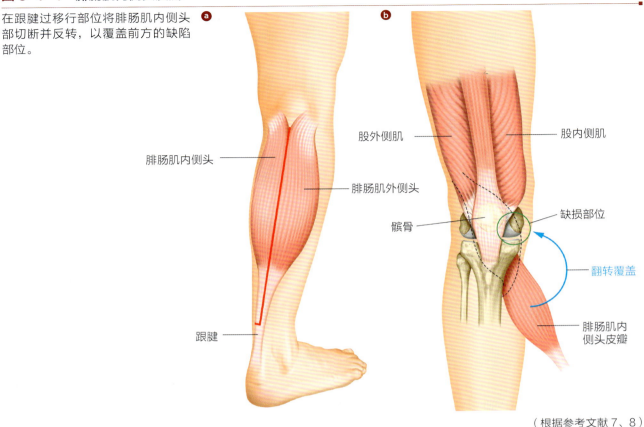

股外侧肌

股内侧肌

腓肠肌内侧头

腓肠肌外侧头

缺损部位

髌骨

翻转覆盖

跟腱

腓肠肌内侧头皮瓣

（根据参考文献 7、8）

深静脉血栓症（DVT）

Deep venous thrombosis

关节血肿

关节血肿持续时，要进行加压包扎、患部制动等保守疗法观察处理。旨在确定有无感染而进行穿刺时，应充分进行皮肤消毒，以免引起逆行性感染。

由于用于预防深静脉血栓症（DVT）的抗凝药物有副作用，有时会出现关节血症的迟发性症状，此时要停止使用抗凝药物。肿胀不能减轻且渗出持续，或者创口紧张度高，担心皮肤坏死的情况下，适合在手术室进行外科血肿清除。

浅表组织坏死、深层组织坏死

浅表组织坏死

与关节囊相比，在浅表组织坏死中，判断与关节内有无相通窦道是很重要的一环。在使用抗生素药物前采集培养标本。治疗以局部控制为主，基本上是采用扩创、患部制动、辅以适当的抗生素药物。如果裂口不足 4cm，大多数病例经保守治疗后会慢慢好转（图 8-1-3）。

伤口负压吸引技术（NPWT）

Negative pressure wound therapy

缺损较大的情况下，可以考虑植皮，但最好进行适当的去痂皮处理，在能看到良好肉芽形成的状态下进行。近年来也有施行伤口负压吸引技术（NPWT）等情况。

深层组织坏死

外界和关节有交通的深层组织坏死、感染的危险性较高，为了覆盖缺损部位需要施以外科重建手术。对于髌骨周围和胫骨结节周围的缺损，可使用腓肠肌内侧头皮瓣（图 8-1-4）。游离肌皮瓣等也有被采用的，不过，与整形外科等进行沟通也是很重要的。

参考文献

[1] 金子丑之助著 . 日本人体解剖学 . 第 3 卷 . 東京：南山堂；1982.p163-175.

[2] Nett MP, Cushner FD. Complication after total knee arthroplasty. Orthopaedic Knowledge Update Hip and Knee Reconstruction. Glassman AH, MD, Lachiewicz PF, Tanzer M, editors. Chicago：AAOS；2011. p177-189.

[3] Johnson DP. Midline or parapatellar incision for knee arthroplasty. A comparative study of wound viability. J Bone Joint Surg Br 1988；70：656-658.

[4] Clarke MT, Longstaff L, Edwards D, et al. Tourniquetinduced wound hypoxia after total knee replacement. J Bone Joint Surg Br 2001；83：40-44.

[5] Ovadia D, Luger E, Bickels J, et al. Efficacy of closed wound drainage after total joint arthroplasty. A prospective randomized study. J Arthroplasty 1997；12：317-321.

[6] Gravvanis A, Kyriakopoulos A, Kateros K, et al. Flap reconstruction of the knee：A review of current concepts and a proposed algorithm. World J Orthop 2014；5：603-613.

[7] Salibian AH, Anzel SH. Salvage of an infected total knee prosthesis with medial and lateral gastrocnemius muscle flaps. A case report. J Bone Joint Surg Am 1983；65：681-684.

[8] Gerwin M, Rothaus KO, Windsor RE, et al. Gastrocnemius muscle flap coverage of exposed or infected knee prostheses. Clin Orthop Relat Res 1993；286：64-70.

第2节 术后感染的诊断与对策

田中　荣、西野仁树

人工全膝关节置换术（TKA）
Total knee arthroplasty

术后感染是人工全膝关节置换术（TKA）后最严重的并发症，术后需要对"早期感染"和"迟发感染"分别进行诊断与治疗。对于早期感染，预防和早期诊断，以及迟发感染方面的鉴别诊断显得尤为重要。保守治疗很少奏效，特别是慢性迟发感染，需要进行包括再置换在内的外科手术治疗。

定义

美国疾病管理预防中心（CDC）
Centers for Disease Control and Prevention

美国疾病管理预防中心（CDC）关于术后早期感染的定义为：术后30天以内发生的浅表感染和TKA术后90天以内的深部感染。对于此后的感染是否应作为血行性迟发性感染尚未达成共识。Cui等报道为术后1年，芬兰国家关节置换登记记录显示：分为较晚（＞术后2年）、最晚（＞5年）。

关于感染本身的定义，肌肉骨骼感染学会（MSIS）的定义是最为普及的（表8-2-1）。2个临床研究结果（A、B）。2张验血单（C-1），4个单纯滑液检查单（A-1、C-3、C-4、C-6）。1个病理检查（C-5）。这是一项烦琐复杂的工作，需要借助一个更简单的感染检测工具。

感染率

手术部位感染（SSI）
Surgical site infection；

日本骨科医师学会（日整会）监测记录，初期人工关节感染率为1.36%，术后SSI为0.2%~0.3%，术后2年内的感染率为0.25%~2.0%。1981—1987年的12 907例骨科术后患者的感染率为1.43%，TKA术后为5.7%，与Taylor等的报道相比，翻修TKA术为15.3%，有明显的改善。

但是迟发感染率并无改善趋势，瑞典国家膝关节置换登记记录显示，膝关节骨性关节炎（膝关节OA）TKA术表现稳定，类风湿性关节炎（RA）在TKA术中近几年呈现上升趋势，翻修手术占1/4（图8-2-1）。根据Kurtz等的推测，2030年因感染需翻修的可能会占到总翻修手术总数的60%。而且，致病菌至今仍以葡萄球菌为主，在日本骨科医师学会的调查中显示，42%为耐甲氧西林金黄色葡萄球菌（MRSA），耐药性呈现上升趋势。

耐甲氧西林金黄色葡萄球菌（MRSA）
Methicillin-resistant Staphylococcus aureus

诊断

早期感染的症状与术后生物反应基本相同，延迟到什么程度才会出现感染症

表 8-2-1　MSIS 人工关节周围感染的定义

	关节或者滑囊的感染满足以下 A、B、C 中的至少 1 个
A	从人工关节周围采集到的两个培养（组织或者液体）中分离出同样的病原体
B	形成与关节相通的窦道
C	适用于下列小项目中的 3 个 ①血清 CRP 升高（CRP> 10mg/ dL）的，并血沉增加（ESR>30mm/h ） ②患病关节有脓液存在 ③关节液中的白细胞数上升（WBC > 10 000/μL），或者关节液的白细胞酯酶试验在（++）以上 ④关节液中的嗜中性粒细胞（PMN%）上升（PMN%=90%） ⑤人工关节周围组织的病理呈现阳性（400 倍下每个视野嗜中性粒细胞能确认的 > 5 个） ⑥人工关节周围的培养（组织或液体）为阳性

（引自参考文献 4）

图 8-2-1　感染所致翻修手术的时代变化和感染率

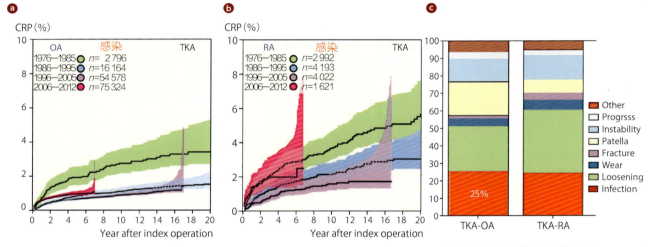

（引自瑞典膝关节置换登记年报，2013）

图 8-2-2　施行二期翻修的病例

a：窦道的形成。
b：生物假膜的形成。
c：抗生素骨水泥间隔物（Spacer）和骨水泥珠串充填。
d：翻修术后。

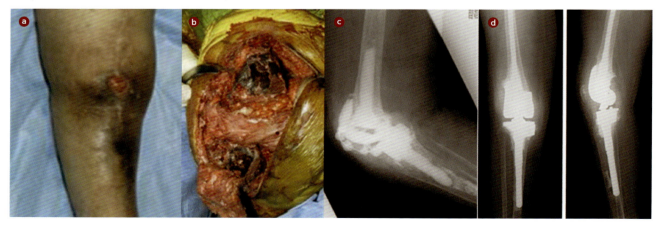

表 8-2-2　各种感染检测项目的特点

	文献	实验体	阈值	灵敏度	特异度	优点	缺点
CRP	7	血清	> 10mg/dL	95%	71%	· 简易性	· 特异性低 · 术后生物反应时上升 · 炎症性疾病时上升
血沉	7	血液	> 30mm/h	89%	89%	· 不使用仪器 · 简易性	· 特异性低 · 术后生物反应时上升 · 炎症性疾病时上升
关节液中白细胞计数	8	关节液	> 1 590/μL	90%	91%	· 特异性	· 存在采集困难病例 · 炎症性疾病时上升 · 压碎时无法计数
关节液中嗜中性粒细胞 %	9	关节液	> 65%	89.7%	91.3%	· 特异性	· 存在采集困难病例 · 炎症性疾病时上升 · 压碎时无法计数
白细胞酯酶	10	关节液	> 2+	89.5%	99.2%	· 迅速性（1min） · 简易性	· 血液、碎片的影响 · 离心分离
α - 防御素	11	关节液	9.5mg/dL	85%	95%	· 迅速性 · 简易性（ELSA）	· 存在采集困难病例 · 甲醇上升 33% · 在日本不能使用
降钙素原	12	血清	0.5ng/dL	53.3%	97.1%	· 简易性	· 只对败血症和重症感染症有反应
嗜中性粒细胞 CD-64	13	血液	2 000 个分子 / 细胞	55.6%	96.5%	· 细菌以外的病原体也会上升（抗酸菌、病毒）	· 慢性感染病例的敏感度下降 · 使用抗生素降低敏感度 · 测量时需要有站点流程表
氟 -18 脱氧葡萄糖（FDG）PET	14			85%	93%		· 辐射暴露 · 术后 1 年出现浓聚 · 特异性低
PCR	15	组织		80%	79%		· 采集组织的侵袭性 · 检测出死菌 · 需要使用特殊机器 · 90min
组织培养		组织		45% ~ 60%		· 特异性 · 了解治疗药物的敏感性	· 组织采集的侵袭性 · 耗费时间
快速病理检查		组织	（×400）视野中中性粒细胞数在 5 个以上，浸润总数在 5 个视野以上	87%			· 组织采集的侵袭性 · 取决于检查员的主观性

（根据参考文献 7~15）

状还不清楚。迟发感染缺乏随访结果，大多数还难以判断。存在窦道和脓液的观察结果作为治疗的时机已被推迟，在迷惑不定的情况下很难做出正确的判断（图 8-2-2）。

虽然使用了各种各样的检查和标记、图像诊断（表 8-2-2），但是优劣不一，像 MSIS 的标准那样，不得不进行综合研判。PET 等的图像检查特异性低，但与白细胞酯酶和 α - 防御素一起，可望在今后构筑一个证据链（样本库）。术中 PCR

表 8-2-3 术后感染的预防对策

术前管理与术中管理	
①鼻腔及全身皮肤的术前除菌	对高危病例推荐
②用剃刀剃毛	·不推荐
③海绵刷子	·相对推荐？ ·目的是消除严重的痂皮和污染 ·没有对健康皮肤进行的证据
④无菌布覆盖	·相对推荐 ·与普维酮碘同时使用有减少的可能性
⑤洗手	·不是杀菌，不过是减少了细菌而已
⑥使用双层手套	·减少手套破损是必要的 ·敷料覆盖后，植入物拆封后，每 3h 更换外层手套
⑦展开手术器械	·消毒、敷料覆盖后
⑧切皮后更换手术刀	·推荐
⑨术中清洗	·大量用生理盐水，抗生素药物
⑩使用混入抗生素的骨水泥	·短期有效性、翻修时使用
⑪缝合线	·单丝线、抗菌缝合线
⑫术中体温管理	·低体温（< 36℃）好，中性粒细胞功能下降。室温 22~23℃
⑬使用排气系统洁净室	·怀疑有效性？用一下比较好？
⑭术前、术中预防性使用抗生素药物	·术前 30~60min 使用普通量（CEZ 推荐，VCM 提前 2h）
⑮使用引流管	·无证据，48h 以内去除

（引自参考文献 16）

检查或快速病理检查作为再置换术中的基本检查十分有用，但这并不是术前诊断方法。

组织培养的灵敏度低，为 45%~60%，但是如果能够检测出来，就可以确认菌种和评估治疗药物的敏感性，由此希望治疗开始时实施或停用治疗药物。

预防感染

由于早期感染，术中与术后的感染预防对策尤其重要，请参照表 8-2-3 以及日本骨科医师协会出版的《骨关节术后感染预防指南（2015）》。

治疗选项

保留人工关节

限定于术后早期感染或急性血行感染的少数对象。瑞典注册证据提示也仅占翻修病例总数的 2.7%。必须取出聚乙烯假体，施以可行的彻底扩创。无效腔大的情况下，植入加有抗生素药物的骨水泥珠串等待的情况也很多。推荐使用抗生素药物（静脉用 2~4 周至口服：共计 6 个月），但是 TKA 术中尚无药物口服期长且假体存活率也高的实例。成功率为耐甲氧西林金黄色葡萄球菌（MSSA）的 82%~100%，总体为 60%~80%，发病至手术期间和软组织的血供是影响结果的主要因素，希望为 2~3 周。有文献认为 10 天以上有持续渗出需做手术。

耐甲氧西林金黄色葡萄球菌（MRSA）
Methicillin-resistant Staphylococcus aureus

一期翻修

致病菌为非耐药菌，仅限于可以临时闭合创口、不需要移植骨的情况。也有成功率在 80% 以上的报道，但是案例还太少，个案缺乏可靠性。

因为没有等待时间，所以功能损失较少，这是其一大优点，但是从风险和效益角度考虑的话，实际的应用案例还是太少。

二期翻修

目前这虽然是一个"金标准"，但一定程度上的功能损失是不可避免的。假体取出后，彻底切除污染滑膜和污染骨组织，包括生物假膜，用抗生素骨水泥间隔物填满无效腔，需要等待一定时间。必要时反复更换垫片。确认感染趋于稳定后再进行翻修。平均成功率接近 90%。

在等待期间，全身要联合使用抗生素药物。等待期间的软组织挛缩、活动度丧失、功能损失是重要问题，但是近年来人们通过模拟人工关节形态的骨水泥充填物来设法防止以上情况的发生（图 8-2-2d）。市面上已有将庆大霉素 0.5g 混入骨水泥的产品销售，但是这只能适应翻修换时的情况，骨水泥填充物需要在术中当场制作。为了避免骨水泥固化时聚合热对抗生素的灭失活，大多选择氨基糖苷类抗生素（每 40g 骨水泥使用抗生素 24g），但在选择加入万古霉素时，为了避免聚合热的影响，使用低聚合热骨水泥。据说混合量只要是骨水泥重量的 10%~20%，就不会影响骨水泥的强度。

C- 反应蛋白（CRP）
C-reactive protein

感染稳定性的判断没有一定的标准，一般为 CRP 正常化后等待 6~8 周，抗生素药物停止使用后隔 1 周以上的间隔，多次确认穿刺液培养阴性。翻修时，根据术中快速病理检查的结果，决定是进行翻修，还是再次留置骨水泥填充物等待。

翻修术后抗生素药物使用期限

翻修术后抗生素药物使用期限证据还不太清楚。但是，以慢性骨髓炎为标准，药物使用经常进行以 2~4 周为周期的经静脉 + 口服治疗、维持 6 个月以上。

萨尔贝奇手术（挽救性关节成形术）

切除关节成形术

拔出假体后，用支具等期望相对的稳定性与支持性。由于软组织不良及全身状态不良，不得已而选择的情况很多。由于经常存在不稳定性，有关节破坏、恶化、感染及复发的危险。

关节融合

在关节挛缩和软组织血供不全等因局部条件不良而不能翻修的情况下，才选择关节融合。如果感染的骨组织完全成功切除，有感染稳定的可能性。手术结果下肢虽存在长短差异，上下阶梯或坐位困难，但成功病例中无使用拐杖步行、轻度运动也是有的。

截肢

因抗药性，急需实施抢救处置时，截肢就成了最终的选择手段。

图 8-2-3　TKA 术后感染的治疗方法

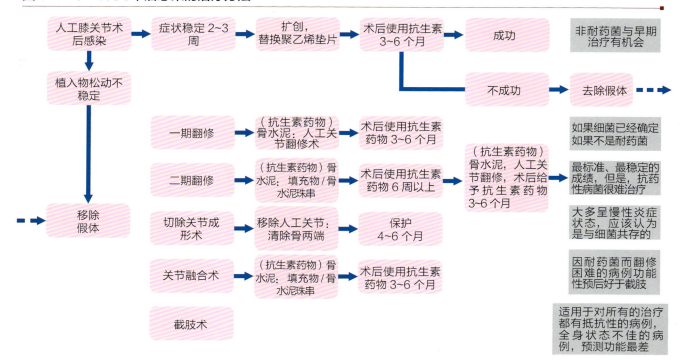

1. 避免使用广谱抗生素药物，在确定致病菌后，充分使用对致病菌敏感的抗生素。
2. 根据主治医师的判断，考虑增强抗生素药效，考虑药代动力学和药效学，头孢类抗生素使用间隔缩短，氨基糖苷类抗生素或万古霉素需增加使用一次。
3. 不仅仅是 WBC、CRP 检测，请不要忘记 ESR 的跟踪。
4. 对于免疫缺陷患者，如果怀疑感染，将革兰阴性杆菌和真菌也纳入考虑，同时进行内毒素和 β-D 葡聚糖的测定。
5. 抗生素的使用结束应在获得 ROM、负重后，确认炎症指标（ESR 等）不会再升高后再进行判断。
6. 如果可能，应提前去除或提前更换骨水泥珠串填充物。

（根据参考文献 20、21 改编）

TKA 术后感染治疗的处置方法

最后，TKA 术后感染治疗的处置方法如图 8-2-3 所示。

参考文献

[1] Center for Disease Control and Prevention. Guideline for prevention of surgical site infection, 1999.

[2] Cui Q, Mihalko WM, Shields JS, et al. Antibiotic-impregnated cement spacers for the treatment of infection associated with total hip or knee arthroplasty. J Bone Joint Surg Am 2007；89：871-872.

[3] Huotari K, Peltola M, Jämsen E. The incidence of late prosthetic joint infections：a registry-based study of 112,708 primary hip and knee replacements. Acta Orthop 2015；86：321-325.

[4] Deirmengian C, Kardos K, Kilmartin P, et al. Diagnosing periprosthetic joint infection：has the era of the biomarker arrived？ Clin Orthop Relat Res 2014；472：3254-3262.

[5] Taylor GJ, Bannister GC, Calder S. Perioperative wound infection in elective orthopaedic surgery. J Hosp Infect 1990；16：241-247.

[6] Kurtz, SM, Lau E, Watson H, et al. Economic Burden of Periprosthetic Joint Infection in the United States. J Arthroplasty 2012；27（8 Suppl）：61-65.

[7] Alijanipour P, Bakhshi H, Parvizi J . Diagnosis of periprosthetic joint infection：the threshold for serological markers. Clin Orthop Relat Res 2013；471：3186-3195.

[8] Dinneen A, Guyot A, Clements J, et al. Synovial fluid white cell and differential count in the diagnosis or exclusion of prosthetic joint infection. Bone Joint J Br 2013；95：554-557.

[9] Deirmengian C, Kardos K, Kilmartin P, et al. Combined measurement of synovial fluid α -Defensin and C-reactive protein levels：highly accurate for diagnosing periprosthetic joint infection. J Bone Joint Surg Am 2014；96：1439-1445.

[10] Kobayashi N, Inaba Y, Choe H, et al. Use of F-18 fluoride PET to differentiate septic from aseptic loosening in total hip

arthroplasty patients. Clin Nucl Med 2011；36：e156-161.

[11] Wetters NG, Berend KR, Lombardi AV, et al. Leukocyte esterase reagent strips for the rapid diagnosis of periprosthetic joint infection. J Arthroplasty 2012；27（8 Suppl）：8-11.

[12] Deirmengian C, Kardos K, Kilmartin P, et al. The Alphadefensin Test for Periprosthetic Joint Infection Responds to a Wide Spectrum of Organisms. Clin Orthop Relat Res 2015；473：2229-2235.

[13] Tamaki K, Kogata Y, Sugiyama D, et al. Diagnostic accuracy of serum procalcitonin concentrations for detecting systemic bacterial infection in patients with systemic autoimmune diseases. J Rheumatol 2008；35：114-119.

[14] Tanaka S, Nishino J, Matsui T, et al. Neutrophil CD64 expression in the diagnosis of local musculoskeletal infection and the impact of antibiotics. J Bone Joint Surg Br 2009；91：1237-1242.

[15] Miyamae Y, Inaba Y, Kobayashi N, et al. Different diagnostic properties of C-reactive protein, real-time PCR, and histopathology of frozen and permanent sections in diagnosis of periprosthetic joint infection. Acta Orthop 2013；84：524-529.

[16] 日本整形外科学会／日本骨・関節感染症学会監，日本整形外科学会診療ガイドライン委員会／骨・関節術後感染予防ガイドライン策定委員会編. 骨・関節術後感染予防ガイドライン 2015. 改訂第 2 版. 東京：南江堂；2015.

[17] Siqueira MB, Saleh A, Klika AK, et al. Chronic Suppression of Periprosthetic Joint Infections with Oral Antibiotics Increases Infection-Free Survivorship. J Bone Joint Surg Am 2015；97：1220-1232.

[18] Jämsen E, Huotari K, Huhtala H, et al. Low rate of infected knee replacements in a nationwide series--is it an underestimate？ Acta Orthop 2009；80：205-212.

[19] Springer BD, Javad Parvizi. Periprosthetic Joint Infection of Hip and Knee. Berlin：Springer；2013.

[20] Wasielewski RC, Barden RM, Rosenberg AG, et al. Results of different surgical procedures on total knee arthroplasty infections. J Arthroplasty 1996；11：931-938.

[21] Buechel FF. The infected total knee arthroplasty：just when you thought it was over. J Arthroplasty 2004；19（4 Suppl 1）：51-55.

第 3 节　松动

小俣康德、田中　荣

人工全膝关节置换术（TKA）
Total knee arthroplasty

人工全膝关节翻修术的最大原因是假体松动（表 8-3-1）。人工膝关节松动的原因有：①人工关节周围发生的骨溶解。②聚乙烯假体的磨损。③肥胖和大活动量所致的过度负重。④轴线不良。⑤假体设计本身的问题。⑥假体的固定性不良。⑦关节不稳定性。⑧感染等多种因素的交织影响。

人工全膝关节置换术（TKA）后耐久性的要素是：人工关节周围的骨质、骨床的状态得到良好的维持。众所周知，人工膝关节周围的骨密度术后几个月会下降，有报道称术后 1 年会下降约 23%。手术后人工关节周围的骨密度降低，受到手术创伤、炎症、术后负重时机械应力对骨结构的影响。人工关节周围的骨密度下降一般在术后 3 年后趋于正常化或者停止进展。

人工关节周围的骨溶解是由于长期人工关节或对骨床的机械应力所致。理想的是假体和骨的接触界面能承受超过日常生活中受的机械应力，这是很重要的。

聚乙烯磨损（图 8-3-1）

超高分子量聚乙烯（UHMWPE）
Ultra high molecular weight polyethylene

在人工关节中，超高分子量聚乙烯（UHMWPE，PE）多用于关节滑动面。人工关节滑动面 PE 的摩擦材料磨损等产生的磨损粉屑被巨噬细胞吞噬，激活破骨细胞后产生骨溶解，引起松动。通过减少 PE 磨耗，可以减少松动的发生，提高假体的耐久性和治疗效果。

PE 磨损

第三方碎片
third fragment
碎片和骨水泥片等，混入假体和组件之间，导致磨损的物体。

PE 磨损按发生过程和部位分为几个种类。在人工膝关节正常工作的状态下也会产生一定程度的材料磨损，由于反复的冲击和长期使用所致材质强度下降引起的疲劳磨损，以及在滑动面产生的裂缝或以第三方碎片为起因发生磨损。产生磨损的部位不仅是滑动面，还有在滑动面 1~2mm 下产生层状的分层磨损，此外，还有在 PE 插入后产生的背面磨损。一般来说，PE 厚度需要超过 8mm 才能保持其强度，太薄的 PE 会产生比磨损更容易的损伤。

磨粒磨损

人工全髋关节置换术（THA）
Total hip arthroplasty

磨粒磨损是由于人工全髋关节置换术（THA）高交联 PE（HXLPE）的出现而大幅度减少。在目前的 TKA 术中，已经开始采用 HXLPE。一方面有报道称，体外颗粒将减少，另一方面也有报道称，对于粗糙表面，传统 PE 的耐磨性更高。Hodrick 等对以往型号的 TKA 和使用 HXLPE 的 TKA 共 100 例病例进行了

表 8-3-1　TKA 手术疗效不佳的原因

翻修的理由	百分比（%）
聚乙烯磨损	25.0
松动	24.1
不稳定	21.2
感染	17.5
关节纤维粘连	14.6
轴线不良或者安装位置不良	11.8
伸膝装置功能障碍	6.6
髌骨骨坏死	4.2
假体骨折	2.8
髌骨置换	0.9

图 8-3-1　被去掉的 PE 假体

可见表面磨损明显和边缘部破损。

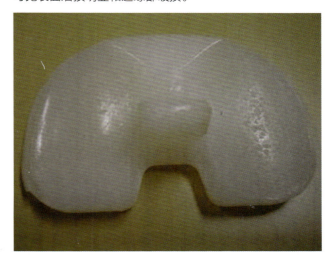

历时约 6 年的回顾性研究。结果，在 X 线片分析中，在人工关节周围观察到骨透亮影像的病例数在以往型号组中为 20 例，使用 HXLPE TKA 组中观察到 2 例；需要翻修的病例数前者为 4 例，后者未观察到。

另外，在最近所报道的研究中，对于两侧同时进行 TKA 的 171 例 60 岁以下的患者，左、右使用不同的假体（一侧是较少交联聚乙烯，另一侧是 HXLPE），在平均 6 年的调查随访期间，两组均未出现松动，结果并没有显示 HXLPE 有效。因为无论在哪个研究中，随访时间都很短，所以今后需要进行长期的追踪研究。

因第三方碎片引起的磨损

医师也需要注意因第三方碎片引起的磨损。根据 Noble 等的研究，在去除的 PE 衬垫进行的分析中，股骨骨水泥固定组中的 35%、无骨水泥固定组中的 25% 分别发现了重度的 PE 磨损。研究指出，这些是由于假体周围未清除的骨水泥和骨赘所致，这原本可通过仔细的手术操作来避免。因而，可以说明磨损的发生不仅仅是 PE 材质本身的问题。

人工关节的过度负重

体重越重，导致人工膝关节的负重越大，成为磨损、轴线不良、骨质压碎的主要原因。

Berend 等报道显示，BMI 在 33.7 以上的组与其以下的组相比，胫骨内侧的骨质压碎是有意义的。研究表明，在生物体中 TKA 胫骨假体受到的接触压力的研究中，下阶梯时是最大体重 346% 的负重，其次是上阶梯时负重 316% 的体重。青年人比老年人活动更积极，运动量增大对 PE 的负重压力是造成磨损的主要原因。

图 8-3-2　PE 衬垫和胫骨金属底座的破裂病例

提示在内侧圆形变色的部位应力集中了。

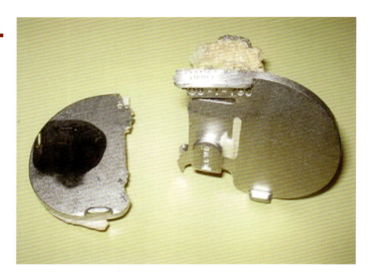

图 8-3-3　因轴线不良而产生松动的病例

术后即刻的安装状态不明，考虑因对线不良而产生的松动。胫骨假体沿中轴线下沉，由于胫骨假体内翻位的进展，疼痛增强，持续松动。

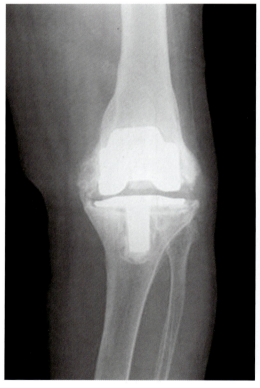
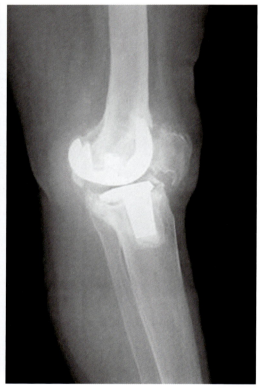

轴线不良

　　在安装 TKA 成套假体时，获得轴线的准确性和韧带平衡对于取得良好的长期效果至关重要。距离功能轴 3° 以上的内翻位安装的胫骨假体，对胫骨内侧的骨施加较大的负重应力，骨质压碎和假体的下沉，产生骨水泥裂纹的风险上升，使假体与骨床、骨水泥之间可能产生松动。

　　如果内、外侧的韧带不平衡，则会产生关节不稳定，因此反复的不均匀负重应力会引起疲劳磨损、假体的下沉以及骨质压碎，从而导致松动（图 8-3-2~图 8-3-4 ）。

图 8-3-4　一般可考虑骨质压碎产生松动的病例

初次手术中，胫骨内侧骨缺损用金属增强垫块进行处理，但是由于没有使用骨柱。因此无法承受向内侧的负重，引起骨质压碎，产生松动。股骨假体也呈现下沉状态。

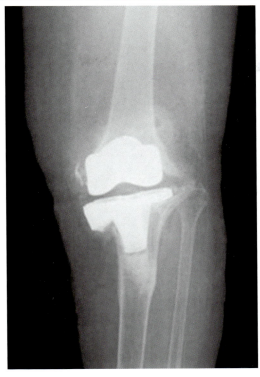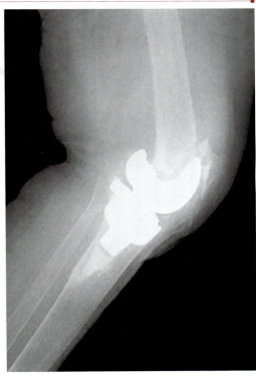

假体设计

　　假体设计对磨损和松动有很大影响。TKA 术中假体大致为：①限制型。②半限制型。③非限制型（Hinge 型）。限制型的典型示例是不允许初期有旋转方向运动的铰链型人工关节，旋转应力过于集中在假体系统上，最终产生松动，结果以失败而告终。现在，容许旋转方向运动的旋转铰链型人工膝关节，只限于用于有明显骨破坏的病例。

　　在使用平坦或者与其形态相近的 PE 假体的非限制型病例中，由于伴随膝关节屈伸运动的接触面积小，因此对 PE 的压力负重变大，容易产生磨损。

深盘型聚乙烯
为了增加人工膝关节的稳定性，加深了假体的关节面。

后凸轮结构
胫骨假体后方的部位有像被胫骨假体凸轮引导一样结构的人工膝关节。

　　深盘型聚乙烯或者具有后凸轮结构的半限制型假体中，伴随屈伸运动的关节适应性高，通过大的接触面积对 PE 施加压力负重，因此从理论上有利于减少磨损。但是正常的股骨回滚不起作用时，反而有可能使应力集中于 PE 的一部分，产生破损。另外，关于近年来开始使用的移动 PE 假体，可以认为滑动面接触压力确实会变小，但是伴随着 PE 衬垫的旋转，背面磨损的可能性也令人担心，这有待于今后长期使用的疗效报告来证实。

固定不良

　　假体早期的固定不良导致早期的假体松动。TKA 术中假体的固定方法有骨水泥固定和非骨水泥（压配型）固定，但是从早期固定的观点来看，可以说在手术中采用基本能完成早期固定的骨水泥固定方法比较有利。

骨水泥接触面的适应性很重要，它将影响假体的生存率。即使是非骨水泥固定，只要骨质良好、髓内柄固定性良好，早期固定就不会成为问题，也有报道显示了骨骼生长在界面中形成的长期稳定性。

类风湿性关节炎（RA）
Rheumatoid arthritis

磨损碎片有可能从髓内柄周围侵入。另外，类风湿性关节炎（RA）等骨强度下降的病例中，非骨水泥稳定很难得到牢固的早期固定，所以建议采用骨水泥固定。

其他因素

在人工关节松动、骨溶解等并发症的原因中，也存在手术操作与术者技术高低的因素。下肢功能轴异常、假体安装轴线异常、TKA术后不稳定性因素等，与假体 – 骨表面的过度负重相关，也与聚乙烯的磨损有关系。为了避免发生这样的轴线不良、假体安装异常、人工关节和聚乙烯的过重负重，引入了导航引导下的TKA。但是，目前还没有使用与不使用导航系统的TKA的长期结果报道，我们还期待着今后的研究结果。

对人工关节周围的骨溶解、破骨细胞的成熟、生存率的药理学作用等临床研究以及动物实验研究也在进行之中。近年在英国进行的采用数据库的大规模调查研究中，对18 726例TKA病例和23 269例THA病例共计41 995例患者进行了研究分析。在服用双磷酸盐的患者中，翻修率较低（0.93%∶1.96%），相对危险度显著较低，为0.54（0.29~0.99），到翻修术为止的间隔时间也较长［时间比1.96（1.01~3.82）］。这个结果表明，对于伴随手术操作的外伤性变化、炎症等引起的骨吸收反应，双磷酸盐制剂有抑制作用。

参考文献

[1] Sharkey PF, Hozack WJ, Rothman RH, et al. Insall Award paper. Why are total knee arthroplasties failing today？Clin Orthop Relat Res 2002；404：7-13

[2] Furnes O, Espehaug B, Lie SA, et al. Early failures among 7,174 primary total knee replacements：a follow-up study from the Norwegian Arthroplasty Register 1994-2000. Acta Orthop Scand 2002；73：117-129.

[3] Paxton EW, Furnes O, Namba RS, et al. Comparison of the Norwegian knee arthroplasty register and a United States arthroplasty registry. J Bone Joint Surg Am 2011；93 Suppl 3：20-30.

[4] Gallo J, Goodman SB, Konttinen YT, et al. Osteolysis around total knee arthroplasty：a review of pathogenetic mechanisms. Acta Biomater 2013；9：8046-8058.

[5] Soininvaara TA, Miettinen H J，Jurvelin J S，et al. Periprosthetic tibial bone mineral density changes after total knee arthroplasty：one-year follow-up study of 69 patients. Acta Orthop Scand 2004；75：600-605.

[6] Petersen MM, Nielsen PT, Lauritzen JB, et al. Changes in bone mineral density of the proximal tibia after uncemented

total knee arthroplasty. A 3-year follow-up of 25 knees. Acta Orthop Scand 1995；66：513-516.

[7] Kurtz SM, Gawel HA, Patel JD. History and systematic review of wear and osteolysis outcomes for first-generation highly crosslinked polyethylene. Clin Orthop Relat Res 2011；469：2262-2277.

[8] Muratoglu OK, Bragdon CR, Jasty M, et al. Knee-simulator testing of conventional and cross-linked polyethylene tibial inserts. J Arthroplasty 2004；19：887-897.

[9] Hodrick JT, Severson EP, McAlister DS, et al. Highly crosslinked polyethylene is safe for use in total knee arthroplasty. Clin Orthop Relat Res 2008；466：2806-2812.

[10] Kim YH, Park JW, Kim JS, et al. Highly Crosslinked-remelted versus Less-crosslinked Polyethylene in Posterior Cruciateretaining TKAs in the Same Patients. Clin Orthop Relat Res 2015；473：3588-3594.

[11] Noble PC, Conditt MA, Thompson MT, et al. Extraarticular abrasive wear in cemented and cementless total knee arthroplasty. Clin Orthop Relat Res 2003；416：120-128.

[12] Berend ME, Ritter MA, Meding JB, et al. Tibial component

failure mechanisms in total knee arthroplasty. Clin Orthop Relat Res 2004；428：26-34.

[13] Kutzner I, Heinlein B, Graichen F, et al. Loading of the knee joint during activities of daily living measured in vivo in five subjects. J Biomech 2010；43：2164-2173.

[14] Jeffery RS, Morris RW, Denham RA. Coronal alignment after total knee replacement. J Bone Joint Surg Br 1991；73：709-714.

[15] Srivastava A, Lee GY, Steklov N,, et al. Effect of tibial component varus on wear in total knee arthroplasty. Knee 2012；19：560-563.

[16] Bartel DL, Rawlinson JJ, Burstein AH, et al. Stresses in polyethylene components of contemporary total knee replacements. Clin Orthop Relat Res 1995；317：76-82.

[17] Arsoy D, Pagnano MW, Lewallen DG, et al. Aseptic tibial debonding as a cause of early failure in a modern total knee arthroplasty design. Clin Orthop Relat Res 2013；471：94-101.

[18] Pijls BG, Valstar ER, Nouta KA, et al. Early migration cf tibial components is associated with late revision：a systematic review and meta-analysis of 21,000 knee arthroplasties. Acta Orthop 2012；83：614-624.

[19] Goldberg VM, Kraay M.. The outcome of the cementless tibial component：a minimum 14-year clinical evaluation. Clin Orthop Relat Res 2004；428：214-220.

[20] Hoppe S, Mainzer JD, Frauchiger L, et al. More accurate component alignment in navigated total knee arthroplasty has no clinical benefit at 5-year follow-up. Acta Orthop 2012；83：629-633.

[21] Kim YH, Park JW, Kim JS. Computer-navigated versus conventional total knee arthroplasty a prospective randomized trial. J Bone Joint Surg Am 2012；94：2017-2024.

[22] Prieto-Alhambra D, Javaid MK, Judge A, et al. Association between bisphosphonate use and implant survival after primary total arthroplasty of the knee or hip：population based retrospective cohort study. BMJ 2011；343：d7222.

第 4 节　聚乙烯磨损

伊泽直广

超高分子量聚乙烯（UHMWPE）
Ultra high molecular weight polyethylene

人工全膝关节置换术（TKA）
Total knee arthroplasty

在现行的人工膝关节中，超高分子量聚乙烯（UHMWPE，PE）多用于关节滑动面。我们以前就知道人工髋关节由于滑动面的 PE 磨损（Wear）而产生的磨损颗粒被巨噬细胞吞噬，从而使破骨细胞被激活，引起骨溶解（Osteolysis），这是导致松动的最主要原因。这在 TKA 术中也是一样，如何减少 PE 磨损是减少松动、进一步提高临床疗效的关键。

磨损类型

虽说是 PE 磨损，但其类型并不单一。

磨擦磨损（Abrasive wear）是硬金属削去柔软的 PE 而产生的磨损，即使在人工膝关节正常工作的状态下也会在一定程度上产生。

疲劳磨损（Fatigue wear）是由于反复冲击和长期使用导致材质强度下降而产生的龟裂逐渐扩大、分离脱落的现象。在 TKA 术中，由于在滑动面的 1~2mm 下产生的疲劳磨损，会有大的 PE 层脱落的分层剥离现象。

此外，还存在以滑动面上产生的裂纹和第三方碎片所致的磨损。

磨损因素

一般来说，磨损量与负重和滑动距离呈正比，与材料的硬度和强度呈反比，在 PE 磨损中也是如此。PE 的局部负重和滑动距离由整个人工膝关节的负载和人工膝关节滑动表面的形状所决定。因此，体重和活动量作为患者因素，设计和 PE 材料作为假体因素，影响磨损的发生。

活动和磨损

虽然 TKA 后患者的活动量被认为是影响人工膝关节负重的最主要因素，但尚未就允许活动量或推荐多少活动量得出明确的结论。2005 年，美国专家的报道显示，TKA 术后推荐的运动项目有保龄球、高尔夫球、游泳、骑自行车和徒步旅行。不推荐的运动项目有足球、排球、篮球等。

体重越重，膝关节的负重越大，导致 PE 磨损也越大。Abdel 等分析了以 5 088 例行 TKA 术的患者，报道称，BMI 在 35 以上的群组，与 BMI 在 35 以下的群组相比，胫骨假体的松动是 2 倍之高。

聚乙烯材质

人工膝关节的滑动面现在一般使用 PE。以前对 PE 进行灭菌时，在大气中用 γ 射线照射，但是，由于 γ 射线在 PE 内产生自由基，在氧气存在的环境下 PE 氧化的强度下降，所以目前多采用由乙二烯基灭菌和不激活气体的 γ 射线灭菌。

作为提高 PE 强度的方法，人们开发了电子射线照射或 γ 射线对 PE 实施交联的高度交联聚乙烯（XLPE），从 20 世纪 90 年代就开始讨论其有效性。在人工髋关节方面，与 UHMWPE 相比，显示了 XLPE 的有用性，其被广泛用于临床。然而，在人工膝关节方面，虽然 XLPE 的硬度确实比 UHMWPE 高，但是由于自由基氧化所产生的疲劳磨损增加，因此很多报告对其有效性持怀疑态度。近年来，人们开发出了减少交联时发生自由基的方法，我们期待着进一步的研究成果。

在日本，近年来也尝试着对 PE 进行有前途的改良。东京大学工学系研究院的石原等开发了 2- 甲基丙烯酰磷酰胆碱（MPC）处理 PE，PE 表面涂层的 MPC 降低了摩擦力，减少了磨损颗粒的产生。京都大学工学系研究院的富田等开发了具有抗氧化作用的维生素 E 混合 PE，显示了 PE 的疲劳磨损减少。它们都在人工髋关节实用化方面的短期报告中显示了良好的结果。也有学者尝试了在含有维生素 E 的 PE 上涂抹 MPC，目前期待着有好的 TKA 术后结果的报告。

PE 的厚度也是磨损的主要原因。有研究报道称，6mm 以下的 PE 接触压力变高，最薄部分也需要 8mm 以上的厚度。

假体设计与磨损

假体设计对磨损和松动有很大影响。TKA 术中假体大致分为：①限制型。②半限制型。③非限制型。限制型的典型示例是不允许初期有旋转方向运动的铰链型人工关节，旋转应力过于集中在假体系统上，最终产生松动，以失败而告终。现在，允许有旋转方向运动的旋转铰链型人工膝关节，只限于用于有明显骨破坏的病例。

在使用平坦或者与其形态相近的 PE 衬垫非限制型病例中，由于伴随膝关节屈伸运动的接触面积小，因此对 PE 的压力负重变大，容易产生磨损。

深盘型 PE 或者具有后凸轮结构的半限制型假体中，伴随屈伸运动的关节适应性高，通过大的接触面积对 PE 施加压力负重，因此在理论上促进磨损发生，但是正常的股骨后滚不起作用时，反而有可能把应力集中在 PE 的一部分，可能更容易发生破损。

活动平台的 TKA 因为活动接触面形合程度更匹配且滑动面积扩大，PE 磨损压力负重被分散，磨损预计将减少，多个荟萃分析表明，传统的固定平台和移动平台的翻修率在临床结果上没有差异，减少磨损的效果有不少负面意见。

手术技巧与磨损

PE 磨损不仅因 PE 材料和假体设计所致，还受手术技巧的影响。假体的轴线位不良和韧带不平衡导致聚乙烯的不均匀负重，成为磨损的因素。

此外，滑动表面产生的裂纹和第三方碎片也是磨损的重要因素。Nobel 等的报道说，在取出的 PE 假体进行的分析研究中，在股骨骨水泥固定组中的 35%、非骨水泥固定组 25%，由此可见 PE 磨损的严重程度，对于这些从假体周围未清除的骨水泥和骨赘，通过小心的手术操作可以避免。

聚乙烯磨损的诊断与治疗

对于 PE 磨损，可在立位 X 线片图像中判断关节裂缝的狭窄度，内外翻应力摄影也有利于判断。但是，如果不正确地对节照射，拍摄 X 线片就无法诊断，特别是对于有屈曲挛缩的病例，依靠早期的 X 线片判断是很困难的。随着磨损的加剧，徒手检查会发现内外翻活动摇晃性，但患者自身没有自述，即使多数情况下也是很轻的症状。患者自述的症状是，磨损严重后的不稳定性，或磨损颗粒引起的滑膜炎的疼痛，此时 PE 破损，金属之间产生磨损颗粒，多为金属病（Metallosis）（图 8-4-1）。

图像：
通过应力位 X 线片图像、CT 等可以对较大的磨损破坏等进行诊断。但是在早期，任何一种影像诊断方法都是一样的。
关节穿刺术：
我们知道，一定程度的磨损会产生滑膜炎。取出关节液，用偏光显微镜检查，可以观察到小碎片等。产生金属颗粒，可采集到褐色或黑色的液体。

翻修术

翻修术最好在金属之间产生磨损之前进行。进行翻修的范围因磨损产生的原因而异。如果金属没有破损和松动，只更换 PE 衬垫就可以应对，但是如果残留导致各种磨损的主要因素的话，仅仅更换衬垫会再次发生磨损。在认为轴线不良是导致磨损的原因的情况下，即使不存在金属破损和松动，胫骨假体有时也需要和股骨假体一起重新更换。

图 8-4-1　右侧膝关节 TKA 术后经过 14 年再次手术的病例

a、b：由金属颗粒引起关节内黑色化。**c**：内侧后方有聚乙烯磨损。

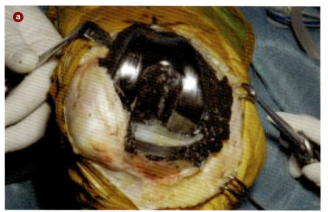
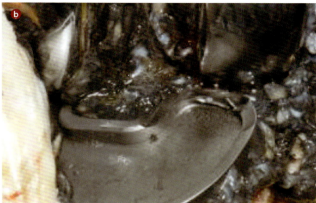
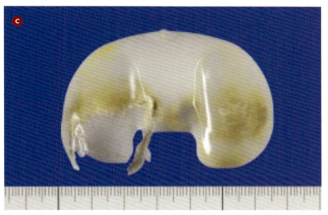

参考文献

[1] Naudie DD, Ammeen DJ, Engh GA, et al. Wear and osteolysis around total knee arthroplasty. J Am Acad Orthop Surg 2007；15：53-64.

[2] Kurtz SM, Gawel HA, Patel JD. History and systematic review of wear and osteolysis outcomes for first-generation highly crosslinked polyethylene. Clin Orthop Relat Res 2011；469：2262-2277.

[3] Muratoglu OK, Bragdon CR, Jasty M, et al. Knee-simulator testing of conventional and cross-linked polyethylene tibial inserts. J Arthroplasty 2004；19：887-897.

[4] Hodrick JT, Severson EP, McAlister DS, et al. Highly crosslinked polyethylene is safe for use in total knee arthroplasty. Clin Orthop Relat Res 2008；466：2806-2812.

[5] Kim YH, Park JW, Kim JS, et al. Highly Crosslinked-remelted versus less-crosslinked polyethylene in posterior cruciateretaining TKAs in the same patients. Clin Orthop Relat Res 2015；473：3588-3594.

[6] Noble PC, Conditt MA, Thompson MT, et al. Extraarticular abrasive wear in cemented and cementless total knee arthroplasty. Clin Orthop Relat Res 2003；416：120-128.

[7] Healy WL, Sharmas S, Schwartz B,et al. Athletic activity after total joint arthroplasty. J Bone J surg Am 2008；90：2245-2252.

[8] Abdel MP, Bonadurer GF, Jennings MT, et al. Increased aseptic tibial failures in patients with a BMI ≥ 35 and wellaligned total knee arthroplasties. J Arthroplasty 2015；30：2181-2184.

[9] Currier BH, Currier JH, Franklin KJ, et al. Comparison of wear and oxidation in retrieved conventional and highly cross-linked UHMWPE tibial inserts. J Arthroplasty 2015；30：2349-2353.

[10] Kyomoto M , Moro T , Yamane S , et al . Poly (2-methacryloyloxyethyl phosphorylcholine) grafting and vitamin E blending for high wear resistance and oxidative stability of orthopedic bearings. Biomaterials 2014；35：6677-6686.

[11] van der Voort P, Pijls BG, Nouta KA, et al. A systematic review and meta-regression of mobile-bearing versus fixedbearing total knee replacement in 41 studies. Bone Joint J Br 2013；95：1209-1216.

[12] Noble PC, Conditt MA, Thompson MT, et al. Extraarticular abrasive wear in cemented and cementless total knee arthroplasty. Clin Orthop Relat Res 2003；416：120-128.

第5节 骨折

田中 荣、西野仁树

人工全膝关节置换术（TKA）
Total knee arthroplasty

人工全膝关节置换术（TKA）中的患者年龄偏大之外，还随着人口老龄化的影响，骨折的发生率也在增加。关节周围骨折多见，对线维持困难，获得坚强的固定性困难，并发症的发生率也高。

发生率

关于退行性膝关节病（膝关节 OA）TKA 后骨折的发生率，股骨髁上骨折为 0.3%~2.5%，胫骨骨折为 0.4%，髌骨骨折为 0.4%。股骨髁骨折为绝大多数，胫骨骨折和髌骨骨折的发生率低。日本国立医院机构相模原医院在 1975—2002

类风湿性关节炎（RA）
Rheumatoid arthritis

年进行的 1 068 例类风湿性关节炎（RA）TKA 中 90% 以上的患者是股骨骨折，TKA 假体周围骨折占 1.4%，股骨髁上骨折占 0.94%，胫骨骨折占 0.3%，髌骨骨折占 0.01%。在 RA 的 TKA 术后骨折发生率并不一定很高。

危险因素

骨折几乎都是由于轻微外力产生的，因此有无危险因素的影响很大。包括口服类固醇、骨质疏松症、RA 等全身性因素，松动等局部因素，股骨远端前方截骨凹槽等手术技术因素。关于股骨远端前方截骨凹槽是否会造成骨折，尚存在分歧。认为其使骨折发生率变高的报道和认为其与骨折没有关联的报道也都有。但是，Lesh 等报道称，如果股骨前方截骨时制作全厚度凹槽，屈曲强度将下降 18%，旋转强度将下降 42%，术中谨慎操作，避免出现凹槽是必要的。

股骨髁上骨折

股骨假体的前方凸缘上端的短斜骨折较多见。有时伴有粉碎的骨片。与通常此部位骨折不同，呈屈曲位畸形。使用 Lewis & Rorabeck 的分型（图 8-5-1）。

Ⅱ型和Ⅲ型的鉴别并非易事。即使髁部有骨折线并有松动，如果进行复位后，支撑仍可维持，这种情况可以判断为Ⅱ型。需要通过受伤前的单纯 X 线片影像确认是否有松动现象。

为了选择内固定法，人们将Ⅱ型细分为 2 个亚型是很实用的。

图 8-5-1　股骨髁上骨折分型（Lewis & Rorabeck 的分型）

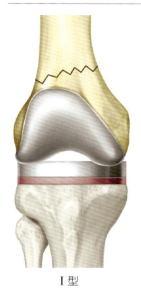

Ⅰ型

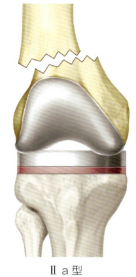

Ⅱa型

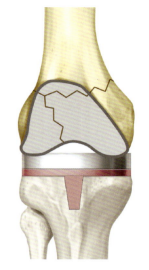

Ⅱb型

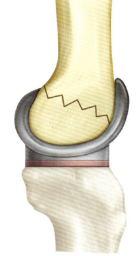

Ⅰ型	骨折无移位，人工关节不松动
Ⅱ型 Ⅱa型 Ⅱb型	骨折有移位，但人工关节没有松动 骨折线位于股骨髁假体前方边缘的近端 骨折线位于股骨髁假体前方边缘的远端，或者股骨髁部有粉碎性骨折
Ⅲ型	人工关节有松动的骨折（无论有无移位）

（根据参考文献 10 改编）

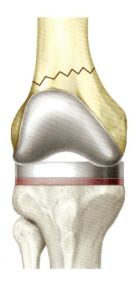

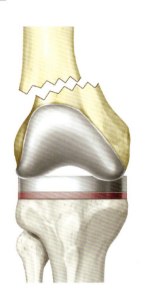

Ⅲ型

Ⅱa 型：骨折线位于股骨髁假体前方边缘的近端。

Ⅱb 型：骨折线位于股骨髁假体前方边缘的远端，或者股骨髁部有粉碎性骨折。

表 8-5-1　股骨髁上骨折的分型和治疗方案

Ⅰ型		·保守治疗 ·牵引 ·使用石膏支具
Ⅱ型	骨质好	·切开复位内固定 　Ⅱa型：锁定钢板固定，逆行性植入髓内钉 　Ⅱb型：锁定钢板固定
	骨质差	·保守治疗 ·切开复位内固定 　＋骨移植 　＋注入骨水泥 ·创面外固定（Ilizarov支架）
Ⅲ型		·翻修术 ·带横向螺钉交锁钉的髓内柄固定 ·使用金属加强块

图 8-5-2　锁定加压钢板（LCP）和微创稳定系统（Liss）

a：螺钉、钢板孔上刻有螺纹，锁定后角度稳定性得以维持。
b：潜行于骨膜上方，股外侧肌下方，经皮螺钉固定，皮质骨和钢板不需要接触。

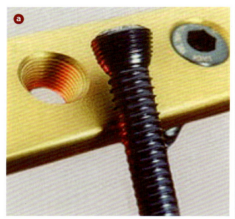
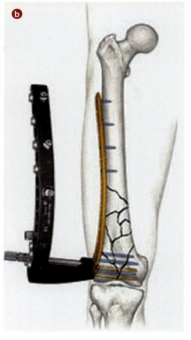

（引自 SYNTHES® 公司资料）

治疗方案

　　Chen 等报道说保守治疗、手术治疗的患者 30% 出现某些并发症，因此需要慎重对待。原则上：Ⅰ型是保守治疗；如果Ⅱ型骨折没有得到闭合复位，则是行切开复位内固定术（ORIF）的对象；Ⅲ型考虑采用带长柄的人工关节进行翻修（表 8-5-1）。最近在内固定材料和固定方法中出现了锁定加压钢板（LCP）和微创稳定系统（Liss）（图 8-5-2），因此大多选择用钢板固定。

　　但是治疗方案仅根据骨折分型是确定不了的，倒不如优先考虑骨质和全身状态。骨质差，内固定得不到充分固定时，不要犹豫，要选择保守疗法。

切开复位内固定术（ORIF）
Open reduction and internal fixation

图 8-5-3　保守疗法后发生的畸形愈合病例

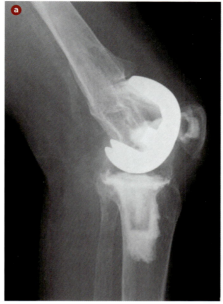
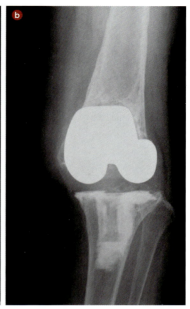

保守疗法

4~8 周的长腿石膏固定后，在穿着矫形支具的情况下进行活动度训练。可能的话，从 6~8 周开始部分负重，边观察 X 线片影像显示的反应，边从 10~12 周开始进行全负重训练。保守疗法的优点是发生感染的可能性很低。缺点是畸形愈合、活动度运动肌力下降引起的功能损害，相对而言长期卧床引起的全身状态及痴呆症恶化的问题更大。

关于活动度减少，Chen 的报道平均为 26°，村泽的报道为 18°，土田的报道为 10°，Moran 的报道 I 型为 8°。虽然都维持了实用的活动度，但是功能恢复需要时间。

保守治疗的患者满意度在 I 型中为 83%，与此相对，在 II 型中只有 67%。畸形愈合时，缩短 2cm 以下，冠状面 5°、矢状面 10° 的畸形被认为是容许的，但是控制在这个范围并不容易（图 8-5-3）。

手术困难的病例、超高龄者、残毁型关节炎患者行保守治疗时不得已而实施手术的情况也较多。

手术疗法

有以预防畸形、缩短卧床时间、维持关节活动度为目的而选择手术疗法的倾向。考虑到伴随创伤的全身并发症、感染、骨质差和得不到充分的固定性等风险，考量上述的效益后再进行选择。很多 II 型都是适合手术的。即使是 I 型，也有高龄者重视早期离床、早期功能恢复而选择手术的情况。

手术方法包括钢板固定、逆行性髓内钉固定、螺钉固定、创面外固定等方法（表 8-5-1）。

空心螺钉和石膏

适用于 II a 型中轻度移位，希望减少侵袭在全身状态及其他问题上的情况。

图 8-5-4　逆行性髓内钉固定的病例

术前虽然是 Ⅱ b 型，但是骨折处没有粉碎，骨质好，因此实施了逆行性髓内钉固定。

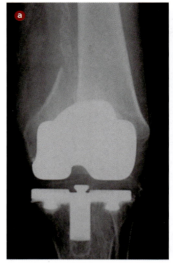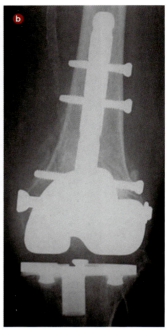

（都立墨东医院风湿和胶原病科　久我芳昭医生提供）

图 8-5-5　Ⅱ b 型 LCP 固定病例

a：术前侧位 X 线片。
b：LCP 固定术正位 X 线片。
c：LCP 固定术侧位 X 线片。

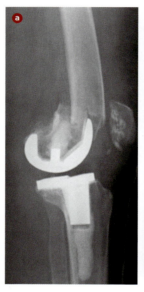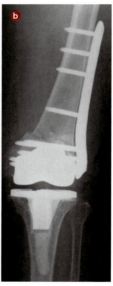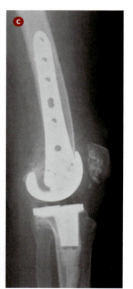

（由帝京大学骨科西村庆太先生提供）

逆行性髓内针固定

逆行性髓内钉固定，由于固定力强，对骨膜和软组织的侵袭小，因此一度被频繁使用（图 8-5-4）。但是，由于需要进行关节内操作，难以应对髁部的粉碎骨折，因在轻度伸直位从后方插入，而有丢失复位的可能等，所以应用例数急剧减少。适用于 Ⅱ a 型。

钢板固定

旧型钢板和动力髁螺钉正在被 LCP 取代。LCP 的螺钉与钢板之间通过螺纹结构啮合，因此提高了角度稳定性，多个螺钉和钢板一体化，能够获得可靠的固定性和对线维持能力。解剖钢板在某种程度上在任意方向上可插入的多轴锁定结构以及采用假体周围螺钉的单皮质固定与钢缆结合并用，来固定 TKA 假体周围骨折伴严重骨质疏松的骨端骨片，从而带来显著的进步，Ⅱ b 型中已普遍使用。Liss 之后微创

图 8-5-6　LCP-DF 使用的病例

术后 6 个月，钢板断裂 + 再次骨折。因为有间隙，压力集中在钢板上，导致断裂。
a：术前。**b**：术后 5 个月。**c**：术后 6 个月。

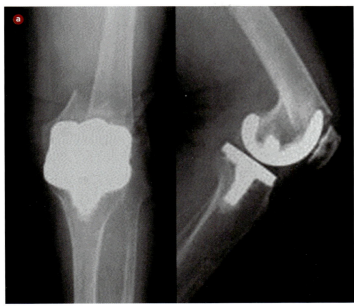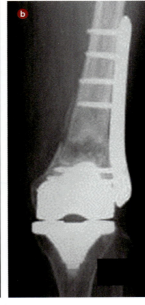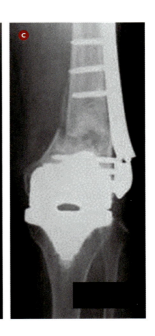

微创钢板固定方法（MIPO）

Minimally invasive plate osteosynthesis

钢板固定方法（MIPO）架桥钢板固定方法也适用于 II a 型骨折，可带来骨愈合率的改善（图 8-5-5）。

但是，由于为了获得高度的轴线对位维持功能，骨片间存在间隙，所以延迟愈合和假关节的可能性比旧型钢板高，有时会导致钢板破裂（图 8-5-6）。

翻修术

III 型骨折原则上是采用带长柄的假体进行翻修的。根据骨折部位的不同，需要调整髁部假体大小或使用带横向交锁螺钉的长柄。

胫骨骨折

胫骨骨折的发生率很低。术中骨折发生率较高，术后骨折的几乎所有病例都有松动，或者与安装位置不当有关。

骨折的分型与治疗

采用 Felix & Hanssen 的分型（图 8-5-7）。I 型很多，其次是 II 型和 III 型，IV 型是极少的。如果有松动，原则上是使用带长柄的假体进行翻修。如果没有松动，除了 IV 型以外，还可以选择保守治疗，但是也尝试了使用 LCP 进行钢板固定。需要注意的是 LCP 有时较厚且过大。

髌骨骨折

如果髌骨骨折后没有伸直障碍且能维持伸直功能，原则上采用保存疗法。有伸膝结构损伤时需要进行手术治疗，详细情况以伸膝结构损伤部分的说明为准。

图 8-5-7　胫骨骨折的分型（Felix & Hanssen 的分型）

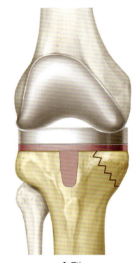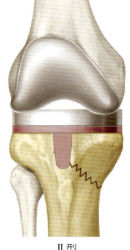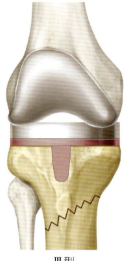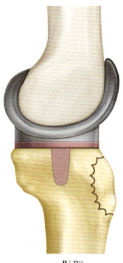

Ⅰ 型　　　　　Ⅱ 型　　　　　Ⅲ 型　　　　　Ⅳ 型

	胫骨平台	胫骨假体柄周围	假体远侧	胫骨结节
术后骨折 + 无松动	Ⅰ a 型	Ⅱ a 型	Ⅲ a 型	Ⅳ a 型
术后骨折 + 有松动	Ⅰ b 型	Ⅱ b 型	Ⅲ b 型	Ⅳ b 型
术中骨折	Ⅰ c 型	Ⅱ c 型	Ⅲ c 型	Ⅳ c 型

（根据参考文献 10 改编）

　　髌骨骨折的发生率为 0.68%~3.2%。手术后数年内发生较多，根据 Ortiguera 的报道称，3 年内发生感染的概率为 82%。偶尔发现没有外伤机制的病例，无症状的病例有 44%，怀疑它们与疲劳骨折及骨坏死有关。由于周边软组织的血液循环障碍，骨量减少，与外伤性骨折不同，手术的骨愈合率低，引起并发症的概率较高。

骨折的分型

　　Keating 的分型对决定治疗方案是有用的（图 8-5-8）。

◆ Ⅰ 型

　　纵向骨折或者横向骨折，无论有无移位，即使有也是轻度的。无症状偶然发现的现象较多。随诊观察病情发展或伸直位固定。Ortiguera 报道通过保守疗法治疗达到骨性愈合的有 16.2%，纤维性愈合的有 43.2%，愈合不全的有 40.5%，82% 的患者无痛、无伸直障碍。

◆ Ⅱ a 型

　　伸膝结构有部分断裂。保守疗法仍可取得了良好的疗效。根据 Keating 的研究，即使没有骨性愈合而是纤维性愈合，全部病例几乎没有伸直障碍在 5° 以下的，效果良好的病例占 95%。

◆ Ⅱ b 型

　　伸膝结构完全断裂。选择手术疗法，但效果不好。Ortiguera 报道，通过手术疗法治疗的病例中骨性愈合的有 9%，63.6% 遗留有疼痛和不稳定性，27% 需要再次手术。Keating 研究中 Ⅱ b 型骨折行保守治疗的 14 例病例中有 9 例（64.3%）伸直障碍在 5° 以下。

◆ Ⅲ 型

　　伴有松动的骨折，ORIF 的效果极差。骨量缺损时，翻修往往也很困难，只

图 8-5-8　髌骨骨折的分型（Keating 的分型）

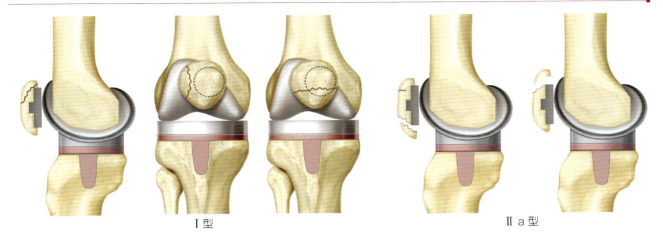

Ⅰ 型　　　　　　　　　　　Ⅱa 型

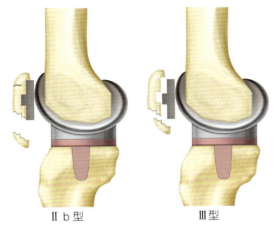

Ⅱb 型　　　　　Ⅲ 型

分类		骨折线的方向	伸膝结构的断裂	松动
Ⅰ 型		纵向或横向	无	无
Ⅱ 型	Ⅱa 型	横向	（有间隙 <1cm）	无
	Ⅱb 型	横向	（有间隙 >1cm）	无
Ⅲ 型		—	—	有

（根据参考文献 22 改编）

图 8-5-9　髌骨骨折 Ⅲ 型病例

术后 6 年髌骨上极的错移位骨折，术后 11 年初诊时近端骨片吸收、假体脱落，皮下可触及，活动度为 0°～70°，有人扶着可以走路。假体取出手术后，活动度在 0°～90°，借助 T 形拐杖可以行走。
a：术后 6 年①。**b**：术后 6 年②。**c**：术后 11 年初诊时外观。**d**：拔出假体后。

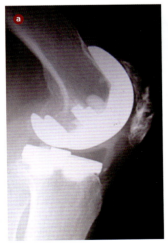
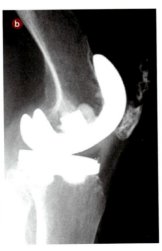
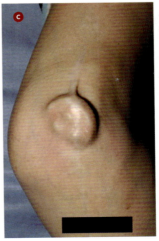
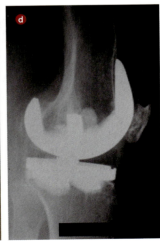

能取出假体或切除髌骨（图 8-5-9）。

髌骨骨折时，只要残存的伸直功能较少，即使是Ⅱb型或Ⅲ型，也应首先考虑进行保守治疗。

术中髌腱断裂

术中髌腱断裂虽然是手术操作引起的断裂，但断裂的基础是因为韧带组织比较脆弱。所以预防很重要，不强行进行髌骨翻转操作，而是进行髌股韧带的切断、小腿外旋、借助极度屈曲保护性地解脱关节、韧带附着部的预防性使用克氏针（K-wire）固定等操作。剥离大部分胫骨结节处时，可进行直接缝合或 U 形钉固定、缝线锚钉固定，但单独使用效果极差，所以要联合自体肌腱的加固手术。术后伸直位固定 6 周和保护性活动度的训练。活动度以 12 周达到 90° 为目标。

术后髌腱断裂

术后髌腱断裂极少见。迟发性断裂常见于轻微外伤后，韧带断裂前存在组织变性脆弱。在缝合的基础上增加了加固手术，75% 的患者手术效果不佳。有报道称，螺钉插入胫骨结节，经髌骨的张力带钢丝加强，将带蒂半腱肌肌腱穿过髌骨钻通的骨孔折返缝合的方法，用涤纶管或 Leeds-Keio® 人工韧带通过胫骨结节和髌骨股直肌附着部进行十字交叉缝合。

人工韧带加固术中软组织薄，感染风险就高。作者亲身经历的 3 个病例中有 2 例发生过感染。Aracil 也认为有 20% 的感染发生率。

股四头肌断裂

它比髌腱断裂更为罕见。Dobbs 的报道称，在 23 800 例 TKA 手术中，它仅占 0.1%，部分断裂占 2/3。部分断裂病例中进行保守治疗的 7 例疗效全部良好，但手术病例有 25% 不佳，再断裂有 1 例。因为完全断裂的单独修复效果不佳，所以推荐联合使用半腱肌肌腱和人工韧带进行重建加固术。

局限于股直肌和中间阔肌断裂的情况，采用保守治疗，断裂累及服内侧肌时要选择进行手术治疗。

参考文献

[1] Chen F, Mont MA, Bachner RS. Management of ipsilateral supracondylar femur fractures following total knee arthroplasty. J Arthroplasty 1994；9：521-526.

[2] Figgie MP, Goldberg VM, Figgie HE 3rd, et al. The results of treatment of supracondylar fracture above total knee arthroplasty. J Arthroplasty 1990；5：267-276.

[3] Aaron RK, Scott R. Supracondylar fracture of the femur after total knee arthroplasty. Clin Orthop Relat Res 1987；219：136-139.

[4] Ritter MA, Faris PM, Keating EM. Anterior femoral notching and ipsilateral supracondylar femur fracture in total knee arthroplasty. J Arthroplasty 1988；3：185-187.

[5] Lesh ML, Schneider DJ, Deol G, et al. The consequences of anterior femoral notching in total knee arthroplasty. A biomechanical study. J Bone Joint Surg Am 2000；82：1096-1101.

[6] 宗圓　聰，田中清介．リウマチに対する各種治療と骨粗鬆症．Clin Calcium 1993；3：1082-1086.

[7] Dennis DA. Periprosthetic fractures following total knee arthroplasty. Instr Course Lect. 2001；50：379-389.

[8] Ortiguera CJ, Berry DJ. Patellar fracture after total knee arthroplasty. J Bone Joint Surg Am；84：532-540.

[9] 浅井富明，近藤健治，塚本正美，ほか．RA における人工膝関節置換術後の大腿骨顆上骨折－疾患特殊性と治療上の問題

点一. 关节外科 1999；18：1046-1050.

[10] Rorabeck CH, Taylor JW. Classification of periprosthetic fractures complicating total knee arthroplasty. Orthop Clin North Am 1999；30：209-214.

[11] 村澤 章, 中園 清, 遠山知香子, ほか. RA における人工膝関節置換術後の大腿骨顆上骨折－保存療法の問題点－. 関節外科 1999；18：1058-1063.

[12] Culp RW, Schmidt RG, Hanks G, et al. Supracondylar fracture of the femur following prosthetic knee arthroplasty. Clin Orthop Relat Res 1987；222：212-222.

[13] 土田豊実. RA における人工膝関節置換術後の大腿骨顆上骨折－保存療法 vs. 観血療法－. 関節外科 1999；18：1052-1057.

[14] Moran MC, Brick GW, Sledge CB, et al. Supracondylar femoral fracture following total knee arthroplasty. Clin Orthop Relat Res 1996；324：196-209.

[15] Bong MR, Egol KA, Koval KJ, et al. Comparison of the LISS and a Retrograde-Inserted Supracondylar Intramedullary Nail for Fixation of a Periprosthetic Distal Femur Fracture Proximal to a Total Knee Arthroplasty. J Arthroplasty 2002；17：876-881.

[16] Bezwada HP, Neubauer P, Baker J, et al. Periprosthetic supracondylar femur fractures following total knee arthroplasty. J Arthroplasty 2004；19：453-458.

[17] Gliatis J, Megas P, Panagiotopoulos E, et al. Midterm results of treatment with a retrograde nail for supracondylar periprosthetic fractures of the femur following total knee arthroplasty. J Orthop Trauma 2005；19：164-170.

[18] Weber D, Pomeroy DL, Schaper LA, et al. Supracondylar nailing of distal periprosthetic femoral fractures. Int Orthop 2000；24：33-35.

[19] 額田昌門, 仲川喜之, 長谷川克純, ほか. Intramedullary supracondylar nail による高齢者大腿骨顆上骨折の治療経験と手技上の注意点について. 整形外科 1999；50：461-466.

[20] 仲 克巳, 沢田米造, 滝野哲也, ほか. 高齢者の大腿骨顆上骨折骨セメントを用いた骨接合術の 1 例. 骨折 1997；19：358-362.

[21] Felix NA, Stuart MJ, Hanssen AD. Periprosthetic fractures of the tibia associated with total knee arthroplasty. Clin Orthop Relat Res 1997；345：113-124.

[22] Bourne RB. Fractures of the patella after total knee replacement. Orthop Clin North Am 1999；30：287-291.

[23] Ritter MA, Pierce MJ, Zhou H, et al. Patellar complications (total knee arthroplasty). Effect of lateral release and thickness. Clin Orthop Relat Res 1999；367：149-157.

[24] Keating EM, Haas G, Meding JB. Patella fracture after post total knee replacements. Clin Orthop Relat Res 2003；416：93-97.

[25] Schoderbek RJ Jr, Brown TE, Mulhall KJ, et al. Extensor mechanism disruption after total knee arthroplasty. Clin Orthop Relate Res 2006；446：176-185.

[26] Rand JA, Morrey BF, Bryan RS. Patellar tendon rupture after total knee arthroplasty. Clin Orthop Relat Res 1989；244：233-238.

[27] Abril JC, Alvarez L, Vallejo JC. Patellar tendon avulsion after total knee arthroplasty. A new technique. J Arthroplasty 1995；10：275-279.

[28] Noyes FR, Butler DL, Grood ES, et al. Biomechanical analysis of human ligament grafts used in knee-ligament repairs and reconstructions. J Bone Joint Surg Am 1984；66：344-352.

[29] Cadambi A, Engh GA. Use of a semitendinosus tendon autogenous graft for rupture of the patellar ligament after total knee arthroplasty. A report of seven cases. J Bone Joint Surg Am 1992；74：974-979.

[30] Fujikawa K, Ohtani T, Matsumoto H, et al. Reconstruction of the extensor apparatus of the knee with the Leeds-Keio ligament. J Bone Joint Surg Br 1994；76：200-203.

[31] Aracil J, Salom M, Aroca JE, et al. Extensor apparatus reconstruction with Leeds-Keio ligament in total Knee arthroplasty. J Arthroplasty 1999；14：204-208.

[32] Jaureguito JW, Dubois CM, Smith SR, et al. Medial gastrocnemius transposition flap for the treatment of disruption of the extensor mechanism after total knee arthroplasty. J Bone Joint Surg Am 1997；79：866-873.

[33] Dobbs RE, Hanssen AD, Lewallen DG, et al. Quadriceps tendon rupture after total knee arthroplasty. Prevalence, complications, and outcomes. J Bone Joint Surg Am；87：37-45.

第 6 节　人工关节与金属过敏

关东裕美

金属过敏的发病原因

我们的日常生活中金属制品不可或缺，而为了维持正常的身体机能，我们也从食物中摄取金属元素作为营养成分。比如必需元素有氢、碳、氮、氧、钠、镁、磷、硫、氯、钾、钙、铁，如果这些元素缺乏，甚至难以维持生命。如果摄取过多，会发生过剩症出现中毒症状，但一般认为在日常生活环境中摄取常识性数量和种类的食物，基本能使体内金属元素保持在适当的范围内。如果过度摄取某种特定食物，则会带来新的疾病。

一方面，调节硼、氟、铝、硅、钒、铬、锰、钴、镍、铜、锌、砒、硒、钼、碘这 15 种微量元素，即是能在体内调节代谢平衡。例如，钒与调控胆固醇合成的体内机制相关。而六价铬的毒性强，三价铬帮助分泌胰岛素，它和碳水化合物的代谢相关，同时也和脂肪代谢相关，可维持胆固醇数值稳定。锰则协助生成能量，使分解碳水化合物（糖分）和脂肪的氧化活性化，同时也帮助尿酸代谢，提高垂体功能，并和各种激素分泌的活性化相关联，是骨成长不可或缺的。

由于处于信息过多的时代，有人听说多摄取锌可以提高免疫力，结果摄取锌过度而发生中毒，笔者就治疗过这样的病例。的确，锌不足的话会发生味觉异常，它的作用很多，包括辅助免疫功能、创面愈合、精子形成、胎儿发育和小儿成长等，一般认为成人每天需要 10~15mg 锌。

如上所述，金属不仅是生活用品，同时金属元素也是维持生命体不可或缺的成分。在人口高龄化的社会，人体的器官或组织受损或功能障碍时，以补充或修复为目的而在人体内埋入各种材料，作为这些材料的载体，金属在临床医学和牙科领域的需求越发广泛。

人体的皮肤接触金属不会引起过敏反应，但是金属溶于汗液或唾液后产生的金属离子进入人体后，会成为一种半抗原的接触过敏源，它透过表皮后与人体蛋白结合为半抗原蛋白结合物。属于皮肤树状细胞（Langerhans 细胞、真皮树状细胞）的抗原呈递细胞，在捕获半抗原蛋白结合物后，会游走进入所属淋巴结，把抗原信息传递给 T 淋巴细胞，结果就诱导生成了致敏淋巴细胞。

容易出汗的夏天里，金属容易在皮肤表面离子化，所以如果过多地摩擦或搔抓而导致皮肤的保护作用被破坏，异物就很容易被皮肤吸收。进而容易发生继发感染，所以从免疫学的背景来看，经皮性金属过敏的发病机会很多。

贯通皮肤组织的耳环是金属过敏发病的高危因素，这是众所周知的事实。而在日本，流行病学研究报告显示，因为镍的使用没有限制，金属过敏的患者有所增加。

关于金属过敏，足立等提出分两种类型：一种是接触性皮炎（皮疹），这是产品因为汗水而溶解出金属，皮肤表面吸收金属过敏源造成的；另一种是全身型皮肤过敏，这是因牙科金属或饮食影响造成的体内金属离子平衡失调而引起汗水中溶出的金属离子从腋窝或乳下、大腿等体间摩擦部位扩展至全身的类型。没有接触金属产品，而在汗水潴留部位发生皮肤炎症，出现貌似是自己汗水造成的皮炎症状，这使得全身型金属过敏逐渐被理解为一种内因性、特异反应性皮炎。

金属过敏的临床类型

过敏性接触性皮炎

金属制品因摩擦或劣制化而导致其中含有的成分在汗水里溶出，因此产生的皮炎为过敏性接触皮炎。耳钉是金属直接贯穿皮下组织，被认为它很容易出现金属过敏。生物防御反应会对异物产生排异反应，可致肉芽肿产生。日常诊疗中有患者耳垂反复发生湿性皮肤炎却想继续使用耳钉，以及近年来年轻男性的耳钉使用率在上升，因此出现了耳垂穿动瘢痕却继续戴耳钉所致金属过敏症状加重的患者（图8-6-1）。

耳钉的流行，美容用品以及齿科矫正用品的普及使得今后导致金属过敏的可能性增加，尽管可见日本接触性皮炎学会的标准过敏源的阳性率在发生变化，但金属过敏，特别是镍过敏源最近持续位居金属阳性率的首位。镍不仅存在于发卡、睫毛夹、耳钉、耳环、吊坠、项链、指环、手表、手袋或钱包的扣件、拉链、内衣扣子、金属纽扣等生活用品中，而且在烹饪用品、硬币、门把手等生活用品中也含有镍。硬币或手机放在口袋里，渗入口袋的汗水溶解出的金属成分接触到人体，在大腿或臀部可能产生皮疹。即便知道接触致病物品会引起皮肤症状，但是

图8-6-1　过敏性接触性皮炎的病例

a: 耳环皮炎（25岁，女性）。
b: 耳垂穿洞瘢痕（16岁，男性）。

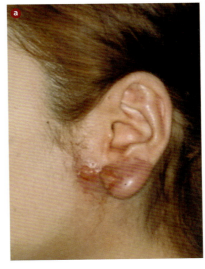
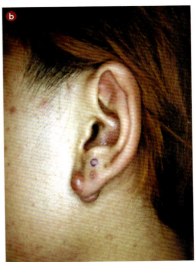

（引自参考文献12）

日常生活中有一些金属产品无法回避，即便症状恶化也无法不接触，随之金属过敏逐渐加重的情况似乎多了起来。

北欧国家对饰品制造商有关镍的使用进行了指导，结果普通市民镍的阳性率有所减少。在日本，对金属过敏的认知度较低，对制造商也没有指导，所以以后有必要考虑面向社会整体开展启蒙性活动。

全身型金属过敏

它是难治性弥漫性湿疹，采取限制金属的饮食指导，在症状得以改善后，在负荷试验时仍出现新生的皮疹由此提出疾病的概念，后来又指与金属过敏有关的各种难治性皮肤疾病如掌跖脓疱病、亚急性痒疹、汗疱（异汗性湿疹）、多形性慢性痒疹、扁平苔藓、红皮病、货币状湿疹、假性特应性皮炎等（图 8-6-2）。对于这些病例，实际诊疗中对斑贴片测试、负荷试验或限制试验等进行积极研究，医疗机构所报告的全身型金属过敏的诊断病例就会多起来。

金属过敏的诊断

诊断金属过敏时，慎重地问诊和临床症状的观察是非常必要的。通过金属过敏反应而发生的过敏性接触性皮炎，在致病金属制品和皮肤症状间的关系非常明了时，谁都不会觉得难以诊断。

另一方面，如前所述，金属元素是维持生命必不可少的元素，而牙科治疗和人工关节置换术等诱发体内金属离子平衡失调而产生的皮肤症状也已被知晓。已有因金属过敏而产生的人工膝关节假体松动的报道，以及骨溶解病例，虽然不能完全否认感染，但也有报道认为金属过敏引起的溶解最为可疑。

体内通过食物增加金属的吸收后，淋巴细胞会将医疗行为负载的金属识别为过敏物质，它们通过血液运送全身后即会诱发全身型金属过敏。

即便有杉树花粉的抗体，但是由于个体的免疫状态不同，也许不会有花粉症症状发生。同样，即使有金属过敏，根据个体的免疫状况，有时会因发病风险不足而不出现明显的皮肤症状。以下是金属过敏的诊断流程。

问诊

详细了解皮疹发现时的状况和经过，据此推测病因。

诊视

如果是以摩擦部位为中心的皮疹，发汗多的头皮皮疹，则怀疑为全身型金属过敏，需观察口腔黏膜。疑似和牙科金属有关的病例，可见金属假接触部位黏膜的炎症表现和白色异常角化的情况。

牙科金属分析

牙科治疗后产生难治性湿疹，或者牙科金属接触部位的牙龈和颊黏膜有异常，或者口腔内有异常感觉，患者主诉有味觉异常等症状时，有必要研究其与植

图 8-6-2 全身型金属过敏的病例

a：水银性皮炎。
b：钱币状湿疹。
c：掌跖脓疱病。
d：亚急性痒疹，多形性慢性痒疹。
e：异汗性湿疹（汗疱疹）。
f：扁平苔藓。
g、h：假性特应性皮炎。

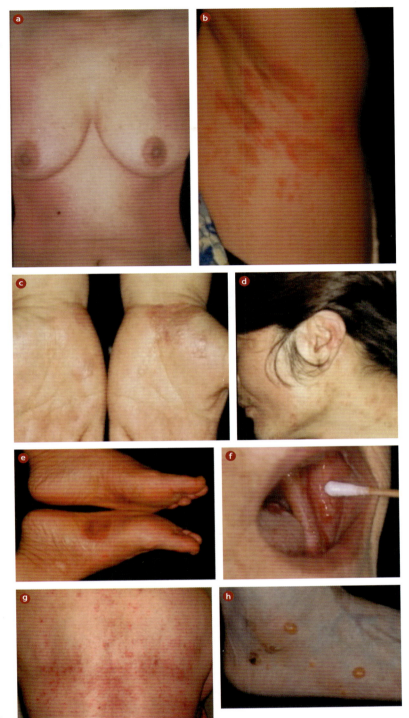

（引自参考文献 12）

电子探针 -X 线微量分析仪（EPMA）
Electron probe micro analyzer

入的牙科金属间的因果关系。根据机构有的设备，借助设备如电子探针 -X 线微量分析仪（EPMA），X 线荧光分析仪（XRFS）等鉴定植入的金属，以及用动态热机械分析仪（DMA）测定口腔内电流和金属溶出的倾向。总之，有必要探究金属斑贴片测试的结果与植入的金属假牙之间的因果关系。

X 线荧光分析仪（XRFS）
X-ray fluorescence analyzer

斑贴片测试

这是诱发皮肤症状的检查，需要事先向患者说明这是贴附了致病过敏源后会使已经变轻的皮疹加重。获得患者同意后才能进行贴片检查。

斑贴片测试如果操作不标准或者判断时间不正确，就必须注意其所引起的假阳性和假阴性。由于金属过敏源有迟发性反应，所以一定要在贴附后观察至 7~10 天。此外，也有出现强阴性反应和反应延长的情况，观察症状和所含因果关系在内的演变过程非常重要。

> 由于全身型金属过敏经黏膜过敏、经口过敏而发病的情况较多，因此有不经皮肤过敏而发病的病例。即斑贴片测试未必呈阳性，因此需要通过饮食负荷试验来确认。

人工全膝关节置换术（TKA）
Total knee arthroplasty

就人工全膝关节置换术（TKA）术后产生的中毒性皮肤病的病例而言，治疗后实施金属斑贴片测试时，对很多金属都呈现阳性反应。有杉树花粉症的患者在首次斑贴片测试后遇到花粉飞散时节，持续口服抗过敏药 6 个月后再次进行斑贴片测试，反应减弱了（图 8-6-3）。

金属过敏反应的减弱要考虑体内金属和饮食的影响，或免疫应答状态变强。此外，考虑到通过 TAK 术前事先行金属斑贴片测试或血液检查来掌握过敏活性状况对避免术后发生并发症有效，因此从 2003 年开始研究者在术前积极地施行过敏检查。

10 年间，共研究 2372 例患者，其中皮肤病群 1395 例，高龄术前患者群 977 例的金属斑贴片测试结果如图 8-6-4、图 8-6-5 所示。镍的阳性率高为两个疾病群的共同点。皮肤病群女性的阳性率为 29%，男性为 21%，可以看出差别有统计学意义，而高龄群术前患者男、女均呈现大约 15% 的阳性率。如果寿

图 8-6-3　针对 TKA 术后产生的中毒性皮肤病进行的斑贴片测试

a、b：第一次斑贴片测试。术后对金属过敏源的过度反应→假阳性反应→口服抗过敏药 6 个月之后再度进行金属斑贴片测试。

c：6 个月后进行斑贴片测试。体内金属离子平衡失调造成皮疹→口服抗过敏药治疗和机体的免疫应答反应？→金属过敏减弱。

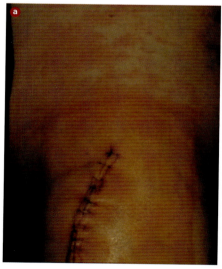
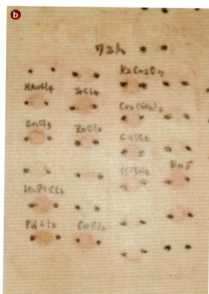
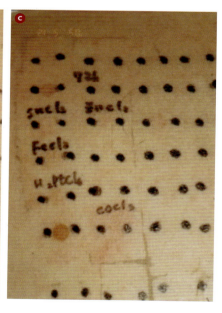

图 8-6-4　皮肤病群的金属过敏斑贴片测试的阳性率（2003—2013 年）

皮肤病群患者有 1 395 例，
硫酸镍（NiSO₄）的阳性率女性＞男性。

阳性率从高到低
女性：镍 Ni，钴 Co，钯 Pd，铬 Cr
男性：镍 Ni，锡 Sn，钴 Co，铬 Cr

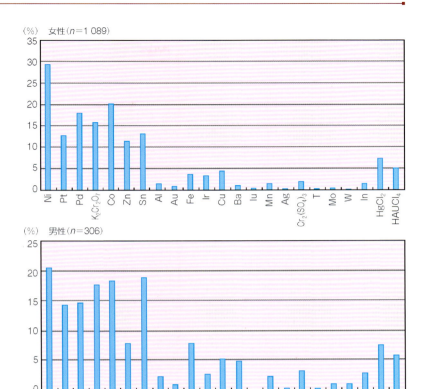

图 8-6-5　高龄术前患者术前群的金属过敏斑贴片测试阳性率（2003—2013 年）

高龄术前患者群 977 例（没有到皮肤科
就诊）。
对比皮肤病群，男女有 15% 的阳性率，
但无皮肤症状。Co、Cr、Pd、Sn、Pt、
Hg 等较高。

高龄者（金属暴露时间长）
↓
不经意就出现金属过敏
↓
维持平衡以避免发病

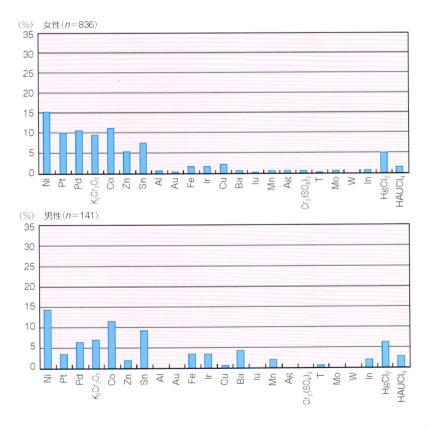

命长，日常生活中经皮、经口暴露于金属环境中的机会就多，不经意就会出现镍过敏。我们推测这样的患者在没有病症的情况下突然接受体内金属植入时，体内的金属平衡会失调，金属过敏超出发病阈值，症状就会显现。也就是说，局部的排异反应加重而诱发感染，周边组织溶解坏死，就有可能发生中毒性皮肤病。

对于术前检查中金属过敏源呈现阳性的患者，我们联系骨科医师，实施取出有反应金属的手术。在术前确认铬过敏的患者，术中使用钛合金，而根据局部固定的情况使用部分含铬金属时，术前开始积极使用抗过敏药物并指导患者暂时限制摄取含铬食品。这样就能顺利完成没有异物反应、感染和皮肤症状问题的手术。对于血液检查 IgE 数值高，有过敏体质，此外还对金属过敏源呈强阳性的患者，手术前后都持续使用抗过敏药并观察病情发展也能阻止术后中毒性皮肤病的发生。

淋巴细胞刺激试验（LST）
Lymphocyte stimulation test

淋巴细胞刺激试验（LST）

一般认为全身型金属过敏的发病机制与药疹的发病机制相同，对其施行 LST 是有意义的。作为术前过敏检查，附加金属斑贴片测试，通过血液检查掌握有无特应性因素后，再施行镍 LST。如图 8-6-6 所示，有临床意义的刺激指数（SI 值）在 500% 以上的病例在术前患者群中最多。术前患者群的平均年龄为 70 岁，可以认为和金属斑贴片测试一样，这反映了寿命越长镍过敏的机会就越高。

口服试验

如前所述，全身型金属过敏有不经皮而发生的。也就是说，金属斑贴片测试未必是阳性，这时通过口服试验来确认阳性反应是最确实的检查方法。镍用 $NiSO_4$ 2.5mg，铬用 $K_2Cr_2O_7$ 2.5mg，钴用 $CoCl_2$ 1mg，通过口服来观察是否诱发出皮炎或恶化。但是当口服实验难以获得患者同意时，可以参考食品金属含量表，利用食品负荷试验来诱发皮疹，那么作为代用试验对于有些病例也是有效的。

镍的 LST 中，为口服试验准备的是硫酸镍 2.5mg。

图 8-6-6　淋巴细胞刺激试验（LST）的皮肤病群和术前患者群的比较

$NiSO_4$-LST（SI 值 500% 以上的 216 例患者的明细分类）。

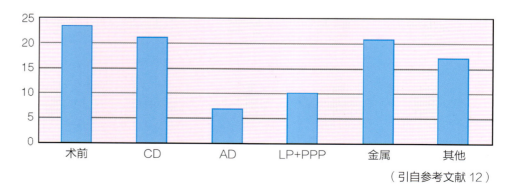

术前：高龄皮肤健康群
CD：接触性皮炎
AD：特应性皮炎
LP+PPP：扁平苔藓、掌跖脓疱病
金属：疑似金属过敏
其他：光过敏症、酒糟鼻、痤疮

（引自参考文献 12）

对金属过敏患者的生活指导

 使用斑贴片测试确认是否对金属过敏源出现经皮过敏反应后，就可以实施镍 LST 来测试有无全身型金属过敏并发症。

因自身汗水反复出现难治性弥漫性湿疹的病例中，参考表 8-6-1 中所示的食品金属含量表，在发汗期间指导患者进行金属限制饮食。虽然口服试验的结果具有优异的信赖度，但是作为全身型金属过敏的简易检查方法，进行镍、钴、铬含量较多的巧克力、豆类、坚果类、贝类等食物负荷试验时症状会恶化，反复确认限制这些食物是否能改善症状是非常重要的。

口腔黏膜与金属假牙的关系也需反复观察，金属假牙接触的颊黏膜发生白色异常角化现象，或者伴有糜烂或出血的病例中，为了积极防止牙科金属离子的溶出，可以尝试限制摄入碳酸或柑橘类食物以及醋等。病情恶化后可能频繁导致口腔炎的发生或引起味觉异常，偶尔有病例需要取出牙科金属。

人工全关节置换术诱发的金属过敏是全身型金属过敏，通常经黏膜或经口过敏发作的情况多见，所以有些病例没有金属制品诱发接触性皮炎的经历。年轻人早期开始矫正牙齿，老年人积极修补器官和组织，因这些目的而在体内植入

表 8-6-1　限制含金属食品指导表（富含金属的食品）

	镍	钴	铬	锰	铅	铜
豆类	全部	全部	—	全部	全部	全部
坚果	全部	全部	—	全部	全部	全部
谷类	糙米、荞麦、麦片	—	—	糙米、小麦	糙米、小麦、小麦胚芽	—
蔬菜	菠菜、南瓜、生菜、卷心菜	卷心菜	马铃薯、大葱	蕨菜、香菜、柠檬	—	—
蘑菇	蘑菇	—	蘑菇	香菇	香菇	香菇
海藻	全部	—	—	海苔	海苔	—
肉类	—	肝脏	—	肝脏	肝脏、牛肉	肝脏
蛋	—	—	—	—	蛋黄	—
鱼贝类	牡蛎、鲑鱼、鲱鱼	扇贝	—	—	牡蛎、蟹、章鱼、鳕鱼干、贝类	牡蛎、虾蛄
香辛料	全部	全部	全部	全部	全部	全部
饮料	红茶、可可、酒	红茶、咖啡、可可、啤酒	红茶、可可	红茶、日本茶	日本茶	红茶、日本茶
点心	巧克力	巧克力	巧克力	巧克力	巧克力	巧克力
嗜好物	烟草	—	—	—	—	—
药物	大黄末	—	—	—	—	—

（引自参考文献 6）

金属，女性吸烟者的增加，健康食品的普及导致过量食用糙米和坚果类，镍产品在大家还不了解镍过敏的情况下就已普及，这些社会背景的存在也促进了发病。很多时候，使用抗过敏药或注意饮食能够减轻症状，使自觉症状渐渐消失。对于常食糙米和便秘所致长期服用大黄、过度吸烟等引起铬过敏加重的病例中，如能在控制状况的前提下使用替代品，改善生活后镍 LST 会明显减少。

社会生活越来越便利，体内金属离子的平衡失调的现象增多，可以说因此也带来了更多的金属过敏，如果能掌握个人的金属过敏发作状况，就有了防治人工全关节置换术并发症的对策。

参考文献

[1] 太田久吉 . 生活の中の元素－重金属の毒性と必須性－. 皮膚と美容 2015；47：40-44.

[2] 東口高志 . 栄養管理における亜鉛の有用性 . 治療 2009；91（11 月臨時増刊）：18-24.

[3] 細木真紀，田島登誉子，西川啓介，ほか . ニッケル含有ピアスによる金属アレルギー発症の危険性について . J Environ Dermatol Cutan Allergol 2014；8：12-20.

[4] 戸倉新樹 . アトピー性皮膚炎の病態（内因性 vs 外因性）. 2014；224：9-17.

[5] 鈴木加余子，松永佳世子，矢上晶子，ほか . ジャパニーズスタンダードアレルゲン（1994）の 2005 年度～ 2007 年度陽性率とジャパニーズスタンダードアレルゲン（2008）の 2009 年度陽性率 . J Environ Dermatol Cutan Allergol 2012；6：67-84.

[6] 足立厚子，堀川達弥 . 全身型金属アレルギー 食事制限の有効性について . 臨皮 1992；46；883-889.

[7] 大澤亨子，鷲尾文郎，千原俊也，ほか . 歯科金属除去と金属制限食により軽快した汎発性湿疹の 1 例 . 皮膚 2000；42；39-43.

[8] 各務美智子，川口博史，徳田玲子，ほか . 難治性アトピー性皮膚炎を来した全身型金属アレルギーの 1 例 . 小児臨 2003；56；363-367.

[9] 桐野実緒，高橋一夫，池澤善郎，ほか . 当初薬疹が疑われた全身型金属アレルギー . アレルギーの臨 2013；446：749-753.

[10] 西嶋達也，宮崎　清，平田　剛，ほか . 金属アレルギーが原因と考えられた人工膝関節のゆるみの一症例 . 九州リウマチ 2012；32：69-74.

[11] 忽那龍雄，西川英夫，芦原　愛，ほか . 膝関節周囲軟部組織に広汎な壊死を生じた慢性関節リウマチの 1 症例 . 臨リウマチ 2001；13：207-214.

[12] 関東裕美 . 生活習慣と金属アレルギー . 皮膚と美容 2014；46：159-167.

第 9 章
TKA 可选项

第 1 节　低侵袭性手术的技巧（MIS-TKA 等）

饭泽典茂、高井信朗

人工全膝关节置换术（TKA）
Total knee arthroplasty

20 世纪 70 年代人工全膝关节置换手术（TKA）的基本理念形成以来，手术的技巧、材料、设计等逐步发展，其长期临床效果也逐渐稳定并得以广泛普及。尤其去痛方面的研究显示出了 TKA 优秀的临床效果。理想的手术是最有效果而尽量组织损伤小，由此引入了微创手术 - 人工全膝关节置换术（MIS-TKA，Minimally invasive surgery-Total knee arthroplasty）。有研究报道说，MIS-TKA 美容效果好，可减少出血量，缓和术后疼痛，缩短住院时间，能早期恢复肌肉力量和活动度的功能。但另一方面，血管损伤和髌韧带损伤、股骨髌骨折及皮肤问题、TKA 的假体安装不良及手术时间的延长等很多问题也被指出。若采用能获得良好术野的标准入路，这些问题当然较少发生，但就会变成高侵袭性手术。但与侵袭性较低的手术相比，术后并发症的发生率较低，这与术者的技术相关，要不勉为其难地进行手术。

在此，以减少组织损伤为目的，阐述与解剖学观点和手术技巧有关的必要事项。

▌▌侵袭

所谓侵袭（Stress），是指机体对各种各样的刺激产生的非特异性反应，手术相当于对机体合法施加外伤，手术侵袭是对手术创伤本身、全身和局部的循环障碍、感染和麻醉等应激源产生的应激反应和创伤愈合反应。有必要从这个观点来考虑 TKA。从表层向深层，存在皮肤、皮下组织、肌肉、骨骼和骨髓。侵袭最小化即皮肤切开小，皮下组织剥离少，肌肉和筋膜切开最小，最低需要限度的骨切除量和保留骨髓。关于骨切除量，由于人工关节的形状所决定的量以外无法改变，因此阐述的是针对除此以外的组织的手术技巧。

▌▌驱血

使用驱血带，能减少术中出血和输血频度，缩短手术时间。但是，包含术后出血的总出血量并没有差异。进而在短期内会延迟膝关节功能的恢复，而且，还有报道指出，深静脉血栓症（DVT）的发生率和创伤愈合延迟的发生率会增加。

深静脉血栓症（DVT）
Deep vein thrombosis

手术技巧有显露后进行截骨时不使用驱血带，仅在使用骨水泥时进行驱血等。

皮肤和皮下组织

膝关节前方皮肤的血供主要来自股动脉和腘动脉相吻合的内侧。它们穿过深筋膜（Deep fascia），在皮下组织中这些穿通支的网络很少直通皮肤。因此穿通支的损伤容易引起所支配的皮肤血供变差，所以要留意把皮下组织的剥离限制在最小程度。

皮瓣的基础是不伤及皮下脂肪层，在深筋膜上形成皮瓣，从而减少了皮肤坏死的危险性。

小腿外侧远端开始的淋巴管从髌骨下方斜向通过胫骨结节附近直至膝关节内侧。通过最高部位的淋巴管，按其高度分为 3 类，有报道称，通过髌骨下极内侧的最多，占了 2/3，通过胫骨结节的与通过胫骨结节更远的大致相等。

过度靠近内侧的皮肤切口会提高引发外侧缘并发症和水肿的可能性。

皮肤切口

正中切开（图 9-1-1 ①）是 TKA 中最常用的切口。能达到广阔的范围，皮肤问题少的有用入路需要较大的皮肤切口。

内侧髌旁切口（图 9-1-1 ②）由于避开骨性突起，平行靠近 Langer 皮纹，所以有报道称，创面的紧张度低，对创伤的愈合有利。但是从皮肤的血液循环来看，比起锐角曲线（Acute curve），平缓曲线（Gentle curve）更有利。不管怎样，为了保留血供，在处理皮肤时需要留意保留外侧皮瓣的皮下组织。特别是锐角曲线（Acute curve）的情况，留意与关节切开线一致而不引起瘢痕形成。施行 MIS-TKA 时，使用这个切口的远侧部分。

外侧髌旁切口（图 9-1-1 ③）也能避开骨性突起，与 Langer 皮纹平行，而

图 9-1-1　皮肤切口

①：正中切口。
②：内侧髌旁切口。
③：外侧髌旁切口。

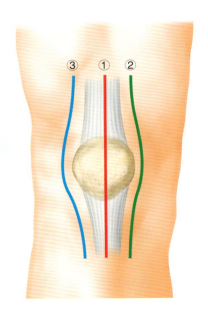

外侧　　　　　　　　　　　　　内侧

且对预防隐神经的髌下支损伤有用。缺点是需要进行内侧皮瓣下的剥离。

就皮肤切口而言，与一直以来的 15~17cm 的切开长度相比，MIS-TKA 的切开长度较短，为 8~12cm。

　　切缘过度紧张时，远侧就容易发生低血流量。创面愈合发生问题以及深部感染等的危险性高，因此要避免小切口所致切缘过度紧张，应毫不犹豫地延长皮肤切口。

切开的皮肤能够确实地愈合，这对预防感染和关节活动度（ROM）的恢复很重要，而且术后瘢痕少的漂亮切口会让患者满足度提高，因此在关闭切口时要充分小心。

显露关节用的入路和股内侧肌的解剖

代表性的关节显露入路有：①标准入路（Standard approach）［内侧髌旁关节切开（Medial patellar arthrotomy）］（图 9-1-2 ①）；②经股内侧肌入路（Midvastus approach）；③经股内侧肌下入路（Subvastus approach）。进而各自的切口缩小，微创关节切开（Mini-arthrotomy），微创经股内侧肌入路（Mini-midvastus approach），微创股内侧肌下入路（Mini-subvastus approach）（图 9-1-2 ②~④）。还有对股四头肌不增加损伤的保留股四头肌肌腱的股四头肌保留入路（Quadriceps sparing approach）［劈裂髌韧带入路（图 9-1-2 ⑤）］。

标准入路（Standard approach）

标准入路有利于显露髌前，使用较多（图 9-1-2 ①）。但是，它切开膝关节伸膝结构，所以股四头肌的力量恢复绝不能说快。

近段距股内侧肌内侧缘外侧数毫米，按纤维方向切开股直肌腱性部，髌骨周围也切开股内侧肌腱性部。

图 9-1-2　用于关节显露的入路

①：标准入路（黑点线）。
②：微创关节切开入路（绿点线）。
③：微创经股内侧肌入路（绿点线）。
④：微创股四头肌下入路（绿实线）。
⑤：股四头肌保留入路（绿实线）。

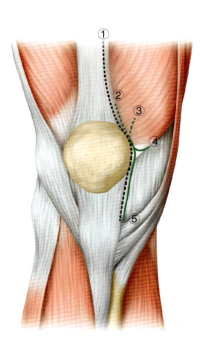

远段是平行于髌韧带内侧数毫米，切开至胫骨结节。切开股直肌和股内侧肌的腱性部，不要损伤肌肉组织本身，这对减少术中及术后的出血量很重要。

经股内侧肌入路（Midvastus approach）

经股内侧肌入路（Midvastus approach）是自髌骨上极劈裂股内侧肌，切开关节囊的方法，是能够获得充分显露的好办法。

 内侧膝上动脉是腘动脉的分支，距髌骨平均为 8.8cm，最短为 6.5cm，所以考虑到 2cm 的安全范围，股内侧肌的切开最好在 4.5cm 以内。有报道称，此血管损伤会导致股内侧肌内血肿。当然，如果股内侧肌大范围撕裂，股神经的分支会受损。

注意这些事项的话，从保留股四头肌的观点来看，它是非常有用的入路。熟练之后，可以使用分离范围相对较小的微创经股四头肌入路（Mini-midvastus approach）（图 9-1-2 ③）。

经股内侧肌下入路（Subvastus approach）

经股内侧肌下入路（Subvastus approach）是增加股内侧肌下缘切开的方法，完全不损伤伸膝结构，是能保证髌骨内侧血供的良好显露方法。但是，这个方法未必能获得充分的显露。

 为获得充分的显露而在近侧剥离的话，损伤存在于 Hunter 管内神经血管束的可能性会增加。瘦弱的女性，积液严重的以及周围组织被扩张的病例，比较容易操作。

股四头肌保留入路（劈裂髌韧带入路，Quadriceps sparing approach）

股四头肌保留入路（Quadriceps sparing approach）是为 MIS-TKA 开发出来的入路。这个方法是只从胫骨的髌韧带附着部位切开至髌骨上极，对股四头肌和扩张部腱膜完全没有增加损伤。当然，延长这个切口可转变为内侧髌旁入路（Medial parapatellar approach）、经股内侧肌入路（Midvastus approach）、经股内侧肌下入路（Subvastus approach）。

股内侧肌的斜向纤维（VMO）
Vastus medialis oblique

多探测器 CT（MDCT）
Multi detector CT

股内侧肌的斜向纤维（VMO）

股内侧肌由纵向纤维和斜向纤维构成，在 TKA 入路中重要的是斜向纤维的解剖。VMO 的纤维走向和股骨轴及股直肌成 50° 左右的角度。

使用 MDCT 对日本人进行的解剖学研究报告显示，没有 Tria 等提出的欧美人中存在的 1 型附着部，VMO 附着于比欧美人低的位置。

 对于日本人来说，股四头肌保留入路（Quadriceps sparing approach）或经股内侧肌下入路（Subvastus approach）显露不充分的可能性较高。

▌ 髌骨的处理

髌骨的翻转不仅对股四头肌有影响，还需要更大地显露。进而会引起髌骨的血供减少，可以说是高度侵袭性的操作。不翻转髌骨的话，可以期待术后疼痛的改善及早期获得活动度和肌力的恢复。

不翻转髌骨的情况下，根据如何能被牵开，胫骨外髁处理的难易度会变化。固定髌骨的牵开器会损伤髌骨，所以需要注意，尤其是牵开器碰到髌骨下极的话，会破坏髌骨下极。从胫骨外侧插入前端稍尖的双爪牵开器，大范围牵开髌骨。为了防止和垫片发生撞击，确保术野，最好部分切除髌下脂肪垫。

髌骨周围的动脉，膝上动脉，内侧上、下膝动脉及外侧上、下膝动脉及胫前返动脉相吻合，在髌骨周围呈环状构造，下方位于髌下的脂肪垫内。髌骨的血供由这个环状结构的分支供给，其中尤其以内侧下方的血供占优势（图 9-1-3）。

标准入路（Standard approach）中会截断从内侧来的血流。髌下脂肪垫全部切除时，环状结构的吻合血管的下方结构被破坏。再进行外侧全长松解的话，来自外侧的血流被截断的可能性变高。同时进行这些操作会发生髌骨血供障碍。因此，要留意尽量不要进行髌下脂肪垫的全切及外侧松解。

韧带平衡的调整

对于膝关节的稳定性来说，膝关节的韧带特别重要，假体的形状也很重要。内翻畸形的矫正从切除骨赘开始，从避免侧方动摇性和旋转不稳定性这个意义上来说，要注意保留膝关节内侧的支持结构。

截骨

进行 TKA 时，包括旋转在内的假体的正确安装对获得更好的术后效果非常

图 9-1-3　髌骨周围的血供

①：标准入路（Standard approach）。
②：外侧松解。

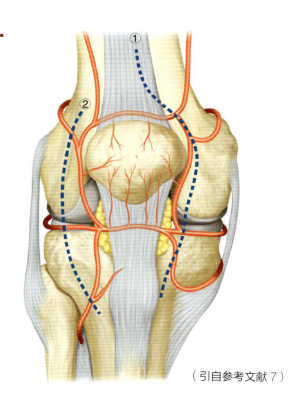

（引自参考文献 7）

重要。正确切实地安放手术器具，才能获得正确截骨。

要获得良好的髌骨活动轨迹，股骨假体最适宜的外旋设置很有必要，确保充分的术前计划和良好的术野很重要。

引入 MIS 以来，各种器械获得改良，不局限于 MIS 的使用，各厂家的截骨导板及器械变得更小巧，能够在切开较少的皮肤和肌肉组织的情况下进行正确安装。意图进一步降低侵袭性时，皮肤、皮下组织、肌肉的切开范围会非常狭小，需要注意骨切除会变难。

从正确截骨这个观点来看，可以说导航系统的引入是有用的。股骨截骨时，过去使用的髓内杆不需要了，术中确认骨的截骨量和角度也容易了。TKA 术中不必要的天线安装和定位确认花费时间，可以说是有侵袭性的，但熟练以后，包括定位确认在内的安装所花的时间将会缩短，非常有用。

在进行 TKA 时，包括旋转在内的假体正确安装对获得良好的术后效果极为重要。显露较小时，需要解剖学知识来想象正确的关节内外结构。

由于 TKA 术中截骨量已被确定，所以低侵袭性的 TKA 要尽可能保留软组织。

但是，绝不要勉强，应依照术者的技术水平进行皮肤切开、关节显露和剥离操作，这样才能在更短的时间内进行正确的截骨。应该以更低侵袭性的 TKA 为目标学习知识和手术技巧，追求患者早期恢复和满意度高的治疗。

参考文献

[1] Donaldson DQ, Torkington M, Anthony IC, et al. Influence of skin incision position on physiological and biochemical changes in tissue after primary total knee replacement - a prospective randomized controlled trial. BMC surg 2015；15：44.

[2] Colombel M, Mariz Y, Dahhan P, et al. Arterial and lymphatic supply of the knee integuments. Surg Radiol Anat 1998；20：35-40.

[3] Aso K, Ikeuchi M, Izumi M, et al. Transcutaneous oxygen tension in the anterior skin of the knee after minimal incision total knee arthroplasty. Knee 2012；19：576-579.

[4] Cooper E, Trinidad G, Buck WR. Midvastus approach in total knee arthroplasty：a description and a cadaveric study determining the distance of the popliteal artery from the patellar margin of the incision. J Arthroplasty 1999；14：505-508.

[5] Watanabe N, Narita W, Namura T, et al. Anatomical assessment of the vastus medialis oblique muscle in patients with osteoarthritis of the knee. J Arthroplasty 2008；23：287-292.

[6] Majima T, Nishiike O, Sawaguchi N, et al. Patella Eversion Reduces Early Knee Range of Motion and Muscle Torque Recovery after Total Knee Arthroplasty：Comparison between Minimally Invasive Total Knee Arthroplasty and Conventional Total Knee Arthroplasty. Arthritis 2011；2011：854651.

[7] Lazaro LE, Cross MB, Lorich DG. Vascular anatomy of the patella：Implications for total knee arthroplasty surgical approaches. Knee 2014；21：655-660.

第2节　导航手术

小林章郎

人工全膝关节置换术（TKA）
Total knee arthroplasty

人工全膝关节置换术（TKA）中，正确的截骨和假体安装是影响长期耐久性最重要的因素。为了达成这一目标，长期以来，基于单纯 X 线影像制定了术前计划，开发和改良了以术中能够确认解剖学标志为目标的截骨导板，建立起了标准的 TKA 手术操作方法。然而，有报道称，采用这些方法，即便是熟练的医师进行手术时也会出现一定比例的截骨错误。

为了消除这个问题，20 世纪 90 年代后半期，以法国和德国等欧洲国家为中心，研究人员开发了导航系统，并应用于 TKA。到了 21 世纪 00 年代，多数该技术的临床使用结果报道，使用导航系统比原有方法截骨更正确，异常值（Outlier）显示减少，但临床结果没有差异的报道也很多。

美国髋、膝关节外科学会（AAHKS）
American Association of Hip and Knee Surgeon

关于 TKA 中使用导航系统的手术的频度，在美国，根据 2009 年美国髋、膝关节外科学会（AAHKS）的年度会议的投票结果显示，参加者中有 14% 常用，28% 选择在疑难病例中使用，58% 的人完全没有使用。估计这个结果里包含了 2008 年以后美国销售的患者专用手术工具［Patient specific instrumentation（PSI，后述）］，所以狭义的导航系统使用率推测会更低。在日本，2006 年 2 月至 2015 年 3 月的 TKA–UKA 人工关节登录调查统计结果显示，初次手术中使用导航系统的仅有 6.46%。

导航系统改善 TKA 的正确性，这是很清楚的事，但现实中还不能说已经普及。为了探讨其原因，研究者对日本 24 位 TKA 骨科专家进行了问卷调查，共有计算机辅助 TKA 经验的骨科医师 16 位，其中 11 位停止了使用导航系统。至于不用或者停止使用的理由，意见多为①手术时间延长、②不能确认临床有用性、③成本高、④术式繁杂、麻烦等。但是，调查时没有使用导航系统的 19 位医师中的 16 位回答说，如果器械能变得更为简单，等改良后就会使用。

从 21 世纪 00 年代后半期开始，研究者引入了更简单、更低成本的计算机辅助 TKA 系统。它代表的即是患者专用手术工具（PSI）和手携式导航系统（Hand–held navigation system）。

这里，我们以此二者为中心讲述计算机辅助 TKA 的现状。

计算机辅助手术的分类

计算机辅助手术的分类有几种方法。根据设备在手术中的介入类型分类，可分为：

（1）自主机器人系统（Active robotic system）：像机器人手术那样，设备参与部分或全部手术。

（2）半自主机器人系统（Semi-active robotic system）：设备引导和限制术者手的动作。

（3）被动系统（Passive system）：设备为术者提供信息但不限制其动作。

现在使用的设备大部分归类为第 3 类。另外，也可分为使用 CT 或 MRI、透视图像等影像的（Image based）和不使用上述影像图像的（Image-free），也可按照术中有无需要自动记录分类。为了自动记录，有必要把追踪器（光学式或磁力式）固定于骨上，这可能成为导致手术时间延长或骨折等并发症的原因。PSI 或手携式导航等新的设备不需要自动记录，可以减轻术者的负担。

以往的 TKA 导航系统

具体的手术方法请参阅相关书籍，基于影像（Image based）是基于术前拍摄的 CT 等数据制定术前计划，据此术中进行自动记录。即便是熟练者，一般术前计划 20min，术中操作花 15min 左右，临床上没有大的问题。无影像（Image-free）时没有必要制定术前计划，术中利用股骨头中心的圆锥运动，以及胫骨侧扪及踝关节内外踝踝尖来获取空间位置信息，构筑机械轴。

从术后评价结果看，冠状面的轴线对位，股骨和胫骨都是 3° 以上的异常值（Outlier）的比例大致在 10% 以下的报道较多。矢状面的异常值（Outliner）减少了，但原本最佳对位的基准也不明确。关于旋转对位则需要通过 CT 进行评价，很多研究对此没有描述。

不要把导航系统作为单纯的手术辅助，把它用作为术中测量设备的报道也很多。麻醉下获取运动分析、髌骨活动轨迹、间隙评价等客观数据，与术后效果做比较，从而进行论述手术方式的研究。

患者专用手术工具（Patient specific instrumentation，PSI）

PSI 的应用被称为快速成型（Rapid prototyping），是开发产品等所使用的高速试制技术，利用 CT 或 MRI 的图像信息，按照患者各自的骨和关节的形态制作解剖学模型和截骨导板的方法，从此被称为 3D 打印的小型而高精度的设备出现了，并不断发展。作为 TKA 手术的辅助设备，在 2008 年以后日本以外很多厂家都有发售这种设备，日本也从 2012 年左右开始将其用于临床（表 9-2-1）。

表 9-2-1　不同制造商的导航系统特点

制造商		Biomet	Stryker	DePuy Synthes	Smith & Nephew	Medacta	Zimmer
商品名		Signature™	ShapeMatch	TruMatch™	VISIONAIRE™	MyKnee®	患者专用手术工具
轴线对位的基准	机械轴对位	○	○	○	○	○	○
	解剖轴对位		○				
影像来源	MRI	○			○	○	○
	CT	○	○	○			
原厂制作			○		○		
塑料导板的功能		仅决定钉的位置	带截骨槽口	带截骨槽口	带截骨槽口	带截骨槽口	仅决定钉的位置

PSI 是基于影像（Image based）的系统，根据术前拍摄的 CT 或 MRI 影像信息制作三维骨模型，确定机械轴之后，适用假体的 CAD 模型，测量尺寸及截骨量等。各个公司通过互联网在线交换数据，术者也可以稍作调整（图 9-2-1，表 9-2-1）。

　　考虑到 CT 的辐射问题，最好做 MRI 检查，但是用 MRI 评价骨和软骨表面形态的正确性还有待讨论，利用 CT 参考骨表面是最正确的。

　　术前计划确定后，开始制作截骨导板，各公司大致都在 3~4 周发送产品。

　　至于截骨导向块，有仅导引以往的截骨导向块固定钉位置的类型，也有导向块本身有截骨槽口能直接截骨的类型。导板的材料是树脂（聚酰胺等），与金属导向块相比有摩擦等，稍微难用一些。导向块通常附带骨的阳模，导向块与其表面接触的"支撑点"部分做有记号，在正确安放导向块时有用处。

　　骨赘是一个特殊的标志，可以成为有效的导向块支撑点，因此在显露时注意不要切除骨赘。此外，根据支撑点的标记，尽量去除软骨、滑膜、骨膜等软组织，使导向块安装紧实（图 9-2-2）。导向块的固定通常使用金属钉，导向器能稍微弯曲，注意不要强行挤压。

　　固定后，确认截骨面和术前计划是否一致。如果确认到有大的差异，可能存在某种错误，应该毫不犹豫改换为以前的方法。

　　使用测量截骨术（Measured resection technique）时，进行的导向包括股骨的旋转。使用间隙平衡技术（Gap balancing technique）时，仅在胫骨近端及股骨远端使用 PSI。部分的 PSI，针对简易的改良的间隙平衡技术（Modified gap balancing technique），利用 PSI 能够决定股骨假体的旋转位置（图 9-2-2b）。

　　使用 PSI 的 TKA 与以往的截骨导板比较的研究近年来发表较多，但是，很多报告显示其截骨正确性的改善与以往方法相比没有统计学意义。而且，临床结果也没有差异。另一方面，手术时间缩短数分钟，使用的手术器械的数量大幅度

图 9-2-1　术前计划

术者能在线微调的系统。

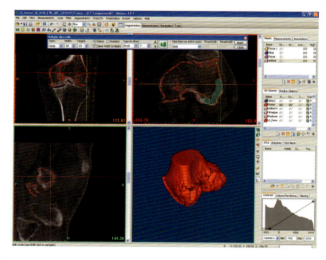

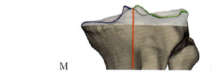

TIBIAL RESECTIONS [mm]	DEFAULT	CHANGED
Lateral Tibial Cut	8.0	
Medial Tibial Cut	3.5	
TIBIAL ANGLES [°]		
Valgus	0.0	
Posterior Slope	3.0	

（引自 Medacta 公司）

图 9-2-2　截骨导板的制作

a：骨的模型。
b：应用截骨导板。
白色箭头：利用骨赘作为导板支撑点标志。彻底去除软组织。
蓝色箭头：关节面支撑点标志。外侧充分切除软骨后加以匹配。
红色箭头：截骨线。

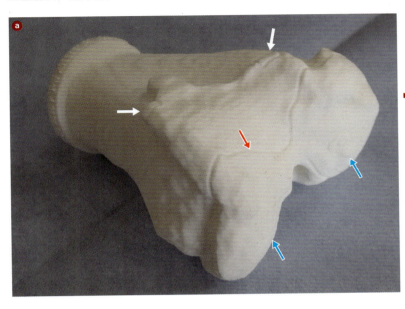
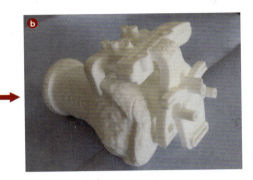

（引自 Medacta 公司）

减少，显示出非本质部分方面的有用性，但考虑到术前的影像诊断，未必能降低成本。但是，这些研究中安装位置的测量大多使用的是单纯 X 线影像，讨论 1°、1mm 的精度时是不够的。

　　最近欧美专家们关于 PSI 的意见是，能大幅度减少器械使用数量，如果与以往方法相比能改善精度，那还是有使用价值的。要证明有关 PSI 的导航的有用性时，有必要在手术时仔细处理软组织，安放截骨导板，使用术后 CT 和专用软件进行高精度测量，积累高质量的数据。

手携式导航系统（Hand-held navigation system）

　　为了改善导航的繁杂程度和降低成本，2011 年左右内置高精度微型加速度传感器和角速度传感器的手携式导航系统进入市场，现在临床上有两个系统正在使用（图 9-2-3）。

　　作为股骨机械轴起点的股骨头中心的确定方法，与不使用影像信息（Image-free）的导航系统一样，即在髋关节正常的情况下，股骨以股骨头中心为圆锥顶点活动，在髋关节固定的状态下活动股骨，通过传感器获得的信息测算出股骨头中心的空间位置。这时两个系统的原理是一样的，KneeAlign2 导航系统是通过活动时股骨前后左右各转动 1~2 次进行测定的，相对而言，iAssist 是通过静止时记录 13 个点来确定股骨头的位置的（图 9-2-4）。无论采用哪种方法都要牢牢固定骨盆使其不能活动，这是关键。

　　确定胫骨机械轴的方法两者也有些许差异。KneeAlign2 中是通过夹具触及踝关节内外踝的顶点，正面偏向内侧 55% 以及前后的中点为踝关节中心（图 9-2-

图 9-2-3　手携式导航系统（Hand-held navigation system）

a：KneeAlign2。
b：iAssist。

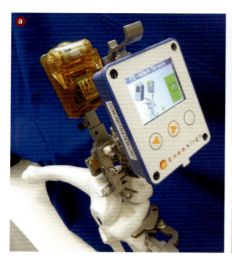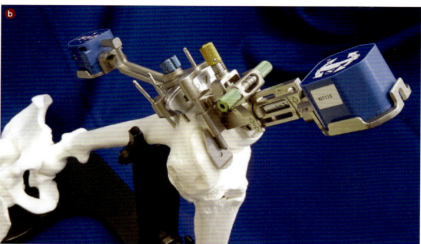

（引自 Zimmer Biomet 公司）

图 9-2-4　股骨头中心的测定方法

a：KneeAlign2 通过假想圆锥样活动来测定股骨头中心。
b：iAssist 通过静止状态时输入 13 个位点来测定股骨头中心。

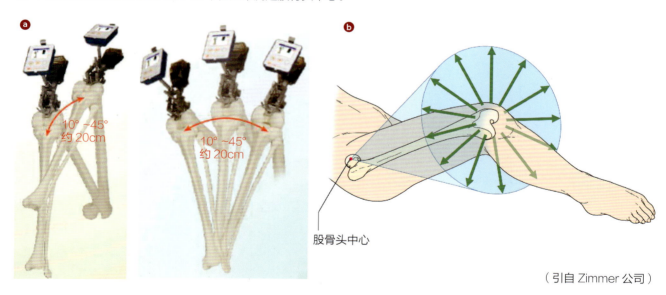

股骨头中心

（引自 Zimmer 公司）

5a）。iAssist 中则和股骨相逆，活动时将踝关节假想为球，把它的中心作为踝关节中心（图 9-2-5b）。截骨部件有微调的功能，可以用螺丝刀调节到目标角度。截骨后的确认（Validation）作业只有使用 iAssist 才能进行。

　　讨论手携式导航系统的假体安装位置正确性的报告还很少，但胫骨冠状面上 3°以上的异常值比例在百分之几以内，股骨也在 10% 以内，观察到与既往导航系统同等的精度。然而，手携式导航系统只能导引胫骨近端和股骨远端的截骨，对

图 9-2-5 踝关节中心的测定方法

a：KneeAlign2 通过静止时内外踝踝尖这两点测算处理。
b：iAssist 通过活动时以踝关节中心为假想球的中心来测定。

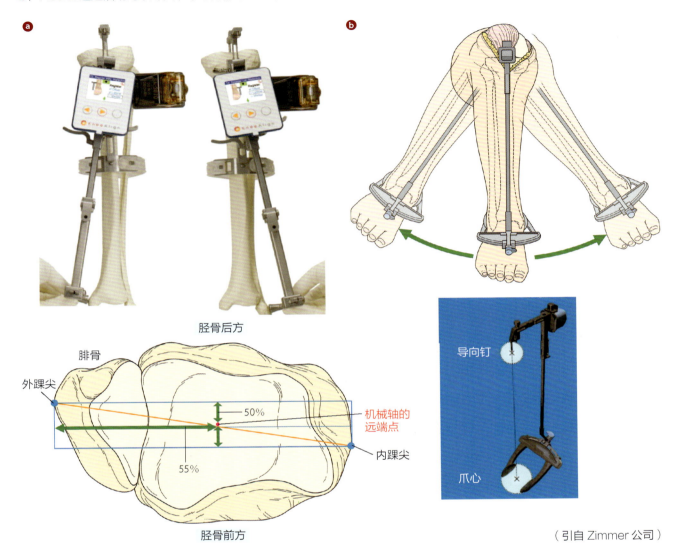

胫骨后方

腓骨

外踝尖

机械轴的
远端点

50%

55%

内踝尖

胫骨前方

导向钉

爪心

（引自 Zimmer 公司）

股骨的旋转没有用处。另外，截骨的高度也要依靠术中的确认。进行改良的间隙平衡技术（Modified gap balancing technique）时，能在制作伸直间隙时使用，特别是对术中不能通过触感确认的股骨头中心时有作用，期待与以往的髓内定位相比能大幅度改善精度。

伴随着 IT 技术的进步，TKA 领域中也引入了各种辅助手段，更正确地开展手术变得越来越有可能。与以往方法相比较的研究表明，异常值（Outlier）减少了，期待长期结果逐渐稳定化。另一方面，这样的高精度如何改善各种各样的临床结果，还有很多不明确的地方，有必要积极开展标准化的对比性研究。还有，应该把工学上的导航系统变得更亲和外科医师（Surgeon-friendly），成本也需要更低廉。

参考文献

[1] Ritter MA, Davis KE, Meding JB, et al. The effect of alignment and BMI on failure of total knee replacement. J Bone Joint Surg Am 2011；93：1588-1596.

[2] Jenny JY, Boeri C. Computer-assisted implantation of total knee prostheses：a case control comparative study with classical instrumentation. Comput Aided Surg 2001；6：217-220.

[3] Burnett RS, Barrack RL. Computer-assisted total knee arthroplasty is currently of no proven clinical benefit：a systematic review. Clin Orthop Relat Res 2013；471：264-276.

[4] Berry DJ, Bozic KJ. Current practice patterns in primary hip and knee arthroplasty among members of the American Association of Hip and Knee Surgeons. J Arthroplasty 2010；25（6 suppl）：2-4.

[5] 日本人工関節学会. TKA-UKA 人工関節登録調査集計 2006 年 2 月～ 2015 年 3 月［. http://jsra.info/pdf/TKA-UKA-20150331.pdf］.

[6] 小林章郎. image-based computer assistance を用いた人工膝関節置換術の現状と未来. 関節外科 2011；30（10 月増）：129-138.

[7] Picard F, et al. Clinical classification of CAOS systems. Computer and robotic assisted knee and hip surgery. DiGioia AM, et al, editors. Oxford：Oxford university press；2000. p43-48.

[8] 長谷川正裕, 藤啓広. Navigation（CT free）. 関節外科 2011；30（10 月増）：118-128.

[9] 久保晴司, 松本知之, 黒田良祐. 術中軟部組織バランスが TKA 術後キネマティクスに及ぼす影響. 関節外科 2011；30（10 月増）：112-115.

[10] McGurk M, Amis AA, Potamianos P, et al. Rapid prototyping techniques for anatomical modelling in medicine. Ann R Coll Surg Engl 1997；79：169-174.

[11] Graichen H, Al-Shamari D, Hinterwimmer S, et al. Accuracy of quantitative magnetic resonance imaging in the detection of ex vivo focal cartilage defects. Ann Rheum Dis 2005；64：1120-1125.

[12] Sassoon A, Nam D, Nunley R, et al. Systematic review of patient-specific instrumentation in total knee arthroplasty：new but not improved. Clin Orthop Relat Res 2015；473：151-158.

[13] Huang EH, Copp SN, Bugbee WD. Accuracy of A Handheld Accelerometer-Based Navigation System for Femoral and Tibial Resection in Total Knee Arthroplasty. J Arthroplasty 2015；30：1906-1910.

第 3 节　TKA 翻修术（Revision TKA）

西野仁树

翻修不是"更换"！

翻修（Revision）不是"更换"。它来自拉丁语"Videre"，本来是"看"的意思。"Re-videre（再次好好审视）"掌握初次人工全膝关节置换术（TKA）失败的原因，通过再次手术去修正，和论文中的 Revise 意义相同。也就是说，这个词本身就指出了病例术前评估的重要性。

翻修率

随着初次 TKA 的增加和人口的高龄化，翻修数也在急剧增加。根据瑞典登记系统（Swedish register）的资料显示，10 年内退行性骨性关节炎（OA）的 4%，类风湿性关节炎（RA）的 10% 会进行翻修。美国 1991—2010 年的统计数据为 8%。日本 1 年的 TKA 总数约为 65 000 例，10 年后至少每年需要翻修 2600~5200 例。

翻修的原因及其评估

翻修的原因大致分为疼痛性和不稳定性，有患者因素、软组织因素、骨性因素、假体因素和其他因素（表 9-3-1）。究其原因，包括初次 TKA 时患者评估和选择的错误、假体类型选择的错误、技术错误等医疗方面的原因很多，但也有感染等以外的原因引起的情况。

患者因素

骨性关节炎（OA）TKA 的翻修率是固定的，但近年来类风湿性关节炎（RA）

表 9-3-1　翻修的原因

患者因素	软组织因素	骨性因素	假体因素	其他因素
骨质疏松症 体重超重 类风湿性关节炎	韧带平衡不良 韧带断裂 术后挛缩和不稳定	截骨角度不良 截骨过量 骨萎缩和骨质疏松症 压塌	松动 磨损和破损 假体大小不匹配 安装位置不良 金属过敏	血行性感染 骨折 钝挫伤、韧带损伤

TKA 的翻修率在增加。这可能是药物疗法变化带来的影响。体重过重或骨质疏松症骨脆弱性强时，假体容易发生下沉。

软组织因素

内、外侧副韧带的不平衡，后交叉韧带（PCL）的松动导致膝关节不稳定，这是翻修的最主要原因。初次 TKA 的技术错误是导致翻修的主要原因，也存在外伤和假体边缘的磨损断裂。对于软组织挛缩和粘连带来的活动度限制，有时需要在关节镜的镜视下剥离或进行伸膝结构成形的软组织手术。

骨性因素

骨的脆弱性造成支撑骨的压塌，初次 TKA 时的截骨过量或截骨角度不良引起的应力集中也会导致假体下沉或松动。

假体因素

人工关节的设计不良所致的限制性加强或松动以及负重接触面积小与聚乙烯磨损有关。聚乙烯材料自身或脱氧不良所致的氧化老化也是一样的。磨损累及金属底座时，金属溶解产生的金属颗粒会引起滑膜炎，加重软组织的损害。进而伴随着聚乙烯垫片菲薄化，产生不稳定性。

手术技术因素

手术技术错误的影响很大。软组织平衡、间隙、平衡不良，包含旋转的对位不良，安装位置的错误都会导致应力集中，成为松动、破损、不稳定性的原因。假体大小不匹配会成为膝关节前方疼痛和活动度不良的原因。

其他因素

发生感染、骨折、韧带损伤等就需要进行翻修。以往因感染而翻修的占 TKA 全部的 1/4，推测 2030 年会占 60%，需要加以注意。

患者术前评估的诀窍和陷阱

术前评估时，要记住上述各种因素是复合存在的。

留意髋关节和胫距关节病变、足部畸形、腰椎病变等有可能会主诉膝关节症状，要观察步态和姿势，观察和检查下肢整体状况。不仅仅是膝关节单纯 X 线影像，还要检查下肢全长位和应力位 X 线影像、腰椎和骨盆 X 线影像（表 9-3-2）。

注意表 9-3-2 里列举的膝关节临床所见和影像学所见。其中不稳定性的精密检查最为重要。假体的下沉或聚乙烯垫片的菲薄化以及 PCL 松动等关节内病变是病因，还是因膝关节周围的韧带或软组织的松弛和破损所致的不稳定性，这直接影响到翻修假体类型的选择。不稳定性不仅在伸直位时要评估，屈曲位时也要评估。对于不稳定性，最好或多或少进行多方面的考虑。有时肌力差以及髌

表 9-3-2　翻修术前评估的检查要点

体检要点	影像学所见
·步态异常的有无（负重时间，前冲倾倒表现的有无） ·下肢整体的轴线对位 ·邻近椎间隙（髋关节、足踝）畸形的有无 ·腰椎疾病的有无 ·骨盆倾斜（后倾，腰椎反弓） ·炎症性疾病的有无 ·检查有无感染	·不稳定性、对位异常（应力位 X 线影像） ·假体下沉的有无 ·局部骨溶解（Osteolysis）和松动的有无 ·假体大小不匹配的有无 ·旋转异常的有无 ·聚乙烯磨损的有无 ·髌骨变薄和髌骨低位程度

膝关节临床所见	
皮肤，手术切口	·色调、热感、水肿、感染的有无
活动度	·挛缩畸形的有无
伸膝结构	·伸肌肌力 ·髌骨活动度，髌骨活动轨迹
不稳定性	·步行时前冲倾倒表现的有无 ·内外侧和前后的不稳定性 ·韧带止点的有无

骨活动轨迹异常也会被主诉为存在不稳定感。髌骨活动轨迹异常意味着股骨假体或胫骨假体的旋转设置异常。

翻修的现状

翻修时术前计划最为重要。基于术前评估，每个基本步骤都要设想可能发生的状况，做好包括替代方法的准备很重要。

翻修的基本步骤是：①进入并显露关节。②切除关节内瘢痕。③评估不稳定性和骨缺损。④选择假体类型和加强块（Augmentation）。⑤选择固定方法。⑥关闭切口。⑦术后康复治疗。

进入关节内

切口的原则是延长并使用初次 TKA 的切口。与初次手术有时间间隔的话，也有意见认为可以另处做切口，但不能避免血流障碍、皮肤坏死的可能性（图 9-3-1）。

关节切开可以向近端延长，一般推荐展开范围大，推荐能高度自由地追加股四头肌延长以扩大显露范围的内侧髌旁入路（Medial parapatellar approach）。

关节内的显露

关节内被瘢痕组织占据的情况多见。从髌上囊开始，部分切除髌下脂肪垫，其次使用电子手术刀或异物钳切除股骨内侧峡部的瘢痕组织。充分露出髌骨外侧支持带后，从髌骨中点向远侧切开。有金属病（Metallosis）时，要彻底切除包括着色部分在内的滑膜（图 9-3-2）。

这个阶段髌骨大多可以向外侧移动后翻转，不行的话则像图 9-3-3 那样增加额外的操作，确保拔出假体的操作空间。股四头肌的操作会使肌力下降、髌上囊

图 9-3-1　非骨水泥型 TKA 的松动病例

术后 17 年的类风湿性关节炎病例。

a、b：术前 X 线影像。胫骨假体内翻下沉，柄末端穿破胫骨皮质。

c：由于初次手术后时间间隔较长，再做另外的切口时，新旧切口之间的皮肤发生血供障碍，出现部分的表皮坏死，保守治疗后痊愈。

d、e：术后 X 线影像。存在下沉后的骨缺损，由于胫骨近端的皮质骨外壳破裂，内侧使用金属加强块（Augmentation），于干骺端用骨水泥固定。穿孔部位若超过插入的长柄，则需要使用能实现压配固定（Press-fit）的偏心延长柄（Offset stem）。

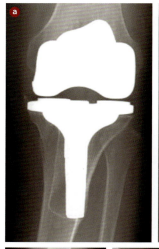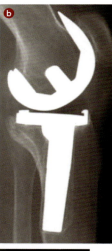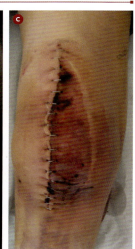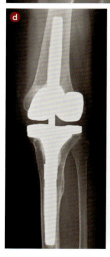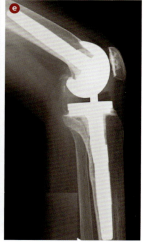

粘连以及屈曲受限的风险变高，没有必要延长伸肌结构的时候施行股四头肌剪开（Quadriceps snip）。有必要延长时就需要 V-Y 成形术（V-Y plasty）。

至于胫骨结节截骨术（Tuberosity osteotomy），有保留骨膜截骨后效果改善的报告，但有再次骨折的风险，仅在没有其他方法时实施。

> 骨水泥固定的话，要剥离骨水泥假体交界面。胫骨下方、股骨前方和远端使用微型锯、摆锯、薄刃骨刀，后方部位使用精细的弧形骨刀。
>
> 改变刀口的行进方向深入时，不要做撬杆样操作是诀窍。

拔除假体

去除聚乙烯垫片后进一步拔除假体。如果可能，按照胫骨假体→股骨假体的顺序来拔除。股骨假体先拔除时，注意拔除胫骨假体时不要让假体取出器（Retracter）破坏股骨。

把假体活动出来后，用拔除器把持，使用滑锤敲击拔出，但锤部较重，不抓紧的话有发生髁上骨折的危险，所以最好由两个人操作。使用抓住假体边缘将其敲击而出的夹具，让各个部位慢慢地漂浮样敲击而出，这样发生骨折的可能性会降低（图 9-3-4）。剩下的骨水泥用异物钳、骨刀或手术用高速气钻

图 9-3-2　因聚乙烯垫片磨损而翻修的病例

a：翻修术前存在股骨假体大小不匹配。术前的单纯 X 线影像似乎可见聚乙烯垫片有残留。

b~d：术中，聚乙烯垫片内后方聚乙烯消失，可确认金属底座磨损所致的整个关节内的金属病。存在超出预想的骨缺损，胫骨侧和股骨侧都存在 Ⅱb 型骨折，内侧松动明显。

e：术后，股骨侧使用金属加强块，选择带髁限制型膝关节假体。

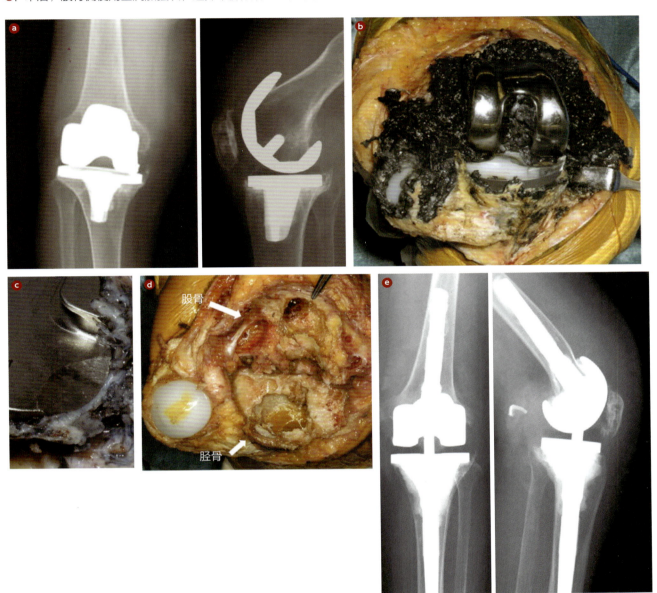

（Surgiairtome）来去除。

　　非骨水泥固定的话，同样切除假体和骨之间的纤维组织。一定程度上切断后注意骨折，轻轻敲入假体后由于固定部位的微骨折（Microfracture），会使其很容易地偏离。

不稳定性（软组织平衡）

　　关节显露，瘢痕和滑膜的切除结束，除去聚乙烯垫片后，要确认伸直位和屈曲位内、外侧副韧带的平衡。在伸直位检查下肢牵引下的轴线对位，在屈曲位检查股骨的旋转位置和 PCL 的挛缩或松动。大多是 PCL 挛缩病例，最好切除后进

图9-3-3　针对关节显露困难病例的附加操作

a：股四头肌剪开（Quadriceps snip）。
b：V-Y 成形术（V-Y plasty）。
c：胫骨结节截骨术（Tuberosity osteotomy）。

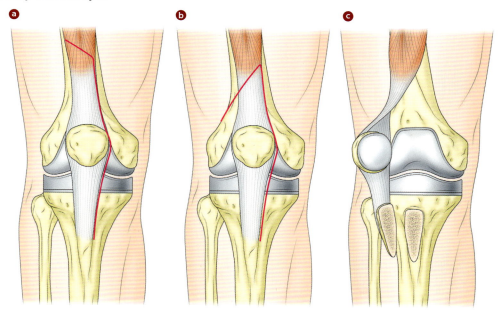

图9-3-4　拔除器

a：Universal 拔除器。需要把持较重的器具和使用滑锤，两个人操作较为安全。
b：敲出型拔除器。抓住前端边缘 1~2mm 逐步浮起，多数部位需要缓慢操作。

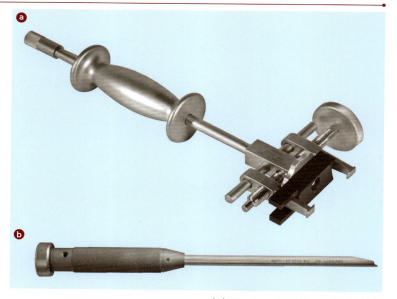

（由 Stryker 公司 Brosche 提供）

行确认。拔除假体后，试模安装时也同样要反复确认。PCL 切除后，软组织松解不能实施时，需要选择内在稳定性（Intrinsic stability）高的假体类型。

骨缺损的评估

　　骨缺损的程度和部位决定了金属加强块（Augmentation）及延长柄（Extension stem）的选择。根据 Anderson 骨科研究院（AORI，Anderson Othopaedic Reseatch Institute）分类来处理（图9-3-5）。补充骨缺损时，自体骨移植是第一选择，髁间

图 9-3-5　AORI（Anderson 骨科研究院，Anderson Othopaedic Reseatch Institute）分类

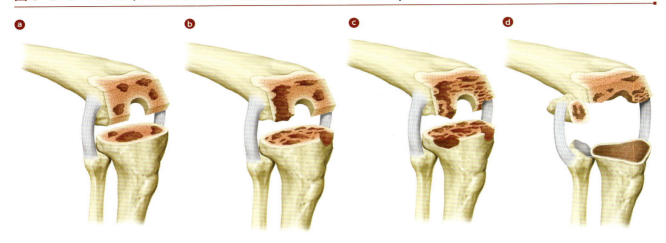

ⓐ 1 型	骨缺损没有累及干骺端		移植骨或骨水泥填充。不影响假体类型的选择。不需要使用延长柄
2 型	骨缺损累及干骺端		
	ⓑ 2A 型	胫骨或股骨的骨缺损累及干骺端	需要移植骨或加强块。需要使用延长柄
	ⓒ 2B 型	胫骨和股骨的骨缺损累及干骺端	
ⓓ 3 型	干骺端节段性缺损。有时，侧副韧带、髌韧带附着部缺损		必须要用移植骨或加强块，有时需用异体骨。需要限制型 TKA。多需要使用压配式延长型长柄。

（改编自参考文献 9）

部松质骨不足以及不能取骨的情况下要从髂骨取骨。5mm 以内的缺损深度可以用骨水泥填充，10mm 以内多用金属加强块（Augmentation）。特别是股骨后方骨缺损的骨移植技术操作困难，使用加强块（Augmentation）的情况很多。骨缺损较大时，加强块（Augmentation）和骨移植（自身骨和异体骨）合并使用。较骨缺损部的深度大 2~3cm 的推荐使用延长柄（Extension stem）（图 9-3-2），长的话需要使用偏心柄（Offset stem）（图 9-3-1）。

伸膝结构的操作

在允许的范围内通过瘢痕切除不能改善伸膝结构的滑动不佳和短缩时，需要参照 V-Y 成形术（V-Y plasty）（图 9-3-3b）或 Judet 法实施股四头肌成形术。这样容易加剧髌骨低位，并与聚乙烯垫片间发生前方撞击（Anterior impingement），不做髌骨成形术是不能行假体置换的。

假体类型的选择

假体类型的选择根据不稳定性和骨缺损以及伸膝结构的评估来确定。如果金属部件位置异常，或有损伤，则需要更换。仅更换聚乙烯垫片的部分置换以外，要选择较 PS 型假体更稳定的假体类型。

> **Point**
>
> 　　能重新获得内、外侧副韧带平衡，松动较轻的情况下选择 PS 型假体。PS 型假体在伸直位和屈曲位都没有侧方不稳的机械限制性。为获得平衡，剥离后松动过度，关节线（Joint line）发生变化多见时，多不能选择 PS 型假体，不得不选择限制型髁假体 [Constrained condylar（TS®〈Styker〉，LCCK®〈Zimmer〉）]。
>
> 　　侧副韧带的单侧缺损，止点消失的情况下选择限制型髁膝关节（CCK，Constrained condylar knee）型假体，两侧副韧带都没有止点时选择旋转铰链型膝关节（Rotating hinged knee）假体。

　　内在稳定性（Intrinsic stability）的增加，意味着假体界面的应力增加，随访结果（Track record）各种各样，PS 型假体的 10 年生存率为 90%，CCK 型假体的 5 年生存率为 70%~75%，旋转铰链型膝关节（Rotator hinged knee）假体的 5 年生存率为 50% 左右。

固定方法

　　基本上是用骨水泥固定。皮质骨的骨壳大多不能支撑胫骨假体，所以要用骨水泥填充固定（Metaphyseal cementing）至骨干末端的干骺端。使用延长型长柄（Long extension stem）时，前端不用骨水泥，形成压配（Press-fit）很重要。

再次翻修

　　根据挪威等级系统（Norwegian register），膝关节骨性关节炎（膝关节 OA）病例，因感染以外原因翻修的 2 年生存率为 90%，8 年生存率为 80%，数值确实比初次 TKA 差。大多使用限制性高的假体类型，需要慎重地进行术后随访。

　　翻修时假体类型的选择取决于术前评估。不仅仅是哪个部件有损伤，关节整体的状况如何、为何会变成这样的评估同样很重要。只能根据每个病例的状况留心准备替代假体类型。从某种意义来说，翻修需要工匠精神（Artisan spirit）。

参考文献

[1] Patel A, Pavlou G, Mújica-Mota RE, et al. The epidemiology of revision total knee and hip arthroplasty in England and Wales：a comparative analysis with projections for the United States. A study using the National Joint Registry dataset. Bone Joint J Br 2015；97：1076-1081.

[2] The Swedish Knee Arthroplasty Register. Annual report 2013 [. http://myknee.se/pdf/SKAR2013_Eng.pdf]．

[3] Cram P, Lu X, Kates SL, et al. Total knee arthroplasty volume, utilization, and outcomes among Medicare beneficiaries, 1991-2010. JAMA 2012；308：1227-1236.

[4] Hamilton DF, Howie CR, Burnett R, et al. Dealing with the predicted increase in demand for revision total knee arthroplasty：challenges, risks and opportunities. Bone Joint J Br 2015；97：723-728.

[5] Kurtz SM, Lau E, Watson H, et al. Economic burden of periprosthetic joint infection in the United States. J Arthroplasty 2012；27（8 Suppl）：61-65.

[6] Trousdale RT, Hanssen AD, Rand JA, et al. V‐Y quadricepsplasty in total knee arthroplasty. Clin Orthop Relat Res 1993；286：48-55.

[7] Le Moulec YP, Bauer T, Klouche S, et al. Tibial tubercle osteotomy hinged on the tibialis anterior muscle and fixed by circumferential cable cerclage in revision total knee arthroplasty. Orthop Traumatol Surg Res 2014；100：539-544.

[8] Luque R, Rizo B, Urda A, et al. Predictive factors for failure after total knee replacement revision. Int Orthop 2014；38：429-435.

[9] Haidukewych GJ, Hanssen A, Jones RD. Metaphyseal fixation in revision total knee arthroplasty：indications and techniques. J Am Acad Orthop Surg 2011；19：311-318.

[10] Ponzio DY, Austin MS. Metaphyseal bone loss in revision knee arthroplasty. Curr Rev Musculoskelet Med 2015；8：361-367.

[11] Patel AR, Barlow B, Ranawat AS. Stem length in revision total knee arthroplasty. Curr Rev Musculoskelet Med 2015；8：407-412.

[12] Baldini A, Balato G, Franceschini V. The role of offset stems in revision knee arthroplasty. Curr Rev Musculoskelet Med 2015；8：383-389.

[13] Rose RE. Judet quadricepsplasty for extension contracture of the knee. West Indian Med J 2005；54：238-241.

[14] Indelli PF, Giori N, Maloney W. Level of constraint in revision knee arthroplasty. Curr Rev Musculoskelet Med 2015；8：390-397.

[15] Hossain F, Patel S, Haddad FS. Midterm assessment of causes and results of revision total knee arthroplasty. Clin Orthop Relat Res 2010；468：1221-1228.

[16] Nelson CL, Gioe TJ, Cheng EY, et al. Implant selection in revision total knee arthroplasty. J Bone Joint Surg Am 2003；85 Suppl 1：S43-S51.

[17] Pour AE, Parvizi J, Slenker N, et al. Rotating hinged total knee replacement：use with caution. J Bone Joint Surg Am 2007；89：1735-1741.

[18] Sah AP, Shukla S, Della Valle CJ, et al. Modified hybrid stem fixation in revision TKA is durable at 2 to 10 years. Clin Orthop Relat Res 2011；469：839-846.

[19] Fehring TK, Odum S, Olekson C, et al. Stem fixation in revision total knee arthroplasty：a comparative analysis. Clin Orthop Relat Res 2003；416：217-224.

第4节 部分关节置换术

斋藤知行、熊谷 研

单髁单侧膝关节置换术（单间室膝关节置换术）（UKA）

单髁单侧膝关节置换术（单间室膝关节置换术）（UKA）
Unicompartmental knee arthroplasty

单髁单侧膝关节置换术（单间室膝关节置换术）（UKA）是对退行性膝关节炎（膝关节 OA）中磨损和变性的单间室仅进行表面置换的手术方式。在日本 1 年有 7000 例，是人工全膝关节置换术（TKA）的 1/10 左右，UKA 的优点是保留前、后交叉韧带（ACL，PCL），手术后能维持膝关节生理性运动。

关于 UKA，在美国首先开发出 Marmor 组配型膝关节假体（Marmor modular knee），有报道称从 Gunston 的多中心膝关节假体（Polycentric knee）到全髁膝关节假体（Total condylar knee），改良后的 TKA 长期效果良好，效果不稳定的 UKA 退出临床应用市场。另一方面，在英国 Goodfellow 和 O' Connor 开发了半月板轴承（Meniscal bearing）型的 Oxford UKA，由于其良好的术后效果，获得了美国 FDA 的认可。而且由于近年来低侵袭性手术理念的引入，这个手术方式再次受到人们的关注。

膝关节 OA 大部分是内侧胫股关节的损害，其他的关节部位保持着比较正常的状态，冠状面的变形程度和侧方不稳定等膝关节的不稳定性会促进病情的进展和临床症状的恶化。所以，膝关节 OA 通过手术治疗来矫正畸形，去除膝关节不稳对镇痛以及恢复膝关节功能最为重要。对于膝关节 OA 引起的胫股关节单间室损害，高位胫骨截骨术（HTO）或 UKA 很适合。HTO 可以应付关节内外病变引起的内翻畸形，适应证范围很广。但是，UKA 主要是针对伴有膝关节内部病变的畸形膝关节实施的手术方式，当然适应证就受到限制。

高位胫骨截骨术（HTO）
High tibial osteotomy

适应证

UKA 的适应证为内侧型外侧型膝关节 OA 或特发性膝部骨坏死，类风湿性关节炎（RA）等炎症性膝关节疾病原则上不适合。根据严密的术前评估进行患者选择，这是对术后稳定临床结果最具影响力的因素，在决定手术时，必须满足全身和膝关节局部的必要条件（表 9-4-1）。

全身的必要条件

关于全身的必要条件，65 岁以上的高龄患者，日常生活的活动性能比较差，

表 9-4-1　UKA 的适应证

全身的必要条件	X 线片所见
·65 岁以上的患者 ·不肥胖 ·活动性能差	·单间室损害 ·内翻膝 　股胫角（FTA）< 195° 　内翻膝强制外翻位时股胫角 175° 以下 　强制外翻时维持外侧膝关节间隙存在 ·外翻膝 　股胫角 > 160°
局部的必要条件 ·内翻或外翻畸形 ·屈曲挛缩 20° 以下	
其他：挽救手术 ·HTO 后的内翻再发病例	

体重轻的病例，即高龄女性最为适合。日本以外论文中把肥胖列举为禁忌证，其体重的上限为 82kg；而在日本，过度肥胖的情况较少，所以很少根据体重限制适应证。

综合临床评估中，连续因膝关节疼痛步行距离限制在 500m 以下，JOA 评分在 60 分以下是合适的。

局部的必要条件

膝关节局部的必要条件来自临床所见和 X 线片所见。临床所见为弯曲挛缩 20° 以下，强制外翻手法比较容易使膝关节变成外翻位，即包含韧带的内侧软组织轻度挛缩的膝关节适合进行手术。

◆禁忌证

ACL 断裂时，术后明显会引起股骨和胫骨假体半脱位，很不适合进行此手术，由于有可能发生过度的内翻或外翻，ACL 不全或变性后断裂的膝关节是禁忌证。因此，术前有必要进行前方抽屉试验。类风湿性关节炎（RA）等炎症性膝关节疾病也不适合。

X 线片所见

股胫角（FTA）
Femorotibial angle

X 线片所见中，显示有内侧或外侧的股胫关节的单一部件障碍的膝关节 OA，如果膝关节变形不是起因于胫骨近端部的内翻畸形，是关节内病变也即是软骨的变形磨耗引起的病例，则是良好的适应证。

外翻强制 X 线片中股胫角（FTA）为 175° 以下最好，届时，外侧的关节裂隙能保持 3mm 以上。也即是说，外侧的关节软骨充分残留是一个条件（图 9-4-1）。膝关节正位 X 线片中，外侧的胫骨棘上有骨棘形成或骨磨损延及障碍部件的胫骨关节面后方的病例，与关节症性变化相比，关节裂隙过度开大的病例，存在着 ACL 不全或完全断裂的可能性。对观察 ACL 性状来说，基于 MRI 的评估有用，可疑的病例有必要进行影像检查。外翻畸形膝中使用内翻强制手法确认 FTA 为 172°。

手术技巧

皮肤切口

由于 UKA 能够进行低侵袭性手术，所以沿着髌韧带内侧缘自髌骨下缘到胫骨结节远端做必要的最低限度的切口。同样切开皮下浅筋膜层（Investing layer），

图 9-4-1　术前计划，强制内翻或外翻的正位 X 线片

a：站立位。**b**：强制内翻。**c**：强制外翻。

膝关节站立位 X 线正位片上，进行关节间隙和膝关节轴线对位的评估，能知道内翻或外翻时的软组织紧张程度。决定是否适合 UKA 时，强制外翻影像特别重要，由于强制外翻膝关节的对位变成了外翻，要确认外翻的关节间隙能否维持。

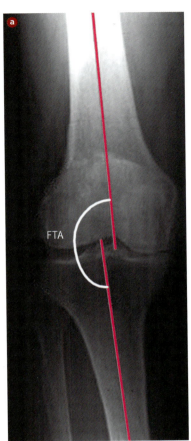
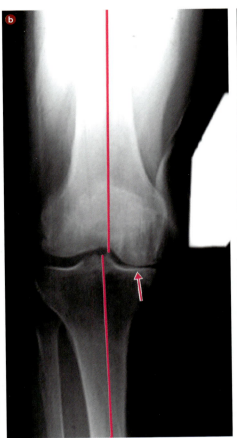
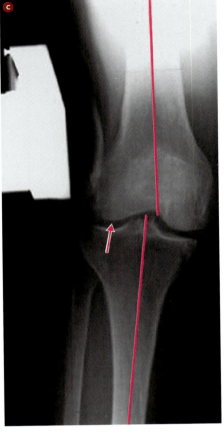

图 9-4-2　皮肤切口和支持带切开

a：膝关节前面稍靠内侧做凸向外侧的弧形皮肤切口，显露关节支持带。

b：经股内侧肌下入路（Subvastus approach）时切开髌骨支持带的内侧，自胫骨结节下方至股直肌下方的髌上囊 L 形纵向切开关节囊，显露膝关节。

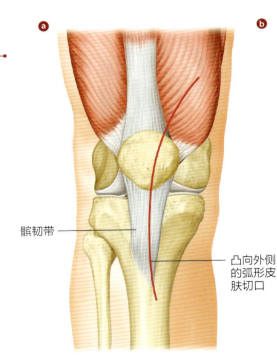
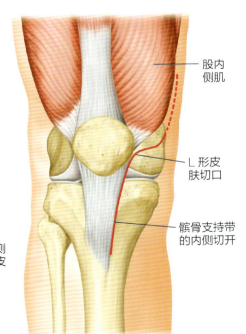

髌韧带

凸向外侧的弧形皮肤切口

股内侧肌

L 形皮肤切口

髌骨支持带的内侧切开

显露关节支持带（图 9-4-2a）。外翻膝时自髌骨上端的外侧 1/3 至胫骨结节的远端做切口。

关节囊的显露

◆内侧型膝关节 OA

经股内侧肌下入路（Subvastus approach）切开髌骨支持带的内侧（图 9-4-2b），确定关节囊，自胫骨结节下方到股直肌下方的髌上囊纵向切开关节囊，显露膝关节。胫骨上端内侧的软部组织包括关节囊、内侧副韧带（MCL）以及鹅足部，于骨膜下剥离，剥离推进到膝关节屈曲位时小腿外旋 90°，直至胫骨后缘也能充分观察的程度（图 9-4-3）。观察膝关节内部，如果在髁间窝周围确认有骨赘形成，则用骨刀切除直至 ACL 完全显露（髁间窝成形术，Notch plasty）。ACL 的止点如果有平台样骨赘，则会成为限制伸直的原因，需要切除。

◆针对内侧型膝关节 OA 的低侵袭性手术

沿着髌韧带内侧缘切开支持带和关节囊，使用 Oxford UKA 时，内侧软组织的剥离会提高平台垫片（Bering insert）脱位的可能性，所以不进行内侧副韧带（MCL）的浅层或深层的剥离。切除部分髌下脂肪垫以确保术野。

◆外侧型膝关节 OA

沿着髌韧带外侧缘切开支持带和关节囊，剥离髂胫束 Gerdy 结节附着部，切除部分髌下脂肪垫，另外沿着髌骨的外侧缘切开关节囊。显露不佳的情况下，切开股外侧肌和股直肌间隔，确保术野。

截骨

股骨内髁的后髁切除 6~8mm，把截骨导板紧贴关节面的内髁，把该范围内残存的变性软骨完全去除。

接着，进行胫骨上端截骨时，平行于胫骨嵴安装髓外截骨导板，注意沿着

图 9-4-3　内部软组织的松解

骨膜下剥离胫骨上端内侧的软组织，切开半膜肌肌腱附着部后就能观察，直至胫骨后缘（箭头）。

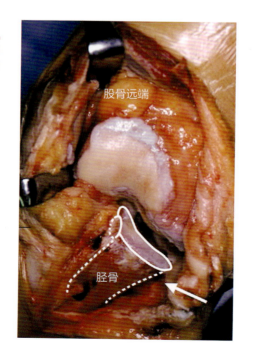

ACL 附着部面向关节面成直角截骨，其后，为了固定胫骨关节面的后倾，要进行截骨时要平行于截骨导板。这时，注意不要过量截骨，尽可能留下硬化部分，确保假体的骨性支撑。

骨赘切除和对位确认

为了消除内侧软组织的紧张，需要切除股骨及胫骨关节面周围形成的骨赘（图 9-4-4）之后，手法矫正外翻，截骨部位从前方到后方充分显露，确认轴线对位变为外翻位。这时，如果内侧软组织的紧张度高，有必要用手术刀在数处做小切口，以缓解紧张。根据聚乙烯垫片的厚度，为了决定膝关节轴线对位，有必要用试模来确认轴线对位，从而选择插入适当的垫片。

假体的固定

确认股骨及胫骨的截骨适当后，首先插入胫骨侧的假体，然后用骨水泥固定股骨侧假体。

术后治疗

术后 48h 内拔除留置在关节内的引流管，鼓励进行膝关节的活动度训练及利用直腿抬高试验（SLR）进行股四头肌强化训练。也要进行股四头肌固定训练，目的是获得关节伸直。

看到疼痛和肿胀的减轻后，允许患肢完全负重，进行步行训练。

术后效果

施行 UKA 后，对于术后经过 3 年以上的 85 例患者（女性：76 例，男性：9 例），

图 9-4-4　关节周围骨赘的切除和假体的安装

a：为了消除内侧软组织的紧张，需要切除股骨及胫骨关节面周围形成的骨赘。
b：结果，选择大小适宜的胫骨假体。

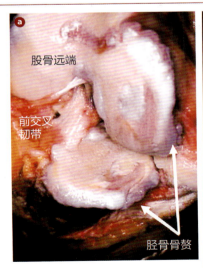
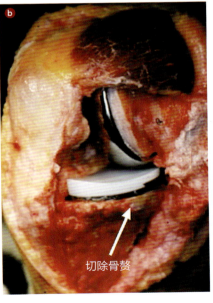

共 109 个膝（左：57 个膝，右：52 个膝）的术后效果进行探讨。98 个膝为内侧型 OA，9 个膝为外侧型 OA，剩余的 2 个膝是髌骨坏死后的继发性 OA。

手术时年龄：53~86 岁，平均 73 岁。

术后平均经历的随访期间：3~20 年，平均 4.9 年。

使用假体类型：Marmor 型 25 个膝，YMCK Uni 50 个膝，Uni Compartment Knee 34 个膝。

X 线片表现的进展程度：显示关节间隙狭小化病例（Grade 2）25 个膝，间隙闭合（Grade 3）39 个膝，显示骨磨损病例（Grade 4 或 Grade 5）43 个膝。

术前下肢轴线对位：外翻膝病例站立位 FTA 为 158°±7°，内翻膝 FTA 为 185°±6°。

使用 HSS 评分评估术后临床结果。术前，80 例主诉步行或上下阶梯时疼痛，20 例在安静时也感觉疼痛。术后调查时，56 例的疼痛完全消失，17 例在步行时仅有自觉轻度疼痛。64 例改善了活动能力，能够步行达 1km 以上。HSS 评分从术前（54±13）分有意义地增大为术后（82±12）分。综合评价中优秀（Excellent）（85~100 分）为 54 个膝，良好（Good）（70~84 分）为 36 个膝，一般（Fair）（60~69 分）为 14 个膝，差（Poor）（<60 分）为 5 个膝，总体 83% 为良好以上。

活动度方面，术前的平均值伸直为 –11°±9°，最大屈曲为 122°±21°，术后伸直为 –5°±6°，屈曲为 123°±16°，术后大部分病例可以完全伸直了。

下肢轴线对位的变化方面，内翻膝病例从术前的 185°±6° 变为术后的 174°±5°，外翻膝病例从术前的 158°±7° 变为术后的 172°±6°。术后临床评估为优秀的站立位 FTA 为 174°±4°（图 9-4-5）。

2000 年以后的 UKA 最短 10 年以上的生存率方面，Argenson 的为 94%（Miller-Galante,10 年），Berger 的为 97%，UKA 的为 94%（Miller-Galante,21 年），Price 的为 91%（Oxford，16 年），报告显示了较好的长期效果。

图 9-4-5　内侧型膝关节 OA（右膝，74 岁，女性）

a：内侧膝关节间隙闭合，胫骨上端呈现骨磨损，为 4 级（Grade 4）的退行性膝关节炎。站立位 FTA 为 184°。
b：UKA 后经过 70 个月，膝关节疼痛消失，可以完全伸直且屈曲 130°，活动度良好。由于高龄，步行时使用手杖，保持了活动能力。没有看到 UKA 的假体松动。

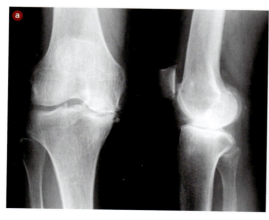
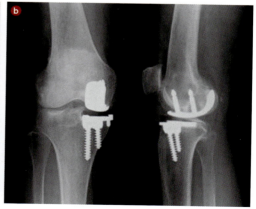

研究

最近关于 UKA 10 年以上的长期效果，很多研究显示生存率超过 90%，能维持去痛和长期良好的膝关节功能。这是由于选择了合适的病例，理解了 UKA 的手术方式，还有改良了人工关节本身的设计。但是，不管使用什么样的人工关节，最影响长期预后的是解剖学上正确地安装假体。人工关节的假体安装必须有必要在充分保证充分术野的情况下进行。

> **Point**
>
> 关于 UKA，股骨侧要考虑关节面的形状和方向后去安装假体，胫骨侧要显露至能在直视下确认后方部位，胫骨近端进行正确的截骨，再安装假体。此时，向 MCL 和鹅足部远端方向充分地剥离并切开半膜肌肌腱，小腿外旋 90°的处置是有用的。

固定平台型（Fixed bearing type）中聚乙烯垫片必须要有 6mm 以上的厚度，此厚度以下的话，早期磨损、破裂的风险高。但是，要插入这样厚度的垫片，胫骨近端的截骨就要在低位进行，胫骨假体必然会变小，骨性支撑会变弱。这是 UKA 手术中的矛盾点。

这个问题能够通过前述的软组织松解和施行关节周围骨赘的切除来扩大显露截骨部位来解决，但是，勉强地插入厚垫片会造成术后的伸直受限而导致效果变差，所以选择适当厚度的垫片很重要。

移动平台型（Mobile bearing type）中，因为会导致垫片脱位，所以不实施软组织松解，通过胫骨的截骨和股骨侧的碾磨（Milling）来创造插入人工关节假体的空间，因此不能对膝关节的轴线对位有大的变动。

另一方面，固定平台型（Fixed bearing type）中可以像前述那样广泛地松解软组织，这样就能矫正膝关节的轴线对位。通过此操作对膝关节的轴线对位进行的矫正是有限的。这是因为 ACL 有防止过度外翻的作用，但这也是 UKA 中需要 ACL 正常的理由。无论哪种手术都是通过安装 UKA 来消除膝关节内外翻的不稳定性，从而改善临床结果。但是，在固定平台型（Fixed bearing type）中，如结果所示对 UKA 而言有了最适合的轴线对位，要长期稳定地获得疗效，有必要在考虑了重新对位手术（Realignment surgery）的概念后再实施手术。

由于移动平台型（Mobile bearing type）UKA 的出现，人们预测今后的适应证范围会扩大。但是，如芬兰人工关节登录系统结果显示，由于使用于年轻人，UKA 的非腐蚀性松动所致的翻修病例有所增加。最近这种术式被认为是膝关节 OA 的手术疗法。大量的失败和反省反反复复，可以说它今日的地位是建立在此基础上的。因此，熟悉术式并充分理解缺陷，适宜选择病例的情况下应该实施的手术不会发生变化。

髌股关节置换术（PFA）

髌股关节置换术（PFA）

Patellofemoral arthroplasty

髌股关节置换术（PFA）是在 1955 年由 MacKeever 开发了钴铬钼合金（Vitallium）所制的髌骨表面置换术，但因为明显的磨损而没能得到广泛使用。但是，20 世纪 70 年代 Richard 型 PFA 被引入后，再次受到人们的关注。设计上，初期是表面置换型，最近以来的主流是股骨前面像 TKA 那样截骨的类型（图 9-4-6）。

图 9-4-6　髌股关节置换术（PFA）

a、b：股骨前方截骨的置换类型。
c：Vanguard®PFR。

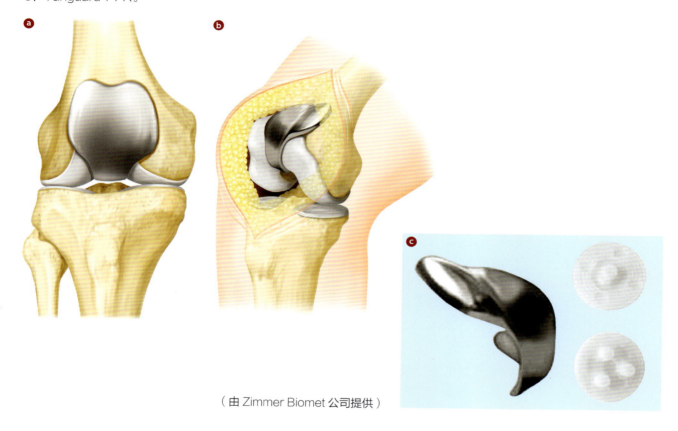

（由 Zimmer Biomet 公司提供）

适应证

　　手术成功的关键是患者选择。一次性或外伤后的单独髌股 OA，特别是伴有滑车发育不良或髌骨半脱位的病例适合该手术。软骨钙质沉着病（Chondrocalcinosis）、合并胫股关节 OA 的并发症以及炎症性膝关节疾病不适合。

术后效果

　　初期的 Richards 型 PFA 限制性强，安装不良所致的翻修病例多见。列举的原因有，除胫股关节病的进展以外还有髌骨的卡锁感（Catching）或半脱位，或疼痛残留等。由于限制性强，有必要联合使用胫骨结节移位术或附加手术。生存率报道为 11 年是 75%，20 年是 69%。至于其他假体类型，Lubinus 型或 Autocentric 型 PFA 也因髌骨活动轨迹（Patella tracking）问题而被称翻修术的情况多见。LCS 型是金属背衬的可变式（移动平台，Mobile bearing）髌骨假体，但聚乙烯磨损和金属病（Metallosis）等并发症多见，有的假体类型已经停止制造。
　　Avon 型 PFA 是第二代 PFA，为股骨远端前方截骨的类型。研究显示短期及中期都有比较良好的结果。主要的并发症有胫股关节病的进展或髌骨外倾等。

参考文献

[1] Marmor L. Marmor modular knee in unicompartmental disease. Minimum four-year follow-up. J Bone Joint Surg Am 1979；61：347-353.

[2] Laskin RS. Unicompartmental tibiofemoral resurfacing arthroplasty. J Bone Joint Surg Am 1978；60：182-185.

[3] Insall J, Aglietti P. A five to seven-year follow-up of unicondylar arthroplasty. J Bone Joint Surg Am 1980；62：1329-1337.

[4] Murray DW, Goodfellow JW, O'Connor JJ. The Oxford medial unicompartmental arthroplasty：a ten-year survival study. J Bone Joint Surg Br 1998；80：983-989.

[5] Berger RA, Nedeff DD, Barden RM, et al. Unicompartmental knee arthroplasty. Clinical experience at 6- to 10-year followup. Clin Orthop Relat Res 1999；367：50-60.

[6] Cartier P, Sanouiller JL, Grelsamer RP. Unicompartmental knee arthroplasty surgery. 10-year minimum follow-up period. J Arthroplasty 1996；11：782-788.

[7] Scott RD, Cobb AG, McQueary FG, et al. Unicompartmental knee arthroplasty. Eight- to 12-year follow-up evaluation with survivorship analysis. Clin Orthop Relat Res 1991；271：96-100.

[8] Weale AE, Newman JH. Unicompartmental arthroplasty and high tibial osteotomy for osteoarthrosis of the knee. A comparative study with a 12- to 17-year follow-up period. Clin Orthop Relat Res 1994；302：134-137.

[9] Kozinn SC, Scott R. Unicondylar knee arthroplasty. J Bone Joint Surg Am 1989；71：145-150.

[10] Saito T, Takeuchi R, Yamamoto K, et al. Unicompartmental knee arthroplasty for osteoarthritis of the knee：remaining postoperative flexion contracture affecting overall results. J Arthroplasty 2003；18：612-618.

[11] Niinimäki T, Eskelinen A, Mäkelä K, et al. Unicompartmental knee arthroplasty survivorship is lower than TKA survivorship：a 27-year finnish registry study. Clin Orthop Relat Res 2014；472：1496-1501.

[12] Lustig S. Patellofemoral arthroplasty. Orthop Traumatol Surg Res 2014；100（1 Suppl）：S35-S43.

第 10 章
理解 TKA 所需的基础知识

第 1 节　人工膝关节的历史和变迁

西野仁树

人工全膝关节置换手术（TKA）的历史是失败的重复累积，经历了进步和退步，理念的动摇，逐渐发展至今。

黎明期

只置换受损部分的想法是很自然的。中间膜植入术始于 1860 年，接下来的数十年间持续改良，但效果还是不好。1937 年钴铬钼合金被发现后，人们就进行了金属铸模的关节成形术（Mold arthroplasty），但是因为机体反应、材料强度、固定方法、非正常的生物力学设置等而最终失败。只有单侧表面关节成形术留存下来，Macintosh 型的胫骨板直到 20 世纪 70 年代还在临床中使用，但还是因不稳定性或脱位、下沉、对侧关节面的变性而停止了使用。

退行性膝关节骨性关节炎（膝关节 OA）和类风湿性关节炎都不是局限于软骨的病变。是包含骨、韧带、关节囊、肌肉在内的关节整体病变的状态。仅置换了受损部分，并不能充分改善整体病变的状态，失败就是理所当然的。

铰链型关节置换

膝关节一眼看上去很像屈曲伸直的单轴铰链关节。在对生体力学的理解还浅显的时期，人们曾尝试用单轴铰链人工关节置换膝关节。1890 年，Gluck 报道了用石膏和松脂固定象牙制单轴铰链人工膝关节（图 10-1-1），但是结果很"悲惨"。

在那之后，人们探求尝试中间膜的植入，但是到 20 世纪 50 年代之后，效果不佳的事实变得明了，人们开始重新考虑铰链型关节置换。1947 年 Judet 开发了铰链型 TKA，之后 Walldius（1951 年）、Shiers（1953 年）等也接连进行假体开发。

没过 10 年，松动、破损和金属症（Metallosis）、感染等多发，效果不佳变得很明显。只有 Guepar（1969 年）留下了一定程度的成果。轴线对位上做了 7° 的外翻角，轴后方放置，采用聚乙烯平台垫等，哪怕很少也尽力接近了机体膝关节的生物力学。采用骨水泥进行固定。

人们对生体力学的理解加深后，认识到允许旋转的构造是必要的，从而开发出允许旋转且有余地的简单铰链膝（Floppy hinged knee）和运动旋转铰链

膝（Kinematic rotating hinge）（1978 年）（图 10-1-2）。现在采用了活动平台系统
（Mobile bearing system），各个公司出售了力求能提高耐用性的改良型。两侧侧副
韧带度损伤时，仅有简单铰链膝（Floppy hinged knee）才能获得稳定性。

图 10-1-1　Gluck 的铰链型人工膝关节

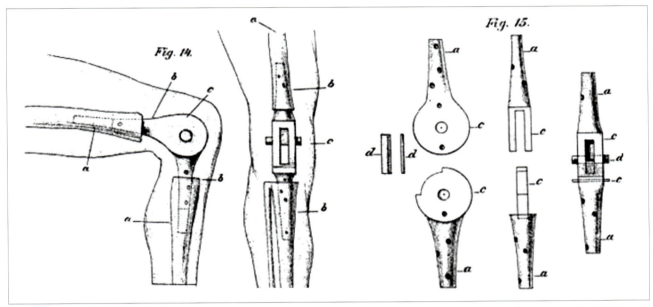

（引自参考文献 19）

图 10-1-2　运动旋转铰链膝（Kinematic rotating hinge）

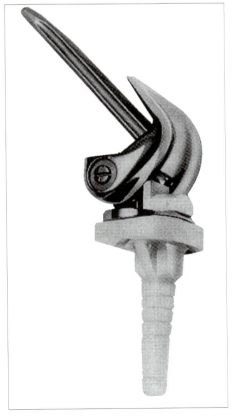

（引自参考文献 20）

髁表面置换（Condylar surface replacement）

针对铰链型 TKA 的不良效果，研究者开发了以通过交叉韧带和侧副韧带获得稳定性及诱导旋转和滑动的混合动作，减轻对人工关节的应力为理念的表面置换型人工关节，其开山鼻祖是多轴心膝（Polycentric knee）（1969 年）（图 10-1-3）。它有非连接型、金属和聚乙烯滑动面、骨水泥固定等特点，尽管临床效果不佳，但可以说是现代 TKA 的远祖型。

多轴心（Polycentric）打开突破口以后，20 世纪 70 年代爆发了同样理念的 TKA 开发竞争。以 Coventry 的几何膝（Geometric knee）（1972 年）为首，解剖膝（Anatomic knee）（1973 年），利兹膝（Leeds knee）（1972 年），单髁假体（UCI）（1972 年），双髁置换（Duocondylar）（1973 年），双髁及髌骨置换（Duopatellar）（1974 年），多轴心膝（Variable axis knee）（1974 年）等依次被用于临床。

以重现膝关节整体的运动学和解剖为目标的各种技巧反复积累，实现了一定程度的实用性，但活动度的限制、胫骨假体的下沉等结果还是不够理想。这个过程中明确：①必须能允许旋转，有必要置换或覆盖髌股关节。②胫骨假体仅有松质骨是无法支撑的，需要短桩或龙骨。③交叉韧带保留型的假体难以正确安装，假体间受到较强的限制（Constraint），后交叉韧带（PCL）挛缩会引起屈曲时的应力集中，从而造成胫骨假体的下沉、松动等。

切除交叉韧带（Cruciate sacrifice）

其次的突破是 Freeman 提出的通过切除交叉韧带来简化并重建运动力学的 ICLH knee（1971 年）。畸形矫正变得容易，韧带平衡的问题转变为侧副韧带的问题，可以期待剥离和再适应。就是所谓的与负重轴成直角截骨，调节骨切除后间隙和韧带平衡的手术技术的金标准（Gold standard）的功绩也很大。

图 10-1-3　多轴心人工膝关节置换术

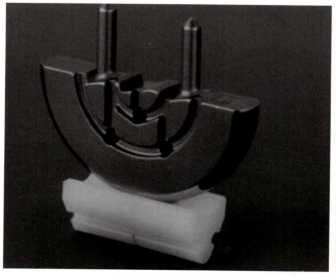
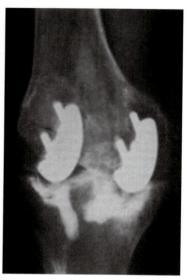

（由 Stryker 公司提供）　　　　（引自参考文献 20）

全髁型 TKA（Total condylar TKA）的出现

全髁型人工膝关节（Total condylar knee）（图 10-1-4）发表于 1973 年。手术技术源自 Freeman 的理念，置换髌骨的三间室（Tri-compartment）更符合解剖学形态。长期效果，90% 为优良以上，活动度也达到将近 90°。这是最初的实用性人工膝关节，是现在 TKA 的原型。

后交叉韧带 CR 型和 PS 型

随着生物力学的研究不断深入，人们普遍认识到增大屈曲角度必须要有股骨的后滚（Rollback），PCL 的作用很重要。出于对这个问题的重视，人们以保留 PCL 来减少假体间的限制（Constraint），减少界面的应力为理念，开发了运动髁的膝关节假体（Kinematic condylar knee）（图 10-1-5）。即所谓的后交叉韧带保

图 10-1-4　全髁型人工膝关节（Total condylar knee）

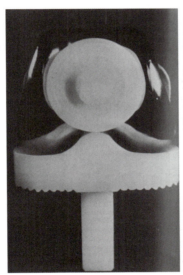
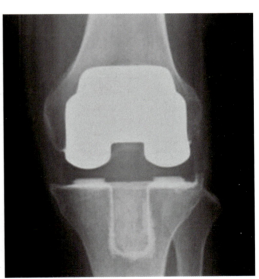

（引自参考文献 20）

图 10-1-5　运动髁的膝关节假体（Kinematic condylar knee）

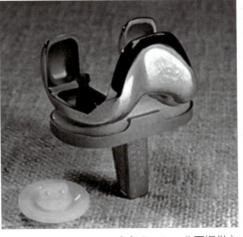
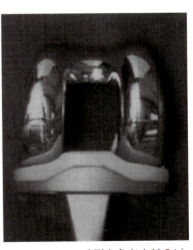

（由 Stryker 公司提供）　　　　　（引自参考文献 21）

留（CR，Cruciate retaining）型 TKA。

与此相对，全髁（Total condylar）团队进行了改变，使用通过胫骨近端的立柱和股骨髁间的啮合而引起股骨后滚（Rollback）的立柱凸轮（Post-cam）结构替代了 PCL，并于 1978 年开发了后稳定型膝关节假体（PS 型假体）（图 10-1-6）。之后，CR 型假体和 PS 型假体成为了 TKA 设计的两大潮流，由此开发出了各种假体类型。

活动平台型膝关节假体（Mobile bearing knee）

允许膝关节运动时可进行多方向运动就需要形适度（Conformity）低的平滑关节面，但接触面积减少会导致接触压力增大，引发磨损。提高形适度（Conformity）则会减少活动度，假体和骨的界面的过度负重会导致松动。活动平台型膝关节假体（Mobile bearing knee）就是通过在聚乙烯垫片的下方引入第二滑动面来解决这个难题。

1978 年新泽西低接触性应力型膝关节假体（LCS，Low contact stress knee）在临床上获得成功，并连续开发了具有活动平台（Mobile bearing）结构的假体类型。但是多个研究提出，在体内没能达到设计上预定的活动能力，临床结果也和固定平台型（Fixed bearing）没有差别。

以更符合生理的生物力学为目标

目前以 CR 型假体和 PS 型假体的假体类型为基础，随着对生物力学理解的深入，在人工关节设计上的重建方向更接近正常的生物力学，如内轴（Medial pivot）的重建（Fine knee，内轴膝 Medial pivot knee），重建双交叉韧带功能（双交叉韧带替代型 TKA，Bicruciate substituting TKA：Journey®），适应人种的差异等。

另一方面，导航系统所带来的安装技术的改进推动了针对残存较为正常生物力学的病例保留交叉韧带，适合部分关节置换术的潮流。但是，一个时间点的评

图 10-1-6　**后稳定型膝关节假体**
（**Posterior stabilized knee**）

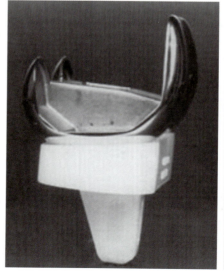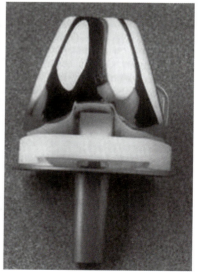

（引自参考文献 20）

估还不知道能否代表整个病程，长期结果尚不明了。有报道称，Journey® TKA 短期结果为 3.5 年有 13% 进行翻修，不得不进行改良。

在面对新的假体类型时，不要被它的新颖性吸引，要考虑它是以怎样的哲学背景来开发的，是什么系列的假体类型，这是很重要的。

参 考 文 献

[1] Brand RA, Mont MA, Manring MM. Biographical Sketch：Themistocles Gluck（1853–1942）. Clin Orthop Relat Res 2011；469：1525-1527.

[2] Aubriot JH, Deburge A, Genet JP. GUEPAR hinge knee prosthesis. Orthop Traumatol Surg Res 2014；100：27-32.

[3] Pour AE, Parvizi J, Slenker N, et al. Rotating hinged total knee replacement：use with caution. J Bone Joint Surg Am 2007；89：1735-1741.

[4] Gunston FH, MacKenzie RI. Complications of polycentric knee arthroplasty. Clin Orthop Relat Res 1976；120：11-17.

[5] Lewallen DG, Bryan RS, Peterson LF. Polycentric total knee arthroplasty. A ten-year follow-up study. J Bone Joint Surg Am 1984；66：1211-1218.

[6] Rand JA, Coventry MB. Ten-year evaluation of geometric total knee arthroplasty. Clin Orthop Relat Res 1988；232：168-173.

[7] Townley CO. Total knee arthroplasty. A personal retrospective and prospective review. Clin Orthop Relat Res 1988；236：8-22.

[8] Hamilton LR. UCI total knee replacement. A follow-up study. J Bone Joint Surg Am 1982；64：740-744.

[9] Ranawat CS, Insall J, Shine J. Duo-condylar knee arthroplasty：hospital for special surgery design. Clin Orthop Relat Res 1976；120：76-82.

[10] Murray DG, Webster DA. The variable-axis knee prosthesis. Two-year follow-up study. J Bone Joint Surg Am 1981；63：687-94.

[11] Lotke PA. Lessons from the past：why knees fail. Orthopedics 2007；30：788-790.

[12] Freeman MA, Todd RC, Bamert P, et al. ICLH arthroplasty of the knee：1968-1977. J Bone Joint Surg Br 1978；60：339-344.

[13] Font-Rodriguez DE, Scuderi GR, Insall JN. Survivorship of cemented total knee arthroplasty. Clin Orthop Relat Res 1997；345：79-86.

[14] Robinson RP. The early Innovators of Today's resurfacing Condylar knees. J Arthroplasty 2005；20（1 Suppl 1）：2-26.

[15] Sextro GS, Berry DJ, Rand JA. Total knee arthroplasty using cruciate-retaining kinematic condylar prosthesis. Clin Orthop Relat Res 2001；388：33-40.

[16] Scott WN, Rubinstein M. Posterior stabilized knee arthroplasty. Six years' experience. Clin Orthop Relat Res 1986；205：138-145.

[17] Buechel FF, Pappas MJ. The New Jersey Low-Contact-Stress Knee Replacement System：biomechanical rationale and review of the first 123 cemented cases. Arch Orthop Trauma Surg 1986；105：197-204.

[18] Christen B, Neukamp M, Aghayev E. Consecutive series of 226 journey bicruciate substituting total knee replacements：early complication and revision rates. BMC Musculoskelet Disord 2014；15：395.

[19] Gluck T. Referat über die durch das moderne chirurgische Experiment gewonnenen positiven Resultate, betreffend die Naht und den Ersatz von Defecten höherer Gewebe, sowie über die Verwethung resorbirbarer und lebendiger Tampons in der Chirurgie. Arch klin chir 1891；41：187-239.

[20] Insall JN, Scott WN, Authors. Surgery of the Knee. 3rd ed. Philadelphia：Churchill Livingstone；2001.

[21] Scott WN, Author. The Knee. St. Louis：Mosby；1994. p1127.

第 2 节　人工膝关节的材料：金属材料

山本庆太郎

金属材料的背景

与陶瓷和高分子材料相比，金属材料的优点是①机械强度高，②延展性强、易于加工，③弹性模量值高，也就是说不易损坏。因此，它被用作必须有力学强度的人工关节组成材料。存在的问题，例如在体内严酷环境下超出断裂伸长的变形、反复发生的塑性变形、金属疲劳等都有引起金属破损的危险，还有腐蚀和溶解导致的金属离子等的流出所致毒性。人工关节有时使用不同金属的组合，有必要考虑因电位差而致金属腐蚀，这被称为异种金属接触性腐蚀（电偶腐蚀）。腐蚀环境下的金属疲劳被视为生活状态中假体破损的原因，所以耐腐蚀性和材料性质是毒性和破损的相关因素。另外，人工关节等含有关节滑动面的医疗机械，因磨损而产生的磨损颗粒也对毒性产生影响，也需要考虑耐磨损性。因此，作为生物材料的金属材料同时要求生物相容性和耐磨损性。

在选择材料的同时，还有必要考虑人工关节形状本身给性能带来的影响。人工全膝关节置换术（TKA）时，要大致区分尽可能模仿机体膝关节形状的解剖学设计（Anatomical design）和从运动学和工学观点应用机械工学所设计的功能设计（Functional design），考虑到可动性和稳定性的相对立，不能将体内具有功能的 TKA 混为一谈，最好要考虑到材料特性，耐用性，磨损颗粒等影响，在不损害解剖学形态和功能的范围内进行设计。

近年来，随着新的生物材料的开发，多种材料可供选择，但是用于人工关节的滑动部位材料基本是钴铬合金或钛合金等生物相容性高，耐磨损性能好的金属或陶瓷与高分子材料的超高分子量聚乙烯（UHMWPE）的组合（图 10-2-1）。

超高分子量聚乙烯（UHMWPE）
Ultra high molecular weight polyethylene

金属材料的分类

金属材料因其良好的强度和易加工性而在现代社会中广泛应用于各种产业和用途。金属材料即使医疗用时也兼具高强度和高延伸性，力学的可靠性高，所以估计适合负重支撑功能的需求。

用于人工关节的金属材料有生物反应小的不锈钢（SUS316L 钢）、钴铬钼合金（Co-Cr-Mo 合金）、纯钛（纯 Ti）、钛合金（Ti-6Al-4V 合金）等。各种医疗材料，美国材料试验协会（ASTM）规定的 ASTM 或国际标准化组织（International

图 10-2-1　人工膝关节的构成元件（各种材料）

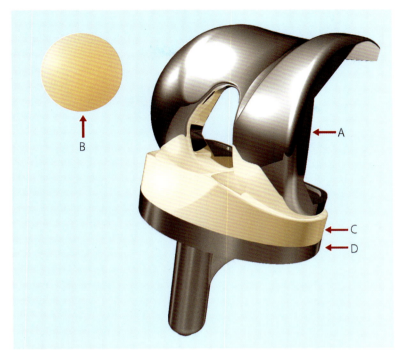

A. 股骨假体
　钴铬钼合金
　钛合金
　陶瓷

B. 髌骨假体
　超高分子量聚乙烯

C. 胫骨聚乙烯垫片
　超高分子量聚乙烯

D. 胫骨底座
　钴铬钼合金
　钛合金

Organization for Standardization）规定的 ISO，日本规格协会（Japan Industrial Association）规定的 JIS（表 10-2-1、表 10-2-2），已将其规格化了。

不锈钢

　　以提高耐腐蚀性为目的，加入了 Cr（铬）或者 Cr 和 Ni（镍）的合金钢，主要根据其组成分为 5 种类型：①马氏体系。②铁素体系。③奥氏体系。④铁素体

表 10-2-1　ASTM 规格金属的组成（比重 / %）

	SUS316L 钢		钴铬钼合金		纯钛		Ti-6Al-4V 合金	
	（F55）		铸造（F75）	锻造（F799）	（F67 级别 2）		（F136）	
Cr	C	< 0.03	27.0~30.0	27.0~30.0	N	< 0.03	N	< 0.05
Mo	Mn	< 2.00	5.0~7.0	< 5.0~7.0	C	< 0.08	C	< 0.08
Ni	P	< 0.03	< 0.5	< 0.5	H	< 0.015	H	< 0.012
Fe	S	< 0.03	< 0.75	< 0.75	Fe	< 0.30	Fe	< 0.25
C	Si	< 0.75	< 0.35	< 0.35	O	< 0.25	O	< 0.13
Si	Cr	17.0~20.0	< 1.00	< 1.00	Ti	平衡	Al	5.5~6.5
Mn	Ni	10.0~14.0	< 1.00	< 1.00			V	3.5~4.5
W	Mo	2.0~4.0	< 0.20	< 0.20			Ti	平衡
Mg	Fe	平衡	< 1.00	< 1.00				
Co			平衡	平衡				

表 10-2-2　ASTM 规格金属的材料性质

	SUS316L 钢	钴铬钼合金		纯钛	Ti-6Al-4V 合金
	（F55）	铸造（F75）	锻造（F799）	（F67 级别 2）	（F136）
拉伸强度 / MPa	> 480	> 655	> 1172	> 345	> 860
耐冲击力 / MPa	> 170	> 450	> 827	> 275	> 795
延伸率 / %	> 40	> 8	> 12	> 20	> 10

和奥氏体系（双相系）。⑤析出硬化系。

不锈钢和钴铬合金、钛合金等相比，在经济性和加工性等方面占优势，作为人工关节材料，主要使用的是奥氏体系的不锈钢 SUS316L（ASTM F138：Fe-18Cr-14Ni-2.5Mo）。

钴铬钼合金

关于钴铬钼合金，从 20 世纪 30 年代开始以商品名 Vitallium 被应用于植入物材料，因其耐磨损性现在也被用于人工关节滑动部位的构成材料。

人工膝关节股骨假体因其复杂的形状而多采用精密铸造法，规格化为 Co-Cr-Mo 铸造材料（ASTM F75：Co-28Cr-6Mo）。

人工膝关节胫骨假体、人工髋关节股骨头、柄部等大多使用锻造材料（ASTM F1537：Co-28Cr-6Mo）。

钛合金

钛合金的特征是重量轻，低磁性，高耐腐蚀性，低过敏性，优良的材料特性，此外还具有优异的骨整合性（Osseo-integration）。Ti（钛）因其电子构造、结晶构造、塑性变形模式等本质特性而缺乏耐磨损性，另一方面由于低导热率和低体积比热等热物理性质容易焊接。

Ti 根据构成成分为 α 型、α + β 型、β 型。早期，α 型纯钛（ASTM F67：Ti）被应用于线缆和关节板等，由于与不锈钢与钴铬钼合金相比强度较低，所以转变为使用 α + β 型钛合金。钛合金基本上使用锻造材料（ASTM F136：Ti-6A1-4V），但和钴铬钼合金同样理由，铸造材料（ASTM F1108：Ti-6A1-4V）也被规格化，用于制作股骨假体等。

应用于人工膝关节

钛合金的弹性模量比钴铬钼合金或不锈钢低，断裂伸长方面变形性较小，因而有容易引发破裂的倾向。钴铬钼合金与钛合金或不锈钢相比，具有表面坚固不易损伤的特征，多用于作为滑动构件的股骨假体。同时，不只是金属材料，关节滑动面的表面光滑度当然也对耐磨损性有影响。

为了评估 TKA 在体内的耐用性，有必要进行各种机械强度试验和生物学安全性试验以确保其安全性。对于关节滑动面的可移动、限制范围、磨损特征、疲劳强度等各种试验，ISO 均有定义（图 10-2-2）。特别是在日本，在申请药事承认时，为了提高审查速度，厚生劳动省对审查指南进行了提示。不只是确认材料安全性和生物学安全性评估，还进行其他的安全性试验、有效性试验以及基于 ISO13485 的各种检查验证措施，进行妥当性的确认、风险分析评估等，以及判断临床上应用的可能性后，经过药事承认后再开始实际的临床应用。

新的制造技术

近年来，制造机械的革新不断深入，3D 打印技术不仅用于树脂材料，也逐步应用于金属材料。层叠造型技术（Additive manufacturing）是一种新的制作技术，它基于三维 CAD 数据，通过激光束或电子束的扫描，有选择性地溶解或凝固金属颗粒，所形成的金属层反复层叠而形成三维结构（图 10-2-3）。它使得以往机械加工技术难于做到的立体结构，还有多孔结构、倾斜结构等造型都可以最终产品形状来实现，作为航空宇宙领域和医疗器械领域的新制造方法，今后还期待有更多的技术革新。

计算机辅助设计（CAD）
Computer aided design

今后的课题

为了提高人工关节的耐用性，需要进一步改进滑动面。为了追求关节表面的硬度和表面光滑度，人们建议使用表面氧化处理的锆合金、锆强化矾土复合材料等。

作为机体适应的金属，也需要关注应对金属过敏患者的材料，不含 Ni（镍）、

图 10-2-2　利用膝关节模拟器评估磨损性

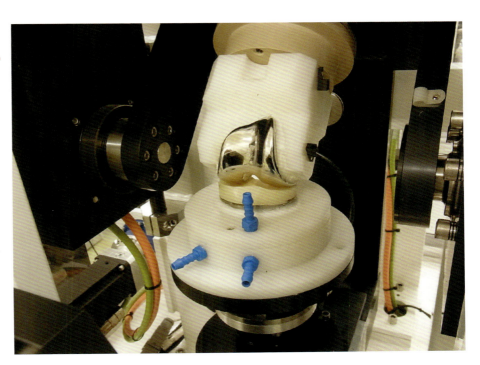

图 10-2-3　层叠造型技术的应用范例

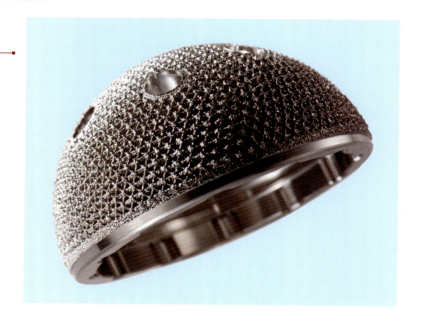

V（钒）的材料多被开发出来，现在进入了实用阶段。金属过敏是指金属因某种免疫学机制给机体带来的影响从而引起病变。装饰品等金属直接接触皮肤产生过敏性接触性皮炎已被熟知。有研究称，日本的接触性皮炎患病率为 14.4%。对于金属过敏患者，现阶段可供选择的材料有钛合金、表面氧化处理的锆合金或陶瓷。需要各个厂家提供备选假体。

　　金属材料作为用于人工关节的生物相容性材料，很久以前就在使用。期待能提高临床应用的高功能材料的功能和耐用年数，进一步以提高患者满意度为目标，构筑延伸健康寿命的"抗老龄化社会"，确信这将有助于医疗水平的提高。

参考文献

[1]　塙　隆夫.金属系バイオマテリアル.バイオマテリアルの基礎.石原一彦ほか編.東京：日本医学館；2010.p6-57.
[2]　中村孝志.人工膝関節の材料－金属.人工膝関節置換術－基礎と臨床.松野誠夫ほか編.東京：文光堂；2005.p108-114.
[3]　福田英次.電子ビームを用いた金属積層造形法.未来型人工関節を目指して－その歴史から将来展望まで.吉川秀樹ほか編.東京：日本医学館；2013.p268-272.
[4]　岡崎義光.生体適合性に優れた（カスタムメイド）インプラントの開発動向.人工臓器 2010；39：182-186.
[5]　高山かおる，横関博雄，松永佳世子，ほか.接触皮膚炎診療ガイドライン.日皮会誌 2009；119：1757-1793.

第 3 节 人工膝关节的材料：聚乙烯

山本庆太郎

聚乙烯的背景

**超高分子量
聚乙烯
（UHMWPE）**
Ultra high molecular
weight polyethylene

人工关节处于负重非常大且关节活动复杂的体内环境中。膝关节要负担约 3.5 倍体重的重量，有屈伸运动、旋转运动、内外翻运动、前后方向上的滑动，以及内外侧偏转等自由度，同时屈伸运动轴不是单轴的铰链，它具有随屈伸角度变化的多中心性，动作和体位带来的上下方向的运动，被称为 Lift-off 的关节上浮动作带来的冲击性负重广为人知。我们知道机体内含有各种各样的蛋白质和脂肪，这些成分会让人工关节的超高分子量聚乙烯（UHMWPE）氧化老化而无法维持其特性。

UHMWPE 作为人工关节植入体内后，存在因力学或化学负荷产生破损，作为滑动部位材料发生磨损，以及伴随氧化发生层状剥离（Delamination）的课题（图 10-3-1）。产生的 UHMWPE 磨损颗粒被巨噬细胞吞噬后产生的细胞因子会活化破骨细胞，引起骨溶解（Osteolysis），从而导致人工关节与骨之间产生松动（Loosening），这已经很清楚了。人工关节在生产制造时伴有灭菌工序，对 UHMWPE 进行伽马射线灭菌时产生自由基，在 UHMWPE 表面形成氧化层（Surface white band），这也是磨损原因（图 10-3-2）。对灭菌法和加工法的探讨提高了人工全膝关节置换术（TKA）的耐磨损性，为了追求更久的耐用年数，以提高耐磨损性为目的，利用伽马射线或电子束照射使其交联化，以提高抗氧化性、耐用性为目的，混合维生素 E 之一的 DL-α-生育酚，或采用含浸工艺处理的 UHMWPE 等，意图通过提高力学特性的最优化与化学稳定性来减少磨损。

聚乙烯的种类

**高密度聚乙烯
（HDPE）**
High density
polyethylene

人工关节滑动部位材料方面，有金属对高分子、陶瓷对高分子、陶瓷对陶瓷等各种各样的组合，而最多的是金属对高分子。作为高分子，UHMWPE 在耐磨损性和材料稳定性方面优于高密度聚乙烯（HDPE），因此多被使用。一般的聚乙烯的分子量为 1 万 ~50 万 g/mol，UHMWPE 被定义为 150 万 g/mol 以上（表 10-3-1）。人工关节所用的 UHMWPE 为 200 万 ~600 万 g/mol，因其极高的分子量，所以与一般的 HDPE 相比，它显示出不同的性质。特别是，它有非常高的拉伸强

图 10-3-1　呈现关节滑动面磨损，表面剥离，PS 型人工膝关节后稳定柱破损的胫骨聚乙烯垫片

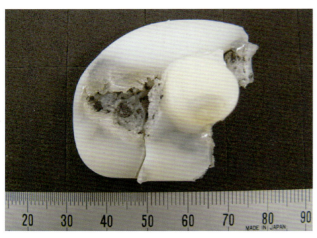

（引自参考文献 6）

图 10-3-2　切断的胫骨聚乙烯垫片上能确认表面的白色条带（Surface white band）

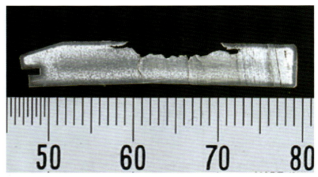

（引自参考文献 6）

表 10-3-1　HDPE 和 UHMWP 各种特性的比较

	HDPE	UHMWPE
分子量 /（100 万 g/mol）	0.05~0.25	2~6
熔点 / ℃	130~137	125~138
横向变形系数	0.40	0.46
比重	0.925~0.965	0.932~0.945
拉伸弹性系数 / GPa	0.4~4.0	0.8~1.6
拉伸强度 / MPa	26~33	21~28
最大拉伸强度 / MPa	22~31	39~48
拉伸伸长 / %	10~1200	350~525
Izod 冲击强度 / J/m	21~214	> 1070（不断裂）
结晶化度 / %	60~80	39~75

（根据参考文献 1 改编）

度和耐冲击性的特点，加之磨擦系数小，自我润滑性优越，因此 UHMWPE 被用作人工关节的滑动部位材料，作为 TKA 组成元件主要用于胫骨聚乙烯垫片和髌骨假体。

　　从分子结构的观点来看，UHMWPE 是结晶性聚合物，与一般的 HDPE 相比，特点是连接结晶和结晶的连接分子（Tie molecule）非常多。分子量大，加之存在丰富的连接分子，这是它对蠕变、磨损、冲击、应力龟裂等显示优良耐受性的原因所在。热性能方面，玻璃化转移点约 –120℃，软化点为 60~90℃，熔点约 135℃。一般的聚合物能够用注射成形等方法高效成形，但 UHMWPE 因其分子量非常高，所以溶融黏度非常高，成形极为困难。因此，UHMWPE 的成形主要采用冲压提取法（Ram extraction）、片材压缩成型法（Sheet compression molding）、直接压缩成型法（Direct compression molding）。

　　用于人工关节的 UHMWPE 必须是医疗用级别，美国材料试验协会规定的 ASTM 或国际标准化组织规定的 ISO 对此有制定的具体规格。作为 UHMWPE（ASTM F648），合适的材料有 GUR1020 和 GUR1050。

朝向性能改善的聚乙烯

改变 UHMWPE 的力学性质，提高它耐磨损性的方法有交联处理（Crosslinking）。工业上广泛用于电缆和热收缩膜、泡沫塑料、子午线轮胎等，在人工关节领域，主要用于人工髋关节内衬。

交联处理是通过伽马射线或电子束等放射线的照射，使得 UHMWPE 内发生自由基与邻近自由基再结合反应，从而在分子间产生化学结合，由此发生架桥，导致拉伸强度和弹性率的上升，但是延展和冲击强度会下降。放射线照射 UHMWPE 后，结晶部和非结晶部都会产生自由基，因为它的玻璃化转移点大约为 -120℃，熔点约 135℃，所以在常温下非结晶部分容易产生自由基反应而促进架桥反应，反之，在结晶部分则难以产生架桥反应，因此自由基会残存下来。另外，因为 UHMWPE 拥有巨大的分子量所以缺乏分子运动性，所以即便是非结晶部分，也不是所有的自由基都完全反应，残留的自由基还是有可能在将来引起氧化，最好尽可能去除。

因此，利用的方法是放射线处理后的热处理提高架桥效率，尽可能去除自由基。热处理的方法大致分为熔点以上进行的再熔法（Re-melting）和熔点以下进行的退火热处理（Annealing）两大类。再熔法中结晶部的分子运动性提高，所以架桥效率好，但由于熔融引起结晶化程度下降，材料特性也会变差。另一方面，退火热处理时由于是在维持结晶化程度状态下进行架桥，UHMWPE 本来具有的材料特性可以维持，但是结晶部自由基残留的风险变高，长期来看比较担心氧化老化。架桥的 UHMWPE 在临床中主要用于人工髋关节内衬，多数报告称，与以往的 UHMWPE 相比，磨损量在 1/10 以下，今后还期待它能获得长期临床效果。

但是，在 TAK 领域里，也在通过其他方法追求高功能化，如因为不同的滑动特性而需要维持耐冲击性，采取与髋关节内衬不同的低照射剂量进行架桥处理，还有不进行架桥处理而力求抑制氧化和老化等。

带抗氧化功能的聚乙烯

有报道称为了抑制氧化，在 UHMWPPE 中混入有抗氧化功能的维生素 E（DL-α-Tocopherol）从而提高它的抗氧化性和耐磨损性，就有可能延长人工关节产品的寿命。维生素 E 是自然界中存在最多的抗氧化剂之一，从机体的安全性来说，它有医药品、化妆品和营养剂的实际使用效果。

维生素 E 有抗氧化效果，作为成型润滑材料在成型时有改善流动性而减少内部缺陷的效果，被认为这是发挥抗氧化能力的原因。遵从 ASTM F 2003，ASTM F 2012 进行强制氧化后用 FT-IR 测试氧化度的结果，以往的 UHMWPE 发现氧化，而混入了维生素 E 的 UHMWPE 则没有发现氧化。同时，遵从 ISO14243 对膝关节模拟装置进行磨损试验的结果显示，有关 TKA 胫骨聚乙烯垫片，含维生素 EUHMWPE 的摩损量与以往的 UHMWPE 相比，发现在强制氧化前减少约为 2/3，强制氧化后减少为约 1/12（图 10-3-3）。

傅里叶变换红外线分光仪（FT-IR）
Fourier transform infrared spectrometer

有报道称，含维生素 E 的 UHMWPE 有可能降低骨溶解所致松动的风险。当在含有强制产生并采集的磨损颗粒的培养基中培养巨噬细胞时，研究发现含维生素 E 的 UHMWPE 磨损颗粒与其他相比，细胞因子的产生量显著降低（图 10-3-4）。

因此，由于含维生素 E 的 UHMWPE 耐磨损性优异，磨损颗粒的机体反应性极低，与以往的材料相比引起骨溶解的风险低，暗示其可能比以往的 UHMWPE 获得更长期的临床效果。

图 10-3-3　膝关节模拟试验所得人工膝关节胫骨聚乙烯垫片的磨损量

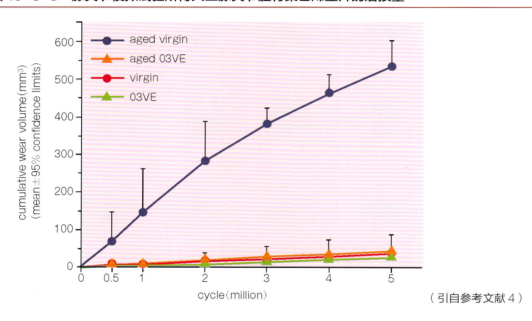

（引自参考文献 4）

图 10-3-4　与磨损颗粒共同培养的巨噬细胞所产生的细胞因子（TNF-α）量

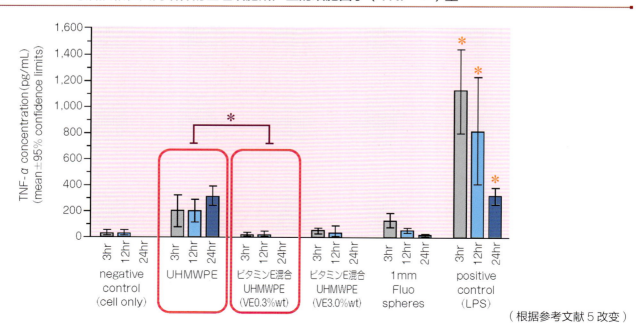

（根据参考文献 5 改变）

以 UHMWPE 为开端，用于人工关节的医疗材料在近年进步非常迅速。朝着选择高功能材料来获得更优秀的人工关节长期临床效果努力，期待这将有助于提供更高质量的医疗服务。

参 考 文 献

[1] Premnath V, Harris WH, Jasty M, et al. Gamma sterilization of UHMWPE articular implants：an analysis of the oxidation problem. Ultra High Molecular Weight Poly Ethylene. Biomaterials 1996；17：1741-1753.

[2] Howie DW, Manthey B, Hay S, et al. The synovial response to intraarticular injection in rats of polyethylene wear particles. Clin Orthop Relat Res 1993；292：352-357.

[3] Edidin AA, Kurtz SM. Influence of mechanical behavior on the wear of 4 clinically relevant polymeric biomaterials in a hip simulator. J Arthroplasty 2000；15：321-331.

[4] Teramura S, Sakoda H, Terao T, et al. Reduction of wear volume from accelerated aged UHMWPE knee components by the addition of vitamin E. J Biomech Sci Eng 2009；4：589-596.

[5] Teramura S, Russell S, Ingham E, et al. Reduced biological response to wear particles from UHMWPE containing vitamin E. Proc 55th Annu Meet Orthop Res Soc 2009；2377.

[6] 山本慶太郎, 工藤幸彦, 中村卓司, ほか. PS 型人工膝関節ポリエチレンポスト破損例におけるポリエチレン解析. 日人工関節会誌 2005；35：349-350.

第 4 节　人工膝关节——最新动向

乾　洋

　　人工膝关节手术是整形外科手术中最成功的手术之一，这毋庸置疑。近年来聚乙烯的耐久性增加，调节软组织平衡的手术技术也得已普及，微创手术也已经开始实施。然而，术后状态不能达到患者期待水平的情况很多，满意度很低的病例也不少，这是事实。因此，为了更好地提高术后效果，现在的人工膝关节手术在尊重以往的 TKA 手术技术和假体的同时，为了更正确地进行手术，开始转变方向对以下方面进行考虑：①为了提高患者术后功能，改进手术辅助设备。②保留或重建前交叉韧带（ACL）的功能。③恢复患者原本的轴线对位 / 关节面形状。以下讲解包括这些在内的有关最新动向。

手术辅助设备的发展

导航

计算机辅助手术（CAS）
Computer assisted surgery

　　为了正确安装假体而设想了计算机辅助手术。Matsen 等于 1993 年最早报道了 CAS TKA，其后基于 CT 的导航，无图像导航等又得以开发。使用导航的 TKA 确实能够获得比以前的方法更好的轴线对位，这已经获得共识，而且有研究认为它的术后效果可能也会超越以前的方法。手术时间延长、费用高昂曾经是它的问题，但近年来既能维持高度精确性，价格又便宜的手携式导航系统也被引入日本，并快速普及化。

患者专用手术工具（PSI，Patient specific instrument）

　　近年来，3D 打印技术有了飞跃进步，在骨科领域也被广泛使用，PSI 即是利用这个 3D 打印技术来制造的，导引患者特有的截骨。它是根据术前 CT 或 MRI 数据调整截骨水平、对位、假体尺寸等参数来制造的。在日本，2012 年引进了日本最初的 PSI，现在有多个厂家的 PSI 可供使用（图 10-4-1）。期待它能带来正确对位，缩短手术时间，减少出血和血管栓塞（因为不再使用髓内杆来定位），降低医疗费用。但是，关于 PSI 的精确度，对位错误的病患比例为 2.5%~37%，只见到零星报道，现在还不能说 PSI 比以往的手术方法精确度更高。这是导航本身的问题还是安装错误，具体还不清楚。有了充分掌握了它特征和注意点的医师，边确认对位边进行手术，PSI 才被认为是有用的工具。

图 10-4-1　使用 PSI 的手术

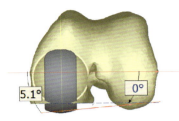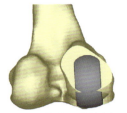

3D 图像的手术计划

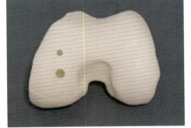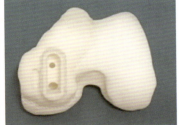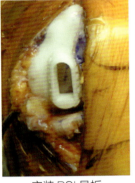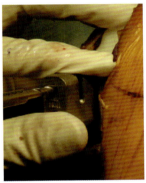

骨的立体模型实物　　　模型上的导引设置　　　安装 PSI 导板　　　利用截骨导板实施钻孔

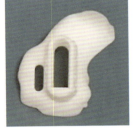

PSI 导板

单髁单侧膝关节置换术（单间室膝关节置换术）（UKA）

Unicompartmental knee arthroplasty

机器人手术

　　日本以外以单髁单侧膝关节置换术（单间室膝关节置换术）（UKA）为主的机器人手术多起来了，它的高度精确性很受期待。在日本，这个技术有可能在不久的将来就能使用了。使用机器人技术是希望在手术中实施正确截骨的同时对软组织损伤最小化，成为极度精确化的微创手术。

传感器引导的 TKA（Sensor guided TKA）

　　TKA 中软组织的平衡非常重要，近年来"假体间隙"的概念也得到普及，对调整更合适的软组织平衡有更高需求。软组织平衡的评估方面，日本主要使用各种平衡器，而在日本以外，通过使用已经产品化的带传感器的试模，将术中股骨－胫骨假体间的接触部位、接触压力、相对位置关系等通过可视化附属设备显示于监视器屏幕上，从而实施调整软组织平衡的传感器引导的 TKA（Sensor guided TKA），有报道称，其术后短期效果良好。

前交叉韧带（ACL）功能的保留和重建

大多数旧型假体的股骨和胫骨关节面形状都是内、外侧对称的，但遗憾的是解剖学上机体内膝的形态内外侧相异。近年来，以日本开发的 FINE$^{©}$ Total Knee System 为开端，衍生出关节面形状内外侧非对称的内轴运动（Medial pivot motion），恢复良好运动力学的假体也得到了普及。

但是旧型假体限制于"前交叉韧带（ACL）不全的膝关节"这一点上。术后效果和满意度高的 UKA 和 TKA 的不同在于，虽然术前状态相异，手术创伤等也是主要的因素。膝关节外科医师感到"残留 ACL 功能"的 UKA 效果良好的情况多见，"保留 ACL 功能的 TKA"成为一个大课题。近年来，有代偿 ACL 功能的假体出现，另外保留 ACL 的手术（ACL 保留的 TKA，Bi-KA）也得到实施，期待有良好效果。

双间室单髁膝关节置换术（Bi-KA）
Bicompartmental knee arthroplasty

导引运动 TKA（Guided motion TKA）

利用假体的形状和双凸轮结构（Dual cam mechanism），包括引出原有 ACL 动作的拧紧运动（Screw home movement）等，引导出极具生理性运动力学的假体在日本已经可以使用，它被称为导引运动 TKA（Guided motion TKA）。有报道称，其术后短期效果良好。但是需要担心较高的限制性使聚乙烯负荷较高、假体安装的允许范围狭窄等问题，还需要关注今后中长期的效果。

双间室单髁膝关节置换术（Bi-KA）（图 10-4-2）

由于 ACL 功能还残留，不是单髁而是双髁症状，所以无法用 UKA 应对，这

图 10-4-2　双间室单髁膝关节置换术（Bi-KA）的术后 X 线影像

a：内侧间室 UKA+PFA 正位 X 线片。b：内侧间室 UKA+PFA 侧位 X 线片。c：双间室 UKA（Bi-UKA）正位 X 线片。

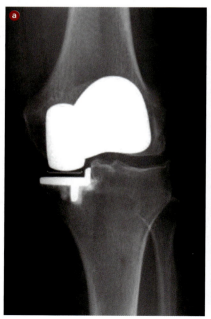
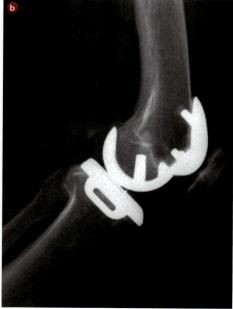
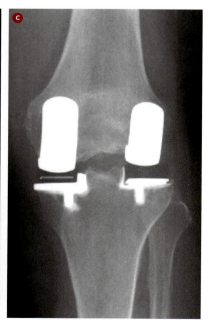

种过去会做 TKA 的病例适合 Bi-KA。可以认为人工膝关节全部的 10% 左右可以考虑应用这种技术。过去的 Bi-KA 效果不尽如人意，但所谓现代 UKA（Modern UKA）以及新一代髌股关节置换术（Newer generation of PFA）的最新设计的部分假体置换的组合可以期待有良好的效果。

ACL 保留 TKA

　　从 2015 年开始，日本可以使用保留 ACL 的 TKA 假体了（图 10-4-3、图 10-4-4）。但是过去 ACL 保留假体在长期效果上有问题，所以没有得到普及。有必要基于这个历史慎重地观察发展过程。

图 10-4-3　ACL 保留 TKA 的术中照片

a：截骨面。
b：假体安装后。

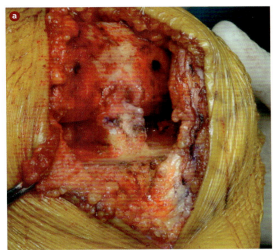
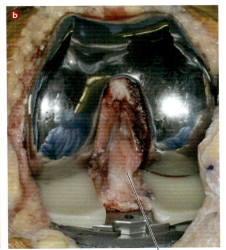

保留的 ACL

图 10-4-4　ACL 保留 TKA 的术后 X 线影像

a：正位 X 线片。
b：侧位 X 线片。

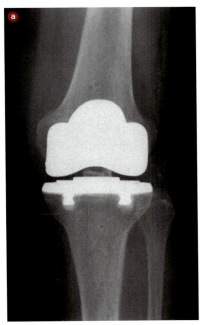
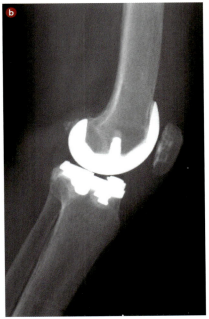

重现生来就有的轴线对位 / 关节面形状

运动学对位（Kinematic alignment）

一直以来，TKA 一直是把股骨和胫骨侧假体安装垂直于负重轴（机械轴线对位 Mechanical alignment）作为操作中的目标。运动学上轴线对位（Kinematically aligned）TKA（运动学对位）这个概念也从临床结果中出现了。它的理念是通过重现人生来就有的轴线对位和关节的倾斜等，来完成"自然的人工膝关节"的置换，被认为相关术后功能良好。肯定的研究也能看到，但是使用旧型假体的髌股关节的适合性等问题很多，貌似很多骨科医师对引进这种技术还持慎重态度。但是，如果联合使用后述的患者专用假体（Patient specific implant）等，可认为极可能获得良好效果。

患者专用假体（Patient specific implant）

使用 3D 打印技术的患者专用假体（Patient specific implant）大多用于因骨骼发育异常而需要比成品更小尺寸的假体的患者或者是翻修手术时因肿瘤等大范围骨缺损而使用特别定制假体的患者。但是近年来在欧美，利用术前 CT 图像制作的患者专用假体（Patient specific implant）开始使用于普通病例，虽有一些并发症报道，但是术后效果基本良好，期待以后能在日本开展。

以上就现阶段的"最新动向"做了讲解。但是人工关节领域的进步日新月异，再过几年，估计这里的内容很多都会被归纳为"以前的概念"。今后也必须关注最新的信息，期待众多的人工膝关节外科医师不被新东西亮花眼睛而误入歧途的同时，能就未来的方向性随时进行积极讨论，从而希望确立更好的人工膝关节手术技术。

参考文献

[1] Bourme RB, Chesworth B, et al. Comparing patient outcomes after THA and TKA：is there a difference? Clin Orthop Relat Res 2010；468：542-546.

[2] Matsen FA 3rd, Garbini JL, et al. Robotic assistance in orthopaedic surgery. A proof of principle using distal femoral arthroplasty. Clin Orthop Relat Res 1993；296：178-186.

[3] Mason JB, Fehring TK, et al. Meta-analysis of alignment outcomes in computer-assisted total knee arthroplasty surgery. J Arthroplasty 2007；22：1097-1106.

[4] Rebal BA, Babatunde OM, et al. Imageless computer navigation in total knee arthroplasty provides superior short term function outcomes：a meta-analysis. J Arthroplasty 2014；29：938-944.

[5] Nam D, Weeks KD, et al. Accelerometer-based, portable navigation vs imageless large-console computer-assisted navigation in total knee arthroplasty：a comparison of radiographic results. J Arthroplasty 2013；28：255-261.

[6] Iorio R, Mazza D, et al. Clinical and radiographic outcomes of an accelerometer-based system for the tibial resection in total knee arthroplasty. Int Orthop 2015；39：461-466.

[7] Chareancholvanich K, Narkbunnam R, et al. A prospective randomized controlled study of patient-specific cutting guides compared with conventional instrumentation in total knee replacement. Bone Joint J 2013；95-B：354-359.

[8] Ensini A, Timoncini A, et al. Intra- and post-operative accuracy assessments of two different patient-specific instrumentation systems for total knee replacement. Knee Surg Sports Traumatol Arthrosc 2014；22：621-629.

[9] Russell R, Brown T, et al. Patient-specific instrumentation doesn't improve aligment in total knee arthroplasty. J knee Surg 2014；27：501-504.

[10] Stronach BM, Pelt CE, et al. Patient-specific instrumentation in total knee arthroplasty provides no improvement in component alignment. J Arthroplasty 2014；29：1705-1708.

[11] CamardaL, D' Arienzo A, et al. Patient-specific instrumentation for total knee arthroplasty: a literature review. Musculoskelet Surg 2015；99：11-18.

[12] Lonner JH, Smith JR, et al. High degree of accuracy of a novel image-free handheld robot for unicondylar knee arthroplasty in a cadaveric study. Clin Orthop Relat Res 2015；473：206-212.

[13] Liow MH, Xia Z, et al. Robot-assisted total knee arthroplasty accurately restores the joint line and mechanical axis. A prospective randomised study. J Arthroplasty 2014；29：2373-2377.

[14] Matsumoto T, Muratsu H, et al. Joint gap kinematics in posterior-stabilized total knee arthroplasty measured by a new tensor with the navigation system. J Biomech Eng 2006；128：867-871.

[15] Gustke KA, Golladay GJ, et al. Increased satisfaction after total knee replacement using sensor-guided technology. Bone Joint J 2014；96B：1333-1338.

[16] Parratte S, Ollivier M, et al. Long-term results of compartmental arthroplasties of the knee：Long termn results of partial knee arthroplasty. Bone Joint J 2015；97B：9-15.

[17] Howell SM, Howell SJ, et al. Does a kinematically aligned total knee arthroplasty restore function without failure regardless of alignment category? Clin Orthop Relat Res 2013；471：1000-1007.

[18] Ishikawa M, Kuriyama S,et al. Kinematic alignment produces near-normal knee motion but increases contact stress after total knee arthroplasty：A case study on a single implant design. Knee 2015；22：206-212.

[19] Kim RH, Scuderi GR, et al. Technical challenges of total knee arthroplasty in skeletal dysplasia. Clin Orthop Relat Res 2011；469：69-75.

[20] Stuyts B, Peersman G, et al. Custom-made lateral femoral hemiarthroplasty for traumatic bone loss：A case report. Knee 2015；22：435-439.

[21] Panegrossi G, Ceretti M, et al. Bone loss management in total knee revision surgery. Int Orthop 2014；38：419-427.

[22] Carpenter DP, Holmberg RR, et al. Tibial plateau coverage in UKA：Comparison of patient specific and off-the-shelf implants. J Arthroplasty 2014；29：1694-1698.

第 5 节　临床评估——各种评分方法

中村卓思

人工全膝关节置换术（TKA）
Total knee arthroplasty

微创手术（MIS）
Minimally invasive surgery

后交叉韧带（PCL）
Posterior cruciate ligament

人工全膝关节置换手术（TKA）术后去痛效果优异，由于患者术后的步行能力改善同时重新获得膝关节功能，因此作为退行性膝关节炎（膝关节 OA）及类风湿性关节炎（RA）等严重膝关节损害的治疗方法，可以获得优异的临床效果。近年来，为了进一步提高手术效果，人们引入了计算机导航系统和微创手术（MIS）等进行了各种各样改良的技术。然而另一方面，是否应该保留后交叉韧带（PCL），活动平台型（mobile bearing）和固定平台型（fixed bearing）等假体类型的选择，还有是否使用骨水泥等很多课题还有争论。

为了解决这些多见的问题，有必要从临床结果的观点来进行客观的功能评估。要正确地进行功能评估很重要的的是①更为客观、②一般容易理解、③日常诊疗中能简便使用等。迄今为止，已开发利用了几种评估方法。最近，由于关节活动度的改善等 TKA 术后的膝关节功能变得更接近生理，所以以评估患者方总的 QOL 等为目的，为了反映来自患者的功能评估和健康感受，已开始采用立足于患者的评估方法。

以下就日本目前主要使用的有关 TKA 治疗效果的功能评分方法进行讲解。

日本骨科医师学会膝关节疾病治疗效果判断标准

日本骨科医师学会膝关节疾病治疗效果判断标准（JOA 评分）（表 10-5-1、表 10-5-2）是日本骨科医师学会和日本膝关节研究会共同制作的评分表。JOA 评分主要评价患者的功能，由于评估项目不包括畸形的手术矫正角度等，所以不仅是手术效果，有关保守疗法评价也是可以的，这是与其他评估法的不同之处。另外，膝关节 OA 或 RA 膝等患者述说的苦痛不一，所以为了正确判断治疗效果，还能够按疾病分类进行评估的特点。

JOA 评分作为退行性膝关节炎的治疗效果判断标准有其特点，如能对与步行能力或上下阶梯能力等功能有关的疼痛进行客观的评估，能够评估有关屈曲角度，评估正坐（屈膝端坐）可能的活动度，充分适应深度屈曲的情况等。

另一方面，就类风湿性膝关节炎治疗效果判断标准而言，由于 RA 膝中包括股四头肌肌力在内的下肢肌力与步行能力及上下阶梯功能有很强的关联，因此股四头肌的评估项目是有其特点的。此外，有关屈曲角度的评估，退行性膝关节炎的治疗效果判断标准有可能与深度屈曲的评估一样，要考虑到因疼痛的评估是确

表10-5-1 JOA评分（退行性膝关节炎治疗效果判断标准）

术前、术后 医院名称：＿＿＿＿＿＿＿＿＿ 记录者姓名：＿＿＿＿＿ 日期：＿＿年＿＿月＿＿日

手术名称：＿＿＿＿＿＿＿＿＿ 手术年月：＿＿年＿＿月＿＿日 患者姓名＿＿＿＿＿＿

住址：＿＿＿＿＿＿＿＿＿ TEL：＿＿＿＿＿ 性别：男/女 年龄：＿＿岁 体重：＿＿kg

		右	左
疼痛及步行能力	步行1km以上，平时无疼痛，活动时偶然有轻微疼痛	30	30
	步行1km有疼痛	25	25
	步行500~1000m可有疼痛	20	20
	步行100~500m可有疼痛	15	15
	室内行走不足500m有疼痛	10	10
	不能步行	5	5
	不能站立	0	0
疼痛及上下阶梯/楼梯能力	自由上下阶梯无疼痛	25	25
	自由上下阶梯有疼痛，使用扶手无疼痛	20	20
	使用扶手有疼痛，一步一步走无疼痛	15	15
	一步一步行走有疼痛，使用扶手一步一步行走无疼痛	10	10
	使用扶手一步一步行走有疼痛	5	5
	不能行走	0	0
关节屈曲角度和强直（高度挛缩）	正坐	35	35
	横坐、盘腿坐	30	30
	110°以上屈曲	25	25
	75°以上屈曲	20	20
	35°以上屈曲	10	10
	不能屈曲35°，甚至强直，高度挛缩	0	0
肿胀	无积液肿胀	10	10
	有时需穿刺抽液	5	5
	反复穿刺抽液	0	0
	总计		

特别记载事项				
		右	左	
疼痛		无、轻、中、强	无、轻、中、强	
实测角度	活动后	°~°	°~°	
	强直	°	°	
	主动伸展受限	°	°	
	内、外翻			
不稳定	侧方			
	前后方			
大腿周径	5cm	cm	cm	
	10cm	cm	cm	
支具	有时使用			
	常用	单拐	双拐	轮椅
	偶然使用			
	常用			
10m步行速度			s	
X线片所见		右	左	
	立位FTA			
	卧位FTA			
	关节间隙			
	骨赘			
	骨硬化			
	半脱位			
	骨缺损			
患者的印象				

患者满意度	非常好		很好，逐步改善		尚好，但无进一步改善		不清楚		不做动作比较好	
		右		右		右		右		右
		左		左		左		左		左

定的评估而容易产生主观的评估。

这些退行性膝关节炎的治疗效果判断标准和类风湿性膝关节炎关节炎的治疗效果判断标准之间有换算公式，可以相互换算（表10-5-3）。

表 10-5-2　JOA 评分（类风湿性膝关节炎治疗效果判断标准）

术前、术后

医院：＿＿＿＿＿　　记录者：＿＿＿＿＿　　日期：＿＿年＿＿月＿＿日

诊断：＿＿＿＿＿　　患者姓名：＿＿＿＿＿　　编号：＿＿＿＿＿

住址：＿＿＿＿＿　　　　　TEL：＿＿＿＿＿　　男 / 女　年龄：＿＿岁

		需要	右	左	特别记载事项			
疼痛		完全没有疼痛	40	40	患者的具体表现			
		活动时偶然有疼痛	30	30				
		活动时经常有疼痛	20	20	右＿＿°～＿＿°　左＿＿°～＿＿°			
		活动时因疼痛而受限制	10	10			右	左
		经常疼痛较强烈	0	0		挛缩		
活动度		可以端坐	12	12	实测角度	强直		
		侧坐、盘腿坐	9	9		不全		
		110°以上屈曲	9	9		内、外翻		
		75°以上屈曲	6	6		侧面不稳定		
		35°以上屈曲	3	3		前后不稳定		
		强直、高度挛缩	0	0		偶然		
股四头肌肌力		5	20	20		经常		
		4、3	10	10	支具		单拐　双拐　轮椅	
		2 以下	0	0		偶然使用		
平地步行能力（不使用拐杖、支具）		无疼痛	20	20		常用		
		步行困难	10	10		10m 步行速度＿＿＿＿s		
		不能步行	0	0	大腿周径		右	左
上下阶梯 / 楼梯能力		上下阶梯无疼痛	8	8		5cm	cm	cm
		使用扶手无疼痛	6	6		10cm	cm	cm
		一步一步行走无疼痛	4	4		－		
		拉着扶手一步一步行走无疼痛	2	2	关节水肿	±		
		不能上下阶梯	0	0		＋		
		计算						

表 10-5-3　膝关节 OA 和 RA 评分的相互换算公式

退行性膝关节炎治疗效果判断标准评分（POA）
类风湿性膝关节炎治疗效果判断标准评分（PRA）
POA=0.8×PRA+10

三大学方案

三大学方案（表 10-5-4）是以爱知医科大学、信州大学、冈山大学为中心，作为用于 TKA 的效果判断标准草案的原方案所制订的评价方法，由①疼痛，②活动度，③主动不能完全伸直，④内、外翻畸形，⑤步行能力，⑥日常动作 6 个项目构成。

疼痛评估为 5 个阶段的评估。活动度以活动度的合计来评估，120° 以上可获

表 10-5-4 膝关节功能评估表（三大学方案）

	标准	右	左	特别记载事项				
疼痛	无：偶然出现疲劳感觉或者有劳累以后的感觉，日常生活动作没有疼痛	30	30	患者具体的表现				
	轻度：开始动作时或者长距离步行时出现轻度疼痛	25	25					
	中度：行走时经常出现疼痛，但短时间休息后症状可改善	15	15					
	重度：负重时或者相类似动作时疼痛较强，静止后疼痛可以改善，静息痛偶然也存在	5	5					
	剧烈：静息或做任何活动时出现强烈疼痛	0	0					
活动度（伸直活动合计）	120° 以上（可以完成日常生活动作）	20	20	实测角度				
	90° ~119°（上下阶梯，从坐位起立等动作）	15	15	右：_____° ~_____				
	60° ~89°（平地步行）	10	10					
	30° ~59°（可以弯腰拾物）	5	5					
	0° ~29°（可以上下 5cm 高的阶梯）	0	0	左：_____° ~_____				
主动活动受限（包括屈曲挛缩）	无：（0° ~10°）	10	10	实测角度	挛缩	不全		
	轻度：（11° ~30°）	5	5	右	°	°		
	高度：（31° 以上）	0	0	左	°	°		
内、外翻畸形（包括关节侧方不稳定，站立位测量）	正常：（175° ±5°）	10	10	实测角度	右		左	
	轻度：（15° 以下）	5	5	内、外翻				
	高度：（16° 以上）	0	0	侧方失稳				
				前后失稳				
步行能力（不使用支具、拐杖等辅助器具等状态评分）	正常：日常活动不受限制，快步行走也可以	20				右	左	
	轻度受限：需要时能在 500~1000m 以内步行	15		支具	偶然			
					常用			
	中度受限：需要时能在 500m 以内步行，仅在自家附近日常活动	10		单拐杖	偶然		双拐杖	偶然
					常用			常用
	高度受限：户外步行活动受限，仅在室内活动	5		轮椅	偶然			
					常用			
	不能行走：室内也不能行走	0		10m 步行速度_____s				
日常动作 容易（2分）困难（1分）不能（0分）	从坐位起立（困难时用手支撑辅助）	2 1 0		患者具体的表现				
	上阶梯（困难时需用手扶持协助）	2 1 0						
	下阶梯（困难时需用手扶持协助）	2 1 0						
	单腿站立（困难时要有支撑协助）	2 1 0						
	行走时加速（行走不能加速）	2 1 0						
	计			大腿周径	右		cm	
关节肿胀	右 ++ 、 + 、 ± 、 -				左		cm	
	左 ++ 、 + 、 ± 、 -							

爱知医科大学、信州大学、冈山大学方案（52.2.5）

满分 20 分。通过主动不能完全伸直（包括关节挛缩）和内、外翻畸形（也包括侧向不稳定，尽可能站立位判断）来客观评估支撑功能，步行能力要在没有辅助支具的情况下判断。此外，与膝关节 OA 治疗效果判定标准有互相换算公式，可以换算成 JOA 评分（表 10-5-5）。

HSS 评分系统（HSS scoring system）

HSS 评分系统（HSS 评分）（表 10-5-6）是 1976 年美国特种外科医院发表的评分方法。HSS 评分通过问诊和检查的结果来评估，由①疼痛（pain）（30 分）、②功能（function）（22 分）、③活动度（range of movement）（18 分）、④肌力（muscle strength）（10 分）、⑤固定的畸形（fixed deformity）（10 分）、⑥不稳定性（instability）（10 分）6 个项目组成。

扣分项目有 3 项：①辅助用具的使用情况。②不能完全伸直。③内、外翻畸形。根据总分分 4 个级别：①优良。②良好。③一般。④失败。

疼痛的评价在步行时和安静时进行，功能由①步行距离、②起立时间、③上下阶梯能力等进行评价。屈曲角度的评价每 8° 加 1 分，所以理论上可以评估到 144° 为止。

肌力评估仿照手法肌力测试（MMT 测试）进行，有关不稳定性，对前后或内、外翻等不做区别。

关于 HSS 评分的问题，由于年龄增长或对侧的关节病情变化等影响被反映在 HSS 总评分内，所以即使手术侧状态良好也可能出现总评分低下的情况。

膝关节协会评分系统（Knee Society rating system）

膝关节协会评分系统（表 10-5-7）是基于 HSS 评分，于 1989 年发表的评估方法。和 HSS 评分一样，也是通过问诊和检查的结果来进行评估，但和 HSS 评分有很大不同的是，患者根据对侧膝关节有无症状或是多关节痛、全身状态等把患者分为 3 个类别，而且膝关节评分和功能评分相互独立。因此也就避免了 HSS 评分存在的由于年龄增长或对侧关节病情变化等影响导致总评分低的的问题。

膝关节评分评估 3 个项目，即①疼痛（Pain）（50 分）、②活动度（Range of motion）（25 分）、③稳定性（Stability）（25 分）。扣分项目方面有①关节挛缩、②伸展不全、③轴线对位异常 3 个项目。

对疼痛的评估是绝对的评估，在屈曲角度的评估中每 5° 加 1 分，可以一直评估到 125°。不稳定性方面，前后方向和内、外翻是要分别区分的。

功能评分通过步行能力和上下阶梯功能来评估，根据辅助用具的使用情况进

手法肌力测试（MMT）
Manual muscle testing

表 10-5-5　膝关节 OA 与三大学方案评分的相互换算公式

退行性膝关节炎治疗效果判断标准评分	（Y）
三大学方案评分	（X）
$Y = 1.00X - 7.68$	

表 10-5-6　HSS 评分系统

美国特种外科医院膝关节评分方案

姓名：＿＿＿＿＿＿　　HSS#：＿＿＿＿＿＿　　记录日期：＿＿＿＿＿＿

	分数	左 术前	6个月	1年	2年	3年	4年	右 术前	6个月	1年	2年	3年	4年
疼痛（30分）													
行走时：无疼痛	15												
轻度疼痛	10												
中度疼痛	5												
重度疼痛	0												
休息时：无疼痛	15												
轻度疼痛	10												
中度疼痛	5												
重度疼痛	0												
功能（20分）													
行走功能：行走站立无限制	12												
行走 5~10 街区，站立＞30min	10												
行走 1~5 街区，站立15~30min	8												
行走仅 1 个街区	4												
不能行走	0												
上下阶梯：正常	5												
需要辅助	2												
体位改变：正常	5												
需要辅助	2												
活动度（18分） 8°活动得 1分													
肌力（10分）													
优：完全能对抗阻力	10												
良：能部分对抗阻力	8												
中：能带动关节活动	5												
差：不能带动关节活动	0												
屈曲畸形（10分）													
正常	10												
5°~10°	8												
10°~20°	5												
＞20°	0												
稳定性（10）													
正常	10												
轻度不稳（0°~5°）	8												
中度不稳（6°~15°）	5												
重度不稳（＞15°）	0												
合计													
减分项													
单手杖	1												
单拐杖	2												
双拐杖	3												
膝完全伸直差 5°	2												
膝完全伸直差 10°	3												
膝完全伸直差 15°	5												
畸形 5°=1分　内翻													
外翻													
总减分													
膝关节评分													

表 10-5-7　膝关节协会评分系统

患者类别 　A. 单侧或双侧（对侧膝关节置换成功） 　B. 单侧，对侧的关节有症状 　C. 多发性骨关节炎，或者患者一般情况较差	**膝关节伸直受限** 　< 10°　　　　　　　　5 　10°～20°　　　　　　10 　> 20°　　　　　　　 15

膝关节评分

疼痛	分值
无痛	50
轻度疼痛或偶尔疼痛	45
上下阶梯出现疼痛	40
行走或上下阶梯均出现疼痛	30
中度疼痛	
偶尔	20
持续	10
严重痛	0

活动度
（5°=1 分）　　　　　　　　　25

稳定性（任何位置的最大活动度）

前后方向上	
< 5mm	10
5～10mm	5
10mm	0

内外方向上	
< 5°	15
6°～9°	10
10°～14°	5
15°	0

减分项（负）

屈曲挛缩	
5°～10°	2
10°～15°	5
16°～20°	10
> 20°	15

轴线对位

5°～10°	0
0°～4°	每 1° 3 分
11°～15°	每 1° 3 分
其他	20

功能评分

行走	
无限制	50
超过 10 个街区	40
5～10 个街区	30
少于 5 个街区	20
室内行走不能外出	10
活动受限	0

上下阶梯	
正常上下阶梯	50
正常上阶梯，下阶梯依靠扶手	40
上下阶梯均依靠扶手	30
上阶梯需扶手，不能下阶梯	15
完全不能上下阶梯	5

功能性减分项（负）	
使用手杖	5
双手持杖	10
需要用拐杖或助步器	20

（如果合计后为负数，则分值为 0）

行扣分。

　　膝关节协会评分系统中可用 X 线片来评估（表 10-5-8），对假体安装位置或松动可以进行评估。松动评估方面，每次各个假体特定区域内的放射透亮线的宽度以毫米为单位来记录，对累加起来的分值进行评估。各个假体的分值在 4 分以下且没有发现进展的情况是没有意义的，分值为 –9 分且发现有进展的需要注意深入观察，分值在 10 以上的无论症状有无都是失败的。

　　膝关节协会评分系统的问题在于屈曲角度的评估只到 125° 为止，对膝关节的深度屈曲还应对不够。

表 10-5-8　膝关节协会评分系统 X 线评估表

评估人姓名＿＿＿＿＿＿＿＿＿＿＿＿　日期＿＿＿＿＿＿＿＿＿＿＿＿＿＿

患者姓名＿＿＿＿＿＿＿＿＿＿＿＿　术前＿＿＿＿＿＿＿＿＿＿＿　术后＿＿＿＿＿＿＿＿＿＿

术者姓名＿＿＿＿＿＿＿＿＿＿＿＿　医院病例号＿＿＿＿＿＿＿＿＿＿＿

拍 X 线片日期＿＿＿＿＿＿＿＿＿＿　前次置换日期＿＿＿＿＿＿＿＿＿＿

左肢□　　　　右肢□　　　　休息□　　　　站立□

前后位

股骨屈曲（α）＿＿＿＿＿＿＿
胫骨角（β）＿＿＿＿＿＿＿
总外翻角度＿＿＿＿＿＿＿
18 英寸胶片＿＿＿＿＿＿＿
3 英寸胶片＿＿＿＿＿＿＿

侧位

股骨屈曲（γ）±＿＿＿＿＿＿
胫骨角（δ）＿＿＿＿＿＿＿

1.＿＿＿＿＿
2.＿＿＿＿＿
3.＿＿＿＿＿
4.＿＿＿＿＿
5.＿＿＿＿＿
6.＿＿＿＿＿
7.＿＿＿＿＿
合计□

内侧　　　　外侧

1.＿＿＿＿＿
2.＿＿＿＿＿
3.＿＿＿＿＿
4.＿＿＿＿＿
5.＿＿＿＿＿
6.＿＿＿＿＿
7.＿＿＿＿＿
合计□

前方　　　　后方

1.＿＿＿＿＿
2.＿＿＿＿＿
3.＿＿＿＿＿
合计□

内侧　　　　外侧

OR

1.＿＿＿＿＿
2.＿＿＿＿＿
3.＿＿＿＿＿
4.＿＿＿＿＿
5.＿＿＿＿＿
合计□

髌骨横径（w）＿＿＿＿＿＿＿＿
（外侧）滑车角（α）＿＿＿＿＿＿＿
术后髌骨倾斜角（γ）＿＿＿＿＿＿＿
髌骨厚度（T）＿＿＿＿＿＿＿

假体–骨夹角（β）＿＿＿＿＿＿＿＿＿＿
假体内侧移位（d）＿＿＿＿＿＿＿＿＿＿
假体外侧移位（d）＿＿＿＿＿＿＿＿＿＿

新的膝关节协会评分系统（New Knee Society scoring system）

它是对以往的膝关节协会评分系统增加了立足于患者的评估后新发表的评分方法（表 10-5-9~ 表 10-5-11）。医师评估的项目如轴线对位、关节不稳定性、活动度这些主要项目，变成了患者方的评估项目如疼痛或功能方面的评估。屈曲挛缩和不能完全伸直是扣分项目，与以往的膝关节协会评分系统相比没有发生变化，不同之处可能是活动度可以评估至深度屈曲范围。

患者方的评估为①膝关节症状、②满意度、③期待程度、④术前的活动性 4 个类别共 30 项提问，基本动作和应用性动作外还附加运动和娱乐活动的评价。

疼痛用 VAS 评分来评价，手术前后有各自的评估项目，此外，可以对日常生活动作、体育运动、休闲活动等多个水平的活动进行评估，患者的满意度和期待度等也可同时评估。

表 10-5-9　新的膝关节协会评分系统

膝关节协会评分系统（术前）

基本信息　　　　　　　　　（由患者填写）

1. 今日日期　　　　　　　　日期格式：月 / 日 / 年　　　　2. 生日

3. 身高（英寸）　　　4. 体重（磅）　　　5. 性别
　　　　　　　　　　　　　　　　　　　　　○ 男　　○ 女

6. 患膝　　　　　如果同时行双膝手术，请为每个膝关节使用一张不同的表格
　○ 左　　○ 右

7. 人种
　○ 夏威夷及其他太平洋海岛人　　○ 美洲印第安人或阿拉斯加人　　○ 西班牙裔人或拉美洲人
　○ 阿拉伯人或中东人　　○ 非洲裔或黑人　　○ 亚裔人　　○ 白种人

8. 确认膝关节置换的日期和术者
日期　　　　　　　　　　　术者姓名

格式：月 / 日 / 年

9. 患者膝关节是初次置换或是翻修手术
　○ 初次置换　　○ 翻修

以下由医师填写
10. Charney 功能性分类（使用以下编码）

A. 单侧退行性膝关节炎　　　　　　　C_1.TKR，但远处关节炎影响步行
B_1. 单侧 TKA，对侧膝关节炎　　　　C_2.TKR，但内科情况影响步行
B_2. 双侧 TKA　　　　　　　　　　　C_3. 单侧或双侧 TKA 伴单侧或双侧 THR

表 10-5-10　新的膝关节协会评分系统（术前）

1

膝关节协会评分系统（术前）
基本信息（请患者填写）

1. 填写日期 _____ 年 _____ 月 _____ 日

2. 出生年月日 _____ 年 _____ 月 _____ 日

3. 身高 _____cm

4. 体重 _____kg

5. 性别 _____ 男性 / 女性（请画圈）

6. 这次进行手术的膝关节　　　　左 / 右（请画圈）
（如果左右同时进行手术时，请按左右分别填写回答用纸）

7. 人种（请画圈）
亚裔 / 夏威夷及其他太平洋岛屿裔 / 美洲印第安或阿拉斯加裔 / 西班牙或拉丁美洲裔 / 阿拉伯或中东裔 / 美国非洲裔或黑人 / 白人

8. 请填写人工膝关节置换术的手术日期和主治医师姓名
手术日期 _____ 年 _____ 月 _____ 日
主治医师 _____

9. 这次的人工关节置换术是初次手术还是翻修术？
初次手术 / 翻修术术者

术者记录栏

10. Charnley 功能性分类（填写下方的编号）　[　　　]

A　单侧退行性膝关节炎的单侧 TKA
B₁　双侧退行性膝关节炎的单侧 TKA
B₂　双侧 TKA

C₁　施行了 TKA，但存在影响步行的其他关节疾病
C₂　施行了 TKA，但存在影响步行的其他疾病
C₃　施行了单侧或双侧 TKA 以及单侧或双侧 THA

2

术前的膝关节状态（主治医师填写栏）

轴线对位
1. 轴线对位：X 线站立位前后位（解剖学的对位对线）
  ◦ 正常：2°~10°外翻（25）
  ◦ 内翻：2°以下的外翻（-10）
  ◦ 外翻：10°以上的外翻（-10）

关节不稳定性（晃动性）
2. 内 / 外侧的不稳：伸直时　[　　　]
  ◦ 正常（无晃动）（15）
  ◦ 轻度或 5mm 以下（10）
  ◦ 中度或 5mm（5）
  ◦ 高度或 5mm（0）

3. 前后方的不稳：90°屈曲时　[　　　]
  ◦ 正常（无晃动）（10）
  ◦ 中度（5mm 以下）（5）
  ◦ 高度（5mm 以上）（0）

关节活动度
4. 活动度（每 5°为 1 分）　[　　　]

减分
屈曲挛缩（flextion contraction）　减分 [　　　]
  ◦ 1°~5°（-2）
  ◦ 6°~10°（-5）
  ◦ 11°~15°（-10）
  ◦ 15°（-15）

不能完全伸直（extension lag）　减分 [　　　]
  ◦ 10°以下（-5）
  ◦ 10°~20°（-10）
  ◦ 20°以上（-15）

表 10-5-10 新的膝关节协会评分系统（术前） （续表）

3

请患者填写

Ⅰ．现在的膝关节症状

| 1. 平地步行时的疼痛（请画圈） | 0 1 2 3 4 5 6 7 8 9 10 | 满分 10 分 = |
| | 无痛　　　　　　　　　　　　非常疼痛 | |

| 2. 上下阶梯或坡道步行时的疼痛（请画圈） | 0 1 2 3 4 5 6 7 8 9 10 | 满分 10 分 = |
| | 无痛　　　　　　　　　　　　非常疼痛 | |

3. 现在的膝关节状态感到正常吗？（请填写√）
□ 经常感到正常　　□ 有时感到正常　　□ 完全不感到正常

Ⅰ　膝的症状　／25

Ⅱ．现在的满意度（请画圈）

1. 坐椅子时有关膝关节疼痛的满意程度如何？ 非常满意（8）/ 满意（6）/ 一般（4）/ 不满意（2）/ 非常不满意（0）

2. 躺在床上时有关膝关节疼痛的满意程度如何？ 非常满意（8）/ 满意（6）/ 一般（4）/ 不满意（2）/ 非常不满意（0）

3. 从床上起来时有关膝关节功能的满意程度如何？ 非常满意（8）/ 满意（6）/ 一般（4）/ 不满意（2）/ 非常不满意（0）

4. 进行轻体力家务劳动时有关膝关节功能的满意程度如何？ 非常满意（8）/ 满意（6）/ 一般（4）/ 不满意（2）/ 非常不满意（0）

5. 进行娱乐活动时有关膝关节功能的满意程度如何？ 非常满意（8）/ 满意（6）/ 一般（4）/ 不满意（2）/ 非常不满意（0）

Ⅱ　满意度　／40

4

Ⅲ．对手术的期望度（请打√）

面对接受人工膝关节置换术，有怎样的期望？

1. 期望解除疼痛吗？
□ 完全不期望（1）　　　　　　□ 勉强期望（2）　　　　　　□ 稍许期望（3）
□ 一定程度的期望（4）　　　　□ 非常期望（5）

2. 在日常生活中期望能进行平常的活动吗？
□ 完全不期望（1）　　　　　　□ 勉强期望（2）　　　　　　□ 稍许期望（3）
□ 一定程度的期望（4）　　　　□ 非常期望（5）

3. 期望进行娱乐或体育活动吗？
□ 完全不期望（1）　　　　　　□ 勉强期望（2）　　　　　　□ 稍许期望（3）
□ 一定程度的期望（4）　　　　□ 非常期望（5）

Ⅲ　对手术的期望度　／15

表 10-5-10　新的膝关节协会评分系统（术前）

Ⅳ. 现在的活动性

（1）步行和站立位（请在□内打√）

1. 不使用辅助器具（手杖、腋杖或轮椅）能步行吗？　　□ 是　□ 否

2. 否的情况下，使用以下何种辅助器具呢？（可多项回答）

□ 轮椅（1）　　　　　　　　　　　　　　□ 1 根腋杖（-4）
□ 助步器 / 老人车 / 手推车（-8）　　　　□ 1 根 T 字形手杖（-4）
□ 2 根腋杖（-8）　　　　　　　　　　　　□ 护膝 / 膝关节支具（-2）
□ 两根 T 字形手杖（-6）　　　　　　　　□ 其他（　　　　　　　）

3. 使用上述的辅助器具是否是膝关节的原因？　　□ 是　□ 否

4. 膝关节状态不好时，能站立多长时间才坐下？（不询问使用或不使用辅助器具）

□ 稍许站立也不能（0）　　　　　　　　　□ 16~30min（9）
□ 0~5min（3）　　　　　　　　　　　　　□ 31~60min（12）
□ 6~15min（6）　　　　　　　　　　　　□ 1h 以上（15）

5. 膝关节情况不好直至停止站立，能走多长时间才停下来？

□ 不能步行（0）　　　　　　　　　　　　□ 16~30min（9）
□ 0~5min（3）　　　　　　　　　　　　　□ 31~60min（12）
□ 6~15min（6）　　　　　　　　　　　　□ 1h 以上（15）

/ 30

（2）标准活动

以下的活动，有多困难（膝关节的原因）（请在○内打√）	没有问题	少许困难	一定程度的困难	非常困难	极为困难	不能（膝关节的原因）	没有成功过
	5	4	3	2	1	0	○
1. 存在高度差的坡道上步行时	○	○	○	○	○	○	○
2. 改变行进方向时	○	○	○	○	○	○	○
3. 上下阶梯时	○	○	○	○	○	○	○
4. 从低矮的沙发或没有扶手的椅子上站起来时	○	○	○	○	○	○	○
5. 上下车时	○	○	○	○	○	○	○
6. 横向移动时	○	○	○	○	○	○	○

/ 30

（3）高级别活动

以下的活动，有多困难（膝关节的原因）（请在○内打√）	没有问题	少许困难	一定程度的困难	非常困难	极为困难	不能（膝关节的原因）	没有成功过
	5	4	3	2	1	0	○
1. 登梯子或脚凳时	○	○	○	○	○	○	○
2. 拎着购物袋步行 200 米距离时	○	○	○	○	○	○	○
3. 下蹲时	○	○	○	○	○	○	○
4. 跪拜时	○	○	○	○	○	○	○
5. 跑步时	○	○	○	○	○	○	○

/ 25

表 10-5-10　新的膝关节协会评分系统（术前）　　　　　　　　　　　　　　　　（续表）

7

（4）其他的活动（任意地选择）

请选择以下 3 个对您来说最为重要的活动。（请不要填写所注项目之外的活动）

体育活动或娱乐活动

□ 游泳	□ 跳舞 / 芭蕾	□ 举重	□ 腿部按压
□ 高尔夫	□ 伸展运动	□ 腿部训练	□ 慢跑
□ 园林作业	（放松肌肉的运动）	□ 跑步机训练	□ 椭圆训练机
□ 保龄球	□ 广场高尔夫球 / 门球	□ 健美车	（elliptic trainer）
□ 球拍运动（网球等）	□ 徒步旅行	（蹬固定式自行车）	□ 有氧运动
□ 长距离散步			

请在以下的空栏内填写上述所选的 3 个活动

这些活动，有多困难？（膝关节的原因）（请在〇内打√）	没有问题	少许困难	一定程度的困难	非常困难	极为困难	不能（膝关节的原因）	没有成功过
	5	4	3	2	1	0	〇
1	〇	〇	〇	〇	〇	〇	〇
2	〇	〇	〇	〇	〇	〇	〇
3	〇	〇	〇	〇	〇	〇	〇 /15

Ⅳ　术后的活动性　　/100

全部的提问已回答，非常感谢

表 10-5-11　新的膝关节协会评分系统（术后）

1

膝关节协会评分（术后）
基本信息（请患者填写）

1. 填写日期　＿＿＿＿＿年＿＿＿＿＿月＿＿＿＿＿日

2. 出生年月日　＿＿＿＿＿年＿＿＿＿＿月＿＿＿＿＿日

3. 身高　＿＿＿＿＿cm

4. 体重　＿＿＿＿＿kg

5. 性别　＿＿＿＿＿男性／女性（请画圈）

6. 这次进行手术的膝关节　　　　左／右（请画圈）
（如果左右同时进行手术时，请按左右分别填写回答用纸）

7. 人种（请画圈）
亚裔／夏威夷及其他太平洋岛屿裔／美洲印第安或阿拉斯加裔／西班牙或拉丁美洲裔／阿拉伯或中东裔／美国非洲裔或黑人／白人

8. 请填写人工膝关节置换术的手术日期和主治医师姓名
手术日期　＿＿＿＿＿年＿＿＿＿＿月＿＿＿＿＿日
主治医师＿＿＿＿＿＿＿＿＿＿＿＿＿＿＿＿＿＿＿

9. 这次的人工关节置换术是初次手术还是翻修术？
初次手术／翻修术术者

术者记录栏

10. Charnley 功能性分类（填写下方的编号）　　[　　　]

A　单侧退行性膝关节炎的单侧 TKA
B_1　双侧退行性膝关节炎的单侧 TKA
B_2　双侧 TKA

C_1　施行了 TKA，但存在影响步行的其他关节疾病
C_2　施行了 TKA，但存在影响步行的其他疾病
C_3　施行了单侧或双侧 TKA 以及单侧或双侧 THA

2

术后的膝关节状态（主治医师填写栏）

轴线对位
1. 轴线对位：X 线站立位前后位（解剖学的对位对线）
　。正常：2°～10°外翻（25）
　。内翻：2°以下的外翻（-10）
　。外翻：10°以上的外翻（-10）

关节不稳定性（晃动性）
2. 内／外侧的不稳：伸直时　　　　[　　　]
　。正常（无晃动）（15）
　。轻度或 5mm 以下（10）
　。中度或 5mm（5）
　。高度或 5mm（0）

3. 前后方的不稳：90°屈曲时　　　　[　　　]
　。正常（无晃动）（10）
　。中度（5mm 以下）（5）
　。高度（5mm 以上）（0）

关节活动度
4. 活动度（每 5°为 1 分）　　　　[　　　]

减分
屈曲挛缩（flextion contraction）　减分
　。1°～5°（-2）　　　　[　　　]
　。6°～10°（-5）
　。11°～15°（-10）
　。15°（-15）

不能完全伸直（extension lag）　减分
　。10°以下（-5）　　　　[　　　]
　。10°～20°（-10）
　。20°以上（-15）

表 10-5-11　新的膝关节协会评分系统（术后）　　　　　　　　　　　　　　　　　　　　　　（续表）

3

请患者填写

Ⅰ . 现在的膝关节症状

1. 平地步行时的疼痛（请画圈）	0　1　2　3　4　5　6　7　8　9　10	满分 10 分 =
	无痛　　　　　　　　　　　　　非常疼痛	

2. 上下阶梯或坡道步行时的疼痛（请画圈）	0　1　2　3　4　5　6　7　8　9　10	满分 10 分 =
	无痛　　　　　　　　　　　　　非常疼痛	

3. 现在的膝关节状态感到正常吗？（请填写√）

□ 经常感到正常　　□ 有时感到正常　　□ 完全不感到正常

Ⅰ　膝的症状　　[　] / 25

Ⅱ . 现在的满意度（请画圈）

1. 坐椅子时有关膝关节疼痛的满意程度如何？非常满意（8）/ 满意（6）/ 一般（4）/ 不满意（2）/ 非常不满意（0）

2. 躺在床上时有关膝关节疼痛的满意程度如何？非常满意（8）/ 满意（6）/ 一般（4）/ 不满意（2）/ 非常不满意（0）

3. 从床上起来时有关膝关节功能的满意程度如何？非常满意（8）/ 满意（6）/ 一般（4）/ 不满意（2）/ 非常不满意（0）

4. 进行轻体力家务劳动时有关膝关节功能的满意程度如何？非常满意（8）/ 满意（6）/ 一般（4）/ 不满意（2）/ 非常不满意（0）

5. 进行娱乐活动时有关膝关节功能的满意程度如何？非常满意（8）/ 满意（6）/ 一般（4）/ 不满意（2）/ 非常不满意（0）

Ⅱ　满意度　　[　] / 40

4

Ⅲ . 对手术的期望度（请打√）

和您接受人工膝关节置换术前的期望相比较，请回答以下的提问。

1. 疼痛解除的情况怎么样？

□ 期望过度了（比想象的差很多）（1）　　　□ 期望过度了（比想象的稍差）（2）

□ 相同（和期望的一样）（3）　　　　　　　□ 不太期望（比想象的稍好些）（4）

□ 不太期望（比想象的好很多）（5）

2. 在日常生活中能进行的平常活动怎么样？

□ 期望过度了（比想象的差很多）（1）　　　□ 期望过度了（比想象的稍差）（2）

□ 相同（和期望的一样）（3）　　　　　　　□ 不太期望（比想象的稍好些）（4）

□ 不太期望（比想象的好很多）（5）

3. 进行娱乐或体育活动的情况吗？

□ 期望过度了（比想象的差很多）（1）　　　□ 期望过度了（比想象的稍差）（2）

□ 相同（和期望的一样）（3）　　　　　　　□ 不太期望（比想象的稍好些）（4）

□ 不太期望（比想象的好很多）（5）

Ⅲ　对手术的期望度　　[　] / 15

表 10-5-11　新的膝关节协会评分系统（术后） （续表）

Ⅳ．术后的活动性

（1）步行和站立位（请在□内打√）

1. 不使用辅助器具（手杖、腋杖或轮椅）能步行吗？　　□ 是　□ 否

2. 否的情况下，使用以下何种辅助器具呢？（可多项回答）

□ 轮椅（1）	□ 1 根腋杖（-4）
□ 助步器 / 老人车 / 手推车（-8）	□ 1 根 T 字形手杖（-4）
□ 2 根腋杖（-8）	□ 护膝 / 膝关节支具（-2）
□ 2 根 T 字形手杖（-6）	□ 其他（　　　　　　）

3. 使用上述的辅助器具是否是膝关节的原因？　　□ 是　□ 否

4. 膝关节状态不好时，能站立多长时间才坐下？（不询问使用或不使用辅助器具）

□ 稍许站立也不能（0）	□ 16~30min（9）
□ 0~5min（3）	□ 31~60min（12）
□ 6~15min（6）	□ 1h 以上（15）

5. 膝关节情况不好直至停止站立，能走多长时间才停下来？

□ 不能步行（0）	□ 16~30min（9）
□ 0~5min（3）	□ 31~60min（12）
□ 6~15min（6）	□ 1h 以上（15）

/ 30

（2）标准活动

以下的活动，有多困难（膝关节的原因）（请在○内打√）	没有问题	少许困难	一定程度的困难	非常困难	极为困难	不能（膝关节的原因）	没有成功过
	5	4	3	2	1	0	○
1. 存在高度差的坡道上步行时	○	○	○	○	○	○	○
2. 改变行进方向时	○	○	○	○	○	○	○
3. 上下阶梯时	○	○	○	○	○	○	○
4. 从低矮的沙发或没有扶手的椅子上站起来时	○	○	○	○	○	○	○
5. 上下车时	○	○	○	○	○	○	○
6. 横向移动时	○	○	○	○	○	○	○

/ 30

（3）高级别活动

以下的活动，有多困难（膝关节的原因）（请在○内打√）	没有问题	少许困难	一定程度的困难	非常困难	极为困难	不能（膝关节的原因）	没有成功过
	5	4	3	2	1	0	○
1. 登梯子或脚凳时	○	○	○	○	○	○	○
2. 拎着购物袋步行 200 米距离时	○	○	○	○	○	○	○
3. 下蹲时	○	○	○	○	○	○	○
4. 跪拜时	○	○	○	○	○	○	○
5. 跑步时	○	○	○	○	○	○	○

/ 25

表 10-5-11 新的膝关节协会评分系统（术后） （续表）

7

（4）其他的活动（任意地选择）

请选择以下 3 个对您来说最为重要的活动。（请不要填写所注项目之外的活动）

体育活动或娱乐活动

□ 游泳	□ 跳舞 / 芭蕾	□ 举重	□ 腿部按压
□ 高尔夫	□ 伸展运动	□ 腿部训练	□ 慢跑
□ 园林作业	（放松肌肉的运动）	□ 跑步机训练	□ 椭圆训练机
□ 保龄球	□ 广场高尔夫球 / 门球	□ 健美车	（elliptic trainer）
□ 球拍运动（网球等）	□ 徒步旅行	（蹬固定式自行车）	□ 有氧运动
□ 长距离散步			

请在以下的空栏内填写上述所选的 3 个活动

这些活动，有多困难?（膝关节的原因）（请在○内打√）	没有问题	少许困难	一定程度的困难	非常困难	极为困难	不能（膝关节的原因）	没有成功过
	5	4	3	2	1	0	○
1	○	○	○	○	○	○	○
2	○	○	○	○	○	○	○
3	○	○	○	○	○	○	○

/ 15

IV 术后的活动性　　　　/ 100

全部的提问已回答，非常感谢

日本版退行性膝关节炎患者功能评估量表（JKOM）

日本版退行性膝关节炎患者功能评估量表（Japanese Knee Osteoarthritis Measure，JKOM）是以世界性的关节病评价指标 WOMAC 和最为广泛使用的健康相关 QOL 量表 SF-36 为基础，结合日本人生活方式所制定的日本版评估指标（表 10-5-12）。

JKOM 由疼痛评估 VAS 评分和 25 个提问构成。提问内容分为①膝关节疼痛的程度、②膝关节疼痛和僵硬、③日常生活的状态、④平常的活动、⑤健康状况 5 个部分，由总共 25 个提问项目组成。临床症状越强烈分数越高，满分为 100 分。

表 10-5-12　日本版退行性膝关节炎患者功能评估量表（JKOM）

Ⅰ　膝关节的疼痛程度
以下的直线是用来表现询问的疼痛程度的，左侧端为无痛，右侧端是迄今感觉最剧烈的疼痛，这几天内您的疼痛程度在何附近？ 当认为是处于直线上某处时请标 × 记号。

无痛	迄今感觉最剧烈的疼痛

Ⅱ　膝关节的疼痛或僵硬
询问这几日内您的膝关节状态。请选择一个最合适的回答，并在□内打√。

1. 这几日内，晨起开始活动时膝关节有无僵硬？

没有僵硬	少许僵硬	中度僵硬	相当僵硬	非常僵硬
□	□	□	□	□

2. 这几日内，晨起开始活动时膝关节有无疼痛？

完全没有疼痛	少许疼痛	中度疼痛	相当疼痛	非常疼痛
□	□	□	□	□

3. 这几日夜间，睡觉时膝关节有无疼痛而觉醒？

完全没有	偶然有	有时有	经常有	每晚有
□	□	□	□	□

4. 这几日内，平地行走时膝关节有疼痛吗？

完全没有疼痛	少许疼痛	中度疼痛	相当疼痛	非常疼痛
□	□	□	□	□

5. 这几日内，上阶梯时膝关节有疼痛吗？

完全没有疼痛	少许疼痛	中度疼痛	相当疼痛	非常疼痛
□	□	□	□	□

6. 这几日内，下阶梯时膝关节有疼痛吗？

完全没有疼痛	少许疼痛	中度疼痛	相当疼痛	非常疼痛
□	□	□	□	□

7. 这几日内，下蹲或站立时膝关节有疼痛吗？

完全没有疼痛	少许疼痛	中度疼痛	相当疼痛	非常疼痛
□	□	□	□	□

8. 这几日内，持续站立时膝关节有疼痛吗？

完全没有疼痛	少许疼痛	中度疼痛	相当疼痛	非常疼痛
□	□	□	□	□

表 10-5-12　日本版退行性膝关节炎患者功能评估量表（JKOM）　　　　　　　　　　　　　　　　　　　（续表）

Ⅲ　日常生活的状态
询问这几日内您的日常生活状态。请选择一个最合适的回答，并在□内打√。

9. 这几日内，上下阶梯时困难程度如何？

没有困难	少许困难	中度困难	相当困难	非常困难
□	□	□	□	□

10. 这几日内，下蹲或站立时困难程度如何？

没有困难	少许困难	中度困难	相当困难	非常困难
□	□	□	□	□

11. 这几日内，从马桶上站起时困难程度如何？

没有困难	少许困难	中度困难	相当困难	非常困难
□	□	□	□	□

12. 这几日内，更换裤子、裙子和短裤等衣裤时困难程度如何？

没有困难	少许困难	中度困难	相当困难	非常困难
□	□	□	□	□

13. 这几日内，穿脱袜子时困难程度如何？

没有困难	少许困难	中度困难	相当困难	非常困难
□	□	□	□	□

14. 这几日内，平地上不休息能连续步行的程度？

30min 以上步行	15min 左右步行	在家的附近步行	在家中步行	几乎不能步行
□	□	□	□	□

15. 这几日内，使用手杖吗？

完全不使用	偶然使用	有时使用	经常使用	必须使用
□	□	□	□	□

16. 这几日内，日用品等物品购买时困难程度如何？

没有困难	少许困难	中度困难	相当困难	非常困难
□	□	□	□	□

17. 这几日内，做简单的家务（饭后餐桌整理或收拾屋子）时困难程度如何？

没有困难	少许困难	中度困难	相当困难	非常困难
□	□	□	□	□

18. 这几日内，承担费时的家务（使用吸尘器、折叠被子等）时困难程度如何？

没有困难	少许困难	中度困难	相当困难	非常困难
□	□	□	□	□

Ⅳ　平常活动等
询问您这 1 个月平常做的事情或外出等有关情况。请选择一个最合适的回答，并在□内打√。

19. 这 1 个月，步行去集会或商场吗？

1 周 2 次及以上	1 周 1 次	2 周 1 次	1 月 1 次	完全不去
□	□	□	□	□

20. 这 1 个月，由于膝关节的疼痛，平常做的事情（学习的事情、与朋友来往等）有困难吗？

没有困难	少许困难	中度困难	相当困难	非常困难
□	□	□	□	□

21. 这 1 个月，由于膝关节的疼痛，平常做的事情（学习的事情、与朋友来往等）受限制吗？

没有受限	少许受限	一半程度受限	相当受限	完全停止
□	□	□	□	□

22. 这 1 个月，由于膝关节的疼痛，放弃外出去附近的情况有吗？

没有	有 1~2 次	有数次	经常有	几乎放弃
□	□	□	□	□

23. 这 1 个月，由于膝关节的疼痛，放弃外出去远处的情况有吗？

没有	有 1~2 次	有数次	经常有	几乎放弃
□	□	□	□	□

表 10-5-12　日本版退行性膝关节炎患者功能评估量表（JKOM）　　　　　（续表）

V　有关健康状态

询问您这 1 个月的健康状态。请选择一个最合适的回答，并在□内打√。

24. 这 1 个月，认为自己的健康状态如普通人一样良好？

完全这样想	这样想	说不了好坏	不这样想	完全不这样想
□	□	□	□	□

25. 这 1 个月，认为膝关节的状态对您的健康状态产生不好的影响吗？

认为完全不影响	认为少许坏的影响	认为中度坏的影响	认为相当坏的影响	认为非常坏的影响
□	□	□	□	□

一直以来，TKA 的功能评估关注于以更客观的方法来评估疼痛、活动度、支撑性等因素。但是，这些主要以术者方的评估为中心，因此有报道认为，对于 TKA 术后的临床结果方面，术者方和患者方的评估有所差异。近年来，随着手术技术的进步和假体设计的改良等，TKA 的临床结果有了飞跃进步，逐渐采取立足于患者的治疗效果评估。今后，TKA 手术患者如何改善 QOL，期待全面且疾病特定的功能评估能有助于进一步提高 TKA 的临床结果。

立足于患者的功能评估方法

西安大略与麦克马斯特大学骨关节炎指数（WOMAC，Westerm Ontrio and McMaster Universities Osteoarthritis Index）

西安大略与麦克马斯特大学骨关节炎指数（WOMAC，Western Ontrio and McMaster Universities Osteoarthritis Index）是作为髋 OA 或膝关节 OA 的功能评估方法而制定的自我记录式评估方法。它由疼痛 5 个项目、僵硬 2 个项目、功能 17 个项目，总计 24 个项目组成。关于疼痛、僵硬、功能各个项目，没有（None）为 0 分、轻微（Slight）为 1 分、中度（Moderate）为 2 分、非常（Very）3 分、极度（Extreme）为 4 分（Likert 的 5 阶段评价），有时也以 VAS（0~10cm）来评价。各个项目分值累加，分别分值化后进行评估。

使用需要权限，这个可以从官网上获取。

美国医学局研究组（MOS，medical outcome study）36 项目健康调查简表（SF-36，36-Item Short-Form Health Survey）

SF-36 健康调查量表在世界上有超过 25 个国家在使用，是立足于患者的健康关联 QOL 的评估方法。根据综合尺度进行分类，在健康关联 QOL 这个众人皆知的概念下组成，不限定于某种疾病，而是适用于各种各样的疾病。它由①身体功能、②日常活动功能（身体）、③日常活动功能（精神）、④整体的健康感、⑤社会生活功能、⑥身体疼痛、⑦活力、⑧精神健康这 8 个健康概念的评估项目构成，通过对这些项目进行权重或进行有关健康状态的评估来使用量表。

使用 SF-36 可以简便地把身体和精神的 2 种健康程度区分开。

要使用 SF-36 需要获得使用许可或商业许可，可以从官网获取。

牛津膝关节评分（Oxford knee score）

牛津膝关节评分 1998 年由 Dawson 等发表，专用于膝关节的 QOL 评估量表，作为关节病变的评估量表特异性高，作为 QOL 的评估，它被确认与 SF-36 有很高的相关性。

它由 12 个提问项目构成，分别是：①膝关节的疼痛。②擦洗身体。③上下车。④行走时疼痛。⑤从椅子上站立。⑥走路时拖脚。⑦下蹲后站立。⑧影响睡眠。⑨影响工作和家务。⑩感觉膝关节"打软"或支撑不住。⑪独自购物。⑫下阶梯。

评估从"一点儿没有"到"非常强"的 5 个阶段构成，每个项目 1~5 分，合计 12~60 分，分数越低表示结果越好。日本版也已经制成，它的信赖性和妥当性已被确认。

参考文献

[1] 腰野富久, ほか. 膝疾患治療成績判定基準詳解. 日本整形外科学会 / 日本膝関節研究会編. 東京：金原出版；1994.
[2] 丹羽滋郎ほか：膝評価基準. 膝 1979, 5：118-124
[3] Insall JN, Ranawat CS, Aglietti P, et al. A comparison of four models of total knee-replacement prostheses. J Bone Joint Surg Am 1976；58：754-765.
[4] Insall JN, Dorr LD, Scott RD, et al. Rationale of the Knee Society clinical rating system. Clin Orthop Relat Res 1989；248：13-14.
[5] Ewald FC. The Knee Society total knee arthroplasty roentgenographic evaluation and scoring system. Clin Orthop Relat Res 1989；248：9-12.
[6] Bellamy N, Buchanan WW, Goldsmith CH, et al. Validation study of WOMAC：a health status instrument for measuring clinically important patient relevant outcomes to antirheumatic drug therapy in patients with osteoarthritis of the hip or knee. J Rheumatol 1988；15：1833-1840.
[7] Bellamy N, et al. Validation study of WOMAC：A health status instrument for measuring clinically important patient relevant outcomes following total hip or knee arthroplasty in osteoarthritis. J Orthop Rheumatol 1988；Ⅰ：95-108.
[8] 福原俊一, ほか. SF-36 ®日本語版マニュアル（ver. 1.2）. 東京：パブリックヘルスリサーチセンター；2001.
[9] Scuderi GR, Bourne RB, Noble PC, et al. The new Knee Society Knee Scoring System. Clin Orthop Relat Res 2012；470：3-19.
[10] Dawson J, Fitzpatrick R, Murray D, et al. Questionnaire on the perceptions of patients about total knee replacement. J Bone Joint Surg Br 1998；80：63-69.
[11] 上杉裕子, 藤田君支, 中村宣雄, ほか. 縦断調査による Oxford Knee Score 日本語版の信頼性・妥当性の検証. 日運動器看会誌 2013；8：33-39.
[12] Akai M, Doi T, Fujino K, et al. An outcome measure for Japanese people with knee osteoarthritis. J Rheumatol 2005；32：1524-1532.
[13] 赤居正美, 岩谷 力, 黒澤 尚, ほか. 疾患特異的・患者立脚型変形性膝関節症患者機能評価尺度：JKOM（Japanese Knee Osteoarthritis Measure）. 日整会誌 2006；80：307-315.
[14] Dickstein R, et al. Total knee arthroplasty in the elderly：patients' self-appraisal 6 and 12 months postoperatively. Gerontology 1998；44：204-210.
[15] Jones CA, Voaklander DC, Johnston DW, et al. Health related quality of life outcomes after total hip and knee arthroplasties in a community based population. J Rheumatol 2000；27：1745-1752.